ENDOCRINOLOGIE

Collection pour *l'omnipraticien*

sous la direction de Louis Laplante

Abus sexuels, par Jean-Yves Frappier et coll.
230 p., 34 ill. dont 12 coul. [2-7606-1525-1]

Allergie, par François Léger
168 p. [2-7606-1501-4]

Arthrite et rhumatisme, par de Guise Vaillancourt
2e édition [2-7606-1534-0] 222 p.

Endocrinologie, par Ronald Matte, Raphaël Bélanger
2e édition [2-7606-1603-7] 478 p.

Épidémiologie pratique, par Pierre Philippe
182 p. [2-7606-0710-0]

Maladies transmissibles sexuellement (MTS),
par Marc Steben, Fernand Turgeon et coll.
(en préparation)

Neurologie, par Guy Courtois
418 p. [2-7606-1532-4]

Pneumologie,
par Jean-Jacques Gauthier, Pierre Nadeau et coll.
(en préparation)

Soins palliatifs, par Anne-Marie Mouren-Mathieu
2e édition [2-7606-1502-2] 220 p.

La collection pour «l'omnipraticien» est constituée de volumes écrits par des spécialistes, avec l'objectif précis de répondre aux besoins du médecin généraliste.

Chaque volume couvre les données essentielles et les acquis récents d'une discipline médicale donnée. Toutefois, contrairement à la plupart des manuels de médecine, l'importance accordée aux divers thèmes de chaque discipline est fonction, non de l'intérêt d'un médecin spécialiste ou chercheur, mais des priorités qui découlent du rôle du médecin généraliste, médecin de première ligne, consulté par les patients au tout début d'un problème de santé et appelé à les suivre à moyen et à long terme.

Face à l'explosion des connaissances nouvelles dans tous les domaines de la médecine, il est impossible à qui que ce soit de bien maîtriser cette avalanche d'information. Néanmoins le généraliste est désireux de se tenir à la page et de faire bénéficier ses patients des connaissances nouvelles. Aussi, le défi de la collection pour «l'omnipraticien» est-il de sélectionner à même la somme de connaissances anciennes et récentes ce qui est pertinent à l'exercice de la médecine générale.

ENDOCRINOLOGIE

DEUXIÈME ÉDITION

PAR

Ronald Matte M.D.
Raphaël Bélanger M.D.

Avec la collaboration d'un groupe
de professeurs de la Faculté de médecine
de l'Université de Montréal

1993

DOIN Éditeurs
6, rue de Mézières
75006 PARIS

LES PRESSES DE L'UNIVERSITÉ DE MONTRÉAL
C.P. 6128, succ. A. Montréal, (Qc), Canada, H3L 3J7

ISBN 2-7606-1603-7 (PUM)
ISBN 2-7040-0706-3 (Doin)

Dépôt légal, 1er trimestre 1993 — Bibliothèque nationale du Québec

PRÉFACE

L'édition du volume d'endocrinologie, entreprise par une équipe résolue et rompue à une médecine scientifique, ajoute à la littérature internationale par sa clarté, sa concision et son souci d'atteindre une clientèle cible.

Cette mise à jour du savoir actuel en ce qui touche le diabète, l'obésité, les hypoglycémies, les hyperlipémies, les fonctions hypophysaires, les maladies de la thyroïde, des surrénales, des gonades, les troubles métaboliques, l'hypernatrémie ou l'hyponatrémie, le diabète insipide, les troubles du métabolisme calcique, affiche une transparence étonnante et peut servir de modèle.

La préoccupation pédagogique qui a animé l'équipe dans la rédaction de ce volume est évidente; elle aura des retombées inestimables tant pour la clientèle étudiante que pour la vaste majorité des médecins, concernés ou non par la science endocrinologique, qui voudront avec raison s'en inspirer. Cette vaste entreprise n'est pas le choix du hasard; elle répond à des impératifs scolaires ressentis par les autorités de la Faculté de médecine de l'Université de Montréal.

Ronald Matte, Raphaël Bélanger et leurs proches collaborateurs ont su mener ce projet à terme de façon magistrale et en assurer la réalisation avec doigté, humour, compétence, clairvoyance et ténacité, tout en lui imprégnant un caractère interdisciplinaire qui souligne l'effort de collaboration scientifique et les avantages de la complémentarité.

Signalons aussi que les auteurs ont constamment tâché d'allier l'information didactique à l'approche thérapeutique; leur présentation dynamique par chapitres respecte un équilibre dans les formes et ses contenus et permettent au lecteur de s'y retrouver facilement et rapidement; c'est pourquoi le volume est un modèle de limpidité.

Pour ce travail magistral, Ronald Matte, Raphaël Bélanger et leurs collaborateurs méritent les félicitations des autorités facultaires et hospitalières; en effet, la Faculté de médecine de l'Université de Montréal est certainement fière de compter dans ses rangs de telles compétences. L'Hôpital Saint-Luc s'enorgueillit de la réussite de ceux qui furent durant les années soixante et soixante-dix des étudiants remarquables et qui appartiennent aujourd'hui à l'élite de la profession; c'est à ceux-là que l'Hôpital Saint-Luc réitère sa gratitude et sa reconnaissance.

Jacques Bernier, M.D., F.R.C.P.(c)
Professeur titulaire
Faculté de médecine
Université de Montréal
et
Coordonnateur de l'enseignement
Hôpital Saint-Luc

PRÉFACE À LA DEUXIÈME ÉDITION

Ce manuel d'endocrinologie répond exactement aux objectifs de la collection «L'omnipraticien» : mettre à la disposition des généralistes et des étudiants en médecine un texte qui offre, dans un style clair et concis, l'ensemble des notions fondamentales, cliniques et thérapeutiques nécessaires à la prise en charge d'un malade souffrant d'un désordre endocrinien. La réussite d'une entreprise de cette nature témoigne de la compétence professionnelle et pédagogique des auteurs, les docteurs Ronald Matte, Raphaël Bélanger et leurs collaborateurs. Cette compétence est le fruit de plusieurs années consacrées à l'exercice de leur spécialité, à la recherche clinique et à l'enseignement de tous les cycles.

La physiologie et la physiopathologie des glandes endocrines est d'une telle complexité qu'il peut sembler que seul un spécialiste sera en mesure de s'y retrouver. Mais c'est là que se situe l'art du professeur de qualité : sélectionner dans la masse des connaissances, sans oublier les progrès récents, celles qui sont pertinentes et suffisantes pour bien exécuter les tâches dont un omnipraticien est responsable. Une telle sélection, qui doit être judicieuse et présentée avec clarté, est un défi que seuls des professeurs de la qualité des auteurs du présent manuel peuvent relever.

Les mêmes qualités de pertinence, de concision et de clarté d'exposition se retrouvent dans les descriptions sémiologiques, souvent mises en relief par des tableaux appropriés. Il en va de même pour le domaine de la thérapeutique où les auteurs ont su prendre en considération, non seulement les cas habituels, mais encore des situations particulières, tels les divers types de diabète qui peuvent survenir au cours de la grossesse ou le diabète associé à l'hypertension.

L'enseignement est un échange entre enseignant et enseigné. L'enseignant se doit d'indiquer les étapes et d'ouvrir les horizons, pour que l'enseigné puisse voir les buts vers lesquels tendre et les voies pour les atteindre. Le parcours illimité en soi, peut se subdiviser en relais.

Guy Courtois, M.D., M.Sc., F.R.C.P.(c)

AVANT-PROPOS

«Voici! je suis dégoûté de ma sagesse
comme l'abeille qui a recueilli
trop de miel. J'ai besoin que des
mains se tendent vers moi.»
Nietzsche
Ainsi parlait Zarathoustra

En 1985, notre avant-propos à la première édition se lisait ainsi :

«Ce livre a été écrit avec orgueil, passion et persévérance. Orgueil d'abord lorsque le docteur et ami Guy Courtois nous a approchés pour sa rédaction. Mais l'orgueil n'engendre que de bien maigres fruits et le livre n'avançait guère. Puis, la passion devint un élément moteur plus profitable. Heures fébriles de discussions et d'écriture, heures du jour et de la nuit où un texte d'abord inerte prenait corps et vie, semblait enfin exprimer ce que nous voulions dire. La passion, toute profitable qu'elle soit, se voit peu à peu étouffée par les exigences du quotidien. La persévérance est un moteur moins puissant mais plus résistant, mieux habilité à vivre ce quotidien qui n'en finit pas de durer et de remettre sans cesse à demain l'échéance. Corrections, tables, amoncellement de feuilles, figures, choix des caractères, mise en page, nouvelles corrections...»

Et voilà qu'en 1993, nous en sommes à la deuxième édition. Que de changements en huit ans...

Une nouvelle génération de médecins, issue du programme de médecine familiale, arrive sur le terrain après quatre ans d'apprentissage en milieu hospitalier. Ils connaissent plus, ils exigent plus. Par ailleurs, une pléiade de nouveaux internistes sont formés pour raffermir les effectifs en «régions éloignées». Conscients que l'endocrinologue est un spécialiste beaucoup plus à l'aise dans les grands centres, nous avons voulu fournir à ces nouveaux médecins un outil adapté à leurs besoins. La consultation deviendra plus sélective mais plus intéressante. Voilà pourquoi cette deuxième édition est tellement différente. Tous les chapitres ont été révisés en profondeur et d'autres sont venus s'ajouter (ostéoporose, hormones et cancers, et même les tests endocriniens). Le but de ce livre est de traiter l'endocrinologie d'une façon pratique sans en réduire pour autant les dimensions excitantes. Il comblera, nous l'espérons, le vide entre le cours trop conventionnel, l'article trop spécialisé et le manuel trop encyclopédique.

Cette deuxième édition a été écrite en collaboration avec plusieurs professeurs de l'Université de Montréal. Tous ont été choisis pour leurs qualités pédagogiques. Il appartient maintenant aux étudiants en médecine, aux résidents, aux médecins en pratique privée ou hospitalière de juger le résultat.

Nous tenons à remercier ceux et celles qui nous ont apporté leur aide précieuse lors de la rédaction de ce livre : Marie-Lison Coulombe, pour le travail secrétarial; Manon Cordeau, pour la mise en page; Louise Morin, Jean Garon et Anouk Matte, pour la révision des textes; Chantal Roy et Jacqueline Otis, pour l'exécution des figures, et Guy Courtois pour ses conseils. Et, comme nous l'avions dit en 1985, «nous avons été très sensibles à la générosité de nos compagnes qui, depuis plus d'un an, vivent dans un environnement de feuilles détachées». Enfin, nous tenons à remercier la compagnie Merck pour son appui financier.

Ronald Matte, M.D.
Raphaël Bélanger, M.D.

TABLE DES MATIÈRES

1

LE DIABÈTE

Jana Havrankova, M.D., Ronald Matte, M.D., Raphaël Bélanger, M.D.

«A state of starvation in the midst of plenty.»

IMPORTANCE DU DIABÈTE DANS LA POPULATION

Avec une prévalence dans la population qui peut varier entre 2 et 18 % selon les critères employés et l'âge de la population examinée, le diabète constitue un désordre métabolique d'une telle fréquence que rares sont les jours où le médecin de famille n'est pas confronté avec un ou plusieurs des problèmes engendrés par cette maladie. Cette prévalence va sans doute aller en augmentant puisque le diabète frappe davantage les gens âgés et que, conséquence du faible taux de natalité et de l'augmentation de la longévité, la proportion des personnes âgées dans la population nord-américaine est de plus en plus importante.

La découverte de l'insuline en 1921 par Banting et Best et son utilisation en clinique quelques mois plus tard ont suscité bien des espoirs. Le diabète juvénile, maladie mortelle, pouvait enfin être contrôlé. Mais l'enthousiasme du début se refroidit lorsque, quelques années plus tard, il devint évident que les diabétiques traités présentaient, à long terme, des complications multiples. En comparaison avec la population en général, on retrouve chez les patients diabétiques une incidence de cécité 25 fois plus élevée, d'insuffisance coronarienne 5 fois plus élevée, d'insuffisance rénale 45 fois plus élevée et d'amputation pour gangrène des membres inférieurs 16 fois plus élevée. Les complications engendrées par le diabète ont un impact énorme sur la vie personnelle, familiale et socio-économique des malades. La néphropathie, qui se développera chez environ 40 % des patients diabétiques insulinodépendants, engendrera des dépenses importantes reliées à la dialyse et à la transplantation. Le diabète décompensé, l'acidocétose et l'hypoglycémie sont la source de dépenses directes et de coûts indirects en perte de revenu. On estime qu'aux États-Unis le diabète coûte environ 7 milliards par année. Bien qu'on ne puisse transposer cette estimation au Canada où ce genre de statistiques n'est pas disponible, il demeure évident que le coût est énorme. La souffrance humaine ne pouvant être chiffrée, le contrôle du diabète devrait constituer une des priorités du domaine de la santé.

Jusqu'à la fin des années soixante-dix, une vision pessimiste du diabète se répandait de plus en plus. Il était possible d'atténuer l'anomalie métabolique la plus évidente, l'hyperglycémie, mais impossible de prévenir les complications à long terme. Le patient diabétique n'avait obtenu qu'un sursis. Qualité de vie misérable et mort prématurée, tel était son lot. Et la littérature médicale venait cristalliser ce pessimisme par des rapports fréquents qui tentaient de démontrer que les complications à long terme étaient une facette de la maladie non liée à l'anomalie métabolique.

À partir de 1978, un courant d'air frais ravive le monde las et désabusé de la diabétologie. Pirart démontre, par une étude de 4400 malades, que les complications sont plus fréquentes et plus sévères chez les diabétiques mal contrôlés. D'autres études chez l'homme et chez l'animal établissent un lien certain entre le degré du contrôle métabolique et le développement de la microangiopathie. Un rein de diabétique avec les stigmates de la glomérulosclérose devient normal sur les plans anatomiques, histologiques et fonctionnels quelques mois après avoir été transplanté chez un porteur non diabétique. Désormais, on devra s'efforcer de contrôler le diabète le plus parfaitement possible. La femme enceinte diabétique, évidemment motivée à prévenir les complications pour son enfant, est la première à démontrer que ce but peut être atteint. La technologie viendra aider les diabétiques et les médecins :

1) *Lecteurs personnels du glucose capillaire*. L'évaluation journalière du contrôle métabolique devient possible.
2) *Hémoglobine glycosylée et fructosamine*. La mesure de l'hémoglobine A_1 permet d'apprécier le contrôle du diabète sur une période de deux mois et la fructosamine sur une période de deux semaines.

3) *Stylo à injection.* Cet instrument pratique simplifie les injections multiples.
4) *Pompe à insuline.* Elle permet d'offrir un contrôle qui, dans la plupart des cas, sera comparable à celui qu'on obtient par les injections multiples. Elle est particulièrement recherchée par ceux qui veulent éviter les injections fréquentes.

Grâce à ces progrès techniques, une nouvelle conception du traitement s'implante. Le diabétique évalue lui-même ses taux de glycémie et rajuste lui-même ses doses d'insuline. Cet «autocontrôle» à domicile fait du patient diabétique un partenaire à part entière dans le contrôle du diabète. Il a besoin d'être éduqué et conseillé. Il ne peut plus, il ne doit plus placer sa maladie entre les mains de son médecin et l'oublier plus ou moins entre chaque visite. Il ne peut plus, il ne doit plus se contenter de la seule absence de glucose dans les urines comme critère de bon contrôle. Ce chapitre fournit les notions théoriques et pratiques qui permettent au médecin d'être un conseiller bien informé pour ses patients diabétiques.

DIAGNOSTIC

PRÉSENTATION CLINIQUE

Le diabète présente des formes cliniques très variées, qui vont d'un diabète décompensé jusqu'au diabète tout à fait asymptomatique qui sera découvert de façon fortuite lors des examens de routine. Il n'est pas rare de découvrir une glycémie élevée chez un patient qui se présente pour des symptômes reliés aux complications du diabète, infarctus ou gangrène par exemple.

En présence de symptômes «classiques» de diabète, le diagnostic pose rarement des problèmes. Les symptômes de polyphagie, polydypsie, polyurie, perte de poids, asthénie ou infections génitales (vulvovaginite ou balanite) mettent rapidement le médecin sur la piste du bon diagnostic. Dans ces circonstances, le test urinaire de glucose (Diastix, Tes-Tape ou Clinitest) sera positif et la glycémie sera supérieure à 12 mmol/L. Il sera facile d'évaluer la glycémie au bureau en se servant d'un lecteur de glycémie capillaire. Le patient symptomatique qui a une glycémie élevée devra être évalué pour savoir s'il présente des corps cétoniques dans les urines. Ici encore, le test est facile à faire au bureau en utilisant le Kétostix (ou Acétest) et en comparant la réaction colorimétrique avec l'échelle fournie sur la bouteille. Si le patient présente des cétones dans les urines, on peut conclure qu'il a un déficit sévère en insuline. Il doit être évalué et traité immédiatement. On l'enverra à l'urgence la plus proche où on évaluera ses gaz artériels, ses électrolytes et sa glycémie et on commencera le traitement approprié.

La majorité des patients insulinodépendants se présentent avec des symptômes dits classiques, alors que seule une minorité des patients non insulinodépendants présentent la même symptomatologie. Si un patient présente de l'acétonurie en absence d'une maladie intercurrente (infection, infarctus, etc.) on peut être pratiquement sûr que sa réserve endogène d'insuline est minime. Il devra être traité avec de l'insuline. On doit se rappeler que seulement une hyperglycémie très importante (de l'ordre de 11 mmol/L ou plus) s'accompagnera des symptômes classiques de diabète. Les hyperglycémies moindres sont la plupart du temps tout à fait asymptomatiques. Chez ces patients, le diabète sera donc découvert de façon fortuite ou encore à cause des complications qui se sont développées insidieusement. L'angine, l'infarctus, la claudication et l'ischémie cérébrale transitoire apparaissent de façon plus précoce chez les patients diabétiques. La neuropathie périphérique peut également être la première manifestation d'un diabète. Par contre, il est moins fréquent de découvrir un diabète à cause des complications microvasculaires, telles la rétinopathie ou la néphropathie. Avec ou sans les complications du diabète, le diagnostic est clair lorsque la glycémie à jeun est supérieure à 8 mmol/L à deux reprises au moins, ou encore si l'hyperglycémie provoquée est anormale. Les glycémies entre 6 et 8 mmol/L font partie de la «zone grise» et constituent une indication d'hyperglycémie provoquée pour préciser le diagnostic.

HYPERGLYCÉMIE PROVOQUÉE ET ANOMALIES DE TOLÉRANCE AU GLUCOSE

L'hyperglycémie provoquée (HGP) est utilisée depuis de nombreuses années pour dépister le diabète. Toutefois, les critères d'interprétation ont été sérieusement modifiés parce qu'un trop grand nombre de patients diagnostiqués «diabétiques» ne manifestaient ni le syndrome clinique ni les complications à long terme. En les taxant de «diabétiques», on leur portait donc préjudice tant sur le plan social et familial (dans le sens génétique) qu'en ce qui concerne leur assurance-vie. De plus, il s'est avéré qu'il existait une multitude de facteurs qui perturbent l'hyperglycémie provoquée. Entre 1978 et 1979, au National Institute of Health, un groupe d'experts (National Diabetes Data Group) se sont penchés sur les divers problèmes que suscite le diagnostic du diabète. Ils se sont intéressés en particulier à l'hyperglycémie provoquée et ont restreint l'utilisation du terme «diabétique» aux gens qui présentent des symptômes ou un risque élevé de complications à long terme. Ils ont également modifié les critères d'intolérance aux hydrates de carbone de façon à y inclure seulement les individus chez qui un diabète risque de se déclarer.

Tout d'abord, considérons les conditions pour lesquelles il est indiqué de faire une hyperglycémie provoquée :

1) Glycémie douteuse (6-8 mmol/L);
2) Complications qui suggèrent un diabète (athérosclérose précoce, neuropathie, rétinopathie, néphropathie) et une glycémie ≤ 6 mmol/L;
3) Grossesse (lorsque le test de dépistage est positif) (*voir Situations particulières*);
4) Histoire familiale de diabète non insulinodépendant.

Il est inutile de faire une hyperglycémie provoquée lorsque la glycémie à jeun est supérieure à 8 mmol/L. Dans ces conditions, le rapport d'une deuxième glycémie supérieure à 8 mmol/L confirme le diagnostic. Si cette glycémie de contrôle est inférieure à 8 mmol/L, on procède alors à l'hyperglycémie provoquée. Il n'existe pas de consensus sur le dépistage du diabète dans la population en général ou dans le contexte d'histoire familiale de diabète. Il semble raisonnable de demander une glycémie à jeun annuelle chez les individus à risque (histoire familiale et obésité). Par contre, une jeune femme avec un léger excès pondéral, née de père diabétique, devrait avoir une hyperglycémie provoquée lorsqu'elle désire avoir un enfant et ce, même si sa glycémie à jeun est normale. Par ailleurs, l'hyperglycémie provoquée ne sera guère utile chez la personne de 75 ans dont la glycémie à jeun se situe autour de 7 mmol/L. De pareilles considérations nous permettent de réduire le nombre des hyperglycémies inutiles. Lorsqu'on demande une hyperglycémie provoquée, on doit s'assurer qu'elle est faite dans de bonnes conditions :

1) Patient ambulant, en bonne santé;
2) Diète non restrictive durant les trois jours précédant l'HGP;
3) Absence de médications qui entravent la tolérance au glucose (diurétiques, bêta-bloqueurs, corticoïdes, antidépresseurs tricycliques et diphénylhydantoïn);
4) Jeûne de 10 à 16 heures avant l'HGP;
5) 75 g de glucose PO (Glucola);
6) Patient assis, pas de cigarette;
7) HGP faite le matin.

TABLEAU 1 CRITÈRES D'INTERPRÉTATION DE L'HYPERGLYCÉMIE PROVOQUÉE (excluant la grossesse)

TEMPS/MINUTE	0	30	60	90	120
NORMAL	≤8	≤11	≤11	≤11	≤8
INTOLÉRANCE AU GLUCOSE	≤8	UNE OU PLUSIEURS VALEURS ≥11			8-11
DIABÈTE	≤8	UNE OU PLUSIEURS VALEURS VALEUR ≥11			≥11

Les maladies intercurrentes diminuent le métabolisme des hydrates de carbone. Il est donc préférable d'attendre environ trois mois après la résolution de la maladie pour pratiquer une HGP. Une diète restrictive et l'inactivité physique ont le même effet. Il est souvent impossible de cesser les médicaments qui perturbent l'HGP. Il faut, en présence de ceux-ci, être prudent avant de poser un diagnostic de diabète. La quantité de glucose administrée a été longtemps sujet de controverse. Les critères de normalité sont maintenant établis avec 75 g de glucose chez l'adulte. Chez l'enfant, on administre 1,75 g/kg idéal ad 75 g.

Une valeur à 120' supérieure à 11 mmol/L et une autre valeur supérieure à 11 mmol/L (soit à 30', 60' ou 90') confirment un diagnostic de *diabète*. Lorsque la valeur à 120' est inférieure à 11 mmol/L mais supérieure à 8 mmol/L (et une autre valeur supérieure à 11 mmol/L), on pose le diagnostic *d'intolérance aux hydrates de carbone*. Le tableau 2 résume les trois circonstances qui permettent de poser un diagnostic de diabète :

TABLEAU 2 DIAGNOSTIC DU DIABÈTE

1) Présence de symptômes typiques et glycémie élevée de façon non équivoque (≥ 11 mmol/L)
2) Glycémie à jeun ≥ 8 mmol/à deux reprises
3) HGP anormale

Intéressons-nous d'abord au patient qui présente une intolérance aux hydrates de carbone. Quel est son avenir? On estime que tous les ans entre 1 et 3 % des individus qui présentent cette intolérance auront un diabète. Cependant, jusqu'à 30 % d'entre eux retrouvent spontanément une HGP normale. Les symptômes de diabète ainsi que les complications microvasculaires sont rares. Le risque d'athérosclérose est augmenté. Chez les individus obèses, on peut observer une normalisation de l'HGP avec un régime hypocalorique. Donc la conduite à suivre, pour un patient qui présente une intolérance aux hydrates de carbone, sera la suivante :

1) *Régime* sans sucres concentrés, hypocalorique s'il y a excès pondéral, riche en fibres (qui retardent l'absorption des hydrates de carbone);
2) *Exercice* (qui augmente la tolérance aux hydrates de carbone en augmentant la sensibilité périphérique à l'insuline);
3) Élimination des autres *facteurs de risque* d'athérosclérose (cigarette, hyperlipidémies, HTA);
4) Suivi aux six mois avec glycémies à jeun pour détecter l'évolution vers un diabète. Reprendre l'HGP s'il y a perte pondérale.

Lorsqu'un patient obèse normalise son HGP après avoir maigri, il entre alors dans la classe dite «intolérance antérieure aux hydrates de carbone». Ce groupe se compose de personnes dont l'HGP est actuellement normale mais qui ont présenté dans *le passé* un diabète ou une intolérance aux hydrates de carbone :

1) Patientes avec diabète gestationnel;
2) Obèses qui ont maigri;
3) Individus sous stress (trauma, chirurgie, maladies intercurrentes).

Néanmoins, un diabète risque de se déclarer chez ces individus dans le futur. Ainsi, 25 % des patientes qui ont présenté un diabète gestationnel auront un diabète au cours des quinze prochaines années.

Un autre groupe possède un risque «statistique» d'avoir le diabète : «*anomalies potentielles de tolérance au glucose*». Les individus de ce groupe n'ont jamais eu d'anomalie de tolérance au glucose mais présentent un risque accru d'avoir un diabète. Ce groupe comprend la parenté proche d'un diabétique non insulinodépendant, la mère d'un bébé de plus de 4000 g, les obèses, les personnes avec des anticorps anti-îlots, la proche parenté d'un diabétique de type I, surtout ceux qui partagent ses HLA. Cependant, on n'a pas établi les degrés de ce risque sauf pour les jumeaux monozygotes. La conduite à suivre pour les individus à risque «statistique» est essentiellement la même que pour ceux qui présentent une intolérance aux hydrates de carbone.

CLASSIFICATION DU DIABÈTE

Nous avons donc dissocié le diabète des autres formes plus légères d'intolérance aux hydrates de carbone. Par ailleurs, il est évident que le diabète lui-même est une maladie très hétérogène allant, sur le plan clinique et biologique, des hyperglycémies asymptomatiques à l'acidocétose. Le National Diabetes Data Group a tenté de classifier le diabète selon les divers marqueurs cliniques et biologiques en diabète insulinodépendant (type I) et non insulinodépendant (type II).

On a abandonné les termes «diabète juvénile» et «diabète de l'adulte», car ils ne correspondent pas à une entité physiopathologique. On peut retrouver un diabète de type II chez des patients jeunes, appelé également *Maturity Onset Diabetes of the Young* (MODY). Par ailleurs, un diabète de type I peut se manifester chez des individus d'âge avancé. La distinction fondamentale entre le type I et le type II réside dans le fait que le patient qui souffre du type I a besoin d'insuline de façon absolue pour survivre. Le patient avec un diabète de type II n'a habituellement pas besoin d'insuline, bien qu'à l'occasion seule l'insulinothérapie lui permette d'arriver à un contrôle optimal de sa maladie. Il est certain que le type I et le type II eux-mêmes demeurent très hétérogènes. L'absence de données précises sur leur pathophysiologie empêche l'élaboration d'une classification plus précise.

TABLEAU 3 CLASSIFICATION DU DIABÈTE

	Type I	Type II
Âge du début	≤ 35 ans	≥ 30 ans
Hérédité (parenté du 1er degré)	≤ 10 %	≥ 20 % (ad 50 %)
Poids	Normal ou ↓	Normal : 20 % (IIA) Obèse : 80 % (IIB)
Cétose en absence de stress	Oui	Non
HLA	DR3-DR4 (DQ)	Non spécifiques
Maladies auto-immunes associées	10 %	Population en général
Anticorps anti-îlots	Présents	Absents
Insuline plasmatique	↓	↑ N ↓

Le diabète peut aussi être *secondaire* à une cause identifiable : les maladies pancréatiques (pancréatite chronique, néoplasie du pancréas, hémochromatose), les endocrinopathies (syndrome de Cushing, acromégalie, hyperthyroïdie, phéochromocytome, hyperaldostéronisme primaire) et les médicaments (diurétiques, hormones hyperglycémiantes, antidépresseurs et phénothiazines). Les anomalies des récepteurs d'insuline et certains syndromes génétiques sont plus rares. Bien que le diabète secondaire constitue moins de 5 % de toutes les formes de diabète, il faut toujours considérer cette possibilité car certaines de ses causes sont traitables. Le *diabète gestationnel*, par définition, ne se retrouve qu'en cours de grossesse. Quant au *diabète associé à la malnutrition*, on le retrouve dans les pays en voie de développement et, en conséquence, chez des immigrants venus de ces pays. Il revêt généralement l'aspect clinique du diabète de type I. On met parfois en évidence des calcifications pancréatiques, mais la fonction exocrine est la plus souvent préservée.

TABLEAU 4 CLASSIFICATION DU DIABÈTE ET DE L'INTOLÉRANCE AUX HYDRATES DE CARBONE

Anomalies potentielles de tolérance aux hydrates de carbone	Risque statistique ↑ de développer un diabète
Anomalies antérieures de tolérance aux hydrates de carbone	Diabète ou intolérance au glucose dans le passé. HGP présentement normale
Intolérance aux hydrates de carbone	Hyperglycémie provoquée diagnostique
Diabète	Glycémie à jeun augmentée ou HGP diagnostique
Type I	Insulinodépendant
Type II	Non insulinodépendant
IIA	Non obèse
IIB	Obèse
Secondaire	Maladies pancréatiques, endocrinopathies, médicaments, anomalie du récepteur d'insuline
Gestationnel	Présent durant la grossesse seulement
Associé à la malnutrition	Pays en voie de développement

PHYSIOPATHOLOGIE

DIABÈTE DE TYPE I

Le diabète insulinodépendant (type I) est relativement bien cerné en ce qui concerne ses aspects génétiques et immunologiques et il fait partie des maladies auto-immunes. Les éléments qui suggèrent cette appartenance aux maladies auto-immunes sont les suivants :

1) Association avec d'autres pathologies auto-immunes (thyroïdite lymphocytaire, anémie pernicieuse, insuffisance surrénalienne primaire);
2) Présence d'anticorps anti-îlots de Langerhans chez la majorité des patients au début de la maladie;
3) Présence d'autres types d'auto-anticorps (antithyroïdiens, anticellules pariétales);
4) Association avec les antigènes d'histocompatibilité spécifiques (DR3, DR4, DQ); ce locus est situé sur le chromosome 6, près de la région responsable de la défense immune;
5) Infiltration lymphocytaire des îlots de Langerhans au début du diabète insulinodépendant;
6) Rémission temporaire du diabète lors d'un traitement immunosuppresseur (cyclosporine).

L'évolution du diabète de type I connaît cinq stades :

1) *Prédisposition génétique*. Quatre-vingt-quinze pour cent des patients avec un diabète de type I sont DR3 et/ou DR4 positifs (contre 40 % de la population).
2) *Facteur déclenchant* le processus auto-immun. Ce facteur pourrait être un virus ou une toxine. Certains virus sont pancréatotropes (rubéole, oreillons, Coxackie) et, à l'occasion, ils ont été reconnus chez quelques malades. D'ailleurs, comme le déclenchement de l'auto-immunité précède de plusieurs années l'apparition des symptômes, il peut être illusoire de chercher un tel virus au moment du diagnostic.
3) *Stade d'auto-immunité active*. Ce stade est caractérisé par l'apparition des anticorps anti-îlots. Il peut précéder le diabète symptomatique de plus de huit ans. Les anticorps anti-îlots semblent un reflet plutôt que la cause de la destruction de la cellule bêta. On associe cette destruction à des phénomènes d'immunité cellulaire (lymphocytes cytotoxiques, etc.) médiés par des

lymphocytes T activés. Occasionnellement, des anticorps anti-insuline peuvent également être présents.

4) *Perte progressive de la sécrétion d'insuline.* À ce stade, la glycémie à jeun et l'hyperglycémie provoquée orale sont encore normales et le patient est asymptomatique. Une réponse anormale de l'insuline à l'infusion intraveineuse de glucose permet de reconnaître ce stade.
5) *Destruction des cellules bêta.* Le patient évolue alors vers un *diabète symptomatique* et éventuellement *l'acidocétose.*

Il est possible qu'une intervention à l'un de ces stades puisse prévenir la maladie. On a tenté l'immunothérapie (cyclosporine, azathioprine) dans le diabète récemment diagnostiqué. Déjà à ce stade, la fonction des cellules bêta est fortement compromise, ce qui explique sans doute l'absence de rémission durable. Certaines équipes cherchent actuellement à intervenir à un stade plus précoce. Au stade de diabète symptomatique, on peut souvent induire une rémission temporaire plus ou moins complète au moyen d'une insulinothérapie intensive. Cette approche est pertinente puisque la préservation d'une fonction résiduelle de la cellule bêta pourra faciliter dans le futur le contrôle du diabète et ce, même si la rémission est temporaire.

DIABÈTE DE TYPE II

Ce type de diabète, bien que dix fois plus fréquent que le type I, est beaucoup moins bien caractérisé. Il s'agit d'une maladie hétérogène dans laquelle un déficit de sécrétion d'insuline et une résistance périphérique à l'insuline se retrouvent à des degrés différents chez chaque individu. Certains individus, en particulier les obèses, sont résistants à l'insuline, mais leur sécrétion est peu touchée. D'autres, obèses ou non, peuvent présenter des déficits de sécrétion d'insuline à divers degrés. Cependant, tous conservent une sécrétion minimale d'insuline, ce qui leur permet d'éviter l'acidocétose et de survivre sans insuline. On a caractérisé un sous-groupe de patients (10-15 %) avec un diabète de type II qui manifesteront finalement un déficit de sécrétion d'insuline et nécessitent alors une insulinothérapie. Ces patients présentent fréquemment des anticorps anti-îlots et d'autres types d'anticorps, leur sécrétion d'insuline est diminuée et ils sont généralement peu ou pas obèses. Ils ont en réalité beaucoup de points en commun avec le diabète de type I. Le clinicien doit connaître cette évolution possible pour distinguer, dans ce sous-groupe, le *vrai échec* des hypoglycémiants oraux des *faux échecs* chez des patients qui ne suivent pas leur régime. On doit, chez tout patient dont le contrôle se détériore et qui perd du poids (état catabolique), reconnaître la possibilité d'une insulinodéficience progressive.

La majorité des patients avec un diabète de type II sont obèses et présentent une résistance à l'insuline. Cette résistance peut se situer chez le récepteur d'insuline, pendant les étapes «post-récepteur», ou enfin chez les transporteurs de glucose. L'obésité de type androïde confère un risque particulièrement élevé de diabète (*voir le chapitre sur l'obésité*). Dans cette condition, l'augmentation des acides gras libres circulants pourrait jouer un rôle dans la manifestation de l'hyperglycémie. De nombreuses études visant à élucider la physiopathologie des diabètes de type II sont en cours.

APPROCHE GÉNÉRALE POUR LE TRAITEMENT DU PATIENT DIABÉTIQUE

Vous avez diagnostiqué le diabète chez votre patient. À ses yeux, vous venez de lui apprendre une bien mauvaise nouvelle. Il souffre d'une maladie chronique dont il devra s'occuper quotidiennement et qui l'obligera à modifier ses habitudes de vie. Le malade sait ou saura très bientôt que le diabète peut provoquer des complications à court et à long terme qui risquent de bouleverser sa vie professionnelle et familiale. Il arrive que certains perdent leur emploi; tous voient leur prime d'assurance augmenter. Aucun patient diabétique n'accepte de gaieté de coeur ces réalités. Au début, il peut se révolter et adopter l'attitude du «pourquoi moi?» Il peut refuser d'accepter sa maladie ou devenir dépressif. Il peut jouer l'insouciant et se soumettre sans conviction au traitement, ou encore tenter toutes sortes d'expériences. Ces attitudes sont fréquentes surtout chez les adolescents. La plupart des patients finissent cependant par accepter leur diabète. Les preuves reliant le mauvais contrôle métabolique et les complications à long terme sont de plus en plus convaincantes. Un contrôle optimal n'est cependant possible que s'il existe une coopération entre le médecin et le malade. Cette collaboration est très importante puisqu'il s'agit d'une condition qui nécessite du patient le contrôle de plusieurs composantes de son traitement. Pour atteindre ces objectifs, le patient doit être éduqué. Évidemment, il s'agit d'un investissement de temps considérable. L'Association du diabète du Québec (ADQ) et ses nombreux chapitres régionaux offrent des séances d'information concernant les aspects théoriques et pratiques du diabète. L'ADQ peut également envoyer par la poste le matériel didactique nécessaire aux malades qui vivent dans les régions éloignées. Pour mieux réaliser ses objectifs, l'ADQ publie une revue trimestrielle, *Plein Soleil*, destinée aux patients. Cependant, il n'est pas suffisant d'envoyer le patient à l'ADQ. Le médecin devra, au moment du diagnostic, donner des informations de base sur la maladie, les problèmes d'hyperglycémie et d'hypoglycémie, la technique d'injection, le régime et l'exercice. La plupart des hôpitaux spécialisés ont déjà adopté un programme d'information. Lorsque l'enseignement initial donné par le médecin, les infirmières et les diététistes a été parachevé par le cours à l'ADQ, le patient est alors bien armé pour vivre avec son diabète. Les diabétiques sont toujours enthousiasmés par le cours, mais souvent leur motivation est éphémère. On ne doit pas laisser les patients à eux-mêmes; il faut rester disponible en tant que conseiller en période calme, et en tant que médecin lorsque les problèmes surgissent. Tous ces efforts visent à donner au patient une autonomie face à son traitement. Il devra donc être muni d'un outil fiable pour mesurer sa glycémie et être capable de rajuster son traitement en fonction des glycémies observées. Un contrôle de l'hémoglobine glycosylée permettra au médecin de vérifier la qualité de l'autocontrôle. L'hémoglobine glycosylée (HbA_1) est une composante mineure de l'hémoglobine et son pourcentage est directement proportionnel à la glycémie ambiante. Comme la réaction de glycosylation devient rapidement irréversible, l'hémoglobine glycosylée reflète la glycémie intégrée au cours des deux mois précédents. La mesure d'HbA_1 constitue donc un paramètre de contrôle additionnel aux résultats obtenus quotidiennement, et permet de déceler les erreurs dans la mesure de la glycémie lorsque l'HbA_1 et la glycémie sont discordantes. La mesure de la fructosamine est une alternative à l'HbA_1, mais sa valeur reflète un contrôle glycémique pour une période plus courte (entre deux et trois semaines). Cette analyse a l'avantage d'être moins coûteuse.

Lors des visites périodiques, le médecin vérifiera la tension artérielle, le poids et l'état des pieds. Si le patient ne pratique pas d'autocontrôle, il faudra également mesurer son HbA_1, sa glycémie et sa glycosurie de 24 heures pour obtenir au moins une idée approximative de son contrôle. Une fois par année, le patient devra subir un examen complet. On prêtera une attention particulière à l'examen cardio-vasculaire, neurologique et ophtalmologique, et on évaluera sa fonction rénale.

AUTOCONTRÔLE

Le patient qui pratique l'autocontrôle mesure sa glycémie capillaire plusieurs fois par jour, typiquement avant chaque repas et au coucher, et rajuste son insulinothérapie, activité et/ou diète selon les résultats obtenus. Plus spécifiquement, il doit se faire un prélèvement capillaire au bout du doigt, à l'aide d'une aiguille insérée dans un autopiqueur, et appliquer la goutte de sang sur un bâtonnet réactif. Certains bâtonnets, tels les Chemstrip BG, sont adaptés à la lecture visuelle. Dans ce cas, le patient comparera la couleur de son bâtonnet avec l'échelle sur le vial des bâtonnets. Il pourra aussi se servir d'un lecteur personnel (réflectomètre), Accucheck (pour les Chemstrip BG) ou encore le Glucomètre, l'Exactech et le One-Touch. Pour autant que la technique soit scrupuleusement respectée, les bâtonnets et les appareils sont comparables à quelques détails près. Tous sont fiables à $\pm$ 10 % si on compare la glycémie faite au laboratoire avec celle faite par le patient sur le sang capillaire. Bien que les techniques d'utilisation soient simples, il faut s'assurer que le patient les pratique adéquatement si on veut obtenir des résultats valables.

TABLEAU 5 LES VISITES DE ROUTINE DU PATIENT DIABÉTIQUE

Aux trois mois :	Cliniques :	Poids T.A. État des pieds (blessures, callosités) Carnet du diabétique : - Glycémies - Hypoglycémies - Rajustements faits
	Labo :	HbA_1 ou fructosamine (glycémie, glycosurie 24 h)
Annuellement :	Clinique :	Fond d'oeil avec dilatation Vaisseaux périphériques Sensibilités superficielles et profondes
	Labo :	Analyse d'urine Urée, créatinine Triglycérides Cholestérol Clairance de la créatinine Microalbuminurie ECG

Qui doit pratiquer l'autocontrôle? On a rapidement prouvé qu'un bon contrôle de la glycémie chez la femme enceinte diminue la morbidité et la mortalité néonatales. Le diabète au cours d'une grossesse et ce, même si la patiente n'est pas traitée à l'insuline, constitue donc une indication absolue d'autocontrôle. Les patients traités à l'insuline, en particulier ceux dont le contrôle est difficile et chez qui les glycémies fluctuent beaucoup, devraient tous pratiquer l'autocontrôle. Les tests urinaires (Diastix ou Clinitest) peuvent, lorsqu'ils sont positifs, indiquer un diabète décompensé. Cependant, lorsque les tests urinaires sont négatifs, on sait que la glycémie se situe entre 0 et 10 mmol/L, si le seuil rénal est normal. En face d'un diabète ancien et de l'insuffisance rénale, on ne peut absolument plus se fier aux tests urinaires. Il est également impossible de les interpréter si le patient ne vide pas sa vessie complètement (rétention urinaire, vessie neurogène). Idéalement, tous les diabétiques devraient pratiquer l'autocontrôle. Le patient vient donc voir son médecin muni d'un carnet dans lequel il a inscrit ses glycémies, les événements particuliers, les modifications qu'il a apportées à sa thérapie. Il est alors possible de discuter de ses interventions et de lui en proposer d'autres selon les résultats obtenus. Il est important pour le patient de comprendre les objectifs que l'on veut atteindre. En-dehors de la grossesse, voici des objectifs qui nous semblent raisonnables :

Glycémies (mmol/L)	Idéales	Acceptables
à jeun, avant les repas et au coucher	4 - 6	3,5 - 8
2 heures après le repas	8 au moins	10 ou moins

Il n'est pas facile d'atteindre l'idéal. L'amélioration du contrôle se produit généralement de façon graduelle et il faut faire preuve de patience. Il n'est pas rare qu'on doive patienter pendant plusieurs mois et ce, même avec des modes appropriés d'insulinothérapie. Évidemment, on devra moduler les objectifs en fonction de l'expectative de vie du patient ou de sa capacité de ressentir les hypoglycémies. La fréquence de l'autocontrôle à long terme dépendra de multiples facteurs : le type de diabète, la stabilité du contrôle glycémique, le coût des bâtonnets et la motivation du patient. L'autocontrôle fréquent (quatre fois par jour) est le plus en mesure d'assurer un contrôle optimal du diabète de type I. Chez les patients stables (surtout de type II), ou ceux qui ne modifient pas leur insulinothérapie en fonction des résultats de la glycémie, on peut réduire la fréquence des mesures. Une glycémie journalière faite à des moments différents d'une journée à l'autre constitue un compromis acceptable.

TRAITEMENT SPÉCIFIQUE

LES BUTS DU TRAITEMENT

Les buts du traitement du diabète sont les suivants :

1) Éviter l'acidocétose, le coma hyperosmolaire et les réactions hypoglycémiques sévères;
2) Éviter les symptômes d'un diabète décompensé;
3) Assurer une croissance normale chez l'enfant;
4) Prévenir ou retarder les complications à long terme.

Les trois premiers objectifs sont atteints la plupart du temps par une vaste majorité de patients. Par contre, la prévention des complications à long terme demeure un problème majeur en 1993. Plusieurs études récentes indiquent qu'un bon contrôle peut prévenir ou du moins ralentir le développement de nouvelles complications. L'effet bénéfique d'un bon contrôle sur les complications déjà bien établies, en particulier l'insuffisance rénale et la rétinopathie proliférative, n'est pas du tout assuré. Il semble donc que la clef de la prévention réside dans un bon contrôle dès le début de la maladie. On doit également tenir compte des autres facteurs de risque qui contribuent au développement des complications : hypertension, tabagisme, hyperlipidémie, médicaments diabétogènes. Pour assurer un bon contrôle du diabète, on dispose d'un ensemble de moyens :

1) Régime alimentaire;
2) Exercices;
3) Insuline;
4) Hypoglycémiants oraux;
5) Transplantation pancréatique.

RÉGIME ALIMENTAIRE

Le régime constitue une composante fondamentale du traitement de tout diabétique. Il doit répondre aux exigences suivantes :

1) Assurer l'apport adéquat en calories, protéines, glucides, lipides, vitamines et minéraux;
2) Diminuer ou prévenir l'excès pondéral;
3) Diminuer les excursions de la glycémie;
4) Prévenir l'hyperlipidémie.

Des études récentes suggèrent que de petites quantités de sucres concentrés peuvent être intégrées dans un repas complet, surtout chez les patients minces, insulinotraités et dont le contrôle est par ailleurs adéquat. Par contre, il est plus difficile de planifier un régime hypocalorique sans omettre complètement les sucres concentrés. L'addition ou non de sucres concentrés est actuellement le sujet d'une controverse dans la littérature. Lorsqu'on prescrit un régime, on doit :

1) Évaluer les habitudes alimentaires et établir un régime en fonction de celles-ci;
2) Intéresser le conjoint;
3) Consulter un(e) diététiste;
4) Rajuster le contenu calorique selon le gain ou la perte pondérale, étant donné qu'il est difficile d'évaluer la dépense énergétique de chaque individu;
5) Éviter les «aliments diabétiques» (ils sont trop chers).

TABLEAU 6 RECOMMANDATIONS DIÉTÉTIQUES POUR LES DIABÉTIQUES

CALORIES :	Atteindre/maintenir un poids idéal Obèse : 90-100 kJ/kg idéal Poids normal : 120-150 kJ/kg idéal
HYDRATES DE CARBONE :	55-60 % des calories totales Sucres concentrés à éviter
PROTÉINES :	12-20 % des calories totales Environ 0,8 g/kg actuel ↓ quantité si début de néphropathie
LIPIDES :	≤ 30 % des calories totales Gras saturé : ≤ 10 % des calories totales Cholestérol : ≤ 300 mg/jour
FIBRES :	Ad 40 g/jour
Na :	1 g/4000 kJ ad 3 g/jour

Il est souvent illusoire de prescrire des diètes élaborées aux patients obèses qui ne prennent pas de médication hypoglycémiante. On aura tout autant de succès avec une simple réduction des «sucreries», des aliments gras et des portions. Une liste des aliments à éviter et des aliments qu'ils peuvent manger à volonté peut s'avérer fort utile.

À ne pas manger

Sucre	Sirop
Bonbons	Lait condensé
Miel	Boissons gazeuses sucrées
Confitures	Tartes
Gelées	Gâteaux
Biscuits	

À manger à volonté

Boissons gazeuses non sucrées	Citron, limette
Café et thé non sucrés	Sel, poivre
Bouillon dégraissé	Condiments
Gélatine sans sucre	Endives, laitue, persil, cresson
Cornichons non sucrés	Radis, canneberges non sucrées

Les patients qui doivent calculer leurs calories pour maintenir un apport stable jour après jour, utilisent généralement des listes d'échanges. Les principaux groupes d'aliments sont mis dans six catégories d'échanges : 1) produits laitiers, 2) légumes, 3) fruits, 4) pain (pain, céréales, légumineuses, pâtes, riz), 5) viande (incluant aussi le fromage et les oeufs) et 6) gras (margarine, crème, beurre, noix). Le patient doit savoir qu'il a droit, selon le contenu calorique de sa diète, à un certain nombre d'échanges dans chaque groupe par repas et que chaque échange correspond soit à une unité (un fruit par exemple) soit à une tasse (lait) ou une cuillerée à table (margarine). Il peut échanger les aliments à l'intérieur de chaque catégorie d'un repas à l'autre.

Dans le cas d'une insulinothérapie intensive avec injection d'insuline à action rapide avant chaque repas, on peut libéraliser davantage le régime. Le patient rajuste la quantité d'insuline injectée en fonction de la quantité d'hydrates de carbone ingérée. Bien que difficile au début, ce système a l'avantage de procurer au patient une plus grande liberté quant à la quantité d'aliments ingérés d'un repas à l'autre et d'une journée à l'autre.

Réponses à quelques questions...

- L'alcool, est-il permis?
  Oui, en petites quantités avec les repas, par exemple, un verre de vin ou un cocktail. À éviter s'il y a une hypertriglycéridémie associée.
- Est-ce que je peux boire des boissons gazeuses?
  Les boissons «sans sucre» ne sont pas dangereuses. Un mélange de jus et d'eau minérale est cependant bien supérieur sur le plan nutritionnel.
- Que faire si les repas normaux ne peuvent être pris en cas de maladie?
  Remplacer par des jus ou des boissons gazeuses sucrées (environ 1/2 tasse (125 ml) aux 30 minutes). Mesurer sa glycémie à intervalles plus rapprochés.
- Est-ce que je peux manger au restaurant?
  Bien sûr, en choisissant bien son menu.

EXERCICE

L'exercice augmente la sensibilité des tissus périphériques à l'insuline et s'avère particulièrement bénéfique dans le diabète de type II, où les problèmes de résistance à l'insuline sont fréquents. Cette sensibilité accrue pourra provoquer des réactions hypoglycémiques chez les sujets traités à l'insuline. Ces patients doivent donc ou majorer leur diète (15 g de sucre aux 30 minutes d'activité modérée) ou diminuer la dose d'insuline rapide. Chaque diabétique parvient finalement à bien connaître les modifications à apporter à son traitement selon la durée et l'intensité de l'exercice. De plus, parce que les effets hypoglycémiants liés à l'exercice se prolongent sur plusieurs heures après l'arrêt, il ne doit surtout pas omettre la collation au coucher. Pour les patients sous-insulinisés (glycémies $\geq$ 14 mmol/L à jeun), l'exercice n'assure pas un meilleur contrôle mais au contraire provoque une majoration de la formation des corps cétoniques. On doit donc s'assurer que le diabète est bien contrôlé avant de préconiser un programme d'exercices. L'exercice améliore aussi le profil lipidique, diminue l'état d'hypercoagubilité et l'hypertension, supprime la réponse anormale des catécholamines au stress et finalement contribue au contrôle de l'obésité et du stress psychologique. La bicyclette, la marche rapide, la natation et le ski de fond sont des sports qui conviennent bien au diabétique. Le jogging n'est pas recommandé pour les patients atteints d'une neuropathie périphérique, l'exercice violent est contre-indiqué chez les patients atteints d'une rétinopathie proliférative.

Tous doivent avoir une évaluation cardio-vasculaire. Pour un patient qui ne présente pas de contre-indications, le programme suivant nous semble approprié : des exercices *aérobiques*, 3 à 5 fois par semaine, d'une *durée* de 30 à 60 minutes et d'une *intensité* allant de 50 à 70 % de la capacité maximale. Des programmes d'entraînement supervisés sont offerts dans les centres de conditionnement physique.

INSULINOTHÉRAPIE

Les indications d'insulinothérapie sont les suivantes :

1) Diabète de type I;
2) Coma hyperosmolaire;
3) Diabète symptomatique chez l'enfant, l'adolescent, le jeune adulte maigre ou de poids idéal;
4) Diabète symptomatique à tout âge s'il ne répond pas de façon adéquate à la diète et aux hypoglycémiants oraux;
5) Diabète de type II durant la grossesse;
6) Diabète gestationnel (si non contrôlé par le régime);
7) Diabète de type II en état de «stress» (infection, chirurgie, etc.).

Seuls les patients sévèrement insulinodéficients requièrent de l'insuline d'une façon absolue et sont considérés «insulinodépendants» dans le sens strict du terme. Beaucoup d'autres patients, en fait «non insulinodépendants», vont finalement être traités avec de l'insuline, car ce sera la seule façon de les rendre asymptomatiques et de corriger leur hyperglycémie. Puisque les complications du diabète à long terme sont liées à l'hyperglycémie, nos critères de «bon contrôle» sont plus stricts. Les conditions nécessaires pour y arriver sont :

1) La coopération du patient avec évaluation fréquente du contrôle glycémique;
2) Une diète, des activités quotidiennes et une compréhension des inter-relations : diète-activité-insuline;
3) Une insulinothérapie qui imite la sécrétion d'insuline.

Pour imiter la sécrétion physiologique d'insuline (figure 1), il sera nécessaire d'employer au moins deux types d'insuline : une à action rapide et une à action intermédiaire ou prolongée. Le tableau 7 résume les insulines commercialement disponibles et leur durée d'action.

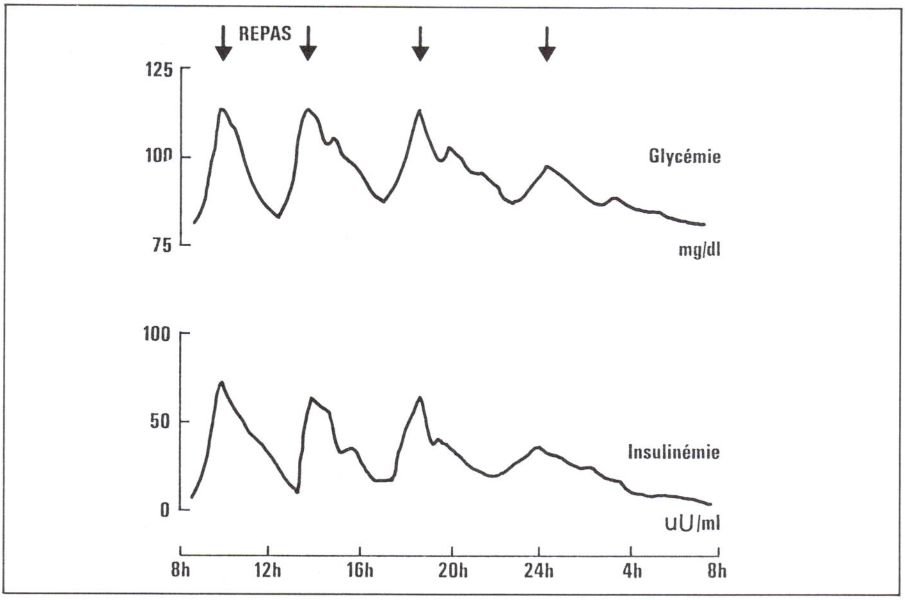

FIGURE 1 Profil de la sécrétion d'insuline au cours de la journée

Les insulines disponibles (tableau 7)

L'insuline humaine moins antigénique que l'insuline bovine, s'impose de plus en plus comme un premier choix, particulièrement pour un nouveau patient et lors d'une utilisation temporaire. *L'insuline porcine* est également peu antigénique et peut être conseillée. Sa durée d'action est plus longue (environ 24 heures) que celle de la NPH humaine (environ 18 heures). Ceci constitue un avantage lorsqu'on désire utiliser une seule injection par jour (par exemple, chez un malade âgé qu'on ne peut plus contrôler avec les hypoglycémiants oraux, mais qui conserve néanmoins une certaine réserve endogène d'insuline). Dans le traitement du diabète de type I où, de toute façon, on devra recourir à plusieurs injections par jour, cet avantage est moins évident. Actuellement, on s'oriente vers la production d'insuline par ingénierie génétique (génome de pro-insuline introduit chez des bactéries ou des levures). Cette nouvelle technique assure une production illimitée d'insuline et est, à long terme, peu coûteuse. L'insuline «Semilente» (d'origine bovine et porcine) est encore quelquefois utilisée; sa durée d'action est à mi-chemin entre les insulines à action rapide et celles à action intermédiaire. Les durées d'action indiquées sont approximatives et varient en fonction de nombreux facteurs :

1) Site d'injection;
2) Profondeur de l'injection;
3) Température ambiante;
4) Dose d'insuline;
5) Exercice de la partie du corps injectée;
6) Autres facteurs plus ou moins connus (séquestration, dégradation?)

TABLEAU 7 PRINCIPALES INSULINES DISPONIBLES AU CANADA

ESPÈCE	BOEUF/PORC	PORC	HUMAINE
Rapide début : 0,5 - 1h sommet : 2 - 4h durée : 4 - 6h	Toronto Iletin I régulière	Vélosuline Iletin II régulière	Humulin R Vélosuline humaine Novolin Toronto
Intermédiaire début : 2 - 4h sommet : 8 - 12h durée: 18 - 24h	NPH et Lente Iletin I NPH Iletin I Lente	Insulatard Iletin II NPH Iletin II Lente	Humulin N Insulatard humaine Novolin NPH Novolin Lente
Prolongée début : 4 - 6h sommet : 12 - 16h durée : 26 - 36h	Ultralente Iletin I Ultralente	---	Novolin Ultralente Humulin U
Insulines «prémélangées» : 70 % NPH / 30 % Régulière (Mixtard, Novolin 70/30) 50 % NPH / 50 % Régulière (Mixtard 50/50) 85 % NPH / 15 % Régulière (Mixtard 85/15)			

Quelles insulines peuvent être mélangées?

L'insuline NPH (Insulatard, Humulin N, Novolin N) peut être mélangée dans n'importe quelle proportion à l'insuline Toronto (Régulière, Vélosuline, Humulin R). La «Lente» peut être mélangée avec la «Semilente». Le mélange de Lente et de Toronto est plus difficile à réaliser : s'il y a excès de Lente par rapport à la Toronto, cette dernière verra son activité retardée. Étant donné que la Semilente agit plus lentement que la Toronto, il est préférable d'employer un mélange d'insuline à action rapide avec une insuline de type NPH. Les insulines prémélangées (Mixtard 70/30, 50/50, 85/15) s'avèrent fort utiles pour les patients incapables de mélanger leurs insulines. Le rapport fixe entre les deux insulines en limite l'utilité.

Début du traitement

On commence le traitement à l'hôpital ou dans un centre de diabétiques pour permettre au patient de se familiariser avec les techniques utilisées : mesure d'insuline, mélange d'insuline, technique d'injection, technique de prélèvements capillaires et leur interprétation. La période d'hospitalisation initiale lui permet d'acquérir l'information de base nécessaire. La dose d'insuline journalière initiale se situe généralement entre 0,4 et 0,7 U/kg actuel. Il existe de nombreuses méthodes permettant d'assurer l'insulinothérapie quotidienne. Toutes visent à imiter le plus possible la sécrétion physiologique (figure 1) avec une composante de base et des pics prandiaux.

Voici nos préférences, chaque méthode ayant ses avantages et ses inconvénients :

1) *«Ultralente et Régulière»*
   - Dose totale 0,4 à 0,7 U/kg actuel et sous forme de 40 % Ultralente injectée entre 18 et 20 heure et 60 % Régulière injectée aux repas.
   - Environ 1,0-1,5 U de Régulière/10 g d'hydrates de carbone le matin.
   - Environ 0,5-1,0 U de Régulière/10 g d'hydrates de carbone aux autres repas.

   Avantages :
   - Permet une grande latitude sur l'heure des repas.
   - Méthode recommandée pour les individus avec un horaire irrégulier.
   - Permet une grande liberté pour la quantité des aliments ingérés d'un repas à l'autre et d'une journée à l'autre.

Désavantages : - Trois à cinq injections par jour (l'Ultralente ne doit pas être mélangée avec la Régulière).
- Le patient doit bien connaître les rajustements à faire en fonction des repas, des glycémies, de l'activité, s'il veut profiter pleinement de cette méthode.

2) ***«NPH et Régulière en 3 (ou 2) injections»***

La dose totale initiale se situe encore aux alentours de 0,4 U/kg/jour divisée en 3 doses : *2/3 de la dose totale le matin*, composée de 2/3 NPH et 1/3 Régulière, *1/6 au souper* sous forme de Régulière et *1/6 au coucher* sous forme de NPH. Cette méthode a l'avantage de permettre des rajustements faciles puisque à chaque insuline correspond un moment optimal de la journée : fin de l'avant-midi pour la Régulière du matin, fin de l'après-midi pour la NPH du matin, fin de la soirée pour la Régulière du souper, et fin de la nuit et avant déjeuner pour la NPH du soir. Le désavantage de la méthode tient à l'obligation de prendre ses repas à des heures régulières. Le compromis consistant à injecter l'insuline NPH au souper en même temps que la Régulière (deux injections par jour) réussit pour certains patients mais risque pour plusieurs de provoquer des épisodes hypoglycémiques dans le milieu de la nuit. Chez les diabétiques de type II, on peut parfois obtenir un bon contrôle avec une seule injection par jour, de préférence un mélange de NPH et de Régulière injecté le matin. D'autres diabétiques de type II en arrivent à un bon contrôle avec une injection unique de NPH au coucher. Ces patients présentent une néoglucogenèse nocturne prépondérante provoquant une hyperglycémie au lever. Des hypoglycémiants oraux assurent habituellement le contrôle de leur glycémie durant la journée.

Les stylos injecteurs (Insuject, Novolin Pen) sont très intéressants pour les patients qui utilisent l'insuline Régulière avant chaque repas. Les patients qui éprouvent de la difficulté à mélanger les insulines et pour qui la proportion d'insulines prémélangées convient peuvent aussi profiter du stylo. On dispose des cartouches suivantes : NPH, Régulière, et mélanges 70/30 ainsi que 50/50. Les rajustements d'insuline *à l'hôpital* demeurent approximatifs. Les activités du patient augmentent souvent de façon importante à sa sortie de l'hôpital. On se contente donc de glycémies stables au cours de la journée, entre 8 et 10 mmol/L au moment du congé. Les rajustements seront faits en externe selon les résultats de la glycémie capillaire.

3) *«Pompe à insuline»*

Elle délivre de façon continue l'insuline Régulière en S.C. et permet l'administration de bolus d'insuline avant les repas. Le contrôle métabolique obtenu avec la pompe est comparable au contrôle obtenu par les injections multiples. Il faut bien se rendre compte qu'il ne s'agit pas d'un pancréas artificiel et que le patient doit vérifier ses glycémies aussi souvent qu'avec les injections multiples. Le patient doit donc être prêt à pratiquer l'autocontrôle et ne devra pas se dire : «la pompe contrôlera mon diabète».

Avantages :
- Pas d'insuline «dépôt» (Ultralente ou NPH), donc possiblement moins de stimulation antigénique.
- Une piqûre seulement aux deux à cinq jours.
- Une grande liberté d'action.

Désavantages :
- Le coût.
- Le port d'un appareil en tout temps.
- Un défaut mécanique toujours possible (avec danger d'acidocétose rapide).

Rajustement des doses d'insuline

Il est important d'observer les principes suivants :

1) Vérifier la glycémie pendant au moins deux jours avant de faire de nouvelles modifications;
2) N'augmenter en général qu'une seule insuline à la fois;
3) Contrôler d'abord la glycémie la plus élevée;
4) Attendre 2 ou 3 jours pour faire de nouvelles modifications;
5) Augmenter l'insuline de 2 à 4 U à la fois.

Attention à l'effet Somogyi! Ce terme définit l'hyperglycémie de rebond qui suit une hypoglycémie, le plus souvent nocturne et souvent cliniquement non reconnue. Dans ces conditions, le patient présente une hyperglycémie matinale qui s'aggrave avec la majoration de la dose de NPH du soir. Lorsqu'on soupçonne cet effet, on doit vérifier la glycémie entre 2 h 00 et 4 h 00 du matin. Sur le plan clinique, le patient pourra se plaindre de cauchemars, de céphalée au lever ou encore présenter des traces d'acétone dans les urines. La sécrétion des hormones «hyperglycémiantes» (HGH, cortisol, glucagon, épinéphrine) participe à la genèse de cette condition.

Si la glycémie augmente transitoirement de façon importante (maladie intercurrente), il est souhaitable de donner des suppléments d'insuline Régulière. On peut ajouter par exemple 2 U d'insuline pour chaque 3 mmol/L au-dessus de 10 mmol/L avant les repas ou aux quatre heures si les repas sont pris à des heures irrégulières. Il ne faut jamais arrêter l'insuline et on doit conseiller une diète liquide si des nausées ou des vomissements surviennent. On doit alors suggérer au patient de réduire d'environ 30 % son insuline à action intermédiaire ou prolongée et d'utiliser l'insuline Régulière en fonction des niveaux de la glycémie. Les tests d'urine sont alors nécessaires et si les cétones apparaissent, le patient doit se rendre à l'urgence.

HYPOGLYCÉMIANTS ORAUX

La question des hypoglycémiants oraux a suscité beaucoup de controverse au cours des années soixante-dix suite à la publication des résultats de l'étude de l'University Group Diabetes Program (UGDP). L'UGDP devait étudier l'efficacité des hypoglycémiants oraux, de la diète et de l'insuline dans la prévention des complications vasculaires du diabète non insulinodépendant. Les décès cardio-vasculaires ont été deux fois plus fréquents chez les patients qui ont pris le tolbutamide que chez ceux qui ont pris le placebo. Le phenformin a également causé deux fois plus de décès que le placebo. Les diabétologues ont alors cessé de prescrire des hypoglycémiants oraux. La Food and Drug Administration a endossé les résultats de l'étude de l'UGDP et des mises en garde sont apparues sur l'emballage des sulfonylurées. Ces résultats ont provoqué un tollé de protestations de tous les côtés : statisticiens, pharmacologues et cliniciens ont tous décelé des erreurs dans la conduite de l'étude. Par exemple, la condition des patients décédés qui avaient pris le tolbutamide comportait plus de facteurs de risque de mortalité cardio-vasculaire et leur contrôle du diabète était moins bon que chez les patients prenant le placebo. Par conséquent, après une étude de grande envergure, vingt ans plus tard nous ne savons pas encore si le tolbutamide a été vraiment responsable de l'excès de mortalité cardio-vasculaire. L'UGDP, malgré le fiasco total de son étude, a eu le mérite d'imposer une certaine prudence dans l'utilisation des hypoglycémiants oraux, de sorte qu'on a mis plus d'accent sur la diète. Il faut aussi se souvenir que l'étude portait seulement sur le tolbutamide et le phenformin et que les sulfonylurées et biguanides actuellement utilisés n'ont pas été étudiés.

Il ne faut pas perdre de vue que le but du traitement est le contrôle du diabète et que les résultats priment sur les moyens.

Indications : 1) Diabète de type IIA;
2) Diabète de type IIB, si échec du régime;

Contre-indications : 1) Diabète en état catabolique;
2) Grossesse;
3) Chirurgie ou autre stress majeur;
4) Échec d'une dose maximale de sulfonylurées;
5) Défaillance rénale ou hépatique : prendre garde au type d'hypoglycémiant et à la dose.

Il existe d'autres indications moins bien établies où on associe un hypoglycémiant à l'insulinothérapie :

1) Diabète de type I labile ou avec résistance à l'insuline;
2) Diabète de type II. Cette association d'hypoglycémiants oraux et d'insuline est indiquée pour certains patients contrôlés adéquatement durant le jour par les hypoglycémiants mais chez lesquels on note des glycémies élevées le matin (phénomène de l'aube : sécrétion de HGH, cortisol). On réussit alors à obtenir un bon contrôle en associant aux hypoglycémiants une injection de NPH au coucher.

Types d'hypoglycémiants oraux

Il existe trois classes d'hypoglycémiants oraux avec des modes d'action différents :

1) Les *sulfonylurées* augmentent la sécrétion d'insuline et augmentent la sensibilité périphérique à celle-ci. Il n'est pas clair si l'amélioration de la résistance périphérique à l'insuline est un effet primaire ou secondaire à l'amélioration du contrôle glycémique. Les caractéristiques spécifiques des principaux sulfonylurées sont résumées dans le tableau 8.
2) Les *biguanides* sont représentés par un seul médicament, le metformin (Glucophage). Il n'a pas d'effet sur la sécrétion d'insuline. Son action hypoglycémiante est attribuable à une augmentation de l'utilisation périphérique du glucose, à une diminution de l'absorption intestinale du glucose et à une diminution de la néoglucogenèse hépatique. Il possède un léger effet anorexigène, peut-être attribuable à ses effets secondaires : goût métallique dans la bouche, nausées, diarrhée. Ces effets secondaires mènent à l'arrêt du metformin chez environ 10 % des patients. Pour minimiser ces

symptômes, il est opportun de commencer le metformin à plus faible dose c'est-à-dire à 500 mg bid pendant une semaine, puis d'augmenter à tid et éventuellement à qid selon la réponse métabolique. Les contre-indications à l'utilisation de metformin sont l'insuffisance rénale, l'insuffisance hépatique et l'insuffisance cardiaque sévère (danger d'acidose lactique).

3) Les agents sérotoninergiques, dont la *fenfluramine* (Pondéral), sont des anorexigènes qui semblent posséder un effet hypoglycémiant indépendant de l'effet anorexigène. Ils améliorent l'utilisation périphérique du glucose. Ils provoquent assez souvent de la somnolence. La posologie doit être graduellement majorée : 20 mg die pendant quelques jours, ensuite 40 mg die et finalement 60 mg (ou Pondéral Pacaps) au coucher à long terme.

Les principales stratégies d'utilisation des hypoglycémiants oraux sont :

1) *Chez le patient obèse*
Après une tentative sérieuse (plusieurs mois) de régime, d'exercice et d'autocontrôle glycémique.
   - 1er choix : Metformin (Glucophage 500 mg bid à qid).
   - Si échec : Ajouter un sulfonylurée de la deuxième génération (glyburide) 5 à 20 mg die ou gliclazide 80 à 160 mg bid.
   - Si échec : Ajouter fenfluramine.
   - Si échec : L'insulinothérapie est clairement indiquée s'il s'agit d'un «échec vrai» (perte de poids et détérioration du contrôle). Les résultats de l'insulinothérapie seront aléatoires si l'échec est dû à un régime non suivi.

2) *Chez le patient non obèse*
   - 1er choix : Sulfonylurée deuxième génération (glyburide 1,25 à 20 mg die) ou gliclazide 80 à 160 mg bid.
   - Si échec : Ajouter metformin ou débuter l'insuline.

Chez les jeunes patients qui risquent de manifester des complications à long terme et ce, surtout s'ils sont de poids normal, on préfère l'utilisation de l'insuline à celle des hypoglycémiants oraux. Il faut naturellement s'assurer que l'insuline soit acceptable pour le patient. On a, par exemple, peu intérêt à proposer l'insulinothérapie à un patient peu ou pas symptomatique, alcoolique, qui vit seul et est incapable de pratiquer l'autocontrôle. Le facteur principal limitant l'utilisation des hypoglycémiants demeure l'impossibilité dans bien des cas d'obtenir un contrôle métabolique optimal.

TABLEAU 8 SULFONYLURÉES

	TOLBUTAMIDE (ORINASE)	CHLORPROPAMIDE (DIABINÈSE)	GLYBURIDE (DIABETA, EUGLUCON)	GLIPIZIDE* (GLUCOTROL)	GLICLAZIDE (DIAMICRON)
PUISSANCE RELATIVE	1	6	150	100	10
DÉBUT (H)	2-4	2-4	1-3	1-3	1-3
DURÉE D'ACTION (H)	6-10	24-72	18-24	16-24	Ad 24
MÉTABOLISME	Foie	Foie (80 %) Excrété Intact (20 %)	Foie	Foie	Foie
ACTIVITÉ HYPOGLYCÉMIANTE DES MÉTABOLITES	Faible	Faible (Accumulation de chlorprop. si insuff. rénale)	Faible (Accumulation de 4-OH glyburide si CCR ≤ 30 ml/min)	Nulle	Très faible
DOSE (mg) DOSE MOYENNE DOSE DU DÉBUT FRÉQUENCE	500-3000 1500 500 bid à tid	100-500 250 100 die	1,25-20 7,5 2,5 die à bid	2,5-40 10 5 die à bid	80-320 240 80 bid
EFFETS SECONDAIRES	≤ 5 %	5-10 %	5-10 %	5-10 %	5-10 %
HYPOGLYCÉMIE	Rare	5 %/an (prolongée)	5 %/an	?	Rare
AUTRES		Hyponatrémie (SIADH) Effet antabuse			

* Devrait être approuvé sous peu.

TRANSPLANTATION PANCRÉATIQUE

La transplantation pancréatique est actuellement pratiquée chez des patients nécessitant une transplantation rénale et qui, de toute façon, devront être traités avec des immunosuppresseurs. Le succès de la transplantation pancréatique est d'environ 50 %, pour une mortalité d'environ 10 %. La crainte des effets chroniques de l'immunosuppression limite une utilisation plus large de la transplantation pancréatique. Une autre technique consiste à transplanter des îlots de cellules bêta. Ces îlots peuvent être encapsulés pour les protéger de l'attaque immunologique. Cette technique en est encore au stade expérimental.

URGENCES EN DIABÉTOLOGIE

HYPOGLYCÉMIE

L'hypoglycémie peut survenir chez tout patient traité avec de l'insuline ou des sulfonylurées. Les circonstances qui favorisent la genèse de l'hypoglycémie sont les suivantes : diminution de l'apport calorique, augmentation de la dépense énergétique, ingestion d'alcool et ingestion des médicaments qui potentialisent l'effet hypoglycémiant des sulfonylurées (Phenylbutazone, salicylates, sulfamidés, Coumadin, bloqueurs ß-adrénergiques). L'insuffisance rénale et la présence de toute endocrinopathie sous-jacente (hypothyroïdie, insuffisance surrénalienne, insuffisance hypophysaire) augmentent aussi les risques d'hypoglycémie. Dans la plupart des cas, l'hypoglycémie est ressentie par le patient (diaphorèse, palpitations, troubles de concentration, etc.) et rapidement contrôlée par l'ingestion d'aliments.

Si l'hypoglycémie est sévère, le patient peut devenir obnubilé ou comateux. Il peut alors présenter des signes neurologiques localisateurs (aphasie, Babinski unilatéral) sans que ceux-ci soient en relation avec une lésion du CNS. Chez tout patient comateux, on doit considérer la possibilité d'hypoglycémie, à moins que la cause du coma ne soit évidente. La glycémie capillaire assure un diagnostic immédiat. Une injection de 50 cc de glucosé 50 % suffit en général pour réveiller le patient. Si le patient ne se réveille pas dans l'intervalle de cinq minutes, on doit injecter un autre glucosé 50 %. Si le patient ne se réveille toujours pas, on devra considérer un autre diagnostic. Cependant, il est toujours possible que l'hypoglycémie ait été très sévère et prolongée et que la récupération soit lente ou incomplète. Les lésions cérébrales irréversibles secondaires à l'hypoglycémie sont heureusement relativement rares.

Au réveil du patient, on devra déterminer la cause de l'hypoglycémie. Si la cause n'est pas évidente, on diminuera la dose d'insuline ou d'hypoglycémiants oraux, on demandera au patient de contrôler ses glycémies et on le reverra dans les semaines qui suivent pour déterminer s'il s'agissait d'un incident isolé ou si une investigation plus poussée (une endocrinopathie associée par exemple) est nécessaire. Il est important de garder sous observation pendant plusieurs jours le patient qui a fait une hypoglycémie au chlorpropamide ou au glyburide à cause de la longue durée d'action de ces médicaments et de la possibilité d'une rechute en hypoglycémie lors de l'arrêt du soluté glucosé.

ACIDOCÉTOSE

L'acidocétose était jadis la cause principale de décès chez le diabétique. Le taux actuel de mortalité se situe autour de 2 à 5 %, la majorité des décès étant attribuable à une septicémie concomitante, un infarctus du myocarde ou un accident cérébro-vasculaire. Les principaux événements qui précipitent l'acidocétose et leur incidence sont résumés ci-dessous :

Infection	50 %
Nouveaux cas	15 %
Infarctus	5 %
ACV	5 %
Pancréatite	5 %
Indéterminé	20 %

Le patient est le plus souvent conscient, mais il peut aussi être obnubilé ou comateux. La respiration est rapide et superficielle, la peau est chaude et sèche avec un turgor cutané diminué. À l'interrogatoire, on retrouve souvent une polyurie et polydypsie récentes et des symptômes suggérant une infection pulmonaire ou urinaire. Le patient peut se plaindre de nausées, de vomissements et de douleurs abdominales. Ces symptômes font partie du tableau de l'acidocétose et ne signifient pas nécessairement une pathologie intra-abdominale. La figure 2 illustre la physiopathologie de l'acidocétose.

L'augmentation de la glycémie provoque une glycosurie et une diurèse osmotique avec des pertes d'eau et d'électrolytes. La déshydratation est majorée par les vomissements. Une déshydratation sévère peut provoquer une hypotension, un choc et finalement le décès. Sitôt le diagnostic évoqué, il est facile de le confirmer par une glycémie capillaire (en général > 12 mmol/L) et un Kétostix

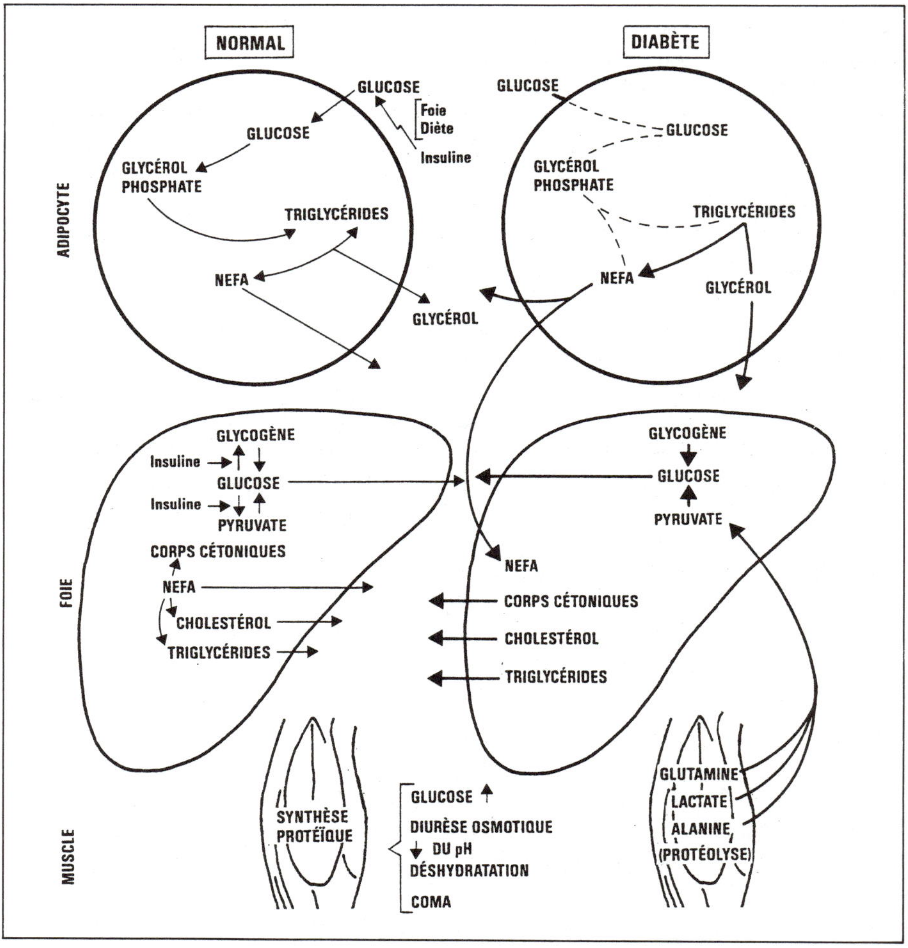

FIGURE 2 Déficit en insuline

(généralement «fort»). On débutera le traitement immédiatement sans attendre les résultats des analyses de laboratoire. Puis, on cherchera à déterminer les facteurs responsables de la décompensation. Un examen complet, un électrocardiogramme, une radiographie pulmonaire, une formule sanguine, une analyse d'urine et des hémocultures, s'il y a de la fièvre, permettront le plus souvent d'en éclaircir la cause. Une infection aussi banale qu'un abcès dentaire peut induire une acidocétose.

Le traitement de l'acidocétose

Le traitement de l'acidocétose, jadis héroïque et laborieux, est devenu relativement simple, efficace et sécuritaire. On a recours d'une part à une hydratation vigoureuse et d'autre part à une insulinothérapie continue sous forme d'infusion intraveineuse.

Hydratation - Le déficit moyen est d'environ 7 L. On utilisera le schéma suivant :

Soluté physiologique 0,9 %	1000 cc/h × 1 h
	500 cc/h × 2 h
	250 cc/h × 4 h
	125 cc/h × par la suite

Chez un patient plus âgé ou qui présente une fonction cardiaque compromise, il sera nécessaire de mesurer la tension veineuse centrale (TVC), mais il ne faudra pas retarder le début du traitement en attendant que celle-ci soit mesurée; on peut diminuer le débit suggéré de moitié à partir du troisième litre de soluté si l'installation de la TVC tarde. Le soluté physiologique est approprié, quoiqu'un salin 0,45 % sera préférable à partir du deuxième litre de soluté si la tension artérielle est normale. Lorsque la glycémie se situe autour de 12 mmol/L, on remplace le soluté physiologique par un glucosé 5 % 1/4-1/2 salin à 100 cc/h. On complétera au besoin l'hydration selon le schéma en utilisant du NaCl 0,45 %.

Insuline - Au départ, on administre 5 U/h (50 U d'insuline à action rapide par 500 cc de salin 0,9 % à 50 cc/h). On utilisera une pompe à débit contrôlé. Si on n'en a pas à sa disposition, on pourra diluer l'insuline davantage (par exemple : 25 U/500 cc à 100 cc/h). Si la glycémie ne baisse pas une ou deux heures après le début du traitement, on augmentera l'infusion à 10 U/h. Lorsque la glycémie se situe aux environs de 12 mmol/L, on diminue le débit d'insuline pour que le patient reçoive environ 1 U d'insuline par 5 g de glucose à l'heure. Le débit sera rajusté selon la réponse glycémique. Il est important de faire des glycémies capillaires horaires pour rajuster le traitement. Généralement, la glycémie va chuter de 5 mmol/L/h avec le traitement indiqué mais la réponse individuelle demeure assez variable pour suggérer des glycémies capillaires horaires.

Potassium - Tous les patients en acidocétose présentent un déficit de quelques centaines de mEq de potassium (vomissements, diurèse osmotique, échanges intracellulaires et extracellulaires) qui peut passer inaperçu à cause de l'acidose. Le potassium plasmatique peut être faussement normal ou même élevé parce qu'il sort de la cellule remplacée par les ions H^+. Avec le traitement, l'acidose se corrige et le potassium rentre dans la cellule créant une hypokaliémie. Au début du traitement, la mesure du potassium n'est généralement pas disponible. Si le patient urine et n'a pas les ondes T pointues à l'ECG, on ajoute à partir de la deuxième heure 20 mEq de KCl par litre de soluté.

Bicarbonates - Ils sont clairement indiqués seulement si le pH est inférieur à 7,1. On donne une ampoule (44,5 mEq) de $NaHCO_3$ et les gaz artériels sont réévalués trente minutes plus tard. Étant donné que la correction brusque de l'acidose peut précipiter l'hypokaliémie, on suggère de donner 20 mEq de KCl pour chaque ampoule de bicarbonate administrée. Les autres problèmes qui peuvent survenir lors de l'administration de bicarbonates sont les suivants : 1) hypoxémie relative due au déplacement de la courbe de la saturation de l'hémoglobine vers la gauche et 2) acidose du CNS due à la plus grande perméabilité au CO_2 qu'aux bicarbonates de la barrière hémoencéphalique.

Autres - Les déficits en phosphate, en calcium et en magnésium ne semblent pas créer de problèmes cliniques et il n'est pas recommandé de remplacer ces ions.

Évaluation en cours de traitement

Glycémie capillaire aux heures
Glycémie et électrolytes ┐
CO_2 ┘ Aux deux heures
Gaz artériel si des bicarbonates ont été administrés.

Passage de l'insuline I.V. à l'insuline S.C.

Règle n° 1 : Ne pas cesser l'infusion d'insuline lorsque la glycémie approche la normale. On diminue alors le débit à environ 1 U/h combiné avec un glucosé 5 % 1/4-1/2 salin et 20 mEq de KCl par litre à 100 cc/h. On mesure les glycémies capillaires aux heures jusqu'à ce qu'on obtienne la stabilité de la glycémie, puis on la mesure aux deux heures.

Règle n° 2 : Lorsque le patient recommence à s'alimenter, on ajoute à l'infusion de base des bolus d'insuline Régulière 4 à 6 U IV après les repas.

Règle n° 3 : Lorsque le patient mange raisonnablement, on cesse les perfusions et on redonne au patient sa dose d'insuline préacidose ou 0,4 U/kg (*voir initiation d'insulinothérapie*) avec une surveillance par glycémie capillaire AC et hs. Il est utile, durant cette période initiale, d'ajouter un supplément d'insuline Régulière selon la glycémie capillaire. On ajoutera par exemple 4 U de Régulière SC si la glycémie capillaire est entre 12 et 16 mmol/L et 6 U si elle est plus haute que 16 mmol/L (1/2 dose hs). On devra rapidement éliminer ces suppléments au profit du rajustement des injections d'insuline qu'on veut utiliser comme traitement à long terme.

COMA HYPEROSMOLAIRE

Le coma hyperosmolaire se développe typiquement chez un patient âgé, diabétique non insulinodépendant ou méconnu, en état de stress (infection, infarctus, ACV) et dont la fonction rénale est plus ou moins compromise. Le patient est déshydraté, obnubilé ou comateux et peut présenter des convulsions ou des signes neurologiques focaux de sorte que le diagnostic d'ACV ne peut être exclu avant de connaître les résultats de la glycémie. L'administration de glucose, que ce soit par le patient ou sa famille sous forme de jus sucrés, ou par l'équipe médicale sous forme de glucosé ou dialyse péritonéale est un facteur précipitant fréquent. Les médicaments qui entravent la sécrétion d'insuline ou son action prédisposent également le patient au développement de cette forme de coma (diphénylhydantoïn, diurétiques, diazoxide, propranolol, glucocorticoïdes, chlorpromazine).

La physiopathologie du coma hyperosmolaire est plus ou moins comprise. Ces patients possèdent une petite réserve d'insuline endogène qui les protège contre la lipolyse, la formation des corps cétoniques et l'acidocétose. Toutefois, cette quantité d'insuline est insuffisante pour inhiber la néoglucogenèse et assurer l'entrée du glucose dans les cellules. De là découle l'hyperglycémie. La déshydratation est souvent insidieuse et produit une détérioration graduelle de la filtration glomérulaire, ce qui entraîne du même coup une majoration de l'hyperglycémie par diminution de la glycosurie protectrice. La déshydratation et l'hyperglycémie extrême diminuent la mobilisation des acides gras.

Laboratoire

La glycémie est souvent très élevée (≥ 30 mmol/L), la natrémie est souvent augmentée, mais peut être normale ou diminuée selon le degré de déshydratation et la nature des liquides ingérés pour remplacer les pertes hypotoniques. Le BUN est le plus souvent élevé et l'osmolarité se situe généralement à 350 mOsm/L ou plus. Il est pertinent de calculer l'osmolarité parce que l'osmolarité à 350 mOsm/L ou plus explique en grande partie les altérations de l'état de conscience et une osmolarité à 400 mOsm/L ou plus est un facteur de mauvais pronostic. La formule pour calculer l'osmolarité est la suivante :

$$\{Na^{+} + K^{+} \text{ (mmol/L)}\} \times 2 + \text{glycémie (mmol/L)} + \text{BUN (mmol/L)} = \text{mOsm/L}$$

Traitement

Les éléments communs entre l'acidocétose et le coma hyperosmolaire sont, sur le plan pratique, plus importants que les différences. On utilisera essentiellement la même méthode pour traiter le coma hyperosmolaire que pour traiter l'acidocétose. Cependant, il est préférable d'utiliser d'emblée un soluté hypotonique (salin 0,45 %). La mesure de la tension veineuse centrale sera en général nécessaire à cause de l'âge des patients, mais on ne devra pas attendre son installation avant de commencer à hydrater le patient. Le potassium devra être donné avec plus de circonspection étant donné que la fonction rénale est souvent altérée. On attendra le début de diurèse et le résultat de la kaliémie. Si le potassium est normal et la diurèse présente, 20 mEq de KCl/litre de soluté est approprié. Les bicarbonates ne sont pas nécessaires à moins que le coma hyperosmolaire ne soit compliqué d'une acidose lactique. Le passage à l'insuline SC se fait de la même façon que pour l'acidocétose bien qu'il soit possible que le patient puisse être contrôlé par la diète et les hypoglycémiants oraux. On tente d'effectuer ce passage seulement lorsque le patient est rétabli de son coma, qu'il se nourrit normalement et que les facteurs qui ont provoqué le coma ont été éliminés ou contrôlés.

COMPLICATIONS CHRONIQUES DU DIABÈTE

Les complications dégénératives touchent les petits et les gros vaisseaux, le système nerveux et le cristallin.

Microangiopathie :	-	Rétinopathie
	-	Néphropathie
	-	Dermopathie
Macroangiopathie :	-	Athérosclérose
Neuropathie :	-	Motrice : mononévrite(s)
	-	Sensitive : polynévrite
	-	Autonome
Cataracte		

PHYSIOPATHOLOGIE

Microangiopathie – L'épaississement de la membrane basale est un phénomène universel dans la microangiopathie. Au début, il y a une augmentation de la perméabilité de la membrane basale qui se reflète dans une fuite de protéines (protéinurie, exsudats rétiniens) et qui peut être reconnue au niveau de la rétine par la fuite de la fluorescéine. Plus tard au cours de l'évolution, l'épaississement de la membrane basale provoque l'occlusion des capillaires (insuffisance rénale, ischémie rétinienne, ulcération cutanée). Une quantité excessive de glycoprotéines se dépose dans la membrane basale.

Comme l'hyperglycémie peut provoquer une glycosylation excessive de certaines protéines plasmatiques (hémoglobine, albumine), il est possible que le même phénomène se produise dans les protéines de la membrane basale. La dégradation des protéines glycosylées accumulées de façon excessive est plus lente. De plus, les protéines glycosylées peuvent attirer des lipoprotéines et former des complexes macromoléculaires qui stimulent l'activité des macrophages et l'agrégation plaquettaire, ce qui produit des perturbations des parois vasculaires, d'abord fonctionnelles, puis structurales.

Macroangiopathie – La physiopathologie en est complexe et multifactorielle. Les facteurs qui participent à la genèse de l'athérosclérose chez le patient diabétique sont les suivants : hyperlipidémie, diminution des HDL, augmentation de l'adhésivité plaquettaire avec une augmentation de la production des facteurs favorisant l'agrégation plaquettaire et la prolifération endothéliale, diminution des facteurs anticoagulants, hypertension artérielle, hyperglycémie, glycosylation excessive de la paroi vasculaire et, probablement, l'hyperinsulinémie.

Neuropathie – Il est probable que divers facteurs pathogénétiques expliquent les diverses neuropathies. La mononévrite à début brusque et récupération totale semble être due à l'occlusion des *vasa nervorum*. Par contre, la polynévrite sensitive et autonome qui progresse lentement et devient généralement irréversible, est probablement due à des facteurs métaboliques. On retient actuellement deux hypothèses : 1) l'accumulation de sorbitol et 2) le déficit en myoinositol. Le sorbitol est le produit du métabolisme du glucose formé en présence d'aldose réductase. Le sorbitol ne passe pas la membrane cellulaire, il est métabolisé lentement et provoque des changements osmotiques à l'intérieur de la cellule qui, lorsque répétitifs, peuvent causer la dégénérescence de celle-ci. Le myoinositol fait partie de la membrane cellulaire et participe à sa fonction (perméabilité et transmission nerveuse). En présence d'hyperglycémie, il ne peut rentrer dans la cellule et est excrété par le rein. La perte de myoinositol se corrige avec la normalisation de la glycémie. Par ailleurs, il existe un lien entre l'accumulation du sorbitol intracellulaire et la déplétion en myoinositol.

Cataracte - L'accumulation du sorbitol et la déplétion en myoinositol provoquent la dégénérescence du cristallin et entraînent la formation d'une cataracte. La normalisation de la glycémie diminue l'activité de la voie enzymatique qui mène au sorbitol et pourrait prévenir la formation des cataractes.

Quoiqu'il existe de nombreux facteurs pouvant provoquer les complications chroniques du diabète, la majorité de ceux-ci sont reliés de près ou de loin à l'hyperglycémie (tableau 9) et peuvent donc potentiellement être corrigés par la normalisation de celle-ci. Ceci est vrai pour la glycosylation non enzymatique, l'hyperlipidémie, les anomalies plaquettaires, le déficit en myoinositol et l'augmentation de sorbitol. Des modèles expérimentaux ont clairement démontré que les complications peuvent être prévenues ou même corrigées lorsque la glycémie est normalisée. Les études chez l'homme sont plus difficiles à effectuer étant donné que, jusqu'à récemment, il était difficile de corriger parfaitement l'hyperglycémie et d'estimer l'efficacité du contrôle. Malgré ces difficultés, il est possible de tirer certaines conclusions des études rétrospectives de grande envergure comme celle de Pirart (4400 patients suivis pendant 25 ans). La prévalence de la rétinopathie, de la néphropathie et de la neuropathie périphérique est plus importante chez les sujets dont le contrôle du diabète est mauvais. Par contre, l'athérosclérose semble être peu ou pas influencée par le contrôle, peut-être à cause de sa nature multifactorielle. Des études récentes sur le traitement intensif du diabète avec la pompe à insuline, des injections multiples et le dosage de l'hémoglobine glycosylée indiquent que les complications demeurent réversibles à leur début (au stade d'hyperperméabilité vasculaire) mais qu'elles deviennent irréversibles lorsqu'elles sont bien établies avec des occlusions capillaires et de la destruction axonale. Il faut donc traiter le diabète de façon intensive dès son début.

TABLEAU 9 COMPLICATIONS DU DIABÈTE ET LEUR PRÉVENTION

	HTA	CIGARETTE	HYPER-LIPIDÉMIES	HYPER-GLYCÉMIE
CÉCITÉ	+	-	-	+
ACV	++	+	+	+
MCAS	++	++	+	+
AMPUTATIONS	+	++	+	+
INSUFFISANCE RÉNALE	++	±	-	+
MALFORMATIONS	-	-	-	++
ACIDOCÉTOSE	-	-	-	++

PRÉSENTATION CLINIQUE DES COMPLICATIONS

Problèmes visuels chez le diabétique - Certains patients se plaignent d'une *fluctuation de l'acuité visuelle* au cours de la journée ou d'une journée à l'autre. Ceci est dû aux changements osmotiques des milieux transparents. Après la stabilisation de la glycémie, la normalisation de la vision survient en un à deux mois; il ne faut pas changer de lunettes durant cette période. *La diminution graduelle de l'acuité visuelle* doit faire penser à la cataracte, au glaucome ou à l'oedème de la macula. La rétinopathie non proliférative, caractérisée par les microanévrismes, les exsudats, les hémorragies et les dilatations veineuses, ne cause pas d'altération de l'acuité visuelle à moins que les exsudats ou les hémorragies ne touchent la région maculaire. *La diminution brusque de l'acuité visuelle* est le plus souvent due à une hémorragie dans la substance vitrée ou à un détachement de la rétine due à une rétinopathie proliférative. Les néovaisseaux, dont la croissance est stimulée par l'ischémie rétinienne, elle-même secondaire aux occlusions des capillaires rétiniens, sont fragiles et saignent facilement. En plus, ils prolifèrent dans la direction de la substance vitrée et peuvent tirer sur la rétine et la détacher. Toute diminution importante de la vision doit être évaluée de façon urgente par un ophtalmologiste. La rétinopathie non proliférative est généralement asymptomatique et ne sera découverte que si le fond d'oeil est examiné régulièrement, préférablement après dilatation. La rétinopathie proliférative se développe sur un fond de rétinopathie non proliférative. Elle est responsable de la cécité chez 5 à 10 % des patients après 15 à 20 ans d'évolution. Étant donné qu'on dispose de traitements efficaces de la rétinopathie (photocoagulation et vitrectomie), le patient doit consulter l'ophtalmologiste dès le début de sa maladie. La photocoagulation réduit de 50 % l'incidence de cécité chez les patients atteints d'une rétinophathie proliférative.

Problèmes génito-urinaires - Chez les diabétiques, on retrouve une incidence accrue d'infections urinaires telles que la cystite, la pyélonéphrite, la nécrose papillaire et l'abcès périrénal. Le traitement doit être vigoureux et ce, même pour une bactériurie asymptomatique.

Glomérulopathie - Elle se présente chez environ 40 % des diabétiques après une évolution de 25 ans. Le premier signe de la glomérulopathie est une augmentation de la filtration glomérulaire et l'apparition d'une microalbuminurie (20-300 mg/24 h), qui n'est pas détectée par les Labstix. La correction de l'hyperglycémie semble, à ce stade, corriger la glomérulopathie. Une réduction de la pression artérielle et une diminution des apports alimentaires en protéines l'améliorent également et préviennent possiblement l'évolution vers une protéinurie plus importante et l'insuffisance rénale. Il est clair que le contrôle de l'hypertension artérielle joue un rôle primordial pour retarder l'insuffisance rénale terminale. Il faut éviter de pratiquer une pyélographie endoveineuse lorsque la créatinine commence à s'élever étant donné le risque important d'insuffisance rénale aiguë parfois irréversible. On devra surveiller la glycémie de près (autocontrôle) puisque les besoins en insuline diminuent lors de l'installation de l'insuffisance rénale. Il faut également évoquer la néphrotoxicité des analgésiques et de certains antibiotiques. On doit faire évaluer le patient en néphrologie, au plus tard lorsqu'il présente une protéinurie ≥ 2 g/24 h. Le néphrologue et le patient pourront alors décider quelle sera la meilleure modalité thérapeutique à suivre. Si l'insuffisance rénale est sévère, la transplantation rénale est souvent préférée à l'hémodialyse. Elle offre une meilleure chance de survie, protège mieux la vision et assure une meilleure réhabilitation. La dialyse péritonéale ambulatoire semble elle aussi supérieure à l'hémodialyse.

Neuropathies - *La polynévrite périphérique* est la complication neurologique la plus fréquente du diabète. Elle se présente à divers degrés chez la plupart des patients diabétiques après une évolution de 15 ans. Elle est souvent asymptomatique et on la découvre lors de l'examen de routine par l'absence des réflexes ostéotendineux ou la diminution (ou l'absence) de la sensibilité profonde (vibration) des membres inférieurs. Même asymptomatique, la polynévrite périphérique peut contribuer aux lésions traumatiques du pied diabétique et doit être décelée pour la prévention de la gangrène (*voir section sur le pied diabétique*). La polynévrite est parfois douloureuse, en particulier la nuit. Le patient peut aussi présenter des zones d'hypoalgésie et d'hyperalgésie dans le même membre. Cette forme de polynévrite est difficile à traiter. Les analgésiques non narcotiques se révèlent souvent inefficaces et les narcotiques ne conviennent pas à cette condition chronique. Le Dilantin ou le Tégrétol peuvent parfois être efficaces ainsi que les antidépresseurs tricycliques. L'effet du contrôle glycémique sur la polynévrite diabétique déjà établie est très variable. Par ailleurs, la prévalence de la polynévrite augmente chez les patients mal contrôlés, ce qui incite à rechercher le meilleur contrôle possible. Les inhibiteurs de l'aldose réductase sont actuellement à l'étude pour voir s'ils peuvent prévenir ou guérir la neuropathie diabétique. *La mononévrite* la plus caractéristique est celle du 3e nerf crânien sans atteinte pupillaire. Elle peut survenir n'importe quand au cours de l'évolution du diabète, mais elle frappe typiquement le diabétique plus âgé. Les autres nerfs périphériques fréquemment atteints sont les 6e, 4e et 7e nerfs crâniens, le cubital, le médian, le radial, le fémoro-cutané, le péronien et le sciatique. En général, les mononévrites guérissent en quelques semaines, surtout si elles ont débuté brusquement.

L'amyotrophie diabétique affecte surtout les diabétiques âgés et se manifeste par de la faiblesse et une atrophie musculaire plus ou moins symétrique de la ceinture pelvienne. Elle s'accompagne souvent d'une douleur à la cuisse qui s'accentue la nuit. Il s'agit fort probablement d'une atteinte radiculaire et non d'une vraie myopathie. Il faut écarter l'hypothèse d'une discopathie ou d'une tumeur qui comprime les racines. Le degré de récupération est très variable.

Neuropathies autonomes - On peut rencontrer des atteintes des nerfs autonomes partout où ces derniers se trouvent. Elles peuvent être asymptomatiques ou causer des problèmes importants. L'impuissance en constitue la manifestation la plus fréquente; on doit la distinguer de l'impuissance psychogène, médicamenteuse et athéroscléreuse (syndrome de Leriche). Les prothèses péniennes sont disponibles et peuvent être utilisées par certains patients bien choisis. *La vessie neurogène* accompagne souvent l'impuissance. Les symptômes qui suggèrent la vessie neurogène sont une augmentation de l'intervalle entre les mictions, une incontinence de trop-plein et des infections urinaires à répétition. L'échographie postmictionnelle et la cystométrie constituent des moyens de diagnostic fiables. L'urologue prescrira alors une thérapie de conditionnement avec mictions répétées à heures fixes pour prévenir la distension vésicale et la stase d'urine. Il faut se rappeler qu'en présence d'une vessie neurogène, les tests urinaires de glucose ne sont pas fiables. Un patient en hypoglycémie peut, à cause de la stase urinaire, présenter un test urinaire positif.

Pour ce qui est du tube digestif, on note une diminution du tonus basal et de la motilité à tous les niveaux, problèmes souvent asymptomatiques. La *gastroparésie* va se manifester par une sensation de plénitude ainsi que les nausées et des vomissements postprandiaux. Le métoclopramide et plus récemment le Prépulsid sont souvent efficaces pour améliorer la vidange gastrique, mais cette condition peut évoluer vers une situation pénible et difficilement traitable.

La *diarrhée* secondaire à l'atteinte du grêle et du colon peut être nocturne et s'accompagner d'incontinence fécale. On peut procéder, à court terme, à une tentative d'antibiothérapie à large spectre (tétracycline) pour inhiber la pullulation bactérienne due à la stase. Si l'antibiothérapie s'avère inefficace, le traitement est non spécifique et souvent décevant. Heureusement, pour des raisons inconnues, on assiste souvent à une rémission spontanée.

L'hypotension orthostatique se manifeste par des étourdissements, une syncope et des céphalées lorsque le patient passe de la position déclive à la position debout. Si les symptômes sont importants, on peut tenter prudemment un traitement avec le 5-α-fluorohydrocortisone, mais des oedèmes et une hypertension artérielle peuvent alors apparaître. La *dénervation cardiaque* est rarement symptomatique. Elle se manifeste par une absence de variation de la fréquence cardiaque au cours de la respiration, en position debout ou au cours d'une manoeuvre de Valsalva. Certaines morts subites chez les diabétiques ont été attribuées à ce manque d'adaptation cardiaque à l'effort.

L'*absence de symptômes adrénergiques lors de l'hypoglycémie* s'avère un problème difficile et potentiellement dangereux puisque le patient ne saura pas qu'il fait de l'hypoglycémie avant que des symptômes neuroglucopéniques (fatigue, confusion, coma) ne se manifestent. Une diminution de la relâche des catécholamines peut en être la cause chez certains. Chez d'autres patients, l'anhidrose et la dénervation cardiaque contribuent à engendrer cette absence de symptômes d'avertissement.

Macroangiopathie - La macroangiopathie diabétique est en fait une athérosclérose (ASO) prédominante des artères de moyen et petit calibre, différente de l'ASO associée à l'âge avancé qui atteint les vaisseaux de moyen et gros calibre. Cette particularité de distribution anatomique - par exemple l'atteinte des artères en dessous du genou - rend la chirurgie de reconstruction plus difficile et contribue au haut taux d'amputation chez les diabétiques.

La *claudication intermittente*, la *douleur* et la *froideur* des pieds, les *lésions* aux pieds qui ne guérissent pas et la *gangrène* peuvent être les manifestations initiales de la macroangiopathie. À l'examen, on note que les pieds ont la peau mince, luisante et froide, des pouls périphériques diminués ou absents, une pâleur lors de l'élévation des pieds et une rougeur en position déclive. On peut aussi noter des ulcères, de la gangrène et des excoriations diverses. Le traitement variera selon la condition du pied. On peut sauver plusieurs membres si on entreprend tôt et en faisant preuve de patience un traitement conservateur qui impose repos, trempettes du pied et antibiothérapie à large spectre s'il y a une cellulite. On pratiquera les diverses modalités de la chirurgie de reconstruction artérielle selon l'artériographie et la situation clinique. Lorsque la gangrène s'installe, le traitement conservateur peut échouer et le pontage peut s'avérer impossible ou insuffisant. Il faut alors pratiquer l'amputation du pied ou de la jambe et faire face à des conséquences psychologiques, sociales et économiques extrêmement graves. Il est clair que la *prévention* des problèmes du pied diabétique est la clef du succès.

Le pied diabétique résulte de nombreux facteurs dont une bonne part peut être contrôlée. Au cours de l'évolution du diabète, la plupart des diabétiques connaissent une certaine diminution de la sensibilité dans les pieds. Ils ne ressentent plus la douleur que provoquent un corps étranger dans leur soulier, des souliers qui compriment indûment les pieds ou l'eau trop chaude du bain, etc. La diminution de la vascularisation rend difficile la guérison des ampoules ou des blessures mineures. Le mauvais contrôle du diabète et la mauvaise hygiène des pieds facilitent le développement d'une infection bactérienne ou mycotique. La peau devenue plus sèche à cause de la diminution de la transpiration et de la présence des problèmes artériels, se fissure facilement et s'infecte. À partir de la connaissance de ces problèmes, on doit fournir au patient un programme de prévention du «pied diabétique». On doit examiner ses pieds lors de chaque examen de routine. On doit nettoyer les blessures mineures aux pieds avec un savon doux deux ou trois fois par jour, les rincer et les assécher. On les recouvre d'un pansement sec, sans antiseptique et sans rubans adhésifs. On limite ou interdit la marche jusqu'à la guérison. Si on croit qu'il y a une cellulite, on hospitalise le patient et on commence une antibiothérapie à large spectre. Il peut paraître excessif de parler autant du problème des pieds diabétiques. Cependant, la gangrène est 16 fois plus fréquente et l'amputation 50 fois plus fréquente chez les diabétiques que dans la population générale.

TABLEAU 10 MESURES PRÉVENTIVES DU «PIED DIABÉTIQUE»

- Vérifier les souliers : ils doivent être confortables et ne pas contenir de corps étrangers.
- Porter des bas en tissu absorbant (coton) qui ne déteignent pas (blancs).
- Vérifier la température de l'eau du bain avant d'y mettre les pieds (inférieure à 92°F, 33°C, c'est-à-dire confortable pour le coude).
- Laver les pieds chaque jour, bien assécher entre les orteils et mettre une couche *mince* de lanoline; ne pas tremper les pieds plus de cinq minutes.
- Ne jamais marcher pieds nus.
- Couper les ongles droits et au niveau de l'orteil (pas trop court); si les ongles sont dystrophiques, consulter le podiatre en l'avisant de la présence du diabète.
- Frotter délicatement les callosités avec une pierre ponce après le bain; si ceci s'avère inefficace, consulter le podiatre.
- Ne jamais appliquer de chaleur directement sur les pieds.
- Informer le médecin de toute blessure; oublier les remèdes «maison».
- Cesser de fumer.

La maladie coronarienne est deux fois plus fréquente chez les hommes diabétiques et cinq fois plus fréquente chez les femmes diabétiques que dans la population du même âge. La mortalité associée à l'infarctus est plus élevée chez les diabétiques que chez les non-diabétiques. La maladie coronarienne peut se manifester de façon typique par une angine ou un infarctus douloureux, mais particulièrement par des infarctus silencieux, une défaillance cardiaque d'emblée ou la mort subite. Une acidocétose qui se produit sans raison évidente doit faire soupçonner un infarctus silencieux. Le traitement et les moyens de réhabilitation sont les mêmes que ceux qu'on prescrit à la population non diabétique. *Les accidents cérébro-vasculaires* sont légèrement plus fréquents chez les diabétiques. Le diagnostic, le traitement et les moyens de réhabilitation sont identiques à ceux qu'on prescrit à la population non diabétique. Cependant, deux situations particulières peuvent survenir chez les diabétiques et peuvent être confondues avec un ICT : l'hypoglycémie et les états hyperosmolaires. Une analyse de la glycémie s'impose lors des épisodes d'ICT.

Dermopathie diabétique – Il en existe deux types principaux. La *dermopathie diabétique bénigne* se manifeste sous forme de papules hyperémiées sur la face antérieure des jambes et évolue vers l'atrophie cutanée avec hyperpigmentation. Elle est non spécifique quoique plus fréquente chez les diabétiques. *La nécrobiose lipoïdique* est rare mais pose des problèmes thérapeutiques. Elle consiste en une atrophie cutanée souvent étendue avec tendance à l'ulcération. Elle guérit lentement et les résultats de la greffe cutanée sont très variables. Cependant, si la lésion ne guérit pas avec le traitement conservateur, on doit envisager la plastie.

SITUATIONS PARTICULIÈRES

DIABÈTE ET GROSSESSE

Devenir enceinte avant l'ère de l'insulinothérapie était une entreprise hasardeuse autant pour la mère que pour le foetus. La mortalité maternelle se chiffrait à environ 30 % alors que la mortalité foetale et périnatale dépassait 50 %. Avec les années, plusieurs facteurs ont contribué à améliorer le pronostic de la mère et de l'enfant : les soins prénataux et périnataux, l'amélioration des techniques obstétricales et l'éducation de la mère ont joué un rôle important. Le taux de mortalité maternelle est présentement identique à celui de l'ensemble des femmes. L'insulinothérapie intensive a permis de réduire la mortalité et la morbidité périnatales de façon encore plus importante. Par exemple, si on maintient une normoglycémie tout au long de la grossesse, le taux de mortalité périnatale n'est que légèrement supérieur à celui d'une population saine. Si les glycémies à jeun dépassent 8,5 mmol/L, la mortalité triple et ceci, avec les mêmes soins périnataux.

La présentation d'un diabète lors d'une grossesse s'inscrit dans l'une des trois catégories suivantes :

1) *Diabète gestationnel* : découvert lors de la grossesse et réversible;
2) *Diabète préexistant sans les complications chroniques du diabète*;
3) *Diabète préexistant avec les complications chroniques du diabète*.

Cette classification permet de déterminer quels sont les facteurs pronostiques périnataux et de planifier un traitement approprié. La classification de White (on peut à cet égard consulter n'importe quel manuel d'obstétrique) est largement utilisée quoique très complexe, difficile à retenir et n'ajoutant rien à cette classification simple.

Diabète gestationnel

Le diabète gestationnel (DG) comporte un risque minime de mortalité périnatale. La morbidité due à la macrosomie (poids à terme > 4000 g) et l'hypoglycémie néonatale en sont les problèmes principaux. L'incidence des malformations congénitales est égale à celle qu'on retrouve dans la population en général. On découvrira le diabète gestationnel lors des glycémies de routine ou lors d'une hyperglycémie provoquée pratiquée au cours de la grossesse. Pour se conformer au consensus actuel, on doit rechercher le diabète gestationnel par un test de dépistage utilisant 50 g de glucose p.o. et une glycémie une heure plus tard à n'importe quel moment de la journée (à jeun ou non à jeun) entre la 24e et la 28e semaine de grossesse. Si cette glycémie est supérieure à 7,8 mmol/L, on devra procéder à une hyperglycémie provoquée de 3 h, utilisant 100 g de glucose. Les critères de normalité (O'Sullivan, modifés par Sacks) sont les suivants :

Temps	0 min	≤ 5,3 mmol/L
	60 min	≤ 9,6 mmol/L
	120 min	≤ 8,4 mmol/L
	180 min	≤ 7,3 mmol/L

Si deux ou plusieurs valeurs sont anormales, on pose un diagnostic de diabète gestationnel.

Le traitement consiste en un régime isocalorique (125-150/kJ/kg *actuel*) sans sucre concentré. La patiente devra effectuer des glycémies capillaires avant et après les repas pour déterminer si elle présente des hyperglycémies sous ce régime au cours de la journée. Si la glycémie avant les repas est supérieure à 5,0-5,5 mmol/L de façon répétitive, on commencera une insulinothérapie. Si les glycémies deux heures après les repas sont supérieures à 6,7 mmol/L, on peut soit redistribuer les hydrates de carbone des différents repas ou encore utiliser l'insulinothérapie.

Diabète préexistant sans les complications chroniques du diabète

La mère risque la toxémie et l'hydramnios. La mortalité périnatale est de 1,5 à 3 fois plus élevée que celle qu'on observe dans la population en général. La macrosomie, l'hypoglycémie néonatale, le syndrome de détresse respiratoire (SDR) et les malformations congénitales sont responsables de celle-ci. Le traitement consiste en une diète et en une insulinothérapie intensive avec des injections multiples d'insuline (ou pompe à insuline) pour maintenir la glycémie capillaire à jeun inférieure à 5,0-5,5 mmol/L. Les hypoglycémiants oraux sont contre-indiqués. Le monitoring foetal deviendra très important à partir de la 34e semaine. Grâce à l'amélioration du contrôle du diabète, de plus en plus de femmes se rendent à terme, ce qui réduit le risque de SDR.

Diabète préexistant avec les complications chroniques du diabète

Lorsque la mère souffre d'une rétinopathie proliférative ou d'une néphropathie, la mortalité périnatale est de 5 à 10 fois plus élevée que celle observée dans une population contrôle. Le risque de malformations congénitales majeures est alors de 8 % environ (population contrôle : 1 %), un SDR est plus fréquent à cause de la nécessité accrue de provoquer un accouchement prématuré et la mortalité *in utero* s'élève. Le risque qu'encourt la mère demeure cependant peu élevé sauf pour les femmes atteintes d'une cardiopathie, pour lesquelles une grossesse est nettement contre-indiquée. Le traitement est similaire à celui du diabète sans complications sauf que l'hospitalisation et le monitoring foetal se font de façon plus précoce. Comme on l'a mentionné auparavant, on observe chez les bébés des mères diabétiques une incidence plus élevée de malformations congénitales. Celles-ci affectent en particulier les systèmes osseux, cardio-vasculaire et neurologique. Elles se développent toutes avant la 7e semaine de la vie intra-utérine et causent 50 % des cas de mortalité périnatale. Les malformations congénitales apparaissent surtout chez les bébés des mères diabétiques mal contrôlées. Comme la femme ne sait même pas qu'elle est enceinte au moment critique de l'organogenèse, on ne peut pas compter sur une correction de la glycémie lors du diagnostic de grossesse. Toute grossesse chez une femme diabétique doit donc être planifiée et on doit exercer un contrôle parfait du diabète *avant* la conception.

Au moment de l'accouchement

La patiente diabétique requiert une surveillance spéciale lorsqu'arrive le temps de l'accouchement.

1) Les patientes qui présentent un diabète gestationnel contrôlé par la diète seule ne requièrent aucune insulinothérapie et aucune perfusion. Des glycémies capillaires aux deux heures permettront au médecin de s'assurer d'une homéostase glucidique normale.
2) Les patientes qui présentent un diabète gestationnel ayant nécessité de l'insuline Régulière seulement ne requièrent en général aucune insulinothérapie au moment de l'accouchement. Si les glycémies capillaires ne sont pas normales, elles sont soumises au protocole d'insulinothérapie.
3) Les patientes qui présentent un diabète gestationnel ayant nécessité une insulinothérapie à action prolongée et les patientes avec un diabète préexistant sont soumises au protocole d'insulinothérapie (tableau 11).

Après l'accouchement

1) Les patientes avec un diabète gestationnel, qu'elles aient été traitées avec de l'insuline ou avec une diète seulement, ne nécessitent en général aucune insulinothérapie. L'effondrement des facteurs «hyperglycémiants» placentaires, en particulier le HPL (*Human Placental Lactogen*) permet un retour à la normale du métabolisme glucidique.
2) Les patientes avec un diabète préexistant nécessitent un retour aux doses d'insuline utilisées avant la grossesse. Au cours de la grossesse, ces doses d'insuline avaient été majorées pour compenser pour l'état d'insulinorésistance induite par les hormones placentaires.

Le suivi

Toute patiente ayant présenté un diabète gestationnel a jusqu'à 25 % de chance de devenir diabétique dans le futur. Elle appartient donc au groupe «intolérance antérieure aux hydrates de carbone». Ces patientes forment probablement un groupe hétérogène. On a noté dans ce groupe une augmentation de la fréquence des HLA (DR3, DR4, DQ) deux fois plus élevée que dans une population contrôle. De plus, on a noté qu'un plus grand nombre de ces patientes avaient des anticorps anti-îlots. Donc, si la plupart de celles qui auront un diabète, présenteront un tableau de diabète de type II, un groupe plus restreint pourra évoluer vers un diabète de type I. Toutes ces patientes doivent donc plus que toute autre surveiller leur poids et leur diète. À l'Hôpital Saint-Luc, nous leur faisons subir systématiquement une hyperglycémie provoquée trois mois après l'accouchement. Elles doivent, par la suite, avoir une évaluation périodique avec une mesure de la glycémie capillaire aux 3 à 6 mois. Une hyperglycémie provoquée pourra être répétée tous les deux ans. Elles doivent être surveillées étroitement dans tout état de stress (infection, chirurgie, etc.).

TABLEAU 11 PROTOCOLE D'INSULINOTHÉRAPIE EN PÉRIPARTUM

- Patiente à jeun
- Cesser l'insuline sous-cutanée
- Préparer 1) Un glucosé 10 % avec 20 mEq de KCl/L
  2) En dérivation (sous pompe I-Vac ou autre), un NaCl 0,9 %, 250 cc avec Humulin R 25 U
- Glycémie capillaire aux heures
- Débuter le soluté 1) à 50 cc/h lorsque la glycémie capillaire est supérieure à 6 mmol/L et rajuster le débit du soluté
  2) selon la glycémie capillaire horaire d'après l'échelle ci-bas :

$\leq$ 4	0 cc/h
4,1-6	5 cc/h
6,1-8	10 cc/h
8,1-10	15 cc/h
10,1-12	20 cc/h
12,1-14	25 cc/h
$\geq$14	30 cc/h

Les solutés sont installés et mis en fonction dès l'arrivée de la patiente à la salle d'accouchement ou avant le début de l'intervention (césarienne).

DIABÈTE SECONDAIRE

Le diabète secondaire est relativement rare (moins de 5 % de tous les «diabètes»). Il faut évoquer cette possibilité puisqu'elle représente parfois une condition curable (tableau 12).

TABLEAU 12 LES CAUSES IMPORTANTES DE DIABÈTE SECONDAIRE

1)	Augmentation des hormones hyperglycémiantes - Hyperthyroïdie - Syndrome de Cushing - Acromégalie - Phéochromocytome
2)	Destruction pancréatique - Pancréatite chronique - Pancréatectomie - Néoplasie pancréatique - Hémochromatose
3)	Médicaments - Diurétiques - Bêta-bloqueurs - Antidépresseurs tricycliques - Anovulants (à haute dose d'oestrogènes) - Glucocorticoïdes
4)	Anomalies des récepteurs d'insuline
5)	Syndromes génétiques (dystrophie myotonique, diabète lipo-atrophique, ataxie de Friedreich, etc.)

DIABÈTE ET CHIRURGIE

L'hyperglycémie non contrôlée engendre des problèmes particuliers en période peropératoire et postopératoire :

1) La déshydratation;
2) L'état catabolique;
3) L'évolution vers l'hyperosmolarité et le coma hyperosmolaire;

4) Une susceptibilité accrue aux infections dues à la fonction granulocytaire déficiente.

Le but minimal de contrôle doit être celui de maintenir la glycémie en-dessous de 11 mmol/L en tout temps et, idéalement, d'atteindre une glycémie normale. Toutefois, ceci est rarement possible en surveillant les tests urinaires et en donnant de l'insuline SC. Le patient en peropératoire et postopératoire reçoit généralement un glucosé de façon constante et il doit donc recevoir de l'insuline de façon constante. Au cours des procédures mineures pratiquées sous anesthésie générale chez un patient insulinodépendant ou non insulinodépendant qui présente une glycémie normale ou légèrement élevée avant la chirurgie, on peut maintenir une glycémie adéquate en utilisant 10 U d'insuline Régulière humaine dans 1000 cc d'un glucosé 5 % à 80-100 cc/h. L'insuline SC ou les hypoglycémiants oraux sont omis le jour de la chirurgie et le traitement habituel est repris lorsque le patient s'alimentera.

Lors d'interventions majeures où le patient sera sous stress pendant une période prolongée et ne s'alimentera pas pendant plusieurs jours, il est préférable d'utiliser un glucosé 5 % NaCl 0,45 % avec insuline *en dérivation* pour pouvoir rajuster au besoin le débit des deux. On ajoute 20 mEq de KCl par 1000 cc de glucosé 5 %. Le débit du soluté avec insuline sera rajusté selon la glycémie capillaire (tableau 13).

TABLEAU 13 PROTOCOLE D'INSULINOTHÉRAPIE PEROPÉRATOIRE ET POSTOPÉRATOIRE

Glycémie	Début du soluté n° 2
≤ 4	0 cc/h
4,1 - 6	5 cc/h
6,1 - 8	10 cc/h
8,1 - 12	15 cc/h
12,1 - 16	20 cc/h
16,1 - 20	25 cc/h
≥ 20,1	30 cc/h

Soluté n° 1 : Glucosé 5 % (ou glucosé 5 % 1/4 salin) + KCl 20 mEq/L à 100 cc/h en perfusion
Soluté n° 2 : NaCl 0,9 % 250 cc + insuline Régulière 25 U, débit selon la glycémie capillaire.

Les protocoles qui préconisent 2/3 d'insuline à action intermédiaire en préopératoire et 1/3 en postopératoire restent populaires et, il y a peu de travaux où l'on compare cette technique avec la perfusion quant à l'incidence d'infection, d'hyperglycémie et d'hypoglycémie. D'après notre expérience, l'insulinothérapie IV en peropératoire et postopératoire est fiable, facile et les complications se révèlent très rares.

DIABÈTE ET HYPERTENSION

Le diabète et l'hypertension sont deux conditions fréquentes. Le médecin est souvent confronté à ces deux problèmes chez un même patient. Quelques aspects particuliers du traitement de l'hypertension chez un patient diabétique méritent qu'on s'y arrête.

La plupart des médicaments antihypertenseurs sont diabétogènes. Il faut retenir qu'une hyperglycémie provoquée pratiquée chez un patient traité pour hypertension doit être interprétée avec prudence. L'administration d'antihypertenseurs chez un patient non insulinodépendant ou chez un individu qui présente une intolérance aux hydrates de carbone peut aggraver l'hyperglycémie. Les diurétiques (thiazides et, à un moindre degré, furosémide) diminuent la sécrétion d'insuline directement et par le biais de l'hypokaliémie. Il est donc très important de corriger l'hypokaliémie si elle existe. Il est également prudent d'utiliser d'emblée des suppléments potassiques chez un diabétique qui commence à prendre des diurétiques lorsqu'il ne souffre pas d'insuffisance rénale. Les bêta-bloqueurs (surtout non sélectifs), tel le propranolol, peuvent poser un problème chez tous les diabétiques. Chez les diabétiques de type II, ils diminuent la sécrétion d'insuline et aggravent l'état diabétique. Chez les diabétiques de type I, ils diminuent la glycogénolyse et atténuent les effets sympathiques associés à l'hypoglycémie. Ils peuvent donc aggraver l'hypoglycémie induite par l'insuline. D'après notre expérience, ceci n'occasionne pas de problèmes importants. Il est cependant préférable d'éviter de se servir des bêta-bloqueurs chez les diabétiques à moins d'indication sérieuse. Dans ce contexte, on choisit des bêta-bloqueurs sélectifs. Par ailleurs, les diurétiques et les bêta-bloqueurs élèvent la concentration sanguine du cholestérol et des triglycérides, ce qui s'ajoute aux autres facteurs de risque d'athérosclérose précoce du diabétique et annule de ce fait l'effet bénéfique du médicament. Il n'y a pas de consensus encore bien établi quant à la médication de choix chez un hypertendu diabétique. Quatre classes de produits retiennent l'attention :

1) *L'indapamide* (Lozide), un diurétique dérivé de la méthylindoline, capable de produire une réponse satisfaisante chez les individus avec une hypertension légère; il ne modifie pas le métabolisme glucidique et lipidique.

2) Les *inhibiteurs de l'enzyme de conversion de l'angiotensine* (IEC) tels le captopril (Capoten) et l'enalapril (Vasotec) sont aussi efficaces. Ils n'interfèrent pas avec le métabolisme glucidique et lipidique et, selon certaines études, ils auraient un effet bénéfique et spécifique sur la fonction rénale. Ils constituent un bon choix d'antihypertenseur chez le patient diabétique.
3) *Les bloqueurs calciques* tels le verapamil (Isoptin), le diltiazem (Cardizem) et la nifédipine (Adalat) sont surtout intéressants chez les patients hypertendus qui souffrent d'angor, puisqu'on offre alors une seule médication pour les deux conditions.
4) *Le prazosin (Minipress)* est aussi un bon choix puisqu'il améliore le profil lipidique et diminue chez l'obèse la résistance à l'insuline. Il est contre-indiqué chez les patients avec neuropathie autonome.

DIABÈTE ET HYPERLIPIDÉMIE

L'augmentation des triglycérides est fréquente chez le patient diabétique et leurs VLDL sont enrichis de particules athérogènes. L'hypertriglycéridémie répond en général au traitement approprié du diabète : insuline dans le diabète de type I et régime hypocalorique dans le type II. L'hypercholestérolémie, par contre, est rarement parfaitement corrigée par le traitement du diabète. Elle doit alors être traitée par un régime approprié et si nécessaire des médicaments (*voir chapitre sur les hyperlipidémies*).

DIABÈTE ET TABAGISME

Le tabac est un facteur athérogène et devrait être totalement proscrit chez le patient diabétique. L'American Diabetes Association a fait de la lutte anti-tabac sa priorité pour l'année 1990.

LES PERSPECTIVES D'AVENIR

Aujourd'hui, il est agréable et excitant de s'occuper des patients diabétiques. De la maladie frustrante à traiter qu'elle était, où le médecin regardait, impuissant, s'élever les glycémies jusqu'à ce que les complications à long terme se déclarent, le diabète s'est transformé en un défi à relever autant pour le médecin que pour le patient. Nous disposons maintenant de moyens pour contrôler de façon efficace les patients traités à l'insuline. Les patients sont, en général, plus éduqués, plus intéressés et plus coopératifs. Nous entretenons donc l'espoir de nous attaquer aux complications du diabète à long terme pour, peut-être, les faire disparaître. Des progrès importants ont également été accomplis dans des domaines qui ont comme but la guérison du diabète de type I, soit la transplantation pancréatique et la transplantation des cellules bêta isolées. Les stratégies thérapeutiques pour les patients non insulinodépendants restent mal définies. Qu'est-ce qu'on fait si la diète échoue? Est-il préférable d'utiliser l'insuline ou les hypoglycémiants oraux comme agents de deuxième ligne? Quelle est la physiopathologie du diabète non insulinodépendant et comment la connaissance de celle-ci peut-elle nous aider à prendre des décisions thérapeutiques? D'où proviendront les cellules bêta nécessaires aux transplantations? Le pancréas artificiel portatif deviendra-t-il une alternative valable pour les patients insulinodépendants? Sera-t-il possible de reconnaître les sujets qui risquent de manifester un diabète insulinodépendant et, par la suite, de protéger leurs cellules bêta? Tous ces problèmes font l'objet d'une recherche intensive en diabétologie. On doit rester à l'affût du développement des connaissances dans tous ces domaines et, au fil des années, être capable d'y adapter nos comportements.

RÉFÉRENCES

ADA Position Statement: Gestational Diabetes Mellitus. Diabetes Care 1990; 13: 5-6.

Brenner B. (ed.). Hypertension and Nephropathy in the Diabetic Patient. Diabetes Care 1988; 11: 820-853.

Brownlee M, Cerami A, Vlassara M. Advanced Glycosylation and Products in Tissue and the Biochemical Basis of Diabetic Complications. N Engl J Med 1988; 318: 1315-1321.

Comité médical consultatif de l'Association du diabète du Québec: protocole pour l'insulinothérapie intensive. Info-Diabète 1982; 1(3).

Coustan DR. Pregnancy in Diabetic Women. N Engl J Med 1988; 319: 1663-1665.

De Fronzo RA, Ferrannini E. The Pathogenesis of Non-Insulin-Dependent Diabetes: an Update. Medicine 1982; 61(3): 125-140.

Diabetes Mellitus. Perspectives on Therapy. Endocrinol Metab Clin North America 1992; 21: 199-482.

Eisenbarth BS. Type I Diabetes Mellitus: a Chronic Auto-Immune Disease. New Engl J Med 1986; 314: 1360-1368.

Foster DW. Insulin Resistance - A Secret Killer. N Engl J Med 1989; 320: 733-734.

Foster DW, McGarry JD. The Metabolic Derangements and Treatment of Diabetic Ketoacidosis. N Engl J Med 1983; 309: 159-169.

Ganda OP. Review: Pathogenesis of Macrovascular Disease in the Human Diabetic. Diabetes 1980; 29: 931-942.

Gerich John E. Oral Hypoglycemic Agents. N Engl J Med 1989; 321: 1231-1245.

Greene DA, Lattimer SA, Sima AF. Are Disturbances of Sorbitol, Phosphoinositol, and Na^{+}-K^{+}-ATPase Regulation Involved in Pathogenesis of Diabetic Neuropathy? Diabetes 1988; 37: 688-693.

Harris MI, Hadden WC, Knowler WC, Bennett PM. Prevalence of Diabetes and Impaired Glucose Tolerance and Plasma Glucose Levels in U.S. Population Aged 20-74 Yr. Diabetes 1987; 36: 523-534.

Mills JL, *et al*. Incidence of Spontaneous Abortion Among Normal Women and Insulindependent Diabetic Women Whose Pregnancies Were Identified Within 21 Days of Conception. N Engl J Med 1988; 319: 1617-1623.

National Diabetes Data Group: Classification and Diagnosis of Diabetes Mellitus and Other Categories of Glucose Intolerance. Diabetes 1979; 28: 1039-1057.

Pirart J. Diabetes Mellitus and its Degenerative Complications: a Prospective Study of 4,400 Patients Observed Between 1947 and 1973. Diabetes Care 1978; 1: 168-188 et 1: 252-259.

Sacks DA, Abu-Fadil S, Greenspoon JS, Fotheringham N. Do the Current Standards for Glucose Tolerance Testing in Pregnancy Represent a Valid Conversion of O'Sullivan's Original Criteria? Am J Obstet Gynecol 1989; 161: 638-641.

Stolar MW. Atherosclerosis in Diabetes: the Role of Hyperinsulinemia. Metabolism 1988; 37 (suppl. 1), 1-9.

Taskinen M-R. Quantitative and Qualitative Lipoprotein Abnormalities in Diabetes Mellitus. Diabetes 1992; 41: 12-17.

The Carter Center of Emory University: Closing the Gap: the Problem of Diabetes Mellitus in the United States. Diabetes Care 1985; 8: 391-406.

Vranic M, Berger M. Exercise and Diabetes Mellitus. Diabetes 1979; 28: 147-163.

Zinman B. The Physiological Replacement of Insulin: an Elusive Goal. N Engl J Med 1989; 321: 363-370.

2

L'OBÉSITÉ

Ronald Matte, M.D., Maurice Verdy, M.D., Raphaël Bélanger, M.D.

«À ces mots, le Corbeau ne se sent pas de joie,
et pour montrer sa belle voix,
il ouvre un large bec, laisse tomber sa proie».
«Le Corbeau et le Renard», Jean de la Fontaine.

Depuis des millions d'années, le renard se bat pour sa survie : il doit manger. Parfois, la chasse est mauvaise et il retourne à son terrier piteux et affamé. Il vivra quand même. Des expéditions plus heureuses lui auront permis de se bâtir un entrepôt naturel de calories : la graisse, neuf calories par gramme, et des grammes de graisse, le renard, tout maigre qu'il soit, en a des centaines et des centaines. Et, des arrangements heureux du code génétique donnent enfin le jour à un animal intelligent...

L'homme préhistorique. Le Christ est né il y a 2000 ans, et ces 2000 ans constituent moins de 1 % de l'existence de l'homme sur la terre. En 1962, le généticien James Neal formule une hypothèse qui fit fureur dans les milieux de l'anthropologie. Il suggère que la facilité d'accumuler de la graisse et même de déclarer un diabète pouvait représenter un avantage sélectif pour les premiers hommes. Sa théorie est basée sur le principe que dans les premiers 99 % de l'histoire de l'humanité, les hommes avaient vécu exclusivement de la chasse et de la cueillette des fruits. Or, James Neal présume que la graisse accumulée dans les périodes de faste permettait à ces hommes de survivre en période de famine. D'accord avec cette hypothèse, un autre anthropologue, Coleman, soumit à un jeûne absolu des rats obèses et des rats normaux : les rats obèses survécurent 40 jours et les pauvres rats maigres trépassèrent au bout de 7 jours. Mais malheureusement pour l'hypothèse de Neal, il semble que l'homme préhistorique n'était pas obèse. Les Kung San du désert de Kalahari constituent une tribu dont le mode de vie est similaire à celui des hommes primitifs. Ils vivent exclusivement de chasse et de la cueillette des fruits. On a examiné ces individus et réalisé que leur masse adipeuse variait très peu au cours des périodes de faste et de famine. Donc, les anthropologues croient aujourd'hui que l'homme primitif, en harmonie avec son environnement, réussissait à maintenir un poids normal.

L'homme moderne. L'homme a modifié son environnement. Jusqu'en 1940, l'obésité et le diabète étaient des fléaux inconnus chez les indiens Cherokee. À partir de cette date, ces indiens ont peu à peu abandonné leur mode de vie primitif pour accéder à la vie urbaine. Et les Cherokee sont devenus obèses. Un phénomène semblable a été observé chez les Japonais après leur migration à Hawaii. Ils sont arrivés maigres, alors qu'aujourd'hui, plusieurs sont gras et malheureusement souvent diabétiques. Donc, il semble que le mode de vie moderne soit capable de créer l'obésité.

L'homme moderne tout comme l'homme primitif doit manger pour vivre, mais il s'organise : il plante, bâtit des marchés, entrepose, congèle, améliore le rendement des troupeaux, des terres. Tout est à la portée de la main : publicité, radio, télévision, journaux l'assaillent, le sollicitent. Il crée le Coca-Cola, la carte de crédit, le bistrot pour l'intellectuel, le fast-food pour l'homme pressé, le grand restaurant pour le bourgeois. L'homme moderne a créé la *société de consommation*. Et l'homme moderne crée aussi le *sédentarisme* : l'électricité, le pétrole, les autos, les trains, les avions, les ascenseurs, le chauffage central, les portes automatiques, les tapis roulants, la glace artificielle tendent tous à réduire au minimum sa dépense énergétique. L'homme moderne a créé le *confort*. Dans cette société, manger ne devient plus un besoin mais un plaisir. Et pour que ce plaisir soit plus raffiné, l'homme se réfugie dans une maison toute chaude et s'assoit dans un fauteuil moelleux. L'ascension vers le confort fut tellement rapide que le code génétique n'eut pas le temps de se modifier en fonction du nouveau mode de vie. Des mécanismes efficaces du contrôle de l'appétit s'avèrent nécessaires. Or, un nouveau problème, un excès de réserves naturelles de calories, démontre bien la fragilité et les limites des mécanismes de contrôle disponibles, et les hommes deviennent obèses.

La Société est sévère pour l'obèse. L'homme moderne vient de créer l'obésité mais paradoxalement il rejette l'obèse. L'obèse vit moins longtemps : il a le diabète, fait de l'hypertension artérielle et accumule un excès de gras dans son sang. Et l'obèse vit moins bien : il a plus de difficulté à se vêtir, réussit moins bien dans les sports, se trouve plus difficilement du travail, est moins recherché des partenaires du sexe opposé et, dans les conditions d'obésité majeure, peut avoir un accès difficile aux moyens de transport. En plus, dans ses contacts avec le monde médical, l'obèse ne peut pas rester insensible à l'irritation de plusieurs médecins face à son problème : la médecine est impuissante, que l'obèse se guérisse donc lui-même! Certains, issus des cultures où l'obésité est un phénomène récent, tâchent d'en faire un symbole de réussite et même un critère de beauté. Mais les populations occidentales et, en particulier, nord-américaines, constatent rapidement que l'obésité met en danger la qualité et la quantité de vie. L'obésité devient un fléau, une maladie : 25 % des hommes et près de 35 % des femmes en souffrent.

Des statistiques démontrent que la longévité la plus longue survient chez des sujets dont le poids est égal ou légèrement inférieur à la moyenne (tableau 14), ce qui constitue le poids idéal. En deça et au-delà de ce poids, le taux de mortalité annuel augmente et est double chez les sujets dont le poids est de 60 % supérieur à la moyenne. Cette mortalité accrue s'explique en grande partie par les états morbides auxquels est associée, souvent en relation de cause à effet, l'obésité : le diabète, l'hyperlipémie et l'hypertension artérielle. L'aromatisation des androgènes faibles dans le tissu graisseux expliquerait la plus grande fréquence, chez l'obèse, des cancers du sein et de l'endomètre. On croit que la fréquence accrue des cancers du colon et du rectum chez les obèses s'explique par l'ingestion plus abondante des lipides. Des expériences ont démontré que les obèses avaient tendance à choisir les aliments les plus riches dans un buffet. L'obèse est touché dans presque tous les secteurs. Il a deux fois plus de «chances» que le sujet normal de mourir à la suite d'une simple appendicectomie. Il a 30 % plus de risques de mourir dans un accident d'automobile. Seuls la tuberculose, le suicide et l'ostéoporose semblent épargner davantage la population obèse.

TABLEAU 14 VARIATIONS DE LA MORTALITÉ PAR DIFFÉRENTES MALADIES EN FONCTION DU POIDS (ÉTUDE PROSPECTIVE DE LA SOCIÉTÉ AMÉRICAINE DU CANCER)

Maladie	Sexe	Pourcentage de variation du poids autour de la moyenne						
		≤80	80-89	90-109	110-119	120-129	130-139	≥140
Mortalité totale	M	1,25	1,05	1	1,15	1,27	1,46	1,87
	F	1,19	0,96	1	1,17	1,29	1,46	1,87
Diabète	M	0,88	0,84	1	1,65	2,56	3,51	5,19
	F	0,65	0,61	1	1,92	3,34	3,78	7,90
Maladie coronarienne	M	0,88	0,90	1	1,23	1,32	1,55	1,95
	F	1,01	0,89	1	1,23	1,39	1,54	2,07
Cancers	M	1,33	1,13	1	1,02	1,09	1,14	1,33
	F	0,96	0,92	1	1,10	1,19	1,23	1,55
Colo-rectal	M	0,96	0,92	1	1,10	1,19	1,23	1,55
	F	0,90	0,86	1	1,26	1,23	1,53	1,73
Endométrial	F	0,89	1,04	1	1,36	1,85	2,30	5,42
Sein	F	0,82	0,86	1	1,19	1,16	1,22	1,53
Prostate	M	1,02	,92	1	0,90	1,37	1,33	1,29

L'obèse a besoin d'aide. Il veut comprendre pourquoi il est obèse et pourquoi il ne réussit pas à maigrir. Il a besoin qu'on l'éclaire sur toutes les formules magiques que lui présente la publicité, sur leurs inconvénients et parfois aussi sur leurs avantages. Il a droit à des soins médicaux appropriés : la découverte d'une hypertension, d'un diabète, d'une hyperlipémie, ne doit pas contribuer à accroître les sentiments de culpabilité et de crainte qui le rongent. Dans les limites du possible, ces états morbides doivent être corrigés. Compris, encouragé, conseillé, l'obèse deviendra alors plus apte à s'aider lui-même.

MÉTHODES MODERNES POUR QUANTIFIER L'OBÉSITÉ

Si la balance et le miroir demeurent des guides bien révélateurs, ils ne permettent pas de comparer le degré de surcharge graisseuse d'une jeune femme sédentaire à celui d'un mastodonte de nos arènes de lutte. Par ailleurs, une promenade sur le trottoir permet de constater que certains sont gros du ventre et relativement minces des fesses (tout est dans la chemise) alors qu'au contraire, d'autres semblent accumuler toute leur surcharge dans les cuisses et les hanches (tout est dans le pantalon). Deux méthodes complémentaires s'imposent actuellement dans la littérature scientifique : l'une permet de mesurer la masse (IMC – indice de masse corporelle), l'autre permet de définir le phénotype de la distribution graisseuse, le rapport taille/hanche. Ces méthodes devront nécessairement être adoptées par le médecin lors de l'évaluation d'un patient obèse.

INDICE DE MASSE CORPORELLE (IMC) (*BMI - BODY MASS INDEX*)

L'IMC est obtenu en divisant le poids en kilogrammes par la grandeur en mètre au carré (kg/m^2). Cette méthode pour définir la masse corporelle est plus précise que les tables de la Metropolitan Life et a l'énorme avantage de minimiser l'importance de la grandeur. On a construit un nomogramme permettant d'obtenir rapidement l'IMC (figure 3). **L'IMC** idéal, d'après la figure 4, est 22. On peut donc définir le «poids santé», terme popularisé par les diététiciennes, non plus en fonction de l'esthétique mais en fonction du risque de mortalité. **Un IMC** en bas de 20 définit la maigreur, de 20 à 25 le poids idéal, de 25 à 30 l'embonpoint, de 30 à 35 l'obésité bien établie, de 35 à 40 l'obésité sévère et, au-delà de 40, l'obésité morbide. **L'IMC** doit être lu avec circonspection car il tend à définir faussement comme obèses les individus ayant une forte masse musculaire. **L'IMC** est un index qui définit la masse. Lorsque, par exception, l'excédent «de masse» est constitué de muscle, on doit, pour mesurer la graisse, utiliser d'autres méthodes (épaisseur du panicule adipeux, tomographie, densitométrie, etc.).

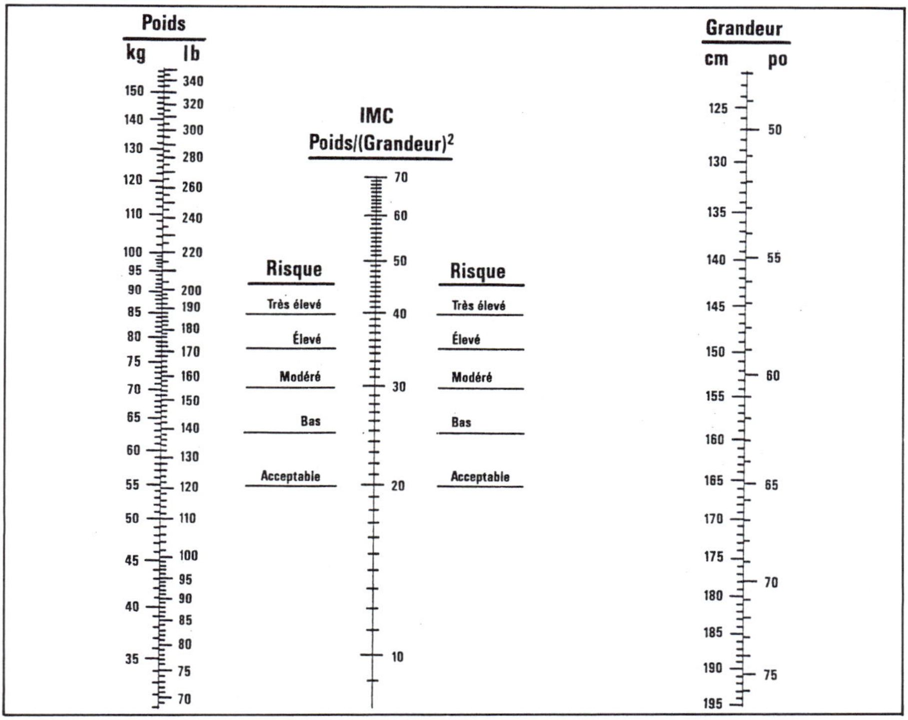

FIGURE 3 Nomogramme pour obtenir l'IMC

On doit placer une règle entre la masse du poids située à gauche et la grandeur située à droite. L'IMC peut alors être lu dans l'échelle du centre. On peut obtenir la même valeur en divisant le poids en kilogrammes par la grandeur en mètre au carré (kg/m²) = IMC.

LE RAPPORT TAILLE/HANCHE (*WHR – WAIST-HIP RATIO*)

Ce rapport permet de définir le morphotype d'obésité, *les obésités androïdes* (prédominance de la graisse abdominale, type pomme), et *les obésités gynoïdes* (prédominance de la graisse aux hanches, type poire). Ce rapport est obtenu en divisant le tour de taille (en cm) par le tour de hanche (en cm). On a, comme dans le cas de **l'IMC**, construit un nomogramme permettant d'obtenir rapidement cet index (figure 5).

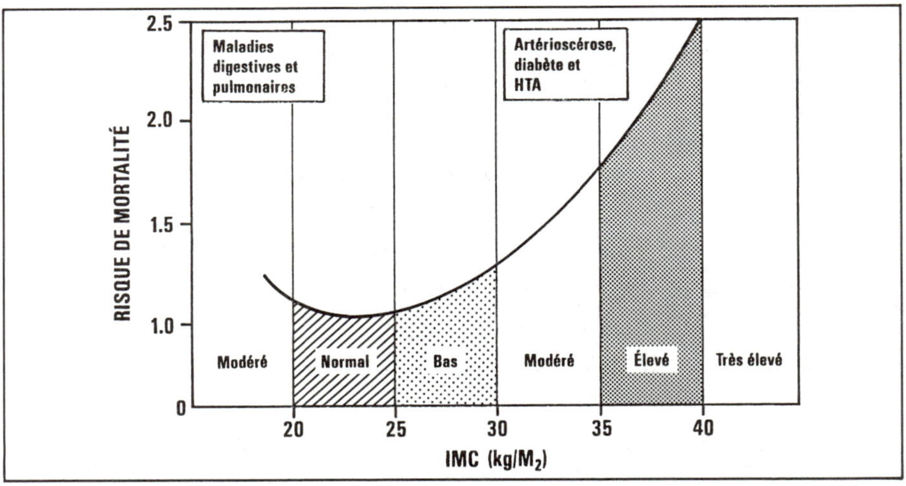

FIGURE 4 Risque de mortalité en fonction de l'IMC

L'intérêt de cet index provient du fait que tous les états morbides reliés à l'obésité (diabète, hypertension, hyperlipémie et maladie coronarienne) sont, en très grande partie, le lot des obésités androïdes. Les obésités gynoïdes peuvent être considérées comme biologiquement bénignes. Étant donné le morphotype naturellement différent de l'homme et de la femme (la femme est naturellement plus gynoïde et l'homme plus androïde) et, étant donné que le morphotype varie aussi avec l'âge, l'évaluation du rapport doit donc tenir compte de ces deux variables (figure 6). Chez l'adulte, des rapports taille/hanche supérieurs à 0,8 chez la femme et à 1,0 chez l'homme sont synonymes de risque élevé. On sait que les femmes androïdes ont habituellement des taux d'androgènes plus élevés (l'obésité androïde est d'ailleurs souvent associée à l'hirsutisme). Certains chercheurs ont émis l'hypothèse que le milieu hormonal du foetus (les taux d'androgènes) serait responsable du développement ultérieur des types androïdes et gynoïdes. Et ce morphotype androïde ou gynoïde n'aurait peut-être pas d'importance seulement chez l'obèse. Un sujet maigre avec un rapport élevé (pas gros mais un peu de ventre) serait plus à risque que son semblable au ventre plat mais aux hanches généreuses. Cette dernière assertion fait cependant l'objet d'une controverse dans la littérature. Quel est le lien entre la distribution de la graisse et le risque? On a démontré récemment que la graisse abdominale (et la graisse viscérale mesurée par la tomographie) était une graisse pourvue d'un plus grand nombre de récepteurs adrénergiques lipolytiques. Il pourrait en découler un flux plus grand d'acides gras vers le foie, d'où diabète, hyperlipémie et maladies vasculaires.

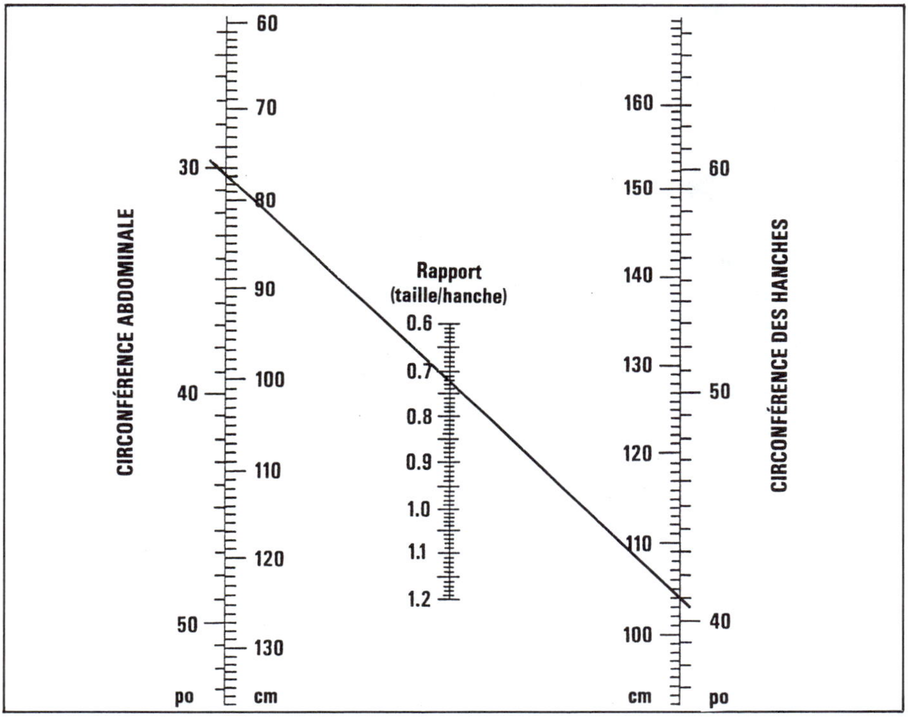

FIGURE 5 *Nomogramme permettant de définir le rapport taille/hanche (*WHR — Waist/Hip Ratio*)*

Placer une règle rattachant la circonférence abdominale (colonne de gauche) et la circonférence des hanches (colonne de droite). Le rapport est indiqué par le croisement de la règle et de l'échelle du centre.

(Exemple : taille de 77 cm, hanches 105 cm = T/H : 73).

LES OBÉSITÉS ET LA RECHERCHE MÉDICALE

Dans la première édition de ce volume en 1985, nous avions écrit : «Les mécanismes intimes conduisant à l'obésité ne sont pas connus».

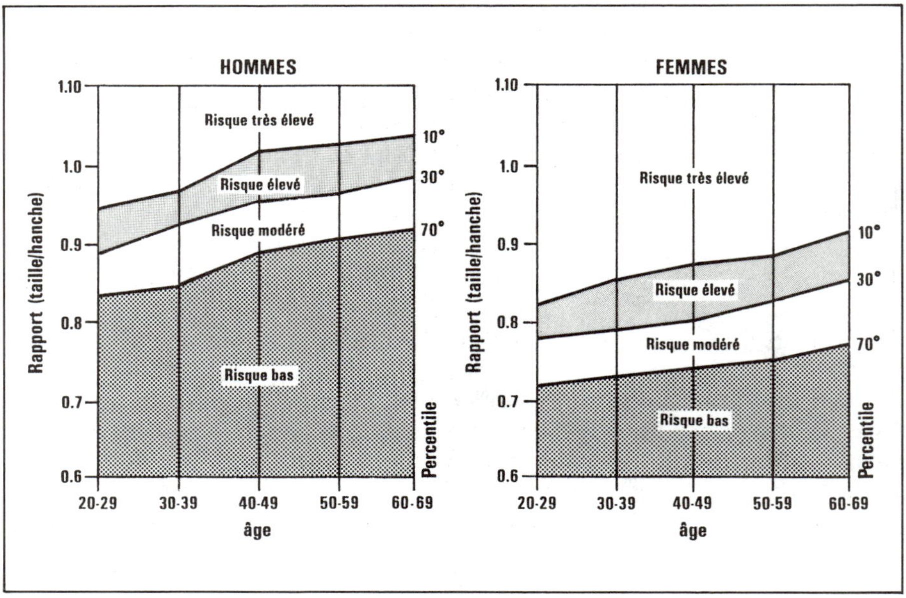

FIGURE 6 Rapport taille/hanche et le risque de maladies en fonction de l'âge et du sexe

Cette assertion, tout en restant vraie, doit aujourd'hui être pondérée. La recherche sur le problème de l'obésité s'est intensifiée à tel point que des revues médicales prestigieuses y consacrent, chaque année, une multitude d'articles et plusieurs éditoriaux.

On devient obèse parce qu'on mange trop. Les lois de la thermodynamique s'appliquent à l'obèse comme à tout dans l'univers. La graisse en excès provient nécessairement d'un déséquilibre entre l'ingestion de calories et les dépenses énergétiques. On doit se poser la question : «Pourquoi ce déséquilibre existe-t-il?» Il existe dans le noyau ventromédian de l'hypothalamus un centre de contrôle de l'appétit. Si les lésions anatomiques de ce centre sont rares, peut-il exister un trouble fonctionnel de ce centre qui agirait comme un ponderostat (ou *set-point*), lequel serait mal réglé ou mal informé de la périphérie (des cellules graisseuses, par exemple)?

Devient-on obèse parce que tout simplement on bouge moins ou parce que, bougeant normalement, l'activité entraîne une moins forte dépense de calories, tout comme un moteur bien rodé pourrait produire la même puissance tout en consommant moins d'essence? Devient-on obèse parce que des particularités métaboliques minimisent les dépenses énergétiques et encouragent le dépôt d'une plus forte proportion d'énergie sous forme de graisse? On ne parle plus de pertes énergétiques comme d'un tout mais des différentes composantes constituant ces pertes énergétiques, soit le métabolisme de base (BMR, *Basal Metabolic Rate*), la thermogenèse induite par les aliments (TEA, *Thermic Effect of Eating*), la thermogenèse induite par l'exercice (TEE, *Thermic Effect of Exercise*) et, enfin, la thermogenèse induite par la température, le stress et la nicotine.

Un obèse qui a un nombre accru d'adipocytes (obésité hyperplasique) est-il obèse pour les mêmes raisons que celui qui présente des adipocytes normaux en nombre mais hypertrophiés (obésité hypertrophique)?

Enfin, quel est le rôle respectif de l'hérédité et de l'environnement dans la genèse de l'obésité?

Il paraît clair aujourd'hui que l'on ne peut plus parler de l'obésité mais des obésités. Et s'il existe autant de variantes dans les causes et les manifestations, pourquoi n'y aurait-il pas un jour autant de moyens thérapeutiques?

CONTRÔLE DU POIDS : NOTION DE *SET-POINT*

Il est bien connu que l'obèse tend invariablement à regagner le poids perdu lorsqu'il néglige de suivre sa diète. Il semble que son poids soit fixé à un certain niveau : le *set-point*.

Des études chez le rat ont démontré que le retour au poids normal pouvait être assuré par un double rajustement de l'appétit et du métabolisme. Lorsqu'on rend artificiellement obèse un rat (diète de type cafétéria), ce dernier, lorsqu'il a accès à une diète normale, perdra le poids gagné, grâce à une diminution de son appétit et à une augmentation de ses pertes énergétiques. Inversement, chez le rat artificiellement maigre (diète hypocalorique), une augmentation de l'appétit et une diminution des pertes énergétiques faciliteront (lorsque l'accès à une diète normale est possible) le retour au poids original. Le même phénomène pourrait exister chez l'humain. On croit que l'appétit et les pertes énergétiques *sont contrôlés* chez certains obèses mais, à un seuil (*set-point*) plus élevé.

Par ailleurs, lorsqu'un rat subit une lésion du noyau ventromédian de l'hypothalamus, il devient obèse, mais il n'y a pas cette fois d'augmentation compensatoire des pertes énergétiques. Il est possible qu'une telle *absence de contrôle* soit en cause chez certains obèses.

SYSTÈME NERVEUX AUTONOME

L'activité du système autonome semble une composante importante du contrôle de l'appétit et des pertes énergétiques. Il existe dans l'expérimentation animale une relation inverse entre la prise d'aliments et l'activité sympathique du SNC : toute augmentation de l'activité sympathique se traduit par la diminution de l'appétit. Inversement, toute diminution de l'activité sympathique se traduit par l'augmentation de l'appétit. Par ailleurs, l'activité sympathique module la thermogenèse (pertes énergétiques). L'activité sympathique peut donc fournir une explication pour le double contrôle de l'appétit et du métabolisme. De plus, avec une activité sympathique réduite, on note une augmentation de l'activité parasympathique du nerf vague, laquelle provoque une sécrétion accrue d'insuline, caractéristique de l'obésité. On croit donc qu'une activité sympathique déficiente pourrait caractériser certains types d'obésité.

NUTRITION

Si l'obèse mange trop, il ne mange pas nécessairement beaucoup. Certaines études semblent contradictoires, ce qui reflète probablement l'hétérogénéité des obésités. On a démontré que l'ingestion calorique des bébés obèses est égale à celle des bébés normaux. Par ailleurs, des études ont démontré que les enfants nourris avec des formules artificielles deviennent plus gras que les enfants nourris au sein. Enfin, on a démontré que les bébés issus des mères obèses manifestaient plus de signes de plaisir (par rapport aux bébés des mères normales) lorsqu'on leur donnait à boire des liquides plus sucrés.

La composition de la diète semble un facteur de la genèse de l'obésité. Quand des rats sont soumis à des *diètes riches en graisse* ou de type cafétéria, ils deviennent souvent obèses. Comme on l'a noté précédemment, ils sont capables, avec une diète normale, de perdre rapidement le poids gagné. Cependant, si la diète hypercalorique se prolonge pour une trop longue période, les rats ne sont plus capables de revenir à leur poids initial. Il semble donc que leur *set-point* soit devenu plus élevé! Or, différents protocoles ont démontré que, par rapport à des sujets maigres, l'obèse a tendance à choisir les aliments les plus riches en gras.

À poids identiques, les Chinois ingurgitent 20 % plus de calories (proportion élevée de glucides) que les Américains, mais ne sont pas obèses. Il sera intéressant de voir le rôle de l'invasion récente du fast-food dans les pays asiatiques. Ces changements dans la composition de la diète pourraient expliquer pourquoi les Japonais maigres sont devenus obèses après leur arrivée à Hawaii. Pourquoi les aliments gras engraissent-ils plus que les glucides? L'arôme, peut-être, qui entraîne à manger plus mais aussi, et surtout, le coût énergétique du métabolisme : l'énergie requise pour former de la graisse à partir du sucre est de 23 % des calories ingérées alors qu'elle n'est que de 3 % lorsqu'on ingurgite du gras. Notre société est habituée à des diètes riches en graisse (25 à 45 % des calories).

Les *fibres* jouent un rôle moins certain dans le contrôle du poids qu'elles ne le font dans d'autres secteurs (amélioration du transit digestif, du contrôle du diabète, de l'hyperlipémie, de l'hypertension). Cependant, les diètes riches en fibres sont habituellement riches en glucides par rapport aux lipides, ce qui est désirable.

La fréquence des repas joue probablement un rôle. Avec une ingestion égale de calories, les animaux nourris une fois par jour deviennent plus gras que ceux qui se nourrissent en plusieurs repas. En d'autres termes, la thermogenèse induite par un gros repas (6000 kJ) est moindre que la thermogenèse induite par trois petits repas (2000 kJ). Il ne semble pas que *la vitesse* avec laquelle un repas est ingéré soit un facteur responsable de l'obésité. Cette hypothèse, infirmée par quelques études, voulait qu'un sujet qui mange rapidement soit averti trop tard (satiété) qu'il a assez mangé. Si un sujet maigre ingurgite un excès de calories, il sera capable de brûler une partie de l'excédent par des mécanismes qui n'entraînent pas nécessairement une majoration des pertes énergétiques liées à l'exercice. Un autre sujet (potentiellement obèse) soumis au même excédent de calories, gagnera davantage de poids. Le groupe de Bouchard, à Québec, a démontré que des sujets au repos, soumis à un même excédent de calories, pouvaient présenter des variations de poids allant du simple au triple : 4,3 à 13,3 kg. Dans ces conditions, des variations dans le système d'adaptation modulant les pertes énergétiques non liées à l'exercice doivent nécessairement entrer en jeu. Des études ont démontré qu'une production accrue des catécholamines, de l'insuline et de la thermogenèse induite par les aliments étaient les principales composantes de ce système d'adaptation. L'obèse semble de fait «le moteur trop bien rodé». Lorsqu'un patient obèse raconte à son médecin qu'il mange peu et pas souvent, et que ce dernier réplique qu'il mange trop, les deux ont peut-être raison.

ACTIVITÉ

Des études démontrent qu'il semble exister chez l'animal un seuil d'activité optimal : a) si l'activité augmente, l'appétit augmente et le poids est conservé, b) si l'activité diminue en bas d'un seuil critique, l'appétit augmente paradoxalement et l'animal engraisse. Or, on a démontré à multiples reprises que l'obèse bouge moins que le sujet maigre. Au cours d'un match de tennis entre partenaires de compétence égale, le sujet maigre bouge beaucoup plus que le sujet obèse. On peut se demander si l'obésité est secondaire à l'inactivité ou si l'inactivité est secondaire à l'obésité. Une chose est certaine, l'inactivité chez l'obèse est un phénomène précoce. Déjà au berceau, on a noté que les enfants de poids plus élevé étaient moins actifs que les enfants plus minces. Une étude récente (New Engl J Med, février 1988) démontre que la perte énergétique chez le nourrisson né d'une mère obèse est inférieure de 20 % à la perte énergétique du nourrisson né d'une mère maigre. Or, le nourrisson né d'une mère obèse devient obèse dès l'âge d'un an. Les auteurs estiment qu'une différence d'activité est un facteur important dans la genèse précoce de l'obésité de ces nourrissons nés de mères obèses.

Si l'obèse bouge moins, son métabolisme de base est par contre plus élevé que chez le sujet maigre. Le métabolisme de base est fonction de la masse maigre et la masse maigre est plus importante chez l'obèse que chez le maigre. En d'autres termes, l'obèse a plus de graisse mais aussi plus de muscle. Et, à cause de sa masse plus importante, lorsqu'il est soumis à une activité identique, l'obèse est souvent capable de brûler plus de calories que le maigre. Mais, tout en étant plus élevé que celui du sujet maigre, le métabolisme basal de l'obèse, peut être, compte tenu de sa masse totale, relativement bas. De plus, le métabolisme basal de certains obèses semble vouloir physiologiquement protéger l'obésité. C'est ainsi qu'on a noté que soumis à une diète restrictive ayant provoqué une perte de poids de 3 %, le métabolisme basal de certains obèses pouvait s'abaisser de 17 %. Dans une telle situation, on peut comprendre comment certains obèses mangent peu mais ne réussissent pas à maigrir. Une autre étude a démontré que des mouvements involontaires (*fidgeting*, se gratter, bouger un bras, faire une grimace, etc.) peuvent expliquer des différences de pertes énergétiques allant jusqu'à 2000 kJ par jour. L'intensité du *fidgeting* varie beaucoup d'un sujet à l'autre, mais elle est très semblable chez les sujets d'une même famille.

Dans un contexte de vie normale, il est certain que des variations volontaires et involontaires dans le degré d'activité physique soient un déterminant du maintien ou du gain de poids. Par ailleurs, les pertes énergétiques liées à un même exercice (TEE) d'intensité modérée, varient considérablement d'un sujet à l'autre. Ces variations expliquent pourquoi certains obèses devront nécessairement bouger plus s'ils veulent brûler une quantité comparable de calories à celle de sujets plus aptes à maigrir. Soumis à des exercices intensifs, les variations des pertes énergétiques entre les individus s'atténuent et même disparaissent. Cette observation peut expliquer pourquoi des athlètes professionnels actifs auront tous un poids idéal. À la fin de leur carrière, certains, biologiquement moins favorisés, deviendront obèses.

HÉRÉDITÉ

En dehors de l'activité physique journalière, les trois composantes bien étudiées qui gèrent les pertes énergétiques sont : le métabolisme de base (BMR), les pertes énergétiques liées à l'activité modérée (TEE) et les pertes énergétiques induites par l'alimentation (TEA). On a vu que des variations importantes existent dans l'efficacité de ces composantes entre divers individus. Suite à un ensemble de travaux publiés ces dernières années, il est maintenant clair que l'hérédité est un facteur important responsable, pour chacun de nous, de l'efficacité plus ou moins grande des mécanismes gérant nos pertes énergétiques. Les variations dans l'efficacité de ces systèmes sont grandes chez des individus nés de parents différents, sont moindres chez les enfants d'une même famille (frères et soeurs) et sont très faibles chez les jumeaux identiques (monozygotes). En d'autres termes (les recherches du groupe Bouchard l'ont démontré bien clairement), plus les gènes sont semblables, plus les systèmes responsables des pertes énergétiques se ressemblent. Un autre groupe (Stunkard et coll., 1990) a démontré l'importance de l'hérédité. Des jumeaux identiques élevés séparément ont le poids (IMC) des parents biologiques et non pas celui des parents adoptifs.

Enfin, le groupe de Québec a démontré que l'hérédité est un facteur important dans le déterminant du phénotype : la masse (IMC) d'un individu est influencée par son bagage génétique, mais a un degré moindre que ne le sont d'autres critères plus précis, soit le pourcentage de graisse par rapport à la masse maigre, soit surtout la distribution androïde ou gynoïde de cette graisse. L'hérédité (effet des gènes et de la transmission culturelle) explique dans une proportion de plus de 50 % l'acquisition d'une adiposité abdominale prépondérante. Les autres facteurs importants dans l'acquisition du phénotype, et ceux-là, non nécessairement transmis, dépendent du style de vie adopté par chaque individu.

ENVIRONNEMENT

Lorsqu'on parle d'hérédité, on ne parle pas seulement d'un gène ou de gènes qui viendront isolément produire un individu de poids normal ou un obèse. On parle aussi de l'héritage transmis par les parents et qui s'exprime, dans une société donnée, avec son propre mode de vie. Même dans le cas des jumeaux identiques adoptés, les parents adoptifs avaient tous un même mode de vie, soit le mode de vie occidental. On pourrait peut-être, chez des jumeaux identiques chinois, l'un adopté par un Chinois et l'autre par un Américain, observer des variations plus grandes des poids. De même, deux individus génétiquement semblables, l'un soumis à une diète balancée et une vie active, l'autre à une diète de type cafétéria et une vie sédentaire, ne présenteront probablement pas un phénotype identique. L'expérience des Japonais migrant à Hawaii et des Cherokee est un bel exemple démontrant que dans certaines circonstances, l'environnement (et surtout le comportement de l'individu face à cet environnement) peut imposer sa loi.

MILIEU SOCIAL

On rencontre plus fréquemment l'obésité dans les milieux défavorisés. Des habitudes alimentaires différentes et la pression sociale exercée contre l'obésité dans les milieux favorisés peuvent toutes deux contribuer à expliquer la variation de poids observée entre les deux groupes sociaux.

FACTEUR CELLULAIRE

Le nombre de cellules adipeuses varie en fonction du poids atteint dans les derniers mois de vie foetale et en très bas âge ($\leq$ 1 an). Les bébés obèses ont un nombre accru de cellules adipeuses (hyperplasie) et dans 80 % des cas, ils deviendront des adultes obèses. À l'âge adulte, le nombre de cellules adipeuses n'est plus influencé par les variations de poids sauf dans les gains massifs. On estime à 30 billions le nombre de cellules graisseuses, chacune pesant 0,5 μg. Chez un individu adulte de 70 kg, on aura donc $30 \times 10^9 \times 0{,}5$ μg, soit 15 kg de graisse, ou encore, des réserves de 540 000 kJ. Un individu de poids normal, soumis à un jeûne absolu, pourrait théoriquement, s'il ne succombe pas de troubles cardiaques, survivre près de 100 jours avant d'épuiser ses réserves. Il existe probablement aussi des mécanismes qui contrôlent la masse totale du tissu adipeux. Lorsque dans des conditions expérimentales, on fait perdre ou gagner du poids à un individu, il revient toujours à son poids habituel une fois l'expérience terminée. De la même façon, la plupart des obèses qui abandonnent leur diète regagnent rapidement le poids perdu. On peut se demander si le tissu graisseux est un réservoir passif répondant aux besoins gérés ailleurs ou s'il émet lui-même des signaux venant influencer l'appétit et les systèmes responsables des pertes énergétiques. Des expériences démontrent que, soumis à des diètes riches en gras, certaines souches de rats deviennent hyperphagiques et obèses. Lorsqu'on pratique une lipectomie chirurgicale chez un groupe de rats et qu'on les compare à des rats témoins, la période d'hyperphagie est de moindre durée chez les rats lipectomisés mais, dans les deux cas, se termine lorsque les cellules graisseuses présentes sont hypertrophiées. Ces observations font croire à la présence d'un facteur cellulaire jouant un rôle dans le contrôle de l'appétit et du poids.

FACTEURS PSYCHOLOGIQUES

Dans certaines conditions, le stress est un élément nécessaire au développement de l'obésité expérimentale chez l'animal. Chez l'humain, on note souvent une prise de poids à la suite d'un stress (accident d'automobile, décès d'un parent, etc.). De plus, lorsqu'un obèse est soumis à une diète stricte, il n'est pas rare de voir surgir un état dépressif. L'obésité peut donc parfois être considérée comme un mécanisme de compensation.

OBÉSITÉS SECONDAIRES

Le terme endogène dont on se sert pour décrire les obésités associées à certaines maladies prête à confusion. Toute obésité est exogène, c'est-à-dire qu'elle est le résultat d'une ingestion calorique plus grande que les dépenses énergétiques. Certaines conditions peuvent favoriser l'obésité soit en augmentant l'appétit, soit en diminuant les dépenses. La maladie de Cushing, le syndrome de Stein-Leventhal, l'insulinome (cause exceptionnelle), l'hypothyroïdie (obésité peu importante), les tumeurs hypothalamiques, le syndrome de Prader-Willi (hypomentie, hypogonadisme, hypotonie et obésité), le syndrome de Laurence-Moon-Biedl (rétinite pigmentaire, polydactylie et obésité) et les lipodystrophies sont tous des états morbides dont l'obésité peut être une manifestation. Une très faible minorité des obèses souffrent de l'une ou l'autre de ces conditions.

POURQUOI DEVIENT-ON OBÈSE?

D'abord, ne devient pas obèse qui veut. Le prototype de l'obèse est un individu né de parents obèses, au-dessus du poids moyen tout au cours de sa première année de vie, chez qui on note un certain degré d'inactivité. Il mange relativement peu et pas souvent (ne déjeune pas). Il a suivi de temps à autre des diètes draconiennes, a perdu du poids, s'est senti déprimé, a repris ses habitudes alimentaires habituelles et... est obèse. Mais que d'exceptions à ce prototype... Il serait peut-être plus sage de dire que les obèses n'ont souvent en commun qu'un IMC élevé, d'autres paramètres étant tellement variables : variations dans le nombre d'adipocytes, variations dans la distribution de la graisse, variations dans le métabolisme de base, variations dans la thermogenèse induite par l'exercice et l'ingestion de nourriture, variations dans l'appétit, variations dans le degré d'activité physique et, surtout, variations dans le bagage génétique et le comportement dans un environnement donné. Toutes ces variations expliquent en grande partie pourquoi tant d'études se contredisent (souvent en apparence seulement car des sujets différents sont étudiés). L'obésité est le résultat d'un malentendu entre les gènes et l'environnement. En Amérique, nous vivons tous dans une société où consommation, sédentarisme et confort, nous en avons déjà parlé, sont devenus l'apanage d'un certain mode de vie : *The American Way of Life*, le «*sine qua non*» du bonheur. Mais cette nouvelle façon de vivre n'était peut-être pas prévue par notre code génétique. Quelques centaines d'années, c'est bien peu pour demander aux gènes de s'adapter à ce nouvel environnement. Les Japonais et les Cherokee avaient sans doute de bons gènes lorsqu'ils étaient de poids normal. Et après leur migration et leur accession à un nouveau mode de vie, ils ont sans aucun doute les mêmes bons gènes. Mais ils n'ont pas tous les mêmes gènes puisque ayant le même mode de vie, seulement 25 à 40 % deviendront obèses. Plusieurs avaient des gènes tellement efficaces que le métabolisme de base, le *fidgeting*, la thermogenèse induite par l'exercice, l'alimentation, le stress, etc., un centre de contrôle de l'appétit particulièrement souple, pouvaient permettre de garder un poids normal dans un environnement plus douillet. Ceux-là sont restés maigres. D'autres avaient des gènes moins tolérants et les mécanismes des pertes énergétiques n'ont pas résisté à l'impact du nouveau mode de vie. Ceux-là sont devenus obèses. Certains, pourvus de gènes moins tolérants, ont refusé de devenir obèses. Ils ont dit non au fast-food, ils se sont achetés une bicyclette, ont cultivé un potager, sont devenus des adeptes de la marche, de la course, du ski de fond, etc. Ceux-là ne sont pas devenus obèses.

Et qu'en est-il de nous? La même chose. Notre migration a eu lieu il y a trois siècles et notre mutation à un nouveau mode de vie il y a à peine 50 ans. Et pour le code génétique, 20 ans, 50 ans ou trois siècles c'est moins que rien.

POURQUOI EST-IL IMPOSSIBLE DE MAIGRIR?

Tous les médecins savent fort bien que le taux de succès du traitement de l'obésité est inférieur au succès de la thérapie du cancer. Les succès temporaires sont nombreux mais ils seraient mieux décrits par le mot «sursis». Cette réalité n'est pas surprenante car la sélection des individus qui peuvent maigrir et de ceux qui ne le peuvent pas s'est faite bien avant l'intervention du médecin. Car, dépendant soit de notre code génétique, soit de notre degré d'intervention face à l'environnement, nous sommes des *«maigres»*, des *«obèses maigres»* ou des *«obèses obèses»*.

LES «MAIGRES»

L'individu normal est chanceux. Il bouge quand ça lui tente et mange quand il a faim. Il a un poids normal sans aucun effort. Si on lui demande d'engraisser, il en serait souvent incapable. Son code génétique est tolérant. Ses mécanismes de pertes énergétiques sont efficaces.

LES «OBÈSES MAIGRES»

L'obèse maigre a le phénotype du sujet normal mais, parce qu'il intervient. Pour perdre du poids, il lui faut soit manger moins, soit bouger plus et, préférablement, faire les deux à la fois. Ça... tout le monde le sait, que ce soit par connaissance de la physiologie, par observation ou, tout simplement, par intuition. Le traitement de l'obésité est donc connu de tous. L'obèse maigre c'est monsieur X qui fait du jogging tous les matins, ou madame Y qui ne mange plus les pâtisseries qu'elle adore. On parle d'obèses «maigres», car ces personnes étaient obèses auparavant ou, tout au moins, risqueraient de le devenir sans ces efforts constants. L'obèse maigre est intervenu pour aider un code génétique défaillant. Il est maigre mais est un obèse en puissance. Pourquoi est-il intervenu? À cause, tout simplement, *du plaisir*. Beauté, santé, sexe, longévité, etc., autant de plaisirs qui, pour monsieur X et madame Y, l'emportent sur la souffrance qu'occasionnent le jogging quotidien ou l'absence de desserts.

L'obèse maigre se guérit lui-même et ne consulte pas.

LES «OBÈSES OBÈSES»

Ceux-là ont le phénotype obèse. Ils savent tout aussi bien que les obèses maigres que le traitement de l'obésité entraîne une diète et de l'exercice. Mais l'obèse obèse ne trouve pas que le plaisir d'être maigre compense la souffrance de maigrir. L'impossibilité de maigrir ne signifie pas nécessairement que les concepts de beauté, santé, etc., aient moins de valeur pour l'obèse obèse. Il est possible que le facteur entraînant la genèse de ces obésités réfractaires soit plus sévère et que suivre un régime hypocalorique soit alors la source d'une plus grande souffrance. Personne n'a jamais démontré que les obèses incapables de maigrir soient moins courageux que les obèses maigres. Peut-on accuser un nourrisson obèse de manquer de courage? Et l'obèse obèse, incapable de maigrir, consulte le médecin. Pourtant, il connaît bien le remède que ce dernier lui prescrira : moins manger et dépenser plus! L'arithmétique de l'obésité, l'obèse obèse la connaît bien et il sait aussi que cette connaissance ne lui a pas et ne lui permettra peut-être jamais d'obtenir le plaisir de devenir un obèse maigre. *La médecine échoue car la sélection entre les échecs et les succès s'est faite bien avant la visite chez le médecin.* Les obèses maigres se sont guéris eux-mêmes et les obèses obèses sont incapables de maigrir.

RÔLE DU MÉDECIN

Il est évident qu'en dernière instance le traitement de l'obésité consiste à établir un rapport calories ingérées/calories dépensées inférieur à 1. Mais, comme nous l'avons expliqué précédemment, l'obèse a pour le moins une connaissance intuitive de cette réalité et l'aide qu'il cherche dépasse de beaucoup la prescription d'un bon régime. D'abord et avant tout, le médecin devra être convaincu qu'aucune diète n'est capable, seule, de guérir l'obésité. L'obésité est la résultante d'un mode de vie et le médecin outre la diète, devra aider l'obèse à modifier ce mode de vie.

Devant le problème de l'obésité, le médecin devra :

1) Dans le cadre d'un examen clinique complet, quantifier l'obésité, préférablement par l'IMC et en définir le phénotype androïde ou gynoïde par le rapport taille/hanche.
2) Déterminer dans les limites du possible la cause (hérédité, enfance, habitudes nutritionnelles, mode de vie, causes secondaires).

3) Déterminer l'absence ou la présence de facteurs de risques. Traiter ces conditions lorsqu'elles existent (diabète, hyperlipémie, hypertension, maladies vasculaires, hérédité de ces problèmes, longévité des parents et grands-parents).
4) Évaluer les connaissances du sujet sur son problème et surtout évaluer sa motivation.
5) Fixer un objectif que le malade peut atteindre. Dans le traitement de l'obésité, un succès partiel n'est pas un succès négligeable.
6) Augmenter l'attrait du plaisir d'être maigre en expliquant au malade comment le contrôle du poids peut améliorer sa qualité de vie et accroître sa longévité. Démontrer, par exemple, avec chiffres à l'appui, qu'une perte de quelques kilos a diminué de façon sensible les taux de glycémie.
7) Diminuer la souffrance en tâchant de prescrire un régime qui, tout en étant efficace, demeure acceptable pour le patient.
8) Instruire le patient, minimiser ses sentiments de culpabilité, lui enseigner qu'il n'est pas responsable de sa maladie mais, par contre, qu'il est responsable de son traitement.
9) Expliquer au malade que l'obèse qui a maigri demeure toute sa vie un obèse en puissance.

Lorsqu'un malade n'est pas motivé, il est tout à fait inutile d'essayer de lui faire perdre du poids : après 40 tentatives inutiles de diète, il est bien utopique d'en prescrire une 41e. Enfin, la perte de poids est contre-indiquée chez les sujets qui présentent un état dépressif (situation fréquente) lorsqu'ils suivent un régime. Par ailleurs, le patient qui présente une obésité gynoïde, une bonne longévité familiale et qui ne souffre pas de diabète, d'hyperlipémie et de maladie vasculaire, doit être rassuré. Son problème est avant tout esthétique. Quelle que soit la motivation réelle ou apparente du patient, médecin et patient devront, dans une majorité de cas, faire face à un constat d'échec du moins à long terme. Lorsque la preuve est faite que le malade ne peut pas maigrir, le médecin doit alors éviter de le harceler inutilement et, au contraire, faire en sorte qu'il puisse accepter sa condition. Il doit faire en sorte que l'obèse puisse vivre obèse et heureux. La morbidité liée à l'obésité est en grande partie secondaire au diabète, à l'hypertension artérielle et aux hyperlipémies qu'elle provoque. Ces conditions devront être traitées.

Dans le cas du diabète de l'obèse, lorsque le régime hypocalorique n'a pas donné de résultat, un régime pauvre en sucres concentrés et riche en fibres s'impose et sera le plus souvent très bien suivi par le malade. Les hypoglycémiants oraux (en particulier les biguanides) ou l'insuline devront au besoin être utilisés. Les doses d'insuline utilisées devront parfois être importantes étant donné la résistance à cette hormone que crée l'obésité. Le diabète de l'obèse demeure un problème difficile. D'abord, le contrôle du diabète restera en général mauvais. Plus grave encore, il est possible que les états d'hyperinsulinémie créés par les doses massives d'insuline soient une cause de l'athéromatose chez les diabétiques obèses (tout comme le serait l'hyperinsulinémie endogène provoquée par l'obésité). Pour cette raison, nous croyons que le traitement insulinique devrait être réservé exclusivement aux diabètes avec glycosurie massive ou complications. Dans les cas où toutes les ressources semblent avoir été épuisées, une perte rapide et contrôlée de poids à l'hôpital est souvent capable de rétablir la fonction des récepteurs tissulaires à l'insuline. Deux ou trois jours de diète absolue ou fortement hypocalorique suffiront souvent à normaliser ou presque le taux de la glycémie. Le recours à des milieux spécialisés, est dans ce cas, nécessaire.

ÉVALUATION CRITIQUE DES MODES DE THÉRAPIE

RÉGIMES HYPOCALORIQUES

Lorsqu'ils sont supervisés par un médecin ou un(e) spécialiste en nutrition, ces régimes constituent le traitement idéal car ils provoquent une perte de poids graduelle sans créer de déficits métaboliques. Ces régimes ont le désavantage d'agir lentement ce qui, pour plusieurs, est un motif d'abandon.

RÉGIMES TRES PAUVRES EN CALORIES

Ils provoquent une perte de poids plus rapide et de ce fait, sont très populaires. D'ailleurs, en début de traitement, les patients respectent assez facilement les recommandations de ces régimes. Dans la plupart des cas, les calories ingérées le sont sous forme de protéines, ce qui permet de conserver une balance azotée positive. Des suppléments en vitamines et en minéraux s'imposent. Plusieurs cas de décès ont été décelés chez des sujets qui avaient suivi ces régimes sur de longues périodes. Certains préconisent d'utiliser à l'occasion des diètes sévères qui ne créeront pas un risque aussi important pour la santé du malade. Ils suggèrent par exemple d'utiliser un système d'alternance, c'est-à-dire une semaine un régime de 4800 kJ, la semaine suivante, un régime de 3200 kJ. Même en prenant ces précautions, les conséquences à long terme de ces régimes sur la santé ne sont pas toutes connues. Tout régime où la quantité des glucides ingérés est inférieure à 50 g provoque une cétogenèse. Les corps cétoniques produits ont l'avantage de diminuer l'appétit et leur présence dans les urines permet d'évaluer dans quelle mesure le patient respecte son régime. Tous ces régimes cétogènes sont formellement contre-indiqués durant la grossesse, car ils peuvent affecter le développement intellectuel du futur bébé.

LE JEÛNE ABSOLU

L'absence complète d'aliments peut évidemment provoquer une perte de poids rapide. Ces jeûnes absolus ont été particulièrement populaires il y a une vingtaine d'années. Les grèves de la faim en Irlande et plusieurs rapports dans la littérature médicale ont fait la preuve que le jeûne absolu est un traitement dangereux. Cette forme de traitement demeure un objet de recherche. Des jeûnes absolus de courte durée peuvent cependant être bénéfiques dans certaines conditions (diabète débalancé de l'obèse et syndrome d'hypoventilation (Pickwick)).

LES ANOREXIGÈNES

Dans le traitement de l'obésité, les médicaments ne sont jamais essentiels; ils sont parfois utiles, parfois dangereux. Nous avons toujours montré beaucoup de réticence à utiliser les médicaments anorexigènes. Plusieurs raisons expliquent notre comportement : l'expérience malheureuse des années soixante avec les amphétamines, un certain manque d'enthousiasme à considérer l'obèse comme un malade, le coût, l'absence de médicament miracle et, enfin, le fait qu'il y a reprise de poids après arrêt de la médication. Les médications anorexigènes, pour la plupart, agissent sur les neurotransmetteurs catécholaminergiques et/ou sur le métabolisme de la sérotonine. Ils sont à peu près tous également capables de créer une perte de poids d'environ 10 %, poids qui se stabilise par la suite à ce seuil inférieur. La fenfluramine n'a pas le désavantage de stimuler le système nerveux central et agit comme un hypoglycémiant faible. Certains groupes universitaires l'utilisent de temps en temps comme thérapie adjuvante.

LES DIURÉTIQUES

Les diurétiques provoquent une perte de poids observable sur la balance mais non une perte de graisse. Ils diminuent la sécrétion d'insuline et ce, chez une population déjà apte à avoir un diabète. Les diurétiques n'ont pas de place dans le traitement de l'obésité à moins qu'un état oedémateux ou une hypertension artérielle existe.

LES HORMONES THYROÏDIENNES

Utilisées à doses pharmacologiques, elles provoquent une augmentation du métabolisme et une perte de poids. Ces effets ne sont pas dus uniquement à une perte de graisse mais aussi à une indésirable perte de protéines. Ils peuvent même provoquer une symptomatologie coronarienne. Ils n'ont pas de place dans le traitement de l'obésité. L'utilisation de doses physiologiques de T_3 pour empêcher le développement du *Low T_3 syndrome* doit, pour le moment, demeurer un sujet de recherche.

LES GONADOTROPINES CHORIONIQUES ET L'HORMONE DE CROISSANCE

Plusieurs études ont démontré que les injections d'HCG n'ont d'effet ni sur l'appétit, ni sur la perte de poids, ni sur la sensation de bien-être. Ce sont les régimes hypocaloriques associés à ces injections qui expliquent tous les avantages antérieurement décrits. Quant à l'hormone de croissance (ou son facteur relâchant), elle est capable de réduire le pourcentage de graisse chez l'animal. Son utilisation chez l'homme n'est pas sans poser de sérieuses questions d'éthique. Croissance de tissus, diabète, hypertension, longévité réduite demeurent des effets potentiels indésirables.

LES ENZYMES

Il n'existe aucune preuve que l'injection d'enzymes puisse mobiliser la graisse. Certaines recherches continuent cependant d'explorer ce problème. On a rapporté que des crèmes contenant de l'aminophylline ou de la yohimbine (bloqueur α^2) pouvaient mobiliser un excès de graisse sur la cuisse traitée.

EXERCICES PHYSIQUES

L'exercice physique augmente la dépense calorique, diminue les taux circulants de lipides (tout en augmentant les HDL), améliore la tolérance au glucose et procure une sensation de bien-être. Des exercices physiques réguliers permettent d'empêcher le développement de l'obésité. Tout le monde, par expérience personnelle ou en observant ses proches, sait qu'on peut devenir obèse après l'abandon des activités sportives. L'obésité est un état incompatible avec une activité physique intense et régulière. Une fois l'obésité installée, l'exercice physique doit être un traitement d'appoint. Il est utopique de penser qu'un obèse peut retrouver un poids normal avec l'exercice seul. Les activités physiques de faible ou de moyenne intensité augmentent l'appétit. Il est donc important d'associer un régime hypocalorique à ces exercices. Il a été démontré que la pratique d'un sport minimise les symptômes dépressifs souvent ressentis par l'obèse face à la diète. Les activités physiques intenses ont un effet anorexigène mais demeurent un moyen thérapeutique difficilement accessible pour l'obèse.

Aucun obèse ne peut courir un marathon et il ne pourra s'entraîner sérieusement qu'après avoir préalablement réglé son problème d'obésité. L'exemple du marathon se rapporte à un cas exceptionnel qu'a rencontré l'un des auteurs. Un obèse, qui pesait 80 livres de trop et qui n'avait jamais réussi à maigrir, prit un jour la décision de courir le marathon de Montréal. Un an plus tard, un jeune homme mince parcourait les 40 km en un peu plus de 4 heures. Maintenant, il fait partie des élites. Il a réalisé, raconte-t-il, un rêve oublié de son adolescence. Le plaisir d'être maigre n'avait pas été suffisant en soi, mais devenir un athlète lui avait procuré un plaisir plus grand que la souffrance de maigrir.

CHIRURGIE

L'exérèse chirurgicale de masse adipeuse est inefficace (l'obésité réapparaît rapidement) et dangereuse (infections fréquentes). Cependant, une exérèse du surplus de peau s'avère parfois nécessaire à la suite d'une perte de poids importante. Des équipes chirurgicales pratiquent depuis plusieurs années des opérations qui ont comme but soit de créer un syndrome de malabsorption, soit de rendre impossible l'ingestion d'un gros repas. Les *by-pass* ont été pratiquement abandonnés à cause de la morbidité peropératoire et postopératoire. Les patients tolèrent mieux les gastroplasties et les vagotomies. Ces opérations, pratiquées dans des milieux à haute compétence, donnent des résultats encourageants dans le cas des obésités morbides.

THÉRAPIE DE GROUPE

Le plus connu des groupes est celui des Weight Watchers. Ce type de thérapie, tout comme les Alcooliques anonymes pour les alcooliques, est approprié pour certains obèses qui sauront profiter du soutien moral des autres. L'analyse scientifique des résultats montre un pourcentage énorme d'abandon du traitement dès la première année (~ 85 %). Les résultats de cette première année permettent peut-être de reconnaître les individus sensibles au soutien d'un groupe, variable dont l'approche publicitaire ne tient pas toujours compte.

THÉRAPIE DE COMPORTEMENT

Ce mode de thérapie consiste à changer le comportement de l'obèse vis-à-vis de la nourriture et de l'exercice. Ces techniques peuvent utiliser, par exemple, une punition (stimuli désagréables) associée à la nourriture et une récompense associée au jeûne et à l'exercice. Des résultats intéressants ont été atteints par certains groupes. Par ailleurs, cette méthode qui nécessite un investissement considérable en temps et en argent ne s'applique pour le moment qu'à une population limitée et privilégiée d'obèses.

CONCLUSION

L'obésité est une maladie de la civilisation. Rappelons-nous l'aventure des Japonais et des indiens Cherokee. Les gènes sont restés les mêmes mais le mode de vie a changé. Et c'est notre conviction que toute thérapie du patient obèse doit, au départ, viser à modifier son mode de vie. Comme la plupart d'entre nous, l'obèse n'est pas capable de grands gestes héroïques qui doivent se perpétuer toute une vie. Mais, marcher pour aller au travail, s'acheter une bicyclette et s'en servir, éviter les ascenseurs, couper son gazon avec une machine un peu moins automatisée, cesser de regarder les Expos à la télévision avec une bière à la main et aller jouer au parc voisin avec son garçon, programmer des vacances où «ça bouge», bouquiner et se trouver un livre de recettes pas trop «engraissantes», voilà ce dont l'obèse est peut-être capable. Et les chances de maigrir seront plus grandes s'il est possible d'amplifier le plaisir d'être maigre. Le plaisir est quelque chose d'impalpable, de personnel, d'irrationnel. C'est cette notion du plaisir qui a permis à Elizabeth Taylor de reconquérir Richard Burton, à Rocky Marciano d'être champion du monde à la boxe (après sa retraite, il devient obèse et meurt dans un accident d'avion). C'est pour le plaisir de porter un bikini et de se sentir belles que certaines femmes résistent aux tentations des pâtisseries et c'est pour le plaisir de vaincre son garçon au tennis que l'un des auteurs réussit à maintenir son poids à moins de 70 kg (!). Et, devant l'échec total, l'obèse se souviendra que saint Thomas d'Aquin, Orson Welles, Jean XXIII et Churchill étaient obèses.

RÉFÉRENCES

Bouchard C, *et al.* Response to Long-Term Over Feeding in Identical Twins. N Engl J Med 1990; 322: 1477.

Bouchard C, Tremblay A, Despres JP, *et al* Sensitivity to Over Feeding : The Quebec Experiment With Identical Twins. Prog Food Nutr Sc 1988; 12: 45-72.

Bouchard C, Tremblay A, Nadeau A, *et al.* Genetic Effect in Resting and Exercise Metabolic Rates. Metabolism 1989; 38: 364-370.

Fujoka S, *et al.* Contribution of Intra-Abdominal Fat Accumulation to the Impartment of Glucose and Lipid Metabolism in Human Obesity. Metabolism 1987; 36: 54-59.

Jensen MD, Haymond MW, Rizza R, *et al.* Influence of Body Fat Distribution on Free Fatty Acid Metabolism in Obesity. J Clin Invest 1989; 83: 1168-1173.

Lundholm K, Hohn G, Lindmark L, *et al.* Thermogenic Effect of Food in Physically Well-Trained Elderly Men. Eur J Appl Physiol 1986; 55: 486-492.

Manson JE, Colditz GA, Stampfer MJ, *et al.* A Prospective Study of Obesity and Risk of Coronary Heart Disease in Women. N Engl J Med 1990; 322: 882-889.

MaxField E, Konishi F. Patterns of Food Intake and Physical Activity in Obesity. J Am Diet Assoc 1986; 49: 406-408.

Must A, Jacques PJ, *et al.* Long-Term Morbidity and Mortality of Overweight Adolescents: A Follow-Up of the Harvard Growth Study of 1922 to 1935. New Engl J Med 1992 ; 327: 1350-1355.

Oslund Re Jr, Stalen M, *et al.* The Ratio of Waist-to-Hip Circumference, Plasma Insulin Level and Glucose Intolerance as Independent Predictors of the HDL2 Cholesterol Level in Older Adults. N Engl J Med 1990; 322: 229-234.

Perkins KA, Epstein LH, Marks BL, *et al.* The Effects of Nicotine on Energy Expenditure During Light Physical Activity. N Engl J Med 1988; 318: 467-472.

Ravussin E, Lillioja S, Knowler WC, *et al.* Reduced Rate of Energy Expenditure as a Risk Factor for Body-Weight Gain. N Engl J Med 1988; 318: 467-472.

Richard D, Rivest S. The Role of Exercise on Thermogenesis and Energy Balance. Can J Physiol Pharmacol 1989; 67: 402-409.

Roberts SB, Savage J, Coward WA, *et al.* Energy Expenditure and Intake in Infants Born to Lean and Overweight Mothers. N Engl J Med 1988; 318: 461-466.

Sims EAH. Destiny Rides Again as Twins Overeat. N Engl J Med 1990; 322: 1522-1524.

Stunkard AJ, Harris JR, Pederson NL, McClearn GE. The Body-Mass Index of Twins Who Have Been Reared Apart. N Engl J Med 1990; 322: 1483-1487.

Stunkard AJ, Sorensen TA, Hanisc, *et al.* An Adoption Study of Human Obesity. N Engl J Med 1986; 314: 193-198.

Vague J. Am J Nutr 1956; 4: 20-24.

Williams LS. Canadians' Obsession with Thinnes Provides Full-Time Work for Alberta Psychiatrist. Can Med Assoc J 1992; 147: 1213-1216.

3

LES HYPOGLYCÉMIES

Ronald Matte, M.D., Raphaël Bélanger, M.D.

«Quand on est en santé,
les médecines douces suffisent»
Bourgault doux-amer

Le glucose constitue pour l'organisme humain une nécessité de tous les instants. Même si la plupart des tissus sont capables d'utiliser d'autres substrats, une quantité minimale de 150 g de glucose par jour est essentielle au fonctionnement du système nerveux. En situation normale, une proportion importante des besoins est couverte par l'alimentation mais, comme l'ont illustré les grèves de la faim récentes, l'organisme peut compter sur ses réserves. Le glycogène est une réserve limitée capable de subvenir aux besoins de l'organisme pour une période de 24 heures à l'état de repos et seulement de quelques heures dans l'effort. C'est la néoglucogenèse hépatique qui permet le maintien d'une glycémie normale pendant les jeûnes prolongés. Une production hépatique appropriée de sucre dépend d'un rapport de force équilibré entre l'insuline d'une part et le glucagon, l'épinéphrine, l'hormone de croissance, le cortisol et la thyroxine d'autre part. Alimentation, jeûne, exercice, foie, hormones, voilà autant de variables plus ou moins interdépendantes, voilà autant de possibilités d'erreurs pouvant conduire à l'hypoglycémie. Le médecin, tant à l'hôpital qu'à son cabinet, est couramment confronté au problème de l'hypoglycémie. Une très grande majorité des cas surviennent chez les diabétiques insulinodépendants. Par ailleurs, les médicaments, l'alcool, les maladies hormonales, etc., provoquent à l'occasion des tableaux cliniques divers dont le dénominateur commun peut être l'hypoglycémie. Et, ironie du sort, en dépit du désir de certains patients anxieux qui voient dans l'hypoglycémie une explication médicale de leurs symptômes, le médecin doit éviter de surutiliser ce diagnostic lorsqu'il est confronté aux vrais et aux faux problèmes de l'hypoglycémie réactionnelle.

On définit l'hypoglycémie comme étant une glycémie inférieure à 2,8 mmol/L chez une personne à jeun le matin. Toutefois, cette définition est trop stricte car la zone grise où la glycémie est normale ou anormale s'étend de 2 à 3,5 mmol/L. On rencontre une glycémie aussi basse que 2 mmol/L chez des femmes normales après un jeûne plus ou moins prolongé, ce qui représente la limite extrême des variations dans les phases tardives de l'hyperglycémie provoquée. À l'inverse, certains diabétiques insulinodépendants présentent des symptômes d'hypoglycémie avec un taux de glycémie de 3,5 mmol/L et plus si cette glycémie, apparemment normale, a été précédée peu de temps auparavant d'un taux élevé. Cette notion de glycémie normale ou anormale dépend donc de trois variables : 1) la présence ou l'absence de symptômes, 2) la susceptibilité individuelle, et 3) la rapidité de la chute de la glycémie. Parfois, le médecin devra mettre en doute le rapport de laboratoire si le sang a été prélevé à l'aide d'un tube qui ne contenait pas de réaction inhibant la glycolyse.

TABLEAU CLINIQUE

L'hypoglycémie se manifeste par des signes et des symptômes de deux ordres : l'un lié à la sécrétion d'adrénaline, l'autre à la souffrance cérébrale (tableau 15).

D'une façon générale, les symptômes adrénergiques constituent le motif de la consultation. Quant aux signes de souffrance cérébrale, souvent ils ne sont pas perçus par le malade lui-même mais révélés par l'un de ses proches. Aussi, le syndrome hypoglycémique se manifeste presque toujours de la même façon chez un patient donné. Cette caractéristique se reflète bien dans cet exemple d'un de nos malades dont les fugues étaient la seule manifestation de ses crises hypoglycémiques. Ainsi, un jour il quitta abruptement son travail et sa famille et prit l'avion pour la Floride où il se retrouva complètement perdu. Ce malade nous fut envoyé par son psychiatre.

TABLEAU 15 SIGNES ET SYMPTÔMES DE L'HYPOGLYCÉMIE

I. *Liés à la sécrétion d'adrénaline*
Tachycardie
Pâleur
Diaphorèse
Tremblements
Mydriase
II. *Liés à la souffrance cérébrale*
Céphalées
Absences
Pertes de mémoire
Paresthésies
Troubles du comportement
Convulsions
Coma

La démarche diagnostique doit tenir compte aussi bien de l'histoire clinique que des mécanismes physiopathologiques responsables de l'hypoglycémie (tableau 16). Sur le plan clinique, l'hypoglycémie se manifeste soit *après une période de jeûne*, soit *après un repas*. Cette notion est capitale et on doit y être très attentif lorsqu'on interroge le patient. L'hypoglycémie de jeûne survient le plus souvent dans les dernières heures de la nuit et avant le petit déjeuner. Ces hypoglycémies sont potentiellement les plus graves et les signes de souffrance cérébrale peuvent dominer le tableau. L'hypoglycémie postprandiale peut survenir jusqu'à six heures après l'ingestion d'aliments. La symptomatologie adrénergique domine et les manifestations de souffrance cérébrale sont, en général, peu marquées.

Sur le plan physiopathologique, l'hypoglycémie résulte soit d'une utilisation excessive de sucre, soit d'une diminution de sa production, ou soit encore des deux mécanismes à la fois.

ÉTIOLOGIES PAR ORDRE DE FRÉQUENCE

INSULINOTHÉRAPIE

L'insuline exogène est responsable de plus de 95 % des réactions hypoglycémiques qu'on rencontre en clinique (*voir le chapitre sur le diabète*).

TABLEAU 16 CLASSIFICATION DES HYPOGLYCÉMIES

Histoire clinique	Physiopathologie	Étiologie
Hypoglycémie de jeûne	Augmentation de l'utilisation	Insulinothérapie Sulfamides Insulinome Bébé de mère diabétique Factice Auto-immune : Anticorps anti-insuline Anticorps antirécepteur d'insuline Cancers
	Diminution de production	Malabsorption Glycogénose Nécrose hépatique Cancers Alcool
	Mixte	Insuffisance en hormone de croissance, cortisol, thyroxine, glucagon et catécholamines Médicaments : aspirine, propanolol, disopyramide (Norpace, Pentamidine, Quinine, Ritodrine)
Hypoglycémies postprandiales	Augmentation de l'utilisation	Idiopathique Diabète potentiel Gastrectomie Sensibilité à la leucine
	Diminution de la production	Galactosémie Fructosémie héréditaire Déficience en glucagon
Artefacts	Glycolyse par les globules rouges ou blancs	Polycythémie Leucémie Crise hémolytique

HYPOGLYCÉMIES RÉACTIONNELLES IDIOPATHIQUES

Ce syndrome se produit le plus souvent chez la jeune femme anxieuse. D'une façon typique, elle se plaint d'une symptomatologie adrénergique qui survient après un repas riche en glucides rapidement absorbables. Autrefois, on posait le diagnostic à partir de l'hyperglycémie provoquée prolongée sur une période de cinq heures. Cette épreuve diagnostique a été sévèrement critiquée dans la littérature pour les raisons suivantes :

1) Le Glucola utilisé lors du test de l'HGP ne correspond pas, sur le plan physiologique, à la prise d'un repas;
2) Une glycémie inférieure à 3 mmol/L à la 2ᵉ, 3ᵉ ou 4ᵉ heure de l'HGP se présente chez au moins 20 % des sujets normaux et ce, particulièrement chez la femme.

Plusieurs articles et de nombreux éditoriaux ont mis en doute l'existence même de l'hypoglycémie réactionnelle... «Non-hypoglycemia is an epidemic condition...», «Postprandial hypoglycemia : fact or fiction?». Une étude effectuée par notre groupe allait permettre de rétablir quelque peu les faits (N Eng J Med, novembre 1989). Les buts de l'étude étaient :

1) Préciser l'existence et l'incidence de l'hypoglycémie réactionnelle;
2) Évaluer la valeur de l'HGP comme méthode diagnostique;
3) Établir les critères diagnostiques de cette condition.

Nous avons donc étudié 28 patients qui nous avaient tous été envoyés avec un diagnostic d'hypoglycémie réactionnelle et nous les avons comparés à un nombre égal de sujets sains (groupe placebo). Chaque patient du groupe étudié devait déposer une goutte de sang sur un papier buvard (figure 7) chaque fois qu'il ressentait ses «symptômes d'hypoglycémie» et noter immédiatement par écrit la nature des symptômes ressentis. Le groupe placebo devait par ailleurs déposer une goutte de sang à des temps comparables soit deux, trois ou quatre heures après les repas. Au bout de trois semaines, les papiers buvards nous étaient retournés, ce qui permettait de mesurer la glycémie au moment des symptômes décrits. Un papier buvard permettait d'analyser jusqu'à neuf épisodes par patient.

Les conclusions de l'étude ont été les suivantes :

1) *L'hypoglycémie réactionnelle existe.* En effet, 5 des 28 patients avaient une glycémie inférieure à 2,78 mmol/L (aucun chez les sujets contrôles) et 13 une glycémie inférieure à 3,33 mmol/L (seulement 2 chez les contrôles) au moment des symptômes (figure 8).

2) *L'hypoglycémie réactionnelle est relativement rare.* Sur les 132 échantillons analysés, seulement 6 étaient associés à une glycémie inférieure à 2,78 mmol/L, et 22 à une glycémie inférieure à 3,33 mmol/L. En d'autres termes, dans cette population sélectionnée envoyée à des endocrinologues avec

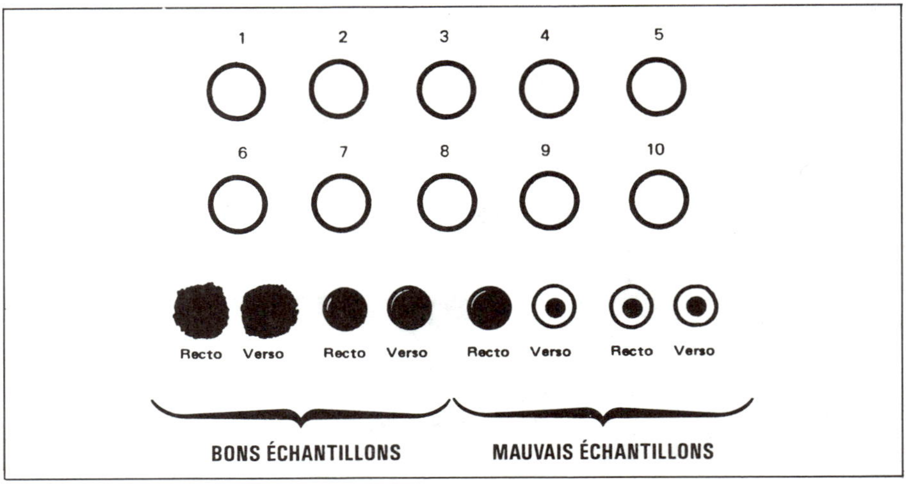

FIGURE 7 Glycémie capillaire sur papier buvard

un diagnostic d'hypoglycémie réactionnelle, la glycémie était normale au moment des symptômes dans 83 % des échantillons analysés.

3) *L'hyperglycémie provoquée sur cinq heures n'a pas de valeur diagnostique.* Lorsqu'on a comparé les résultats de l'HGP avec les glycémies mesurées sur papier buvard, on a constaté que les épisodes d'hypoglycémie vraie (papier buvard) survenaient chez des patients qui, dans environ 50 % des cas, avaient eu une courbe d'HGP normale alors que les «fausses hypoglycémies» étaient associées dans 50 % des cas à une courbe d'HGP anormale.

4) *Aucun des symptômes évocateurs d'hypoglycémie (faiblesse, sudation, palpitations, etc.) n'est pathognomonique de la condition.* Les symptômes notés dans les épisodes normoglycémiques ou hypoglycémiques étaient similaires.

5) *La correction des symptômes par la nourriture est nécessaire au diagnostic mais est peu spécifique.* Dans 19 des 22 épisodes d'hypoglycémie vraie, les symptômes étaient corrigés par la prise de nourriture (sensibilité 87 %). Cependant, dans 48 des 91 épisodes normoglycémiques, les patients rapportaient aussi une amélioration des symptômes par la nourriture (spécificité 54 %).

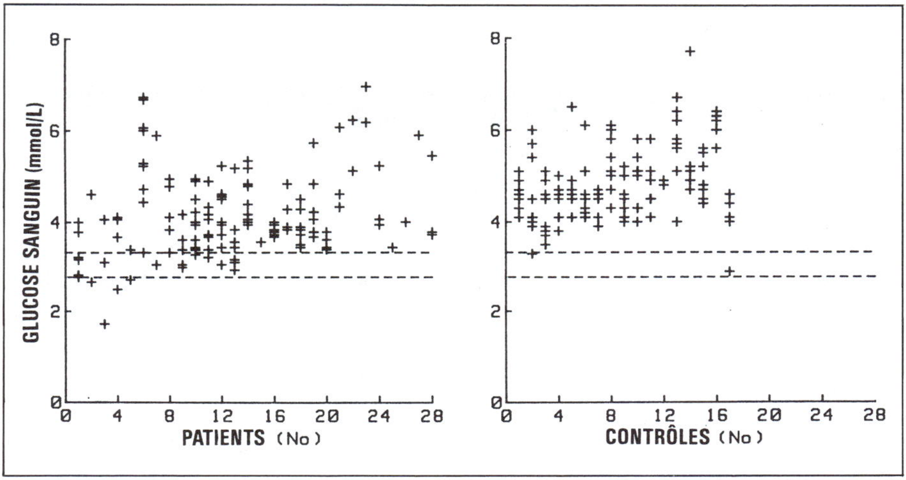

FIGURE 8 Glycémie capillaire sur papier buvard chez les patients et les sujets sains

La conclusion principale à tirer de cette étude est que la seule façon de poser un diagnostic d'hypoglycémie réactionnelle consiste en la mesure de la glycémie au moment des symptômes. La mesure de la glycémie par le patient au moyen d'un réflectomètre est une méthode peu sûre. En effet, plusieurs patients (souvent membres du Club des hypoglycémiques du Québec) sont convaincus qu'ils souffrent d'hypoglycémie. Ils ont souvent répondu oui à toutes les questions (jusqu'à 100 questions) qui pour les dirigeants de ce club sont pathognomoniques d'hypoglycémie... «Avez-vous parfois des maux de tête?»... Certains pourraient avoir la tentation d'interpréter à la baisse leur taux de glycémie puisqu'ils préfèrent le diagnostic «d'hypoglycémie» à celui «d'anxiété». Le papier buvard est une méthode objective et sûre pour poser un diagnostic d'hypoglycémie réactionnelle.

PSEUDO-HYPOGLYCÉMIES

Souvent l'hypoglycémie est invoquée et par le patient et par le médecin pour expliquer les manifestations d'anxiété (palpitations, chaleur, étourdissements, etc.). Une hyperglycémie provoquée est alors pratiquée et si la glycémie est plus basse que 3,3 mmol/L, le diagnostic d'hypoglycémie est confirmé. On abuse de cette pratique car, comme nous l'avons dit précédemment, les variations individuelles des glycémies chez un sujet normal sont importantes. La pseudo-hypoglycémie doit être considérée lorsqu'il n'y a pas de relation entre les symptômes et les taux de glycémie. De plus, la plupart du temps, ces patients ne racontent pas des faits qui établissent un rapport constant entre les repas et les symptômes. Dans le groupe des patients présentant une «pseudo-hypoglycémie», les symptômes étaient corrigés par la prise de nourriture dans 46 % des cas. Donc, il existe peut-être un *syndrome postprandial* : 1) qui se manifeste particulièrement chez les patients prenant des diètes riches en sucres concentrés, 2) qui n'est pas relié à une chute significative de la glycémie et 3) qui disparaît ou s'améliore avec une diète appropriée (pauvre en sucres concentrés, riche en fibres). Ce syndrome postprandial serait une nouvelle entité qui permettrait au médecin et au patient de ne pas «surutiliser» le diagnostic d'anxiété. On ne traitera pas alors les symptômes avec des sédatifs mais on les préviendra avec une diète. Il est possible par contre que l'amélioration des symptômes par la diète pauvre en sucres concentrés soit le résultat d'un effet placebo.

GASTRECTOMIE

L'absorption rapide de glucose provoque une flèche d'hyperglycémie précoce. Il s'ensuit une sécrétion rapide et importante d'insuline responsable de l'hypoglycémie survenant entre la première et la deuxième heure. Ce syndrome postgastrectomie tardif doit être différencié du syndrome précoce de vidange gastrique (*dumping*).

INTOLÉRANCE AU GLUCOSE

L'une des premières manifestations biologiques du diabète léger ou potentiel (hérédité fréquente de diabète) est l'anomalie de la sécrétion insulinique : le pic d'insuline est tardif, exagéré et prolongé. Il peut s'ensuivre une hypoglycémie tardive mise en évidence entre la troisième et la cinquième heure de l'hyperglycémie provoquée.

ALCOOL

La consommation d'alcool chez un sujet à jeun provoque une diminution de la néoglucogenèse hépatique. L'oxydation de l'alcool utilise le NAD nécessaire à la néoglucogenèse. L'hypoglycémie survient en particulier chez l'alcoolique dénutri et son incidence est sous-estimée. Tout coma dit «alcoolique» peut avoir une composante hypoglycémique.

SULFAMIDES

Les hypoglycémiants oraux à longue demi-vie sont particulièrement mis en cause (chlorpropamide ≥ glyburide ≥ tolbutamide). Le danger d'hypoglycémie augmente en présence d'insuffisances rénale ou hépatique qui ralentissent le catabolisme de ces médicaments. Ces hypoglycémies ne sont pas rares et sont souvent graves et prolongées. La sécrétion insulinique induite par les sulfamides n'est pas le seul facteur en cause. L'augmentation du nombre et de l'affinité des récepteurs d'insuline en est aussi responsable. En particulier avec le Chlorpropamide, une perfusion continue de glucose peut s'avérer nécessaire pour une période de trois à six jours.

INSUFFISANCES ENDOCRINIENNES

Les déficiences en HGH et glucocorticoïdes sont le plus souvent responsables de l'hypoglycémie. Le myxoedème, la déficience en glucagon et en adrénaline (propranolol) sont plus rarement en cause. La diminution de la néoglucogenèse (↓ production) et l'action non inhibée de l'insuline (↑ utilisation) peuvent être conjointement responsables. Parfois, l'hypoglycémie sera la première manifestation clinique d'une déficience endocrinienne.

ATTEINTES HÉPATIQUES

Les atteintes hépatiques graves sont parfois responsables d'une hypoglycémie. La diminution de la néoglucogenèse est évidemment en cause, mais il est possible de rencontrer une consommation exagérée de glucose dans les nécroses massives (hépatite fulminante). Les glycogénoses sont des causes rares d'hypoglycémie chez l'enfant.

GROSSESSE

Le nouveau-né d'une mère diabétique peut présenter une hypoglycémie dans les heures qui suivent sa naissance. Cette hypoglycémie est due à la stimulation du pancréas foetal par l'hyperglycémie maternelle. Un monitoring adéquat des glycémies de la mère dans les jours qui précèdent l'accouchement diminue l'incidence de cette complication. Par ailleurs, en cas d'accouchement prématuré, le glycogène foetal est diminué et le bébé est sujet à l'hypoglycémie.

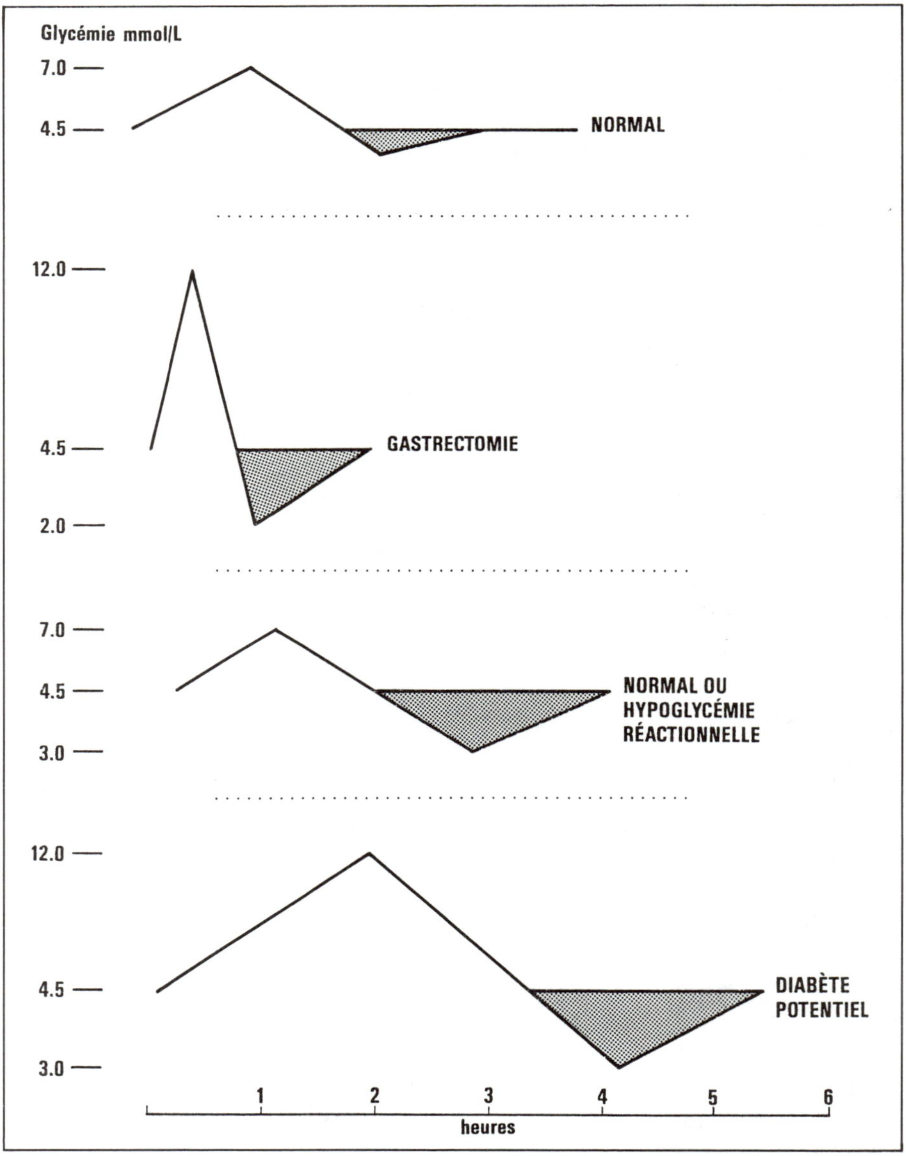

FIGURE 9 Hypoglycémies réactionnelles

INSULINOME

L'insulinome est une cause peu fréquente d'hypoglycémie. Rares sont les grands hôpitaux généraux où le diagnostic est posé plus d'une ou deux fois par année. Par ailleurs, des études établissent une prévalence de un cas sur 100 000 et ce, bien qu'un grand nombre d'autopsies indiquent une fréquence de un sur 1200 décès. Le plus souvent, la tumeur est unique, bénigne et de moins de 2 cm de diamètre (90 %). On rencontre aussi des lésions multiples (8 %), malignes (5 %), et des hyperplasies diffuses des cellules ß (1 à 3 %). L'insulinome peut être associé à d'autres tumeurs endocriniennes dans le MEA (*Multiple Endocrine Adenomatosis*) type I. La sécrétion d'insuline par la tumeur est souvent épisodique et capricieuse. La plupart des malades porteurs d'insulinome diagnostiqué à l'Hôpital Saint-Luc avaient une longue histoire de manifestations diverses souvent liées au domaine psychiatrique. La symptomatologie adrénergique est souvent frustre ou même absente et ce, probablement à cause d'une diminution lente et chronique des glycémies. Nonobstant les remarques précédentes, si une hypoglycémie survient chez un sujet à jeun, le plus souvent âgé de 30 à 60 ans, non diabétique, non ictérique, non alcoolique et apparemment sans insuffisance endocrinienne, on doit poser le diagnostic présomptif d'insulinome.

CANCERS

L'hypoglycémie est l'une des manifestations paranéoplasiques des grosses tumeurs malignes le plus souvent rétropéritonéales. D'après notre expérience, cette complication est très rare et survient presque exclusivement dans les stades terminaux du cancer. La consommation de glucose par la tumeur fut d'abord avancée pour expliquer l'hypoglycémie. De fait, il semble que la diminution de la néoglucogenèse hépatique soit un facteur déterminant dans la plupart des cas étudiés.

MALABSORPTION-EXERCICE-MALNUTRITION

L'hypoglycémie est une complication exceptionnelle des malabsorptions. On l'a observée chez des sujets gravement dénutris (diminution de substrats). Par ailleurs, la malnutrition elle-même ou reliée à l'effort prolongé et intense peut occasionnellement induire des hypoglycémies graves.

MÉDICAMENTS

De nombreux médicaments sont capables d'induire des hypoglycémies parfois graves. Les *sulfonylurées* à eux seuls sont en cause dans 75 % des cas. *L'alcool*, *le propranolol* (patients mal nourris ou avec atteinte hépatique) et les salicylates (surtout chez les enfants) sont des facteurs étiologiques dans environ 5 % des cas. Quatre autres médicaments ont été plus récemment incriminés soit *la quinine* (51 cas rapportés), *la pentamididine* (traitement de la pneumonie à pneumocystic : 30 cas rapportés), *la ritodrine* (Bêta-2 agoniste utilisé pour inhiber les contractions utérines : 17 cas rapportés) et *le disopyramide* (Norpace, un anti-arythmique : 13 cas rapportés). D'autres médicaments, la lidocaïne, les sulfamidés et l'acide para-aminobenzoïque (PABA) ont été mis en cause à quelques reprises.

ANTICORPS

Deux types d'anticorps peuvent induire des hypoglycémies : les anticorps antirécepteurs à l'insuline et les anticorps anti-insuline. Le plus souvent, ces anticorps sont associés à des syndromes de résistance à l'insuline. On retrouve par exemple des anticorps antirécepteurs en association avec l'*acanthosis nigricans* et un syndrome de résistance à l'insuline. Par ailleurs, les anticorps anti-insuline surviennent le plus souvent chez des patients ayant préalablement reçu de l'insuline. Occasionnellement, ces anticorps anti-insuline apparaissent chez des patients n'ayant jamais été en contact avec de l'insuline exogène (dans le contexte d'un syndrome auto-immun). Très rarement, ces deux types d'anticorps auront paradoxalement un effet stimulant plutôt que bloquant. Ainsi, des anticorps antirécepteurs ont été mis en cause dans l'hypoglycémie de jeûne et les anticorps anti-insuline dans l'hypoglycémie postprandiale.

TOXINES

Le fruit de l'arbre akee (Jamaïque) et le vacor (poison à rat) contiennent des toxines capables d'induire des hypoglycémies fatales.

INSUFFISANCE RÉNALE

L'insuffisance rénale peut induire, même chez des patients non diabétiques, des hypoglycémies par des mécanismes multiples : l'état de malnutrition, la diminution du catabolisme et de la clairance rénale de l'insuline, la diminution de la néoglucogenèse rénale, la diminution de la néoglucogenèse hépatique (diminution du substrat alanine) et des anomalies dans les mécanismes de contre-régulation (glucagon, épinéphrine) ont tous été considérés. Les patients diabétiques, traités soit avec des hypoglycémiants, soit avec de l'insuline, doivent être suivis de très près, car ils sont aptes à présenter des épisodes hypoglycémiques fréquents et graves. En phase avancée d'insuffisance rénale, leur médication doit souvent être réduite de façon importante.

TESTS DIAGNOSTIQUES

Confronté à la possibilité d'hypoglycémie, le médecin doit d'abord en confirmer l'existence, puis en rechercher l'étiologie. Pour ce faire, il dispose d'un certain nombre de dosages biologiques et de tests dynamiques.

GLYCÉMIE

Si le malade est symptomatique, la détermination immédiate de la glycémie permettra d'attribuer à l'hypoglycémie ou à d'autres facteurs les symptômes que présente le malade. Si le malade n'est pas symptomatique au moment de l'entrevue, on doit essayer d'obtenir une glycémie au moment des symptômes. En pratique, l'utilisation de bâtonnets par le malade (Dextrostix, Chemstrip, etc.) s'avère très utile. Dans le cas de l'hypoglycémie réactionnelle, comme nous l'avons souligné précédemment, le test au *papier buvard* demeure la méthode de détection idéale.

HYPERGLYCÉMIE PROVOQUÉE

L'hyperglycémie provoquée n'est plus, comme nous l'avons dit précédemment, une méthode valable pour poser un diagnostic d'hypoglycémie réactionnelle idiopathique. Cependant, l'hyperglycémie provoquée demeure un test valable pour diagnostiquer une hypoglycémie, dans le contexte d'un diabète potentiel ou d'une intolérance au glucose et dans le contexte d'un syndrome tardif ressenti par un patient ayant subi une gastrectomie partielle. Dans ces conditions, un dosage d'insuline associé au dosage de la glycémie permet de préciser davantage le diagnostic puisque le pic d'insuline sera retardé dans le cas d'une intolérance au glucose et sera précoce et exagéré dans le cas d'une gastrectomie. Dans ces conditions, il demeure important d'établir une relation entre les symptômes présentés au cours de l'hyperglycémie et les valeurs de la glycémie.

INVESTIGATION ENDOCRINIENNE

Une évaluation endocrinienne ne s'avère nécessaire que s'il y a un doute raisonnable de déficience de l'une ou l'autre des hormones hyperglycémiantes (HGH, cortisol, thyroxine).

Diagnostic de l'insulinome

La sécrétion anormale d'insuline peut être démontrée de diverses façons :

Rapport insuline/glycémie - Normalement le rapport de l'insulinémie exprimée en μU/ml sur la glycémie exprimée en mg % ne doit pas dépasser 0,3. L'insulinémie, comparée de cette façon à la glycémie après une nuit de jeûne, est le test le plus fiable pour confirmer ou infirmer le diagnostic d'insulinome. Il est parfois nécessaire de prolonger le jeûne pour une période de 72 heures (en milieu hospitalier, avec une surveillance étroite) en évaluant ce rapport aux 6 heures ou lors de l'apparition des symptômes.

Mesure du peptide C - Le peptide C est sécrété de façon équimolaire avec l'insuline. Un taux de peptide C normal en présence d'hyperinsulinémie doit nécessairement faire évoquer la prise d'insuline (*hypoglycémie factice*) par le patient. Les hypoglycémies induites par la prise de sulfonylurées provoquent cependant une augmentation parallèle de l'insuline et du peptide C. Les hypoglycémies factices consécutives à la prise de sulfonylurées peuvent donc facilement être mises sur le compte d'un insulinome. Nous ne sommes pas prêts d'oublier un cas malheureux «d'insulinome» où le diagnostic d'hypoglycémie factice n'aura été posé qu'après une pancréatectomie à 90 % suivie d'une transplantation pancréatique! Cette patiente prenait en cachette du Diabéta.

Tests dynamiques - Chez le sujet normal, la cellule ß est plus sensible au glucose ≥ tolbutamide ≥ glucagon. Cet ordre est inversé dans les cas d'insulinome : glucagon ≥ tolbutamide ≥ glucose. Les tests dynamiques utiles se présentent dans cet ordre : test au glucagon, test au tolbutamide et enfin l'hyperglycémie qui est peu utile. Ces tests sont difficiles à interpréter, s'avèrent parfois dangereux et ne devraient être pratiqués que par ceux qui en ont l'expérience.

TRAITEMENT

L'hypoglycémie est une situation qui nécessite une intervention immédiate soit de la part du médecin, soit de la part du malade ou de ses proches. L'agressivité du traitement dépendra évidemment de la gravité des symptômes et, dans une certaine mesure, de l'étiologie du problème. La disponibilité des bâtonnets qui fournissent une mesure quasi immédiate de la glycémie a eu pour effet de modérer l'attitude ancienne qui préconisait ceci : «Si un doute existe, traite.» Aujourd'hui, il faut se dire : «Si un doute existe, mesure.» Et le doute ne devrait pas seulement exister en présence d'un malade comateux, froid, blanc, moite, aux pupilles en mydriase et au rythme cardiaque rapide, mais dans toute situation où des signes de souffrance cérébrale ne sont pas formellement expliqués. Les bases du traitement sont les suivantes :

COMA HYPOGLYCÉMIQUE

1) Injection IV de 50 ml de glucose 50 %. Répéter l'injection si le malade ne se réveille pas immédiatement.
2) Installer simultanément une perfusion de glucose 10 % à débit maximal. Cette perfusion sera ultérieurement modifiée selon le monitoring des glycémies.
3) À l'aide de bâtonnets, mesurer les glycémies aux cinq minutes aussi longtemps que cela sera nécessaire, puis à des intervalles plus longs lorsque la situation sera maîtrisée.
4) Le malade devra ingérer un jus sucré et un repas léger riche en hydrates de carbone aussitôt que son état le permettra.
5) Durant toute cette période d'intervention agressive, le médecin recueille les renseignements disponibles et procède à l'examen :
   a. Le plus souvent le diagnostic s'impose. Le malade est un diabétique insulinodépendant qui peut retourner chez lui après quelques heures d'observation.
   b. Dans le cas d'une hypoglycémie causée par la prise de sulfamides (sulfonylurées), l'infusion de glucose s'avère parfois nécessaire pour une période de plusieurs jours.
   c. Dans toute situation où le diagnostic étiologique n'est pas évident, le malade doit être hospitalisé pour qu'on procède à une investigation.

HYPOGLYCÉMIE À DOMICILE

Dans toute situation où l'hypoglycémie est une complication prévisible, le malade et ses proches doivent être en mesure d'intervenir d'urgence. L'ingestion de sucre ou l'injection SC d'une ampoule de Glucagon sont les mesures qui s'imposent.

HYPOGLYCÉMIE RÉACTIONNELLE

Étant donné que l'hypoglycémie réactionnelle est induite par la prise de sucre, la base du traitement est une diète pauvre en sucres concentrés répartie en de multiples petits repas. Le pourcentage de glucides doit cependant représenter un minimum de 50 % des calories nécessaires, lesquelles doivent être ingérées sous forme de polymères (pâtes alimentaires, pain, etc.). Un apport important en fibres non digestibles permet l'absorption plus lente des sucres et contribuera à prévenir l'hypoglycémie. Dans le cas de l'hypoglycémie qui survient à la suite d'une gastrectomie, si une diète constituée de multiples petits repas ne soulage pas le malade, on pourra envisager une inversion chirurgicale d'un segment du jéjunum. Dans le contexte d'une «pseudo-hypoglycémie», près de 50 % des sujets se trouvent mieux après l'ingestion d'une diète fractionnée et pauvre en sucres concentrés. Il peut s'agir d'un effet placebo. De toute façon, la diète pauvre en sucres concentrés et riche en fibres est la diète idéale pour tous.

INSULINOME

Une fois le diagnostic d'insulinome confirmé, le traitement est en général chirurgical. La localisation en préopératoire de la lésion, habituellement petite, nécessite des moyens d'investigation sophistiqués (artériographie sélective, CT-scan angiographique portale, etc.). Le diazoxide et la streptozotocine s'avèrent utiles dans les cas de tumeurs non résécables et chez les patients qui refusent la chirurgie.

RÉFÉRENCES

Gale E. Hypoglycemia. Clin Endocrinol Metab 1980; 9: 461-475.

Hypoglycemia. Endocrinol and Metab. Clinic of North America : Mars 1989.

Kennedy T. Management of the Hypoglycemic Patient. World J Sur 1982; 6: 718-724.

Palardy J, Havrankova J, Lepage R, Matte R, D'Amour P, Bélanger R, Ste-Marie LG. Blood Glucose Measurements During Symptomatic Episodes in Patients with Suspected Postprandial Hypoglycemia. N Engl J Med 1989; 321: 1421-1425.

4

LES HYPERLIPÉMIES

Ronald Matte, M.D., Raphaël Bélanger, M.D., Catherine Kissel, M.D.

«Douter de tout et de soi-même
sans perdre la passion...
Voilà le grand défi»
Bourgault doux-amer

Les médias ont tant parlé du rôle des lipides dans la genèse des maladies vasculaires qu'il n'est pas rare de voir un patient exiger de la part de son médecin un bilan lipidique pour ensuite utiliser les résultats comme barème de sa longévité. Cette pratique, quoiqu'un peu abusive, peut se justifier si elle permet de découvrir l'hyperlipémie ou de reconnaître tous les facteurs de risque auxquels cette hyperlipémie est souvent liée : mode de vie, habitudes alimentaires, obésité, diabète, HTA, tabac, etc.!

Le cholestérol est la cible la plus connue. Plus le cholestérol est élevé, plus grand est le risque de subir un accident vasculaire (figure 10). Ce risque devient significatif lorsque les niveaux sanguins du cholestérol dépassent 4,7 à 5,2 mmol/L (180 à 200 mg/dl), ce qui signifie que 50 % de la population nord-américaine a un profil lipidique indésirable.

Des études ont démontré que les niveaux du LDL cholestérol étaient un marqueur encore plus précis de ce risque (valeurs idéales $\leq$ 3,4 mmol/L) alors que le HDL cholestérol jouait un rôle protecteur et pouvait moduler le risque de façon indépendante.

Le rôle des triglycérides dans la genèse de l'athéromatose est moins bien élucidé. Dans une revue récente, Austin rapporte que dans 75 % des études, on

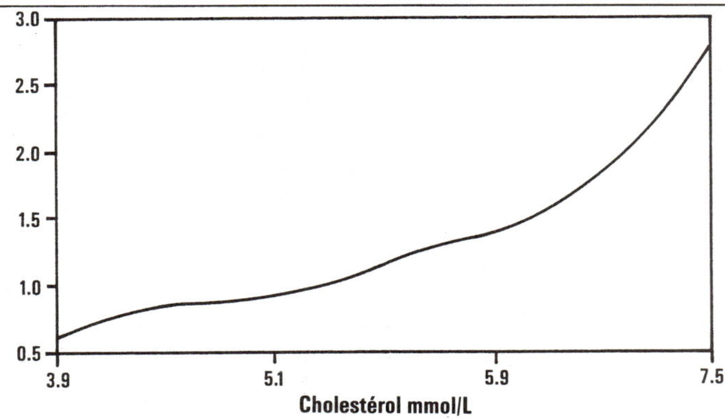

FIGURE 10 Risque de mort annuelle par maladie coronarienne pour 1000 individus

peut établir une relation directe entre les niveaux des triglycérides et l'incidence de la maladie coronarienne. Cependant, d'autres études épidémiologiques mettent en doute le rôle des triglycérides comme facteur étiologique isolé de l'artériosclérose. Il semble que les divers types de lipoprotéines intervenant dans le transport des triglycérides soient un facteur décisif, les chylomicrons et les VLDL-triglycérides étant relativement inoffensifs à cet égard alors que les ß VLDL (*remnants*) et les VLDL des patients obèses ou diabétiques ont un potentiel athérogène. Par ailleurs, les VLDL sont les précurseurs des LDL plus riches en cholestérol (très certainement athérogènes) et l'hypertriglycéridémie est le plus souvent associée à une baisse des niveaux du HDL cholestérol. On peut conclure que l'élévation des triglycérides comme facteur de risque isolé est probable, que l'hypertriglycéridémie accompagne souvent l'hypercholestérolémie et qu'elle fait partie du cortège d'anomalies métaboliques de trois conditions propices aux maladies vasculaires : l'hypertension, l'obésité et le diabète. Pour ces raisons, corriger l'hypertriglycéridémie constitue un objectif valable dans la bataille contre l'athéromatose.

Plus récemment, des chercheurs ont soulevé comme hypothèse que la qualité et la quantité des lipoprotéines circulantes dans la période postprandiale pouvaient jouer un rôle important dans la genèse de l'athéromatose. D'autres chercheurs pensent que l'oxydation de certaines particules LDL, les rendant plus vulnérables aux macrophages, pourrait aussi jouer un rôle fondamental.

Les habitudes alimentaires du Nord-Américain ont été sévèrement critiquées et de nombreux experts suggèrent des modifications radicales en ce qui regarde l'ingestion de lipides, en particulier de graisses saturées et de cholestérol. Cette prise de conscience semble porter des fruits puisque la fréquence de la maladie coronarienne est fortement en baisse en Amérique du Nord. À l'inverse, les changements dans le mode de vie et l'arrivée du fast-food sont, au Japon, incriminés dans la montée en flèche des accidents coronariens. L'approche diététique ne se résume pas à diminuer l'apport des graisses saturées et du cholestérol. La rareté des accidents coronariens chez les Esquimaux et les populations méditerranéennes et africaines a suscité un vif intérêt sur le rôle des huiles de poisson, des graisses monosaturées (huile d'olive) et des fibres.

TABLEAU 17 VALEURS TROUVÉES POUR CHOLESTÉROL ET TRIGLYCÉRIDES : POPULATION NORD-AMÉRICAINE (LIPID RESEARCH CLINICS 1980)

Percentiles	Cholestérol mg/dl		HDL-Cholestérol mg/dl		Triglycérides mg/dl	
HOMMES						
20-29	172	215	45	32	90	152
30-39	194	234	44	32	109	232
40-49	206	254	44	32	123	250
50-59	211	261	45	31	122	242
60-69	210	258	50	30	116	222
70 et +	206	249	50	35	112	212
FEMMES						
20-29	164	207	52	39	65	114
30-39	179	219	54	39	71	130
40-49	195	241	56	39	84	163
50-59	222	275	58	40	111	194
60-69	228	280	60	40	108	203
70 et +	228	280	60	40	110	200
Critères recommandés ≤ 20 ans ≤ 180 mg/dl (4,7 mmol/L) ≥ 20 ans ≤ 200 mg/dl (5,2 mmol/L)						

TABLEAU 18 TABLE DE CONVERSION

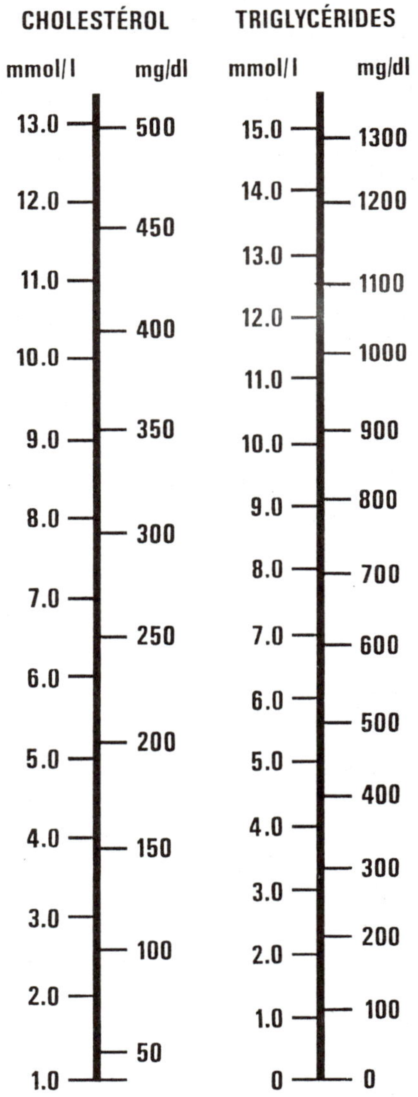

Les travaux de Goldstein et de Brown (prix Nobel) et de nombreux autres auteurs ont permis de comprendre beaucoup mieux l'homéostase du cholestérol en élucidant la structure du récepteur LDL et les mécanismes par lesquels les niveaux sanguins de cholestérol sont contrôlés. Suite à ces travaux, on ne classifie plus aujourd'hui les hyperlipémies selon les seuls critères du phénotype, c'est-à-dire du profil lipidique (classification de Fredrickson). Les nouvelles classifications tiennent aussi compte du mode de transmission et, quand on le connaît, du défaut moléculaire intervenant dans la genèse de l'hyperlipémie.

Enfin, sur le plan thérapeutique, la mise sur le marché d'inhibiteurs spécifiques de l'HMG-CoA réductase (médicaments qui inhibent la synthèse du cholestérol et augmentent le catabolisme du LDL cholestérol) s'avère un ajout majeur à l'arsenal thérapeutique actuel.

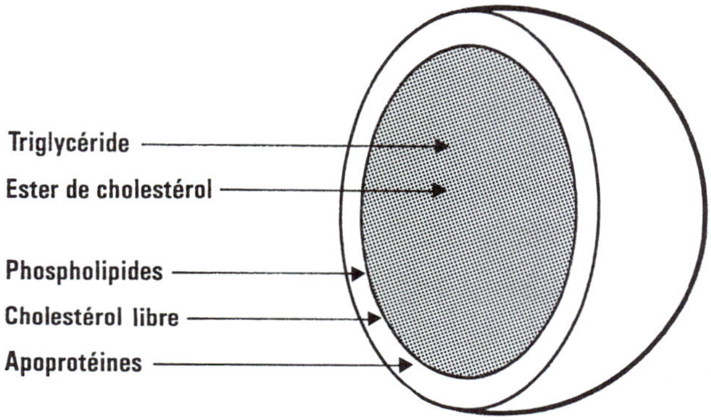

FIGURE 11 Représentation schématique d'une lipoprotéine

COMPOSITION ET TRANSPORT DES LIPIDES

Les lipides sont composés d'esters d'alcool et d'acides gras. Pour les triglycérides, l'alcool est le glycérol, et pour le cholestérol, un stérol. D'autres lipides, dits complexes, sont constitués par l'addition d'une troisième substance (par exemple le PO_4 pour les phospholipides). Les phospholipides sont partie intégrante des lipoprotéines (surface) et des membranes. La lécithine (phosphotidylcholine) et la sphingomyéline sont les principaux phospholipides. Même si les phospholipides constituent une fraction importante des lipides circulants, ils ne sont généralement pas analysés dans le bilan lipidique. On doit se rappeler cependant que la lécithine sert de substrat pour l'estérification du cholestérol par l'enzyme LCAT (*Lecithine Cholesterol Acyl Transferase*) :

$$\text{Lécithine} + \text{Cholestérol} \xrightarrow{LCAT} \text{ester de cholestérol} + \text{lysolécithine.}$$

L'ester de cholestérol constitue 70 % du cholestérol circulant. Le cholestérol et les triglycérides sont en soi insolubles. Leur solubilité dans le sang et leur métabolisme tissulaire sont assurés grâce à leur incorporation à des protéines dites apoprotéines (tableau 19). Les structures ainsi formées constituent les lipoprotéines (figure 11) qui peuvent être identifiées soit par électrophorèse, soit par ultracentrifugation (tableau 20). Dans ce rapport intime protéines-lipides, les apoprotéines assurent *la structure* des lipoprotéines (apo B → LDL, apo A → HDL), *le fonctionnement des enzymes* intervenant dans le métabolisme des lipides, (apo C II → LPL, apo A → LCAT) et *la liaison* avec les récepteurs cellulaires (apo B et E → LDL et *remnants*, apo A → HDL). Le pourcentage de protéines (apoprotéines) incorporé à la lipoprotéine est le facteur responsable de sa densité. Ainsi, les chylomicrons ont une densité très faible (1 % de protéines) alors que les HDL sont très denses (50 % de protéines). Cette faible densité des chylomicrons permet de les déceler très facilement dans le plasma (*voir diagnostic des hyperlipémies*).

TABLEAU 19 CARACTÉRISTIQUES DES PRINCIPALES APOPROTÉINES

Apoprotéines	*Lipoprotéines*	*Fonctions principales*
Apo A	HDL, chylomicrons	Structure des HDL Activateurs de LCAT
Apo (a)	Lipoprotéine (a)	Rôle dans l'athéromatose
B48	Chylomicrons	Sécrétion des chylomicrons par l'intestin
B100	VLDL, IDL, LDL	Sécrétion des VLDL par le foie Structure des VLDL, IDL, LDL Liaison avec le récepteur LDL
C11	Toutes les lipoprotéines	Activateur de la lipoprotéine lipase (LPL)
C111	Toutes les lipoprotéines	Inhibiteur de la LPL
D	HDL	Transport en retour du cholestérol
E	Toutes les lipoprotéines	Liaison avec le récepteur LDL

TABLEAU 20 IDENTIFICATION DES LIPOPROTÉINES

Électrophorèse	Ultracentrifugation	Pourcentage de protéine	Rapport Trigl/chol
Chylomicrons *	Chylomicrons *	1	10/1
Pré-bêta lipoprotéines	VLDL	10	5/1
Bêta lipoprotéines	LDL	25	1/5
Alpha lipoprotéines	HDL	50	1/3
Bêta VLDL	IDL (*remnants*)	35	1/1

* Les chylomicrons ne migrent pas à l'électrophorèse et ne sédimentent pas lors de la centrifugation.

Les lipides circulants proviennent soit de l'alimentation (voie exogène), soit du foie (voie endogène). Comme le montre bien la figure 12, les lipoprotéines ne sont pas des composés statiques. Elles subissent des modifications (échange d'apoprotéines, appauvrissement ou enrichissement en lipides) au cours d'un cycle où toutes les étapes sont interdépendantes. Dans ces échanges, les HDL jouent un rôle prépondérant grâce à l'enzyme LCAT, qui permet l'estérification du cholestérol libre, et à une protéine de transfert (CETP : *Cholesterol Ester Transfert Protein*), qui permet de transporter le cholestérol estérifié d'une lipoprotéine à une autre. Les chylomicrons qui proviennent de l'absorption intestinale et les VLDL de la synthèse hépatique, tous deux riches en triglycérides, sont exposés dans les capillaires à la lipoprotéine lipase qui les hydrolyse en acides gras. Les acides gras sont alors métabolisés ou réestérifiés en triglycérides. Par ailleurs, les chylomicrons *remnants* enrichis en cholestérol sont dégradés par le foie. Les VLDL contiennent des apoprotéines différentes (B100) de celles des chylomicrons (B48). Cette particularité permet aux VLDL de suivre une triple voie catabolique. Soumis à l'action de la lipoprotéine lipase (LPL), ils sont hydrolysés en acides gras mais leurs *remnants*, différents de ceux des chylomicrons, pourront soit être métabolisés par le foie ou être transformés en LDL. C'est cette dernière voie qui transmet aux VLDL triglycérides un potentiel athérogène que ne possèdent pas les chylomicrons. Par ailleurs, les *remnants*, lorsqu'ils ne sont pas métabolisés normalement (anomalie de l'apo E ou de l'enzyme HTGL — *Hepatic Triglyceride Lipase*) ont un potentiel athérogène (hyperlipémie de type III).

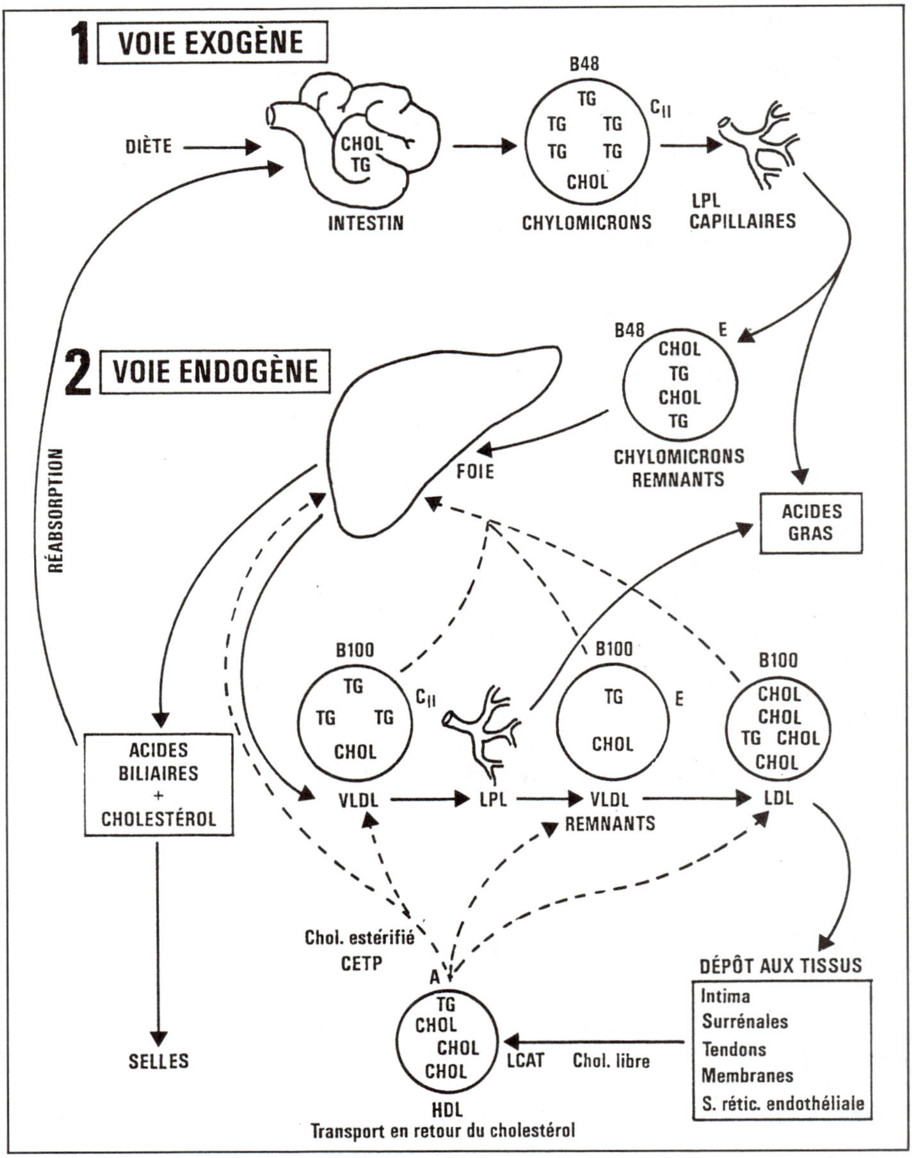

FIGURE 12 Lipoprotéines : transport et métabolisme

Le cholestérol, comme les triglycérides, provient de la diète ou de la synthèse hépatique. Sa synthèse dépend de l'activité de l'enzyme HMG-CoA Réductase (Hydroxy-Methyl-Glutaryl CoA Réductase) :

$$\text{HMG-CoA} \xrightarrow[\text{Réductase}]{\text{HMG-CoA}} \text{Mevalonate} \rightarrow \text{Cholestérol}$$

L'activité de l'enzyme est inhibée par une diète riche en cholestérol, le cholestérol synthétisé et par le cholestérol issu de la dégradation des lipoprotéines (en particulier des *remnants*). Le cholestérol est transporté incorporé aux LDL, HDL, *remnants* et, dans une moindre proportion, aux VLDL. Il est partie intégrante des membranes, sert de substrat pour la synthèse des stéroïdes, est déposé dans les plaques d'athérome et enfin, est excrété dans la bile. Une partie du cholestérol excrété est réabsorbée (cycle entérohépatique). Le métabolisme du cholestérol (synthèse et dégradation) est assuré grâce à des récepteurs (LDL récepteurs) qui permettent au cholestérol de rentrer dans les cellules par endocytose. Les tissus qui utilisent la plus grande quantité de cholestérol (gonades et surrénales) sont les plus riches en récepteurs. Une absence complète (forme homozygote), ou une diminution de 50 % (forme hétérozygote) des récepteurs explique une majorité des cas d'hypercholestérolémie familiale (type IIA). D'autres anomalies (douze ont été identifiées), qui vont d'une diminution de l'affinité des récepteurs à un défaut de l'internalisation du complexe LDL récepteur (endocytose), expliquent une minorité des cas d'hypercholestérolémie familiale-FH.

DÉVELOPPEMENT DE L'ATHÉROSCLÉROSE

LA STRIE LIPIDIQUE

L'athérosclérose est un phénomème universel et précoce. On observe la présence de monocytes et de macrophages riches en lipides dans les artères coronaires des enfants. L'accumulation de ces lipides dans l'intima des vaisseaux constitue la première manifestation d'athérosclérose : la strie lipidique. Elle est présente dans toutes les populations, y compris celles où l'athérosclérose de l'adulte est rare. La formation de la strie lipidique est donc considérée comme un phénomème normal.

LA PLAQUE D'ATHÉROME

La formation de la plaque d'athérome est un phénomène complexe. En présence d'hypercholestérolémie, les cellules endothéliales qui tapissent les parois artérielles s'altèrent, permettant ainsi une migration accrue des macrophages riches en lipides dans l'intima. Des plaquettes se fixent aux cellules endothéliales lésées formant des agrégats. Elle sécrètent alors un facteur, appelé facteur de croissance plaquettaire, qui stimule l'apparition et la prolifération de cellules musculaires lisses dans l'intima. Les plaquettes activent davantage le processus en sécrétant des thromboxanes (thromboxane A_2) qui augmentent l'agrégation plaquettaire et provoquent une contraction des cellules musculaires lisses à l'intérieur de la paroi artérielle. En vieillissant, les plaques sont le site d'une dégénérescence graisseuse, elles deviennent fibreuses et calcifiées ou, pire encore, peuvent se fissurer et devenir nécrotiques. Le rétrécissement de la lumière artérielle provoqué par la plaque d'athérome et la solution de continuité de l'intima provoquent un ralentissement du flot sanguin et un contact du sang avec le site lésé, avec comme conséquence ultime, la formation du thrombus. L'état de coagulabilité du sang (entraînant en particulier l'activation du facteur VII et le fibrinogène) semble, à ce stade, le facteur déterminant dans la survenue ou non de l'accident thrombotique. De nombreuses études suggèrent que les niveaux de cholestérol circulant et son degré d'oxydation jouent un rôle d'accélérateur, non seulement dans l'altération des cellules endothéliales, mais aussi dans la migration des macrophages, la prolifération des fibres musculaires lisses et l'activation du facteur VII. Le LDL cholestérol serait oxydé soit par une lipoxygénase, soit par de l'oxygène généré localement par les cellules. Le LDL ainsi oxydé subirait, par ailleurs, une dégradation ralentie au niveau du récepteur LDL et serait capté par les macrophages par des voies qui n'impliquent pas les récepteurs.

TRANSPORT EN RETOUR DU CHOLESTÉROL
Reverse Cholesterol Transport (RCT)

Si le cholestérol est capable de provoquer des lésions (xanthomes des tendons, plaques d'athérome dans les vaisseaux), il est évident que la prévention (bas niveau du cholestérol circulant) est le but recherché. Qu'en est-il cependant des lésions déjà établies? La mobilisation du cholestérol en retour (RCT, *Reverse Cholesterol Transport*) est évidente lorsqu'on observe la régression d'un xanthome tendineux chez un sujet hypercholestérolémique traité. Pour la plaque d'athérome, le problème est demeuré plus longtemps controversé. Certaines études (coronaro par exemple) démontrent une diminution de la vitesse de progression et même, dans certains cas, la régression des lésions athéromateuses. Cette mobilisation en retour du cholestérol est possible grâce aux HDL. Les HDL agissent comme des «accepteurs» de cholestérol libre. Le cholestérol libre est estérifié grâce à la LCAT. Il est alors soit incorporé aux HDL, soit mobilisé grâce à la CETP vers d'autres lipoprotéines (en particulier les LDL et *remnants*) qui seront par la suite dégradés par le foie (figure 12).

Les HDL sont en fait un groupe hétérogène de lipoprotéines allant des formes immatures discoïdes aux HDL_3 plus riches en lipides et aux HDL_2 plus riches en apoprotéines. La plupart des études ont démontré une relation inverse entre la fréquence des accidents vasculaires et les niveaux des HDL. Il a cependant été beaucoup plus difficile de préciser si les niveaux de HDL circulant étaient un facteur indépendant dans l'évaluation du risque coronarien. Les raisons de ces difficultés tiennent au fait que des taux abaissés de HDL sont en général associés à des taux élevés soit des VLDL, soit des LDL, soit des deux. Par ailleurs, en présence d'un cholestérol bas ($\leq$ 4,7 mmol) des taux abaissés de HDL ne semblent pas associés à un risque très important d'accident vasculaire.

Nonobstant ces considérations, la mesure des HDL dans les examens de laboratoire devient de plus en plus populaire. La notion de transport en retour du cholestérol plaît, la notion de rôle protecteur des HDL rassure et enfin la mesure des LDL nécessite préalablement la mesure des HDL selon l'équation : LDL cholestérol = cholestérol total - (HDL cholestérol + VLDL cholestérol). Seulement quelques laboratoires spécialisés peuvent mesurer directement les LDL. Il est possible que la mesure de l'apo A et de l'apo B soit un meilleur marqueur réciproquement de la masse des HDL et des LDL et qu'elle s'impose dans le futur dans l'évaluation du risque coronarien.

LES HYPERLIPÉMIES PRIMAIRES ET SECONDAIRES

On classifie les hyperlipémies (tableau 21) soit en fonction du *phénotype* (profil lipidique) selon la classification de Fredrickson, soit en fonction du *génotype* (tenant compte du mode de transmission et de l'anomalie métabolique en cause). Ces deux approches sont complémentaires car, pour pouvoir déterminer le génotype (par exemple, hypercholestérolémie familiale), on doit préalablement connaître le phénotype s'exprimant chez le sujet évalué (type IIA, augmentation isolée du LDL cholestérol). Chacun des types d'hyperlipémie peut s'exprimer sur une base *primaire* (transmission génétique) ou sur une base *secondaire* (profil lipidique acquis à la suite d'une maladie ou d'un facteur déclenchant).

TABLEAU 21 CARACTÉRISTIQUES DES HYPERLIPÉMIES

TYPE	GÉNOTYPE	MÉCANISME	BIOLOGIE et PLASMA
I	Hyperchylo. familiale	↓ lipoprotéine lipase Déficience en C_{11}	Chylomicrons Collet crémeux
IIA	Hypercholest. familiale Apo B anormale Sitostérolémie	↓ des LDL récepteurs ↓ liaison ↑ abs. du stérol des plantes	Cholestérol LDL Apo B Clair
IIB	Hyperlipémie familiale combinée	↑ prod. des VLDL - ↓ synthèse LDL	Cholestérol Triglycérides VLDL LDL Clair ou trouble
IV	Hypertrigly. familiale	↑ VLDL	Triglycérides Trouble
V	Hypertrigly. sporadique	↓ lipoprotéine lipase ↑ VLDL	Chylomicrons Triglycérides VLDL Trouble + collet
III	Dysbêta lipo Hyperlipémie alimentaire	↑ *remnants* Apo E anormale ↓ HTGL Polygénique : peut révéler une forme familiale fruste	Cholestérol Triglycérides Trouble ou clair Chol ≥ 5,2 mmol/L Trigl N ou ↑ Clair

TABLEAU 21 CARACTÉRISTIQUES DES HYPERLIPÉMIES (suite)

TYPE	PRIMAIRE	SECONDAIRE	MANIFESTATIONS
I	Rare récessif	Diabète Myélome Lupus	Pancréatites Xanthomes éruptifs
IIA	~ 1/500 Autosomal dominant	Hypothyroïdie Cholestase S. néphrotique porphyrie	Xanthomes tandineux Arcs séniles Artériosclérose
IIB	Autosomal dominant ≤ 1 %	Hypothyroïdie Diabète S. néphrotique Obésité Corticoïdes Thiazides	Artériosclérose
IV	Auto dominant ≤ 1 %	Obésité Diabète Alcool Oestrogènes Grossesse Thiazides	Xanthomes éruptifs Pancréatite (artériosclérose)
V	≤ 1 %	Hypothyroïdie Hypercalcémie Lipodystrophie	
III	~ 2 % Polygénique	Diabète Hypothyroïdie Lupus Fréquente	Xanthomes palmaires Artériosclérose Artériosclérose

HYPERCHYLOMICRONÉMIE FAMILIALE (TYPE I)

La forme primaire est très rare. Son mode de transmission est autosomal récessif. Ce désordre est lié soit à une déficience de l'enzyme LPL, soit à une déficience de l'apoprotéine C_{11} nécessaire à l'activité de l'enzyme. La manifestation essentielle de cette condition est la pancréatite récidivante. Cette complication survient lorsque les niveaux plasmatiques des triglycérides dépassent

10 mmol/L. On pourra alors observer la *lipemia retinalis*, les xanthomes éruptifs, en particulier sur le front, les avant-bras et les fesses, et même une hépatosplénomégalie. Les causes de la forme secondaire sont le diabète débalancé (l'activité de la LPL dépend de l'insuline), le lupus et le myélome (où l'on observe la présence d'anticorps anti-LPL).

HYPERCHOLESTÉROLÉMIE FAMILIALE (TYPE IIA)

L'hypercholestérolémie familiale est sans aucun doute la cause la plus grave d'artériosclérose précoce. Dans sa forme hétérozygote, l'artériosclérose se manifeste cliniquement vers l'âge de 30 ans. Dans la forme homozygote ou doublement hétérozygote (il existe pas moins de douze anomalies génétiques du récepteur LDL), la complication vasculaire peut se manifester dès l'enfance. Une autre cause d'hypercholestérolémie familiale réside non pas dans l'anomalie du récepteur mais dans l'anomalie de l'apo B100. Récemment, on a rapporté qu'un autre facteur, la lipoprotéine (a) pouvait jouer un rôle important dans le développement de la thrombose du patient hypercholestérolémique. Cet effet néfaste de la Lp (a) serait relié à sa parenté structurale avec le plasminogène. Enfin, on a décrit quelques sujets où les complications vasculaires étaient attribuables à une absorption du stérol des plantes (lequel n'est habituellement pas absorbé). Dans l'hypercholestérolémie familiale (FH), le LDL cholestérol des formes homozygotes peut atteindre 15 à 20 mmol/L. Dans les formes hétérozygotes, le LDL cholestérol varie entre 5 et 15 mmol/L. Les causes des formes secondaires responsables d'un profil lipidique de type IIA sont l'hypothyroïdie (type IIB plus fréquent), la cholestase, le syndrome néphrotique ou, rarement, la porphyrie et l'anorexie. Dans toutes ces conditions, le tableau clinique se résume à l'artériosclérose, aux arcs séniles avant 40 ans, aux xanthomes, le tout dans un contexte familial.

HYPERTRIGLYCÉRIDÉMIE FAMILIALE (TYPE IV)

Cette condition, transmise selon le mode autosomal dominant, serait due à une surproduction de VLDL. Le mécanisme intime responsable de cette surproduction n'a pas encore été déterminé. Cette condition est le plus souvent silencieuse cliniquement car les niveaux plasmatiques des triglycérides se situent la plupart du temps en deçà de 10 mmol/L. Cependant, la présence d'une cause secondaire (obésité, alcool, diabète, oestrogènes, diète) venant s'ajouter à l'anomalie primaire pourra créer une majoration importante des taux des triglycérides avec, comme conséquences possibles, la pancréatite et des xanthomes éruptifs. Toutefois, les causes secondaires isolées ne sont pas capables, en général, de produire une augmentation massive des triglycérides. Une exception, l'intoxication alcoolique, qui peut s'exprimer parfois par une pancréatite dans le contexte d'une hypertriglycéridémie massive. On observe peu ou pas d'artériosclérose précoce dans ce type d'hyperlipémie.

HYPERLIPÉMIE FAMILIALE COMBINÉE

Ce syndrome autosomal dominant présente un profil différent chez les divers membres d'une même famille ou chez un même sujet à des époques différentes, selon son style de vie (alcool, diète, pilule, etc.). On aura donc soit un profil IIB (augmentation des VLDL et des LDL) soit encore un profil IIA, IV ou même V. Dans l'hyperlipémie familiale combinée, l'hyperproduction des VLDL (en apparence de structure normale) entraîne une augmentation des LDL mais on ne connaît pas encore l'anomalie moléculaire responsable. L'artériosclérose précoce est une complication fréquente chez les sujets atteints de cette forme d'hyperlipémie.

DYSBÊTALIPOPROTÉINÉMIE (TYPE III)

Dans cette condition, il y a accumulation des *remnants*. L'anomalie moléculaire réside dans un défaut de l'apoprotéine E. Les sujets atteints ont une apoprotéine E^2 (anormale) qui, contrairement à l'apoprotéine E^3 (normale), ne peut se lier au récepteur hépatique E. On rencontre l'anomalie homozygote E^2 E^2 chez 2 % de la population, mais une minorité seulement de ces sujets se présentent avec une hyperlipémie. En voici la raison : les *remnants* sont constitués en partie d'apo B et d'apo E. Lorsque l'apo E est anormale, l'apo B permettra l'élimination de la lipoprotéine par le biais de la composante B des récepteurs hépatiques B-E. Cependant, lorsqu'une cause secondaire existe (diète, alcool, diabète, etc.), cette voie de métabolisme unique ne suffit plus (les récepteurs B deviennent saturés) et le sujet devient hyperlipémique. Lorsqu'il y a expression de l'hyperlipémie dans le type III, on observe en général une augmentation équivalente des taux du cholestérol et des triglycérides. Cette condition est fortement athérogène. La présence de xanthomes palmaires attire l'attention sur cette forme d'hyperlipémie.

HYPERTRIGLYCÉRIDÉMIE SPORADIQUE

Cette forme d'hyperlipémie est un peu un mélange des types I et IV avec augmentation des chylomicrons (voie exogène) et des VLDL triglycérides (voie endogène). La forme primaire est rare. Les causes secondaires sont les mêmes que pour le type IV, le diabète débalancé étant le plus souvent en cause. La pancréatite demeure une complication potentielle. L'athéromatose est peu ou pas présente.

HYPERLIPÉMIE ALIMENTAIRE (POLYGÉNIQUE)

La cause la plus fréquente d'hypercholestérolémie modérée (cholestérol ≥ 5,2 mmol/L) est de loin la diète. Lorsqu'on compare les Japonais d'Hawaii et du Japon, on observe qu'avec un même bagage génétique, les Japonais d'Hawaii (alimentation riche en graisses saturées et en cholestérol) ont des niveaux plus élevés de cholestérol et, parallèlement, une incidence accrue de maladies vasculaires. Dans la population nord-américaine, la diminution des taux de cholestérol observée ces dernières années n'est sans doute pas étrangère à cette façon différente de se nourrir (huiles végétales, viandes moins grasses, poissons, fibres). Cependant, sur le plan individuel, on rencontre des individus qui se nourrissent mal et qui pourtant ont des taux de cholestérol de 3 à 4 mmol/L, alors que d'autres, plus attentifs, auront de la difficulté à maintenir des niveaux de cholestérol en bas de 6,0 mmol/L. Pour expliquer ces variations, on a créé le terme «polygénique». En d'autres termes, le bagage génétique individuel (l'interaction de multiples gènes) détermine des niveaux de cholestérol différents chez des individus ayant des habitudes alimentaires identiques. L'hypercholestérolémie alimentaire peut donc être considérée comme une hypercholestérolémie polygénique.

DÉTECTION ET ÉVALUATION DES HYPERLIPÉMIES

ÉVALUATION BIOLOGIQUE

Aspect du plasma

Un plasma clair - élimine une augmentation majeure des triglycérides.

Si le plasma est trouble - on le laisse reposer de 12 à 24 heures à 4°C.
- La présence d'un collet avec le reste du plasma clair : type I probable.
- La présence d'un collet avec le reste du plasma trouble : type V probable.
- Un plasma trouble sans collet : type III ou IV.

Laboratoire

Tous les laboratoires peuvent mesurer le cholestérol et les triglycérides, la plupart peuvent maintenant mesurer les HDL. Étant donné que la mesure directe des LDL n'est disponible que dans les laboratoires très spécialisés, la mesure des HDL et des triglycérides permettra d'obtenir mathématiquement la mesure des LDL :

$$\text{LDL} = \text{cholestérol total} - \left(\text{HDL} + \frac{\text{triglycérides}}{2}\right) : \text{en mmol/L}$$

Les valeurs normales sont :

Cholestérol :	≤ 5,2 mmol/L
Triglycérides :	≤ 2,8 mmol/L
LDL :	≤ 3,4 mmol/L
HDL :	≥ 0,9 mmol/L

Certains laboratoires fournissent maintenant des mesures des apo A et des apo B. La mesure de ces apoprotéines a une grande valeur pronostique. Actuellement, elle souffre cependant d'un manque de standardisation et d'uniformité quant à la méthodologie utilisée.

Dans notre milieu, les valeurs normales sont :

Apo A, 1,02 - 2,15 g/L
Apo B, 0,59 - 1,55 g/L
Ratio apo A/apo B (indice de protection), ≥ 1,3

DÉTECTION DE L'HYPERCHOLESTÉROLÉMIE

Population générale

Tous les individus âgés de plus de 20 ans devraient avoir une mesure du cholestérol total. Pour les moins de 20 ans, cette mesure s'avère nécessaire dans le contexte d'une hyperlipémie familiale ou dans le contexte d'une maladie dont on sait qu'elle peut engendrer une hypercholestérolémie (diabète, etc.). Un simple dosage du cholestérol peut être fait à n'importe quel moment de la journée vu qu'*à court terme* les taux de cholestérol ne sont pas modifiés par la diète. Cette mesure du cholestérol pourra être répétée tous les cinq ans.

Population à risque

Comme nous l'avons dit précédemment, les taux de cholestérol doivent idéalement se maintenir en deçà de 5,2 mmol/L chez l'adulte et de 4,6 mmol/L chez les moins de 30 ans. En 1984, une étude américaine, Lipid Research Clinics Coronary Primary Prevention Trial (LRC-CPPT), a présenté des statistiques qui se sont répandues comme la poudre et ont très rapidement fait loi. Les chiffres sont révélateurs et faciles à retenir : une augmentation de 1 % du cholestérol produit une augmentation de 2 % du risque. Cette même étude et d'autres (Framingham Hearth Study et MRFIT) tirent des conclusions semblables pour les niveaux des HDL : augmentation de 1 % des HDL, diminution de 2 à 3 % du risque. Mais le risque est majoré de façon impressionnante lorsqu'il existe simultanément d'autres facteurs de risque : le *sexe masculin*, *l'hypertension*, *le diabète*, *la cigarette*, *une histoire de maladies vasculaires dans la famille*, une *obésité prononcée* et un *épisode d'accident vasculaire* dans le passé. Dans l'étude Multiple Risk Intervention Trial («MRFIT Mister Fit»), on a démontré que l'adjonction de deux facteurs de risque pouvait, en présence d'hypercholestérolémie, quadrupler ou même quintupler la probabilité de mourir d'un accident coronarien (tableau 22).

TABLEAU 22 MORT PAR MALADIE CORONARIENNE/ 1000 DE POPULATION

Cholestérol mmol/L	TA normale non fumeur	Hypertendu fumeur
≤ 4,71	1,6	6,3
≤ 5,22	2,5	10
≤ 5,67	2,7	15,5
≤ 6,31	3,8	16,6
≥ 6,31	6,4	21,4

Le tableau fait réfléchir et explique le comportement différent que le médecin devra avoir selon que le patient a un problème isolé de cholestérol ou un problème de cholestérol lié à d'autres problèmes.

Sujets hyperlipémiques

Pour les individus présentant un cholestérol total supérieur à 5,2 mmol/L, on doit nécessairement :

1. Obtenir un bilan lipidique complet.
2. Pratiquer une évaluation clinique avec histoire de cas et examen physique :
   - Recherche d'une atteinte vasculaire coronarienne, cérébrale ou périphérique;
   - Recherche de xanthomes, arcs séniles;
   - Recherche des causes secondaires;
   - Histoire familiale;
   - Recherche des facteurs de risque.
3. Labo : TSH, glycémie, urée, albuminurie, phosphatases alcalines.

La figure 13 résume l'approche suggérée par le NCEP dans le problème de l'hypercholestérolémie. Cette approche a de nombreux avantages. D'abord, on utilise les niveaux de LDL, ce qui exclut les sujets ayant un cholestérol total élevé attribuable aux HDL (femmes maigres, athlètes, oestrogènes). Ensuite, on ne traite plus en fonction du cholestérol en soi mais, ce qui est beaucoup plus pratique et logique, en fonction du risque couru. Enfin, cette approche détermine chez qui et quand on doit utiliser les médicaments hypocholestérolémiants. Une autre variable doit cependant déterminer l'agressivité de l'intervention médicale : l'âge du patient. Un patient âgé avec des valeurs de cholestérol autour du 90e percentile a, en quelque sorte, fait la preuve de sa résistance. Des variables diverses (hérédité de longévité, abstinence de tabac, tension artérielle normale, mode de vie, etc.) ont dans le passé contribué à bâtir cette résistance. Cette situation, qui n'est pas exceptionnelle, nous permet encore une fois d'attirer l'attention sur les autres facteurs de risque. Le cholestérol, c'est beaucoup mais ce n'est pas tout. On ne peut ni changer le sexe ou l'hérédité d'un patient, ni effacer une histoire antérieure de maladie vasculaire. On peut cependant insister sur le rôle néfaste de la cigarette, traiter l'hypertension, amener l'obèse à mieux se nourrir. On peut même influer sur les niveaux des HDL par un programme d'exercice. Le risque global se mesure non par l'addition mais plutôt par la multiplication des facteurs de risque isolés.

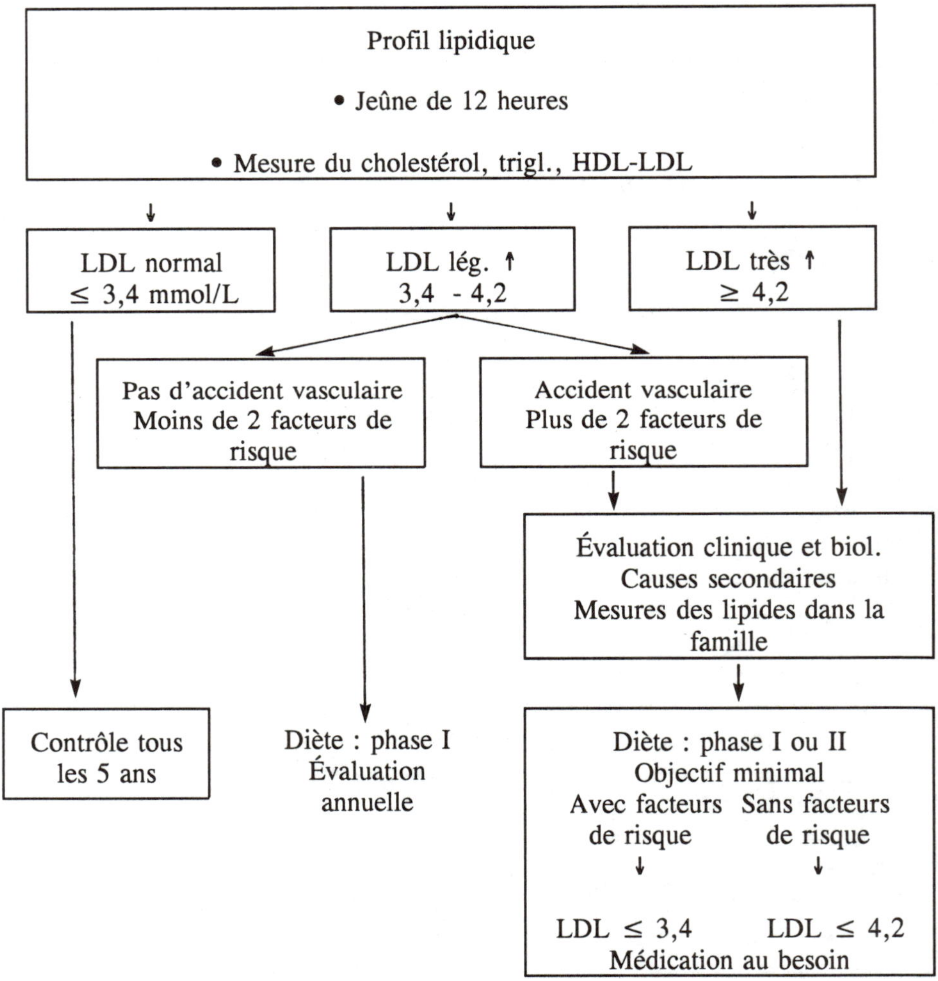

FIGURE 13 Algorythme résumant l'approche du sujet hypercholestérolémique (adapté du *Report of the National Cholesterol Education Program Expert Panel* — NCEP)

DÉTECTION DE L'HYPERTRIGLYCÉRIDÉMIE

Étant donné que les triglycérides sont moins athérogènes que le cholestérol, leur mesure de routine dans la population en général n'est pas recommandée.

On doit cependant mesurer les niveaux des triglycérides :

- Chez tout sujet ayant un cholestérol au-delà de 5,2 mmol/L. Cette mesure est nécessaire :
  a) afin d'obtenir les taux de LDL;
  b) pour déterminer le type d'hyperlipémie dont souffre le patient;
  c) parce qu'elle a son influence sur le choix d'éventuels médicaments (les résines peuvent majorer les taux de triglycérides).
- Chez tout sujet avec un accident vasculaire antérieur ou une histoire familiale d'athéromatose précoce dans la famille. Il peut par exemple souffrir d'hyperlipémie familiale combinée découverte alors qu'il présente une hypertriglycéridémie isolée.
- Chez les obèses, les diabétiques, et les hypertendus (surtout chez les femmes). Dans ces conditions, les VLDL ont souvent un potentiel athérogène.
- Chez tout sujet ayant plus de deux facteurs de risque de maladie vasculaire.
- Chez les alcooliques, les sujets ayant présenté un épisode de pancréatite, lors de la prise d'oestrogènes ou, dans le cas d'un patient ayant de l'acné, lors d'un traitement à l'acide rétinoïque.
- Lorsqu'on découvre un sérum lactescent.

L'hypertriglycéridémie se retrouve le plus souvent dans un contexte de risque (obésité, diabète, hypertension, bas niveau des HDL, taux élevés des LDL et des apo B). Dans ce contexte, l'hypertriglycéridémie doit être considérée comme un facteur de risque potentiel surajouté ou isolé. Hors de ce contexte, les triglycérides demeurent un facteur de risque controversé. Il est possible qu'une meilleure connaissance de la structure des VLDL permettra de mieux définir dans l'avenir quels VLDL sont athérogènes et lesquels ne le sont pas. Pour toutes ces raisons, alors qu'on préfère voir les triglycérides se situer en bas de 1,5 mmol/L (valeurs idéales), on est plus tolérant vis-à-vis les niveaux des triglycérides qu'on ne l'est vis-à-vis les taux de cholestérol. Ainsi, on établit la normale acceptable à 2,8 et on tolère, *en l'absence de facteurs de risque surajoutés*, des triglycérides pouvant s'élever jusqu'à 5,6 mmol/L avant d'utiliser les médicaments.

DÉTERMINATION DU TYPE D'HYPERLIPÉMIE

Lorsqu'on connaît le profil lipidique du patient, son histoire personnelle et familiale (incluant au besoin une mesure des lipides dans la parenté), on peut identifier le phénotype et souvent même le génotype de l'anomalie lipidique (tableau 23). En général, le patient se présente soit avec une *hypercholestérolémie isolée*, soit avec une *hypertriglycéridémie isolée*, soit avec une *hyperlipémie mixte*.

TABLEAU 23 TYPES D'HYPERLIPÉMIE

Hypercholestérolémie isolée
Phénotype IIA.
Génotype : hypercholestérolémie familiale,
hyperlipémie familiale combinée,
alimentaire (polygénique).

Hypertriglycéridémie isolée
Phénotypes I, IV, V.
Génotype : hyperchylomicronémie familiale (hypertriglycéridémie exogène),
hypertriglycéridémie familiale,
hyperlipémie familiale combinée.

Hyperlipémie mixte
Phénotypes IIB, II, (IV* ou V*).
Génotype : disbêtalipoprotéinémie,
hyperlipémie familiale combinée,
alimentaire (polygénique).

* En présence de triglycérides très élevés, on aura une augmentation du VLDL cholestérol. Un cholestérol augmenté peut donc dépendre de cette portion, alors même que le LDL est normal. On le mesure en divisant les triglycérides mg/dl par 5 ou les triglycérides mmol/L par 2. Le VLDL cholestérol ne semble pas avoir de potentiel athérogène. Le tableau 23 donne un résumé des principales caractéristiques permettant de poser un diagnostic précis.

RECHERCHE DES CAUSES SECONDAIRES

Nous avons récemment vu un patient coronarien traité par la diète et un médicament hypolipémiant. On nous demandait de le voir, car ses niveaux de cholestérol demeuraient élevés malgré un traitement en apparence bien suivi. Nous avons démontré que ce patient souffrait d'un myxoedème. Or, la lecture de son volumineux dossier nous permit de trouver des valeurs de TSH franchement anormales datant de 1971! Le *néphrologue* voit des cas d'hyperlipémie chez ses patients urémiques ou souffrant d'un syndrome néphrotique; l'*endocrinologue* chez les obèses, les diabétiques, les patients atteints du syndrome de Cushing, les acromégales, les hypothyroïdiens; l'*hépatologue* chez ses patients présentant une cholestase; le *dermatologue* chez ses patients traités pour l'acné; le *rhumatologue* chez ses cas de lupus. Le *médecin de famille* voit de tout, mais un tout dilué dans une population qui souvent mange mal, consomme de l'alcool et ingurgite (surtout au troisième âge) une panoplie impressionnante de médicaments à potentiel hyperlipémiant (thiazides, bêta-bloqueurs, corticoïdes, stéroïdes anabolisants, oestrogènes, progestatifs). La tâche semble formidable. Heureusement, une histoire de cas, un examen physique, quelques tests simples de laboratoire (TSH, urée, protéinurie, phosphatases alcalines) permettent de découvrir la vaste majorité des causes secondaires.

PRÉVENTION SECONDAIRE

En ce qui concerne la prévention secondaire, un rapport publié par la Fondation des maladies du coeur du Québec, *Les lipides et les coronariens*, révèle l'ineptie du corps médical. On constate une anomalie lipidique chez 76 % des coronariens mais un bilan lipidique n'est demandé que chez les deux tiers d'entre eux. Plus révélateur encore, seulement 30 % des malades présentant un bilan anormal ont été traités! Pourtant, comme nous l'avons montré précédemment (tableau 22), le risque couru par le patient hypercholestérolémique ayant déjà subi un accident vasculaire dans le passé est énorme. Bien plus, on a rapporté qu'avec un traitement agressif, il était maintenant possible non seulement de ralentir les lésions athéromateuses mais aussi de les faire régresser. Plus que tous les autres, ces patients doivent être traités.

TRAITEMENT DES HYPERLIPÉMIES

LA DIÈTE : ÉTUDES ÉPIDÉMIOLOGIQUES ET BASES SCIENTIFIQUES

La diète est la clef de voûte du problème de l'hyperlipémie. Ce sont des études épidémiologiques qui, avant tout, ont établi les bases sur lesquelles a été élaborée cette nouvelle prise de conscience.

Les graisses saturées

En 1968, à l'aide de l'examen de 31 000 autopsies (The Atherosclerosis Project), on établissait une corrélation entre l'ingestion de gras, les niveaux de cholestérol et la gravité des lésions athéromateuses. En 1970, l'étude de Keys (Seven Countries) démontrait qu'il existait une forte corrélation entre l'ingestion des graisses saturées et les deux autres paramètres, soit les niveaux de cholestérol et la maladie athéromateuse. En 1973, l'étude sur les Japonais immigrés aux États-Unis permit de démontrer la prépondérance des habitudes alimentaires sur le bagage génétique.

Le poisson et les huiles (W3)

D'autres études ont mis l'accent sur des composants alimentaires autres que les graisses saturées. En 1980, on établissait une relation entre la consommation de poissons et la faible incidence des maladies vasculaires chez les Esquimaux du Groenland. En 1984, une autre étude démontra qu'au Japon, les habitants d'un village de pêcheurs avaient moins d'accidents vasculaires que leurs compatriotes vivant à l'intérieur du pays. Les Esquimaux consomment 400 g de poisson par jour et les Japonais 100 g. Or, les Hollandais consommant seulement 20 g de poisson par jour semblent également protégés (Seven Countries). De plus, l'effet protecteur était visible non seulement avec la consommation de poissons gras mais aussi avec celle de poissons maigres, et ne semblait pas couplé à un changement des niveaux du cholestérol. En 1985, deux études du *New England* venaient contredire ces dernières données. Mais la même année, The Western Electric Study, très élaborée et bien planifiée, démontrait le rôle bénéfique du poisson.

On ne doit plus considérer les huiles de poisson comme des produits hypocholestérolémiants. L'acide eicosapentaenoïque (EPA) présente dans les poissons d'eau froide (et qui leur sert probablement «d'antigel») est un acide gras polyinsaturé de type W3 (double liaison au 3e carbone) qui diminue les triglycérides mais n'influence pas ou peu les niveaux de cholestérol. On a démontré que l'EPA, un peu comme l'aspirine, prévient la formation de thromboxane A_2 tout en favorisant la formation de thromboxane A_3. Il en découle un effet vasodilatateur et antiplaquettaire qui expliquerait les fréquents saignements de nez observés chez les Esquimaux. À très haute dose, les huiles de poisson ont par ailleurs un effet hypotenseur. Il est difficile de tirer des conclusions définitives sur l'utilisation thérapeutique des huiles de poisson. Des études chez les diabétiques ont même donné des résultats diamétralement opposés à l'effet escompté. De plus, on craint aussi que ces huiles puissent engendrer des radicaux libres. À ce jour, la consommation de poissons est recommandée et, nonobstant les problèmes non résolus, l'huile de poisson commence à être utilisée dans le traitement de l'hypertriglycéridémie.

Les huiles polyinsaturées (W6)

On retrouve dans les plantes des huiles polyinsaturées (de type W6) (maïs, coton, soya, tournesol, etc.) reconnues depuis les années soixante-dix pour leur effet hypocholestérolémiant. L'équation de Keys prévoit qu'une ingestion de 10 % des calories sous cette forme d'acides gras devrait abaisser le cholestérol de 1,35 mg/dl. Il n'existe pas jusqu'à maintenant d'explication reconnue pour cet effet. Une investigation issue du NIH, publiée en 1981, démontrait qu'un rapport P/S (polyinsaturé/saturé) élevé provoquait une baisse du cholestérol chez les sujets normaux et hypercholestérolémiques sans changement négatif du rapport LDL/HDL (d'autres études avaient rapporté une détérioration de ce rapport). La diète (Step I) recommande une ingestion maximale de 30 % des calories sous forme de gras (10 % poly, 10 % mono, 10 % saturés). Or, une étude du *New England* publiée en 1990 démontre qu'on peut avoir le même effet bénéfique sur le cholestérol avec un pourcentage de gras de 38 % (consommation habituelle de gras dans la diète nord-américaine) si l'excédent de gras est ingéré sous forme d'acides gras polyinsaturés (18 %). Cependant, étant donné certains effets potentiels négatifs associés à une diète trop riche en acides gras polyinsaturés (obésité, lithiase vésiculaire et cancer du colon), nous préférons nous en tenir aux recommandations initiales.

Les huiles monoinsaturées

Les graisses monoinsaturées (acide oléique retrouvée principalement dans l'huile d'olive et le boeuf) suscitent aussi un vif intérêt. L'étude Seven Countries a démontré une faible incidence d'athéromatose chez les Crétois qui, depuis des millénaires, consomment de grandes quantités d'huile d'olive. Une étude de Grundy démontra que l'huile d'olive abaissait les niveaux de cholestérol sans modifications négatives des niveaux des triglycérides et des HDL. Des études subséquentes rapportaient soit un effet neutre, soit un effet avantageux sur le profil lipidique. Les graisses monoinsaturées constituent le tiers de l'apport lipidique recommandé par la diète Step I.

La structure des acides gras

Le problème se complique. Tous les acides gras polyinsaturés n'ont pas un effet protecteur et tous les acides gras saturés ne sont pas nocifs. Lorsqu'on fabrique des margarines dures, on transforme la configuration «cis» (molécules d'hydrogène de part et d'autre de la double liaison, ce qui assure la fluidité) en configuration «trans» (molécules d'hydrogène du même côté, ce qui assure la plasticité). Les margarines ainsi hydrogénées perdent leur pouvoir protecteur. Par ailleurs, certains acides gras saturés (8, 10 et 18 carbones) ne sont pas nocifs. Cette notion pourrait expliquer pourquoi certaines populations consommant des «viandes grasses» semblent épargnées sur le plan vasculaire.

Les fibres

À la fin du XIXe siècle, Sylvester Graham partit en croisade contre les aliments raffinés. On nomma en son honneur «Graham» les farines et biscuits toujours populaires de nos jours. Il y a une quinzaine d'années, Burkitt (un lymphome porte son nom) et Trowell (description du Kwashiorkor) établirent une relation entre la diète riche en fibres des Ougandais et la rareté des maladies de l'Occident, l'infarctus, le diabète, l'hypertension, la constipation, le cancer du colon. Des études subséquentes établirent que les fibres non solubles (son de blé) étaient excellentes contre la constipation. Par ailleurs, on attribua aux fibres solubles (son d'avoine, fruits, légumes) un effet hypocholestérolémiant. Il est certain que l'individu qui consomme en quantité ces fibres a un profil lipidique plus avantageux. On a dit que les fibres solubles agissaient un peu comme des résines, en diminuant l'absorption du cholestérol. Encore en 1990, il n'est pas certain si les fibres ont, en soi, un effet hypocholestérolémiant. Certaines études disent oui, d'autres non. Le dilemme persiste car une diète riche en fibre est nécessairement une diète pauvre en cholestérol et en graisses saturées. En d'autres termes, lorsque l'on mange le matin du gruau et des muffins au son, on délaisse par le fait même les deux oeufs, le bacon, les pommes de terre rôties et les toasts. Cette bataille, car c'en est une dans la littérature, est à suivre.

Le cholestérol alimentaire

En 1993, le problème du cholestérol alimentaire demeure un domaine controversé et, à bien des égards, encore mal compris. Les recommandations du NCEP suggèrent dans un premier temps (Step I), une ingestion maximale de 300 mg par jour et dans un deuxième temps (Step II), une ingestion maximale de 200 mg par jour de cholestérol. Ces recommandations sont basées sur des études démontrant une majoration des niveaux sanguins du cholestérol de 10 mg/dl (0,25 mmol/L) pour chaque 100 mg de cholestérol ingéré. Les adversaires du cholestérol trouvaient là des arguments de taille : il y a 30 mg de cholestérol dans une cuillerée à table de beurre ou une tasse de lait entier, 70 mg dans 3 onces de boeuf, 250 mg dans un jaune d'oeuf, et pas moins de 450 mg dans 100 grammes de foie! La porte était grande ouverte pour les vendeurs de margarine, d'oeufs «synthétiques» sans cholestérol et d'huiles végétales de toutes sortes. L'hystérie était alimentée par une publicité exagérée qui, nonobstant le fait que le cholestérol soit une substance existant exclusivement dans le monde animal, clamait et clame encore à grands cris que ce jus de fruits, ce légume, cette huile végétale, sont *Cholesterol Free* et donc garants de longévité. On oublie d'ajouter que chez les sujets normocholestérolémiques, et chez près de 50 % des sujets hypercholestérolémiques, le cholestérol alimentaire n'affecte peu ou pas les niveaux sanguins de cholestérol. Un article récent du *NEJM* a rapporté le cas d'un vieillard de 83 ans qui ingérait 24 oeufs par jour et s'en portait très bien. Des mécanismes de contrôle permettent au cholestérol sanguin de demeurer stable chez une majorité d'individus, quelle que soit la quantité de cholestérol ingérée. Il y a alors diminution de la synthèse endogène du cholestérol et excrétion accrue par la bile. Mais la situation n'est pas si simple puisque certains chercheurs soutiennent que le cholestérol alimentaire peut modifier la structure des LDL (qui deviendraient plus athérogènes) et ce, indépendamment des niveaux sanguins. La question du cholestérol alimentaire n'est pas réglée. En attendant, oui au lait contenant 1 à 2 % de gras, oui aux fromages moins gras (il faut aussi penser à l'ostéoporose) et oui, pour une vaste majorité d'invididus, à quelques oeufs à la coque par semaine.

Le café

On a dit que le café (surtout le café «bouilli») était nocif. On a même dit que le café décaféiné avait des pouvoirs hypercholestérolémiants encore plus inquiétants. Et puis, on a dit que le café pris avec modération (quelques tasses par jour) n'était pas dangereux. Encore une question non entièrement résolue. En attendant, prenons (avec modération) notre café sans crème.

L'alcool

L'excès d'alcool fera augmenter les triglycérides et est sûrement à déconseiller aux sujets fragiles (types I, IV, V). L'excès d'alcool est néfaste pour le foie, le cerveau, la famille, le travail et même pour la tension artérielle. Mais l'alcool *n'est pas* responsable des maladies vasculaires. L'alcool fait augmenter le HDL cholestérol (augmentation préférentielle des HDL_3 et non des HDL_2, mais les deux types d'HDL semblent, d'après des travaux récents, avoir un effet protecteur) et aussi les apo A. Une consommation modérée est associée à une plus longue longévité. L'exercice demeure cependant une façon plus sûre de provoquer ces changements bénéfiques dans le profil lipidique. La bouteille de bière est alors bien méritée.

Une même diète pour tous

Des études contrôlées ont démontré qu'il était possible d'abaisser les taux de cholestérol de 10 à 25 % par la diète. Par ailleurs, une approche diététique spécifique à chaque type d'hyperlipémie était jusqu'à tout récemment le mode courant de thérapie. Ces diètes multiples ont pourtant un inconvénient majeur : elles sont difficiles à suivre à long terme car elles créent une situation d'exception dans la famille et la société. Après qu'il fut démontré que l'hypertriglycéridémie induite par les glucides était un phénomène transitoire, les experts ont développé le concept d'une diète unique pour tous les types d'hyperlipémie à l'exception des états d'hyperchylomicronémie.

Les recommandations du NCEP (National Cholesterol Education Program) sont résumées dans le tableau 24.

Diète phase I

Cette diète est recommandée pour tous et indiquée pour tout individu dont les taux de cholestérol sont supérieurs à 5,2 mmol/L (LDL $\geq$ 3,4 mmol/L). Éviter les viandes grasses (boeuf, porc et agneau), leur préférer des viandes comme le poisson, le lapin, les volailles. Diminuer la consommation d'oeufs, remplacer le beurre par les margarines molles et les graisses par des huiles végétales, éviter les fritures, boire du lait partiellement écrémé. Éviter les fromages à haute teneur en matières grasses et manger en abondance des fruits et des légumes.

TABLEAU 24 RECOMMANDATIONS DU NCEP

ALIMENTS	Phase I	Phase II
Graisses totales	≤ 30 % des calories	≤ 30 % des calories
Saturées	≤ 10 % des calories	≤ 7 % des calories
Polyinsaturées	10 % des calories	10 % des calories
Monosaturées	10 % des calories	10 % des calories
Glucides	50 % à 60 % des calories	50 % à 60 % des calories
Protéines	10 % à 20 % des calories	10 % à 30 % des calories
Cholestérol	≤ 300 mg par jour	≤ 200 mg par jour
Fibres	35 g par jour	45 g par jour
Poissons	En abondance	En abondance
Calories totales	POIDS SANTÉ IMC 20 à 25	POIDS SANTÉ IMC 20 à 25
IMC = INDICE DE MASSE CORPORELLE		

Diète phase II

Pour tous les individus n'ayant pas optimalisé leurs lipides par la phase I. Diminuer l'ingestion de viande de moitié (de 16 à 8 onces). Apprendre de nouvelles recettes (de type oriental) utilisant des grains entiers, des fèves, des légumes et des pâtes. Manger des fromages de type «cottage».

Ces recommandations sont simples mais entraînent pour plusieurs des modifications radicales dans la façon de manger. Les grands ennemis sont les aliments à base de crème, les pâtisseries, les fritures, la graisse visible sur les viandes, la peau des volailles, le foie, le fast-food et ce petit déjeuner, toujours le même, constitué de deux oeufs frits, de bacon gras, de pommes de terre rôties et de toasts faits de farines blanches baignant dans le beurre. Les grands amis sont : les fruits, les légumes, les céréales, les viandes maigres en quantité modérée, les volailles sans la peau, le gibier, les poissons, les pommes de terre au four, le pain de blé entier (et, encore mieux, enrichi de graines de tournesol, de sésame, de son d'avoine), les huiles végétales, les margarines molles, le lait écrémé, les yogourts à faible teneur en matières grasses, les fromages de type «cottage» et même la pizza, la vraie pizza italienne qu'on ne semble plus connaître lorsqu'on a immigré en Amérique (le fromage remplace l'huile d'olive et le salami, les herbes aromatiques). Étant donné leur valeur nutritive exceptionnelle, manger un ou deux oeufs à la coque par semaine est recommandé. Ces jours là, on évitera de manger de la viande. Est-il possible de tricher? Il en est de la nourriture comme de la boisson. Tricher 365 jours par année, c'est risquer la cirrhose. Tricher dix jours par année, c'est agréable. Alors, à moins que le patient soit du genre «tricher un jour c'est tricher toujours», les bonnes tourtières de grand-maman sont pour tout le monde. Une journée d'abondance ne modifie pas les niveaux du cholestérol.

Rôle de la diète sur la longévité

Le rôle de l'intervention diététique sur la longévité donne lieu à des interprétations statistiques fort différentes. Ainsi Taylor, en 1987, publiait des chiffres montrant qu'une faible ingestion de cholestérol et de graisses saturées pouvait prolonger la vie de tout au plus trois mois. À l'inverse, The Western Electric Study parle d'une longévité accrue de 3 à 4 ans. Le sujet est controversé.

Rôle du spécialiste en nutrition

Les spécialistes en nutrition connaissent mieux que la plupart des médecins la quantité de calories, de graisses, de cholestérol, de protéines, de sels minéraux, de vitamines et de fibres présente dans une multitude d'aliments. Ces spécialistes doivent être considérés comme des collaborateurs indispensables. On ne change pas en un jour une façon de se nourrir acquise depuis l'enfance. Ces modifications nécessitent les conseils répétés d'experts. Il est illusoire de dire à un homme de diminuer son ingestion de graisses si sa femme n'a pas acquis les connaissances nécessaires. Par ailleurs, de nombreux patients doivent penser diète et budget. Pour bien nourrir une famille avec cent dollars par semaine, il faut savoir faire des miracles. Et bien souvent ces miracles ne pourront se produire qu'avec les conseils d'un expert. Mais quels que soient ces conseils judicieux, le patient devra toujours se souvenir que la quantité d'aliments est une variable d'importance majeure. Il ne faut pas seulement bien manger, mais aussi manger juste ce qu'il faut.

LES MÉDICAMENTS

On utilisera les médicaments lorsque la diète ne suffit pas à abaisser le niveau des lipides plasmatiques en deçà des normes (NCEP) :

1. Absence de maladie vasculaire et moins de deux facteurs de risque
   Médication : Si les taux de LDL-C sont ≥ à 4,9 mmol/L.
   But : Maintenir le LDL-C en deçà de 4,2 mmol/L (et si possible en deçà de 3,4 mmol/L).

2. Présence de maladie vasculaire ou plus de deux facteurs de risque.
   Médication : Si les taux de LDL-C sont ≥ à 4,2 mmol/L.
   But : Maintenir le LDL-C en deçà de 3,4 mmol/L.

3. Pour les triglycérides, la médication est indiquée si :
   En l'absence de facteurs de risque : triglycérides ≥ à 5,6 mmol/L
   En présence de facteurs de risque : triglycérides ≥ à 2,8 mmol/L (surtout si HDL-C ≤ à 0,9 mmol/L)

Il existe cinq classes de médicaments : 1) les séquestrants des acides biliaires, 2) les inhibiteurs de l'HMG-CoA réductase, 3) la niacine, 4) les acides fibriques, et 5) le probucol.

Les séquestrants des acides biliaires

La cholestyramine (4 g, 3 à 6 fois par jour) et le colestipol (5 g, 3 à 6 fois par jour) pris au moment des repas, sont des médicaments sûrs et efficaces. Ils réduisent l'incidence des accidents coronariens (LRC-CPPT). N'étant pas absorbés, ils sont dépourvus d'effets secondaires systémiques. Par contre, ils peuvent causer la flatulence, la constipation et entraver (si on les prend simultanément) l'absorption de médicaments comme la thyroxine, le coumadin et la digoxine. Ces médicaments diminuent l'absorption du cholestérol et, indirectement, stimulent les récepteurs LDL (d'où augmentation du catabolisme du cholestérol). Ils sont indiqués dans l'hypercholestérolémie isolée (IIA) ou en association avec la niacine ou les acides fibriques dans les hyperlipémies mixtes (IIB).

Les inhibiteurs de l'HMG-CoA réductase

Le lovostatin (Mevacor, 20 à 80 mg par jour au souper), le simvastatin (Zocor, 10 à 40 mg par jour au souper) et un produit hydrophile, le pravastatin (Pravachol, 10 à 40 mg par jour au coucher), sont les produits actuellement disponibles. Les effets secondaires sont peu fréquents (2 à 3 % des patients) et consistent en une augmentation des transaminases (souvent transitoire), des myalgies et de l'insomnie. Il n'existe pas de preuve que ces produits puissent engendrer des cataractes. Le seul point faible de ces médicaments est leur jeunesse. Seul le Mevacor est utilisé depuis neuf ans. À la dose de 20 mg, il ne crée pas plus d'effets secondaires que le placebo. Récemment, on a démontré qu'il pouvait (en association avec les résines) empêcher la progression et même induire une régression des lésions athéromateuses chez une population à haut risque (*NEJM*, 1990). Ces inhibiteurs sont indiqués dans les hypercholestérolémies isolées ou mixtes lorsque l'augmentation des triglycérides est modérée. Les inhibiteurs de l'HMG-CoA réductase sont efficaces. Par contre, ils sont coûteux, et on attend avec impatience les résultats d'études qui démontreront une longévité accrue chez les utilisateurs.

La niacine

Prise à la dose de 2 à 3 g par jour (1 g à chaque repas), l'acide nicotinique est un médicament très efficace capable d'abaisser le LDL-C et les VLDL et d'augmenter le HDL-C. Ce médicament est le seul pour lequel on a démontré qu'il pouvait réduire l'incidence des accidents coronariens tout en augmentant la longévité. On connaît mal son mécanisme d'action (augmentation de l'activité de la phosphodiestérase → diminution de l'AMP cyclique → diminution de la lipolyse → diminution de la synthèse des lipoprotéines?). Ce médicament est indiqué dans toutes les formes d'hyperlipémie (sauf l'hyperchylomicronémie). De plus, il est de beaucoup le moins coûteux. Son seul inconvénient consiste en des effets secondaires non négligeables caractérisés par du flushing et du prurit (heureusement, le plus souvent transitoires). La niacine doit d'abord être prise à faible dose (100 mg par jour durant 4 à 5 jours) et, par la suite, la dose doit être augmentée jusqu'au niveau thérapeutique sur une période de 4 à 6 semaines. L'utilisation d'aspirine (ou autres inhibiteurs de la synthèse des prostaglandines) pourra permettre de réduire le flushing et le prurit. Les autres effets secondaires (moins fréquents) sont l'hyperuricémie, l'hyperglycémie, l'*acanthosis nigricans*, l'hépatotoxicité, l'hypotension orthostatique, les ulcères gastriques et les arythmies. Lorsqu'on utilise ce médicament, il est donc sage de mesurer la glycémie, l'uricémie et les enzymes hépatiques au début du traitement et, ensuite, une fois qu'on a atteint la dose thérapeutique. Un nouveau composé, actuellement à l'étude, minimiserait les effets secondaires.

Les acides fibriques

Le Gemfibrozil (600 mg, 2 fois par jour) diminue la production des VLDL et augmente les niveaux sanguins du HDL-C. Son action sur le LDL-C est plus modeste. L'intérêt pour ce médicament s'est avivé à la suite de l'étude d'Helsinki où l'on a rapporté une réduction de près de 50 % des accidents coronariens. Cette étude, plus que toute autre, a attiré l'attention sur le rôle protecteur du HDL-C. Le Gemfibrozil provoque parfois des malaises épigastriques, une hépatotoxicité et plus rarement de la myosite, en particulier chez les insuffisants rénaux. Il peut augmenter l'action du coumadin (compétition avec l'albumine vectrice) et prolonger le temps de prothrombine. Ce médicament est indiqué dans toute situation où le niveau des triglycérides est élevé et lorsque le HDL-C est bas. Il est le médicament de choix dans le type III. Le fénofibrate, utilisé depuis longtemps en Europe, a été récemment accepté au Canada. Ce médicament, utilisé à la dose de 100 mg, trois fois par jour, a l'avantage d'abaisser de façon plus marquée les niveaux du LDL-C et aussi de diminuer les taux sanguins d'acide urique.

Le probucol

Administré à la dose de 500 mg, deux fois par jour, le probucol a connu une certaine popularité parce qu'il était particulièrement apte à faire fondre les xanthomes dans l'hypercholestérolémie familiale. Cependant, certains experts hésitent à le recommander parce que ce produit abaisse les niveaux du HDL-C. Par contre, il a une action antioxydante et prévient peut-être l'altération des molécules de LDL-C et leur captation par les macrophages (il serait donc spécifiquement antiathérogène). À ce jour, le probucol n'est pas encore considéré comme un médicament de premier choix. Les études actuellement en cours permettront peut-être à ce médicament de gagner ses lettres de noblesse. Les effets secondaires du probucol sont la diarrhée, les douleurs abdominales, l'élévation des transaminases hépatiques et l'allongement de l'intervalle QT à l'ECG.

Choix du médicament

Au moment où nous écrivons ces lignes, le profil lipidique (phénotype) importe plus dans le choix du médicament que le génotype. On peut donc considérer trois possibilités et associer à chacune les médicaments qui, à l'heure actuelle, semblent les plus appropriés.

A) Hypercholestérolémie isolée

1. Inhibiteurs de l'HMG-CoA réductase
2. Les résines
3. Niacine
4. Probucol
5. Fénofibrate

B) Hyperlipémie mixte

1. Niacine
2. Les dérivés de l'acide fibrique
3. Inhibiteurs de l'HMG-CoA réductase
   (si les triglycérides ne sont que modérément augmentés)
4. Résines* (en association avec 1,2 ou 3)
5. Huiles de poisson
   (en association avec 1,2,3, ou 4)

C) Hypertriglycéridémie isolée

Niacine
Les dérivés de l'acide fibrique
Huiles de poisson

* On ne doit pas utiliser les résines isolément lorsque les triglycérides sont élevés.

HYPERLIPÉMIE ET POPULATION GÉRIATRIQUE

L'accroissement rapide de la cohorte de personnes de plus de 65 ans, et surtout de celles de plus de 75 ans, pose des dilemmes dans les stratégies de promotion de santé et les approches thérapeutiques. Le traitement des hyperlipémies en est un exemple de taille.

ACCIDENTS CORONARIENS

Plusieurs études ont démontré qu'il était possible de modifier les taux lipidiques chez les personnes âgées, par la diète, l'exercice et, au besoin, l'ajout de médicaments. La diminution du cholestérol a été, par ailleurs, associée à une diminution parallèle des accidents coronariens. Des études comme le Lipid Research Clinics Coronary Primary Prevention Trial ou celle de Helsinki, ont clairement démontré une réduction des infarctus du myocarde chez les hommes de plus de 65 ans avec un cholestérol initial supérieur à 6,2 mmol/L. La réduction était surtout marquée chez les hommes ayant des symptômes d'ischémie myocardique au début de l'étude, mais ne devenait significative que trois ou quatre ans plus tard.

Quant à la prévention secondaire, les études démontrant l'impact d'une baisse du cholestérol sur les lésions coronariennes (régression de l'ordre de 30 % ou stabilisation de l'ordre de 50 %) étudiaient une population plus jeune. Il n'est pas certain que ces résultats soient transposables à une population plus âgée.

MORTALITÉ GÉNÉRALE

En ce qui concerne la mortalité générale, qu'il s'agisse de prévention primaire ou secondaire, la tendance, déjà notée chez une population plus jeune, à substituer la mortalité par maladies coronariennes par d'autres causes ne fait que s'accentuer. Quelques études ont même rapporté une majoration des morts violentes. Il peut s'agir d'un effet du hasard mais on doit se rappeler que, chez le rat, les diètes visant à réduire les niveaux du cholestérol augmentent le comportement agressif de l'animal. Par ailleurs, les différents consensus prônent la prise d'acides gras polyinsaturés jusqu'à 10 % de l'apport calorique. Or, chez l'animal, ces mêmes acides gras diminuent l'efficacité du système immunitaire. Il est théoriquement possible que ces diètes puissent favoriser un plus grand nombre d'infections ou de néoplasies. À cet égard, les huiles monoinsaturées (olive-canola) présentent peut-être des avantages. Seules les études portant sur des périodes longues (au-delà de huit ans) (MRFIT, OSLO) rapportent une diminution significative de la mortalité générale. Ces données sont importantes puisqu'elles obligent le thérapeute à considérer la notion d'espérance de vie : huit ans, c'est peut être un peu long pour toucher un léger profit lorsqu'on a 75 ans! Il ne faut pas oublier, par ailleurs, que le ralentissement de nouvelles lésions coronariennes a aussi été obtenu avec d'autres types de médicaments dont le but initial n'était pas de faire baisser le cholestérol. Ainsi, les bloqueurs calciques comme la nifédipine et le diltiazem ont réussi à ralentir l'apparition de nouvelles lésions et ce, même dans des populations plus âgées.

LA DIÈTE

Les diètes recommandées par le NCEP devront être proposées avec prudence. Les principaux écueils sont le risque de non-adhésion si un suivi par un spécialiste en nutrition ou un médecin convaincu n'est pas instauré ou le risque de déficits nutritionnels induits dans le cas d'une trop grande adhésion à certains aspects de la diète. Dans la population gériatrique de faible niveau économique, la malnutrition est fréquente. Par ailleurs, les modifications du goût et de l'odorat conduisent fréquemment la personne âgée à adopter des diètes riches en sucre, en gras et en sel, exactement le type d'alimentation qu'il faudrait proscrire dans un programme de prévention des maladies coronariennes. De plus, là où la personne âgée n'a pas le pouvoir de décider de son menu (hôpitaux, foyers, etc.), il nous semble injuste d'imposer par le biais d'un tiers une diète qui ne serait pas suivie si une pleine liberté pouvait s'exercer. Un petit carré de beurre ou un morceau de gâteau en moins seront alors la source d'un peu plus de souffrance. Quant aux fibres alimentaires, nous les recommandons. Elles pourront faire baisser légèrement les taux de cholestérol et agiront en plus contre la constipation si fréquente dans ce groupe d'âge.

Ces commentaires n'ont pas pour but de mettre en doute les avantages de la diète dans la prévention des accidents vasculaires pour la population gériatrique. Une diète bien pensée et qui aura de ce fait plus de chances d'être suivie, est d'autant plus importante que les médicaments, qu'ils soient mal tolérés, ou qu'ils n'aient pas fait la preuve de leur efficacité à long terme, ne seront utilisés qu'après mûre réflexion.

LES MÉDICAMENTS

Chez le patient à haut risque (patient greffé, accidents coronariens antérieurs, plus de deux facteurs de risque, etc.), on devra parfois utiliser les médicaments. *Les séquestrants des acides biliaires* sont efficaces mais les problèmes de flatulence et de constipation qu'ils occasionnent font qu'ils ne sont pas toujours bien tolérés. Par ailleurs, les problèmes d'interférence médicamenteuse (warfarine, digitale, propranolol, thyroxine, phénobarbital, pénicilline) doivent toujours être gardés en mémoire. *L'acide nicotinique* est le seul médicament pour lequel on a rapporté une augmentation de la longévité lors des traitements de type secondaire et ce, en association ou non à d'autres hypolipémiants. De plus, il est le moins coûteux. Malheureusement, le flushing, la sécheresse bucco-oculaire accrue, l'induction d'une intolérance au glucose rendent son emploi difficile. La fidélité à la thérapeutique est faible à court terme. *Les inhibiteurs de l'HMG-CoA réductase* sont en général bien tolérés sauf pour l'insomnie qu'ils peuvent engendrer, complication très rare mais non négligeable lorsqu'on s'adresse à une population qui a déjà des problèmes de sommeil. *Les dérivés de l'acide fibrique* (souvent liés à la prise concomitante d'inhibiteurs de l'HMG-CoA réductase) peuvent causer des myopathies et rendent ce traitement potentiellement dangereux. Quant au *probucol*, on attend toujours des études démontrant que ce médicament peut augmenter la longévité!

CONCLUSION

L'approche de l'hypercholestérolémie chez la personne âgée doit être individualisée et tenir compte de la qualité de vie. Chez l'homme ou la femme entre 65 et 75 ans n'ayant que des lésions coronariennes et possédant encore une autonomie fonctionnelle complète, la diète et l'exercice sont recommandés pour tous. On pourra utiliser les hypolipémiants si les niveaux de cholestérol demeurent trop élevés. Le traitement de l'angine ou de l'hypertension artérielle chez ces individus devra se faire avec des classes de médicaments dont l'effet sur le profil lipidique et la résistance à l'insuline sera bénéfique ou, à tout le moins, neutre. Dans le même groupe d'âge, si les pathologies sont multiples et l'autonomie limitée, et chez les personnes de plus de 75 ans, on ne prônera en général qu'une diète acceptable pour le patient, couplée à un programme d'exercices approprié. L'ajout de médicaments a rarement sa place et ce, tant que des études à long terme dans ce groupe d'âge ne seront pas disponibles.

RÉFÉRENCES

Austin M. Plasma Triglycerides and Coronary Heart Disease. Arteriosclerosis and Thrombosis 1991; 11: 2.

Bach LA, Cooper ME, O'Brien RC, Jerums G. The Use of Simvastatin, an HMG-CoA Reductase Inhibitor, in Older Patients with Hypercholesterolaemia and Atherosclerosis. J Am Ger Soc 1990; 38: 10-14.

Benfante R, Reed D. Is Elevated Serum Cholesterol Level a Risk Factor for Coronary Heart Disease in the Elderly? JAMA 1990; 263: 393-398.

Bonaa KH, Bjerve KS, Straume B, *et al.* Effects of Eicosapentaenoic and Docosahexaenoic Acids on Blood Pressure in Hypertension: a Population-Based Intervention Trial from the Troms Study. N Engl J Med 1990; 322: 795-801.

Brown G, Albers JJ, Fisher LD, *et al.* Regression of Coronary Artery Disease as a Results of Intensive Lipid-Lowering Therapy in Men with High Levels of Apolipoprotein B. N Engl J Med 1990; 323: 1289-1298.

Brown MS, Goldstein JL. Receptor-Mediated Control of Cholesterol Metabolism. Science 1976; 191: 150.

Chen ZM, Collins R, Peto R. Serum Cholesterol Levels and Stroke Mortality. Engl J Med 1989; 321: 1339.

Connor WE. Dietary Fiber-Nostrum or Critical Nutrient? N Engl J Med 1990; 322: 193-195.

Denke MA, Grundy SM. Hypercholesterolemia in Elderly Persons: Resolving the Treatment Dilemma. Ann Intern Med 1990; 112: 779-791.

Diet, Serum Cholesterol and Death from Coronary Heart Disease: The Western Electric Study. N Engl J Med 1981; 304: 65-70.

Expanded Clinical Evaluation of Lovastatin (EXCEL) Study Results. Arch Intern Med 1991; 151: 43-49.

Forette B, Tortrat D, Wolmark Y. Cholesterol as Risk Factor for Mortality in Elderly Women. Lancet 1989; 1: 868-870.

Frick MH, Elo O, Haapa K, *et al.* Helsinki Heart Study. Primary-Prevention Trial with Gemfibrozil in Middle-Aged Men with Dyslipidemia. N Engl J Med 1987; 317: 1237-1245.

Ginsberg HN, Barr SL, Gilberta, *et al.* Reduction of Plasma Cholesterol Levels in Normal Men on an American Heart Association Step I Diet or a Step I Diet with Added Monounsaturated Fat. N Engl J Med 1990; 322: 574-579.

Goldstand IF, Crook D, Simpson R, *et al.* The Effects of Different Formulations of Oral Contraceptive Agents on Lipid and Carbohydrate Metabolism. N Engl J Med 1990; 323: 1375-1379.

Gordon DJ, Rifkind BM. High-Density Lipoprotein — The Clinical Implications of Recent Studies. N Engl J Med 1989; 321: 1311-1316.

Hjermann I, Leren P. Oslo Diet and Antismoking Trial: Results After 102 Months. Am J Med 1986; 80: 7-11.

Hyperlipidemia, revue générale dans: Syllabus of the Endocrine Society 42nd Postgraduate Annual Assembly, Honolulu, Hawaii, November 1990; 18-62.

Iso H, Jacobs DR Jr, Wentworth D, Neaton JD, Cohen JD. Serum Cholesterol Levels and Six-Year Mortality from Stroke in 350 977 Men Screened for the Multiple Risk Factor Intervention Trial. N Engl J Med 1989; 320: 904-0.

Kagan A, Popper JS, Rhoads GG. Factors Related to Stroke Incidence in Hawaiian Japanese Men, the Honolulu Heart Study. Stroke 1982; 11: 14-21.

Keys A. Seven Countries. A Multivariate Analysis of Death and Coronary Heart Disease. Cambridge: Harvard University Press, 1980.

Keys A, *et al.* The Diet and 15-Year Death Rate in the Seven Countries Study. Am J Epidemiol 1986; 124: 903-910.

Khaw Kaytee. Serum Lipids in Later Life. Age and Aging 1990; 19: 277-279.

Knapp HR, Fitzgerald GA. The Antihypertensive Effects of Fish Oil: a Controlled Study of Polyunsaturated Fatty Acid Supplements in Essential Hypertension. N Engl J Med 1989; 320: 1037-1043.

Kromhout D, *et al.* The Inverse Relation Between Fish Consumption and 20-Year Mortality from Coronary Heart Disease. N Engl J Med 1985; 312: 1205-1209.

Levy D, Garrison RJ, Savage DD, Kannel WB, Castelli WP. Left Ventricular Mass and Incidence of Coronary Heart Disease in an Elderly Cohort. The Framingham Heart Study. Ann Intern Med 1989; 110: 101-107.

Lipid Research Clinics Program: The Lipid Research Clinics Coronary Primary Prevention Trial Results. II. The Relationship of Reduction in Incidence of Coronary Heart Disease to Cholesterol Lowering. JAMA 1984; 251: 365-374.

Lipids Disorders dans La Rosa J (ed). Philadelphia, Saunders. Endocrinology and Metabolism 1990; vol. 19.

Loscalzo J. Regression of Coronary Atherosclerosis. N Engl J Med 1990; 323: 1337-1339.

Luepker Russel. Dyslipoproteinemia in the Elderly. Endocrinology and Metabolism Clinics of North America 1990; 19: 451-462.

Mann J. Fish Oil and Coronary Heart Disease. Lipid Review 1987; 1: 82-84.

Manninen V, Elo MO, Frick MH, ***et al.*** Lipid Alterations and Decline in the Incidence of Coronary Heart Disease in the Helsinki Heart Study. JAMA 1988; 260: 641-651.

Mensink RP, Katan MB. Effects of Dietary Trans Fatty Acids on High-Density and Low-Density Lipoprotein Cholesterol Levels in Healthy Subjects. N Engl J Med 1990; 323: 439-444.

Muldoon MF, Manuck SB, Matthews KA. Lowering Cholesterol Concentrations and Mortality: a Quantitative Review of Primary Prevention Trials. Br Med J 1990; 301: 309.

National Cholesterol Education Program Expert Panel. Arch Intern Med 1988; 148: 36-69.

Pekkanen J, Linn S, Heiss G, ***et al.*** Ten-Year Mortality from Cardiovascular Disease in Relation to Cholesterol Level Amoung Men with and Without Preexisting Cardiovascular Disease. N Engl J Med 1990; 322: 1700-1707.

Rossovw J, Lewis B, Rifkind B. The Value of Lowering Cholesterol After Myocardial Infarction. N Engl J Med 1990; 323: 1112-1119.

Seed M, Hoppichler F, Reaveley D, ***et al.*** Relation of Serum Lipoprotein (a) Concentration and Apolipoprotein (a) Phenotype to Coronary Heart Disease in Patients with Familial Hypercholesterolemia. N Engl J Med 1990; 322: 1494-99.

Steinberg D, Parthasarathy S, Carew TE, ***et al.*** Beyond Cholesterol: Modifications of Low-Density Lipoprotein that Increase its Atherogenicity. N Engl J Med 1989; 320: 915-924.

Suh II ***et al.*** Alcohol Use and Mortality from Coronary Heart Disease: The Role of High-Density Lipoprotein Cholesterol. Ann Int Med 1992; 116:881-887.

Swain JF, Rouse IL, Courley CB, Sacks FM. Comparison of the Effects of Oat Bran and Low-Fiber Wheat on Serum Lipoportein Levels and Blood Pressure. N Engl J Med 1990; 147-152.

The Lipid Research Clinics Coronary Primary Prevention Trial Results. I. Reduction in Incidence of Coronary Heart Disease. JAMA 1984; 251: 351-364.

The Multiple Risk Factor Trial Research Group. Mortality Rates After 10.5 Years for Participants in the Multiple Risk Factor Intervention Trial. JAMA 1990; 263: 1795-1801.

5

L'HYPOPHYSE

Raphaël Bélanger, M.D., Ronald Matte, M.D.

«Tout ce qui est vivant obéit»
Nietzsche
Ainsi parlait Zarathoustra

L'hypophyse occupe une place privilégiée en endocrinologie. Les vieux volumes de médecine lui attribuent le vocable de «glande maîtresse». Cette expression consacre une longue période de recherche où le sens aigu de l'observation, les travaux classiques des anatomistes et des physiologistes et l'intuition ont permis d'attribuer à l'hypophyse un rôle dans la croissance, la lactation, le contrôle des fonctions thyroïdiennes, surrénaliennes et gonadiques et le métabolisme de l'eau. Bien abritée dans la selle turcique, l'hypophyse est longtemps demeurée une glande difficile d'accès tant sur le plan anatomique que biologique. Des investigations laborieuses, en milieu hospitalier, n'ont souvent permis de découvrir que les modifications majeures du volume de la glande ou les états de dysfonction que traduisent en clinique les grands syndromes hypophysaires bien établis. Les vingt dernières années ont donné lieu à une véritable explosion de nos connaissances et de nos moyens :

1. Des techniques radio-immunologiques permettent de mesurer de façon spécifique et sensible toutes les hormones hypophysaires (HGH, prolactine, ACTH, TSH, FSH et LH).
2. Des pas de géant en biochimie ont conduit à l'identification des facteurs hypothalamiques capables de stimuler ou d'inhiber l'hypophyse. La

disponibilité clinique de ces facteurs (TRH, GnRH, GHRH, CRH, et GHIF) permet de procéder à l'évaluation complète et efficace de la fonction hypophysaire.

3. Des techniques histochimiques ont permis de déterminer avec précision la fonction sécrétoire des différentes cellules hypophysaires. Ces techniques ont permis de se rendre compte que les adénomes chromophobes (supposément non sécrétants) sont le plus souvent des tumeurs fonctionnelles capables de sécréter des fragments (chaînes de polypeptides). Ces fragments n'ont, la plupart du temps, aucune action physiologique mais leur mesure n'en est pas moins un outil diagnostique précieux dans la recherche et le traitement de ces tumeurs.
4. La mesure bilatérale de l'ACTH dans les sinus pétreux joue un rôle important dans le diagnostic de la maladie de Cushing. Cette maladie est parfois le résultat d'un adénome hypophysaire si petit qu'il n'est pas visualisable même en résonnance magnétique nucléaire (RMN). Les dosages à partir des sinus pétreux permettent de localiser le site anormal de sécrétion.
5. L'utilisation de la tomodensitométrie à haute résolution, et surtout la RMN, ont grandement amélioré l'exploration non invasive des micro-adénomes hypophysaires. L'utilisation du gadolinium en RMN révèle le caractère tridimensionnel des adénomes et permet d'étudier d'une manière plus précise les rapports de l'adénome avec les structures adjacentes.
6. L'approche transsphénoïdale couplée à la microchirurgie et à la fluoroscopie demeure le traitement de choix des adénomes hypophysaires, sauf pour le prolactinome. De nouvelles techniques (dénaturation par fréquence radio, laser, endoscopie intrasellaire) augmenteront peut-être davantage les taux actuels de succès.
7. Le traitement médical est maintenant le premier choix pour les prolactinomes. Un composé synthétique analogue de la somatostatine est utilisé comme traitement d'appoint dans l'acromégalie. Une nouvelle avenue s'ouvre, le traitement médical des pathologies hypophysaires qui élargit de plus en plus le champ de ses applications. L'hormone de croissance humaine obtenue par génie génétique est maintenant disponible dans le traitement du nanisme. Le GnRH en infusion pulsatile est efficace dans le traitement de l'infertilité mâle ou femelle par déficit en gonadotropines. De puissants agonistes du GnRH induisent une castration médicale dans le traitement du cancer de la prostate et s'avèrent efficaces dans le traitement de la puberté précoce, de l'endométriose et de la fibromatose utérine. On peut même rêver à l'utilisation future des endorphines en analgésie, pour l'adaptation au stress et pour le contrôle de l'appétit.

NOTIONS PRATIQUES D'EMBRYOLOGIE, D'ANATOMIE ET DE PHYSIOLOGIE

EMBRYOLOGIE

1. Il n'y a pas une, mais *deux* hypophyses; chacune possède son origine, sa vascularisation et ses fonctions bien distinctes. Elles sont tellement liées sur le plan anatomique qu'on parle de l'hypophyse avec son lobe antérieur et son lobe postérieur. Leur *proximité* explique l'atteinte simultanée des deux glandes par un même processus morbide (grosse tumeur, section de la tige, etc.). Leur *individualité* explique l'atteinte isolée de l'une ou de l'autre glande dans d'autres circonstances (petite tumeur, atteinte auto-immune, etc.).
2. Le lobe antérieur se développe à partir d'un diverticule de la cavité buccale, la poche de Rathke. Le craniopharyngiome est une tumeur qui se développe à partir des vestiges de ce diverticule.
3. Formé à partir d'un diverticule du plancher du diencéphale appelé l'infundibulum, le lobe postérieur est un prolongement du système nerveux. Il sert de terminal aux axones de l'hypothalamus antérieur. Toute anomalie dans le développement de ces structures pourra se traduire par un diabète insipide.

ANATOMIE

1. À condition d'être bien vascularisées, la majorité des glandes endocrines pourraient être localisées n'importe où. Les facteurs stimulants continuent de leur parvenir par le système artériel et les hormones sont sécrétées normalement. L'hypophyse est différente, sa relation anatomique avec le cerveau est essentielle à son fonctionnement. Elle reçoit de l'hypothalamus ses hormones stimulantes ou inhibitrices qui sont sécrétées en si petites quantités qu'elles doivent atteindre l'hypophyse directement, sans dilution. Pour assurer une telle communication, l'hypothalamus et l'hypophyse antérieure sont pourvus d'un système circulatoire particulier. À partir de branches artérielles qui proviennent de la carotide interne se développe dans l'hypothalamus un réseau capillaire qui débouche dans un système de veines portes. Ce système porte passe par la tige hypophysaire et fournit à l'hypophyse antérieure la majeure partie de son irrigation. Ainsi, en présence d'une lésion qui gêne ses relations intimes avec l'hypothalamus, l'hypophyse (non soumise à l'action inhibitrice de la dopamine) augmentera sa sécrétion de prolactine.

2. L'hypophyse postérieure a une relation anatomique particulière avec le cerveau. L'ADH (hormone antidiurétique), sécrétée par les noyaux supra-optiques et paraventriculaires de l'hypothalamus antérieur, est transportée directement le long des axones vers l'hypophyse postérieure où elle sera emmagasinée. Un diabète insipide pourra donc provenir soit d'une lésion hypothalamique, soit encore d'une lésion touchant l'axone ou le lobe postérieur de l'hypophyse.
3. L'hypophyse est située à la base du crâne dans une loge osseuse appelée selle turcique. Une tumeur hypophysaire se manifeste par l'augmentation du volume, la déminéralisation, l'érosion ou la destruction de la selle turcique.
4. L'hypophyse est cernée à sa partie antérieure par le chiasma optique, à sa partie supérieure par l'hypothalamus et latéralement par les sinus caverneux et les carotides internes. L'hémianopsie bitemporale est une manifestation classique des grosses tumeurs hypophysaires. Par ailleurs, un anévrisme de la carotide interne peut envahir la selle turcique et simuler une tumeur hypophysaire.

PHYSIOLOGIE

Le cerveau, véritable ordinateur, reçoit par ses fibres afférentes sensitivo-sensorielles toute une gamme d'informations qu'il traite et transmet par voie nerveuse ou par neurotransmetteurs à l'hypothalamus. L'hypothalamus transforme ces informations en hormones, soit stimulatrices soit inhibitrices, et les relaie à l'hypophyse. Grâce aux hormones polypeptidiques qu'elle sécrète, l'hypophyse est alors capable d'assurer un contrôle sur la lactation, la croissance, les fonctions gonadique, thyroïdienne et surrénalienne et la sécrétion des endorphines (figure 14).

La lactation

La lactation est le résultat de plusieurs influences hormonales. La prolactine y joue le rôle le plus important. Elle stimule d'abord la croissance du sein puis le déclenchement et le maintien de la lactation. Ces effets de la prolactine exigent la présence d'oestrogènes, d'hormones thyroïdiennes, d'hormone de croissance, d'insuline et de cortisol. Contrairement aux autres hormones hypophysaires, la prolactine semble être surtout sous l'influence d'un facteur hypothalamique inhibiteur, le PIF (*Prolactin Inhibiting Factor*), identifié à la dopamine.

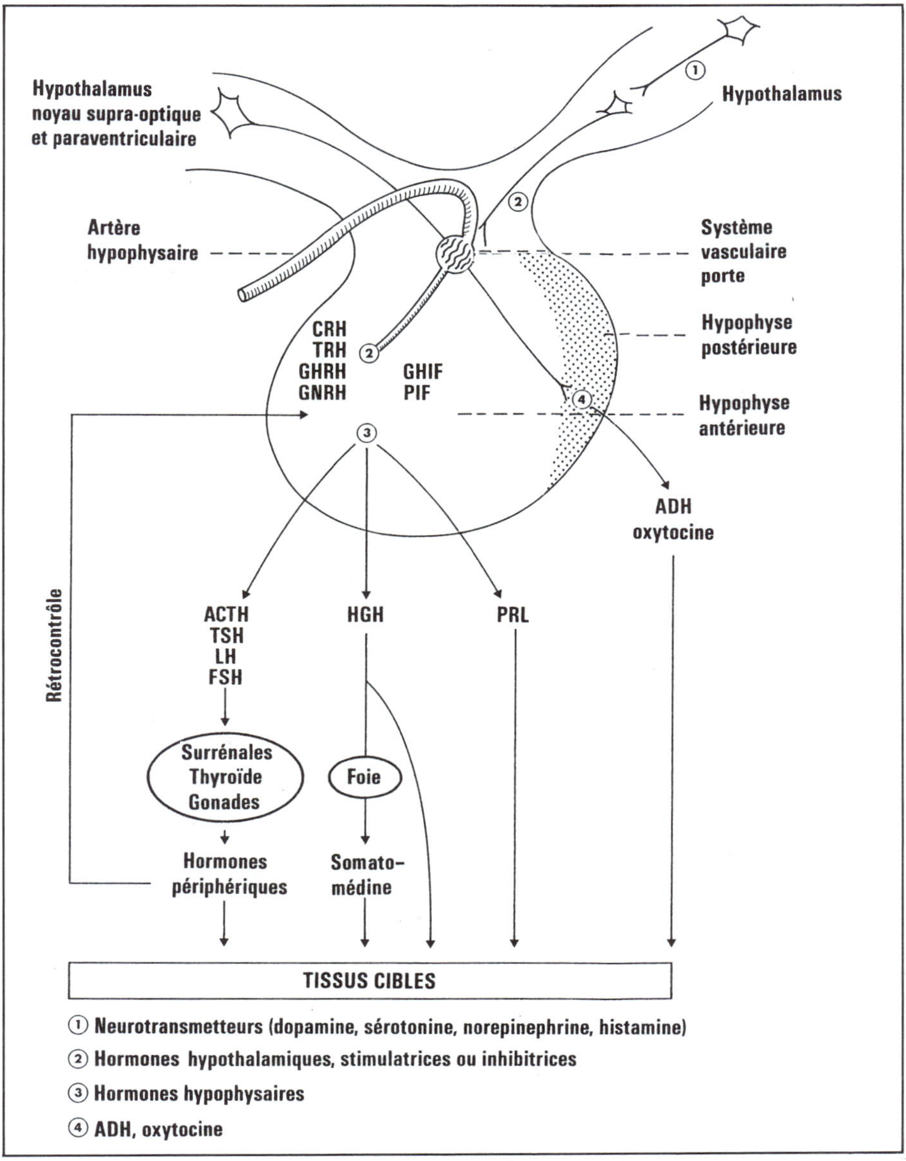

FIGURE 14 Relation entre l'hypothalamus, l'hypophyse antérieure et l'hypophyse postérieure; hormones hypophysaires et rétrocontrôle

Toute solution de continuité entre l'hypothalamus et l'hypophyse peut donc produire une galactorrhée.

Des agonistes dopaminergiques de synthèse (bromocriptine) sont utilisés en clinique pour freiner la sécrétion de prolactine et ce, autant dans des situations pathologiques que dans le post-partum. Les valeurs normales de la prolactine plasmatique sont légèrement plus élevées chez la femme (0 à 23 ng/ml) que chez l'homme (0 à 20 ng/ml). La sécrétion de prolactine peut être augmentée par la stimulation mammaire, le stress, l'exercice, la TRH et en particulier par la grossesse et l'allaitement. Les taux plasmatiques augmentent jusqu'à 250 ng/ml en fin de grossesse et jusqu'à 400 ng/ml durant l'allaitement. L'augmentation des taux de prolactine inhibe la sécrétion de FSH et de LH et diminue la réponse des gonades à ces gonadotropines.

La croissance

La croissance est régie principalement par l'hormone de croissance (HGH). Cette action n'est pas directe mais reliée à un facteur de croissance, l'IGF-I, appelé aussi somatomédine C. L'IGF-I est synthétisé par de nombreux tissus mais le foie en est l'origine principale. L'hormone de croissance augmente la masse tissulaire en stimulant *par le biais de l'IGF-I* l'anabolisme protéique. L'état de santé, la nutrition, l'hérédité, les hormones thyroïdiennes, les hormones gonadiques et l'insuline sont les autres facteurs qui influencent la croissance.

Quant au tissu adipeux et aux métabolismes, l'HGH agit *sans* intermédiaire. Elle est lipolytique et son action sur les métabolismes est complexe. Sa sécrétion est freinée par l'hyperglycémie, mais elle agit en synergie avec l'insuline dans les phases postprandiales tardives. À des taux anormalement élevés, elle a une action anti-insulinique.

La sécrétion de l'hormone de croissance dépend de deux facteurs hypothalamiques, l'un stimulateur, le GHRH (*Growth Hormone Releasing Hormone*), l'autre inhibiteur, la somatostatine (GHIF - *Growth Hormone Inhibiting Factor*).

Les taux plasmatiques d'HGH le matin à jeun sont normalement de 1 à 5 μg/L. Le stress, l'hypoglycémie, l'exercice violent, l'administration de dopamine, de glucagon et de propranolol et un repas riche en protéines peuvent faire augmenter la sécrétion de l'hormone de croissance. L'hyperglycémie postprandiale, par ailleurs, inhibe sa sécrétion.

La fonction gonadique

Chez la femme, la croissance et la maturation du follicule dépendent de la FSH. La LH participe aussi à la maturation du follicule, mais elle joue surtout un rôle essentiel dans l'ovulation, la transformation du corps jaune et le maintien par celui-ci de la sécrétion d'oestrogène et de progestérone. Pour comprendre les mécanismes qui contrôlent les niveaux de sécrétion hormonale, il faut introduire le concept de rétroaction positive et négative. Au début du cycle menstruel, le follicule en maturation provoque l'augmentation des taux sériques d'oestrogène; celle-ci sensibilise (rétroaction positive) les cellules gonadotropes de l'hypophyse au GnRH. Cette augmentation de la sensibilité est responsable des pics de FSH et LH au milieu du cycle. En d'autres temps, la sécrétion de FSH et de LH est régie par les hormones sexuelles par rétroaction négative. Pour la FSH, l'inhibition serait plus particulièrement attribuée à l'inhibine (une glycoprotéine) sécrétée par l'ovaire (cellules de la granulosa). L'inhibine aurait peu ou pas d'influence sur les taux de LH (du moins *in vitro*), les oestrogènes en étant le facteur inhibiteur principal. Les anovulants à base d'oestrogènes agissent par rétroaction négative. La sécrétion de FSH et de LH subit aussi l'influence du stress, de l'effort physique intense et des variations importantes de poids. L'aménorrhée secondaire de la marathonienne, de l'anorexique et de l'obèse illustre bien ces influences. Chez l'homme, la FSH stimule la spermatogenèse et la LH la sécrétion de testostérone. Il n'y a pas, comme chez la femme, de rétroaction positive. La sécrétion de LH est freinée par la testostérone alors que la FSH est contrôlée par l'inhibine d'origine testiculaire (cellules de Sertoli).

La fonction surrénalienne

Le cortex surrénalien dépend de l'ACTH dont le rôle principal est de stimuler la sécrétion du cortisol mais aussi de la corticostérone, des androgènes et, à un degré moindre, de l'aldostérone. L'ACTH est une hormone hypophysaire composée de 39 acides aminés; les 24 premiers détiennent toute l'activité biologique. Synthétisée dans les laboratoires, l'ACTH 1-24 (Cortrosyn et Synacthen) est couramment utilisée pour évaluer la réserve surrénalienne.

L'ACTH est d'abord synthétisée sous la forme d'une prohormone à haut poids moléculaire qui contient la ß-lipotropine, les endorphines, la metenképhaline, la ß-MSH et, bien sûr, l'ACTH. On a appelé cette prohormone proopiomélanocortine ou POMC (prononcer *punk*). La prohormone est par la suite scindée pour libérer les différentes hormones. À cause de l'influence du CRH hypothalamique (*Corticotropin Releasing Hormone*), la sécrétion d'ACTH est pulsatile, accusant des pics plus marqués dans les dernières heures de la nuit et un nadir en soirée. La variation diurne du cortisol constitue un reflet de ce cycle circadien. Cette sécrétion dépend en plus des taux circulants de cortisol selon un mécanisme de rétroaction négative. L'insuffisance surrénalienne primaire s'accompagne de taux élevés d'ACTH. À l'inverse, l'administration de doses pharmacologiques de cortisone abaisse les niveaux plasmatiques d'ACTH. Le stress et l'hypoglycémie sont aussi d'excellents stimuli de la sécrétion d'ACTH.

La fonction thyroïdienne

La fonction thyroïdienne dépend exclusivement de la TSH, dont le rôle principal est de stimuler la synthèse et la sécrétion de thyroxine (T_4) et de triiodothyronine (T_3). La sécrétion de TSH est contrôlée par une hormone hypothalamique, la TRH (*Thyrotropin Releasing Hormone*). La TRH occupe une place spéciale dans le panthéon des hormones. C'est la première hormone hypothalamique à avoir été isolée et synthétisée, découverte qui a rapporté à ses auteurs le prix Nobel de médecine en 1977.

À part une légère élévation en fin de soirée, la TSH est sécrétée de façon assez constante. La réponse hypophysaire est essentiellement régularisée par les hormones thyroïdiennes par le mécanisme de rétroaction négative. Une élévation de la TSH plasmatique est l'élément le plus sûr qui révèle une hypothyroïdie primaire. L'absence de réponse de la TSH plasmatique à la TRH confirme, pour une hypophyse normale, la présence d'une hypersécrétion thyroïdienne. Il est intéressant de noter que, contrairement aux autres hormones hypophysaires, la TSH est pratiquement insensible au stress, à l'exercice et aux médicaments, bien que les corticostéroïdes à hautes doses puissent bloquer momentanément sa sécrétion.

Les endorphines et enképhalines

Des études pharmacologiques sur la morphine et ses dérivés ont d'abord suggéré que les opiacés devaient avoir des récepteurs spécifiques dans le cerveau. Des études subséquentes ont démontré l'existence de ces récepteurs. Il s'agissait alors d'une découverte importante et riche de conséquences : s'il y avait des récepteurs endogènes, il devait logiquement y avoir des opiacés endogènes. On a vérifié ce raisonnement grâce à la découverte de polypeptides à action opioïde qu'on a nommés enképhalines parce qu'elles furent d'abord découvertes dans l'encéphale. Plus tard, on a découvert des polypeptides, de poids moléculaire plus élevé et pourvus de propriétés opioïdes plus importantes, appelés *endorphines* par contraction des mots «endogène» et «morphine». Pour faciliter la compréhension, on utilise actuellement le mot «enképhaline» seulement pour désigner deux peptides bien particuliers, la met-enképhaline et la leu-enképhaline. Le mot «endorphine» prend alors une signification beaucoup plus large en englobant toute substance qui provient du cerveau et possède des propriétés opioïdes. Quels liens ont ces substances avec l'endocrinologie? D'abord, ce sont des hormones; elles empruntent le système circulatoire pour rejoindre leurs tissus cibles, sur lesquels elles agissent en se liant d'abord à des récepteurs spécifiques. Puis, la connaissance de leur composition a permis d'établir des liens très intéressants avec d'autres hormones hypophysaires. Il semble y avoir un rapport fonctionnel entre ces différentes substances. On retrouve, par exemple, à l'intérieur des mêmes cellules hypophysaires, l'ACTH, la ß-LPH et les endorphines. On note aussi que l'administration de cortisone à doses supraphysiologiques abaisse non seulement l'ACTH, mais aussi la ß-LPH, la ß-MSH et les endorphines. Tout un champ de recherche s'est développé grâce à l'utilisation du naloxone, un inhibiteur des opioïdes. On sait, par exemple, que le naloxone peut stimuler la sécrétion d'ACTH et des gonadotropines. Par ailleurs, un stress grave augmente à la fois l'ACTH et les endorphines et, dans certaines conditions, inhibe la sécrétion des gonadotropines. Il est tentant de voir là une adaptation au stress qui satisfait à la fois les besoins métaboliques et produit une tolérance accrue à la douleur. Quelle place peuvent occuper ces substances en clinique? À ce sujet, on ne peut qu'émettre un certain nombre d'hypothèses dont plusieurs apparaissent vraisemblables. Les endorphines pourraient être reliées à l'effet analgésique des placebos et de l'acupuncture; elles pourraient être reliées à l'adaptation au stress. Il est bien connu que les opiacées diminuent l'appétit et ralentissent le péristaltisme intestinal. Il se pourrait que les endorphines aient un rôle dans le contrôle de l'appétit et exercent un effet parégorique.

En clinique, le dosage des endorphines sera peut-être utile dans le dépistage des tumeurs hypophysaires, peut-être aussi comme marqueurs dans les cancers avec sécrétion ectopique d'ACTH. Par ailleurs, comme les enképhalines peuvent aussi provenir du tube digestif, du système nerveux sympathique et de la médullosurrénale, leur dosage pourra être utile dans le dépistage de tumeurs provenant de ces régions.

Il est intéressant de noter que les patients atteints de la maladie de Cushing, du syndrome de sécrétion ectopique d'ACTH et du phéochromocytome, présentent parfois des anomalies psychiques importantes. On a trouvé dans certaines de ces tumeurs des quantités appréciables d'endorphines et de met-enképhalines. Ces substances ont peut-être un rôle à jouer dans le syndrome psychique de ces patients.

Finalement, des études récentes suggèrent que la ß-endorphine pourrait constituer un agent hypotenseur important. D'ailleurs, le naloxone est actuellement utilisé dans le traitement du choc.

APPROCHE CLINIQUE GÉNÉRALE

Le diagnostic d'une maladie hypophysaire repose sur la réponse à deux questions :

1) Y a-t-il un défaut anatomique de la selle turcique?
2) Y a-t-il un trouble de fonction?

Pour répondre à ces deux questions, le médecin dispose de trois outils complémentaires : l'examen clinique, la radiologie, et la biologie.

EXAMEN CLINIQUE

Les signes et symptômes évocateurs d'une pathologie hypophysaire sont neurologiques ou endocriniens.

Signes et symptômes neurologiques

La céphalée constitue la manifestation neurologique la plus fréquente, mais aussi la moins spécifique. Dans le cas d'une apoplexie hypophysaire, la céphalée à début brutal demeure cependant un élément diagnostique de première importance. La présence d'une hémianopsie bitemporale est moins fréquente mais appelle le diagnostic d'une tumeur hypophysaire. Des changements plus discrets des champs visuels peuvent souvent être mis en évidence lors d'un examen pratiqué par un ophtalmologiste. La compression des 3e, 4e et 6e nerfs crâniens et l'oedème de la papille sont exceptionnels, car on ne les rencontre que dans les grosses tumeurs envahissantes.

Signes et symptômes endocriniens

Trois possibilités existent : le malade présente un tableau d'hyperpituitarisme ou d'hypopituitarisme ou la tumeur est silencieuse et ne se manifeste pas par un syndrome endocrinien. La galactorrhée est de loin la manifestation *d'hyperpituitarisme* la plus fréquente. Le syndrome de Cushing et l'acromégalie sont plus rares. La tumeur à TSH et les tumeurs sécrétant des gonadotropines sont exceptionnelles. Dans l'hypopituitarisme, le déficit en prolactine (absence de montée laiteuse après l'accouchement) et les signes et symptômes d'hypogonadisme sont les plus précoces et les plus constants. Les manifestations d'hypothyroïdie et d'insuffisance surrénalienne sont, en général, plus tardives. La déficience en HGH n'est manifeste que chez l'enfant. Occasionnellement, (tumeur, trauma, etc.), un diabète insipide se déclare.

Radiologie

La radiographie de la selle turcique demeure un examen utile. D'ailleurs, c'est parfois une radiographie du crâne faite pour une autre raison (traumatisme crânien, etc.) qui permet de déceler une pathologie de la selle turcique. Mais en 1993, quel que soit le résultat d'une radiographie simple, lorsqu'on est à la recherche d'un adénome hypophysaire (et très souvent d'un microadénome), un CT scan ou une RMN s'impose. Ces deux derniers examens sont de plus en plus faciles à réaliser. Les appareils à haute résolution peuvent effectuer une évaluation fine de la structure hypophysaire. Ils permettent de distinguer l'adénome de l'anévrisme et de la selle turcique vide (figure 15). Ils parviennent à définir avec précision la localisation, la grosseur et le degré d'extension d'une lésion. La RMN avec infusion de gadolinium s'impose de plus en plus comme l'examen de choix, surtout dans la recherche de petits adénomes. Ces examens demeurent coûteux. Pour cette raison, en endocrinologie, on établit en général le diagnostic sur un plan clinique et biologique avant de faire appel à la radiologie. L'angiographie et la pneumo-encéphalographie sont des examens invasifs maintenant rarement indiqués. Avant de procéder à une hypophysectomie transsphénoïdale, le neurochirurgien veut parfois s'assurer par une angiographie qu'il n'est pas en présence d'un anévrisme.

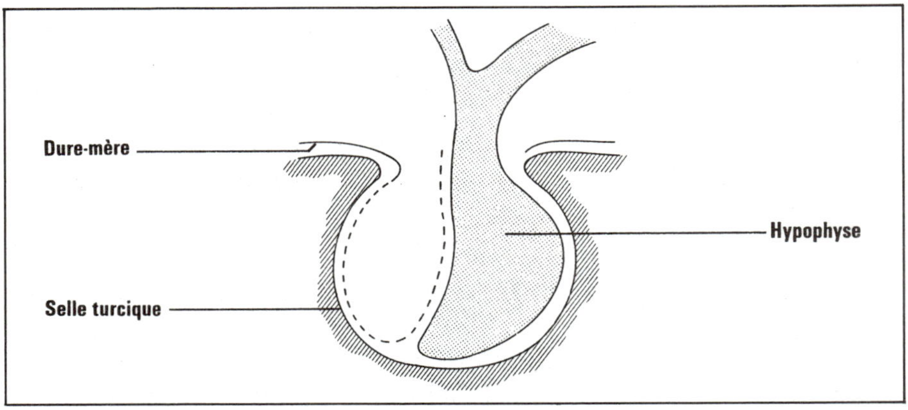

FIGURE 15 La selle turcique vide

Dans les cas où l'on est virtuellement certain qu'il existe un microadénome sécrétant, le microadénome ayant toutefois échappé à tous les examens de localisation, un cathétérisme des sinus pétreux permettra de localiser le site de sécrétion. Une hémihypophysectomie sélective permettra alors de guérir la condition sans créer d'insuffisance hypophysaire.

ÉVALUATION BIOLOGIQUE

On peut mesurer toutes les hormones hypophysaires à l'aide des méthodes radio-immunologiques. La mesure simple de ces hormones ou les tests dynamiques, lorsque c'est nécessaire, déterminent la présence ou l'absence de troubles fonctionnels. Les tests dynamiques sont fort nombreux. Dans les situations où on soupçonne *un déficit hypophysaire*, ces tests utilisent le plus souvent les facteurs relâchants hypothalamiques : *TRH* pour stimuler la TSH et la prolactine, *LH-RH* pour stimuler la FSH et la LH, *CRH* pour stimuler l'ACTH et le cortisol. *L'hypoglycémie à l'insuline* est un autre test qui permet de stimuler la sécrétion de HGH, de cortisol et de prolactine. Souvent, les tests à la TRH, LH-RH et l'hypoglycémie à l'insuline sont pratiqués simultanément. Ce procédé permet une évaluation globale des fonctions hypophysaires; on l'appelle le «triple test». Dans les situations où on soupçonne *une hypersécrétion*, on utilise des tests de freination, soit avec des facteurs hypothalamiques inhibiteurs (GHIF ou somatostatine), soit en créant des situations qui, normalement, sont inhibitrices sur certaines fonctions : hyperglycémie provoquée pour inhiber l'hormone de croissance (HGH) et cortisol pour inhiber l'ACTH. Les principaux tests sont décrits au chapitre 13.

TABLEAU 25 CLASSIFICATION DES PATHOLOGIES HYPOPHYSAIRES

I. HYPERPITUITARISME :	Prolactinome Maladie de Cushing Acromégalie Tumeur sécrétant des hormones glycoprotéiques (TSH-FSH-LH) Tumeur sécrétant des fragments (chaînes alpha et bêta)
II. HYPOPITUITARISME :	
A. Hypopituitarisme partiel ou complet d'origine hypothalamique ou hypophysaire	Tumeur Nécrose (Sheehan) Infiltration, anticorps Chirurgie Radiothérapie-agénésie
B. Hypopituitarisme sélectif d'origine hypothalamique ou hypophysaire	Hypogonadisme isolé, familial, parfois associé à l'anosmie (Kallmann) Déficit en HGH, ACTH, TSH
III. SELLE TURCIQUE VIDE	
IV. SYNDROMES FONCTIONNELS :	Aménorrhée hypothalamique Anorexie mentale Carence affective

LES HYPERPITUITARISMES

PROLACTINOME (SYNDROME AMÉNORRHÉE-GALACTORRHÉE)

Autrefois, le syndrome aménorrhée-galactorrhée était une entité rare dont la pathogenèse demeurait obscure. Tout au plus, de temps en temps, un médecin érudit pouvait-il se rappeler les noms célèbres rattachés au syndrome : Forbes-Albright, Del Castillo, Chiari-Frommel.

TABLEAU 26 MANIFESTATIONS CLINIQUES DE L'HYPERPROLACTINÉMIE

Il faut soupçonner une hyperprolactinémie si l'on a :
I. CHEZ LA FEMME - Une galactorrhée - Une aménorrhée secondaire - Une irrégularité menstruelle - Des cycles anovulatoires - Une selle turcique anormale II. CHEZ L'HOMME - Une diminution de la libido - Une impuissance - Une oligospermie ou azoospermie - Une selle turcique anormale

En 1970, on découvre et on arrive à mesurer la prolactine. Il ne faudra que quelques années pour que l'on s'aperçoive que l'hyperprolactinémie touche 20 % des femmes avec aménorrhée secondaire, qu'elle constitue une cause importante et traitable d'infertilité et qu'elle provoque l'impuissance chez l'homme. Près de 30 % des adénomes hypophysaires sont des prolactinomes. La recherche de la galactorrhée et les mesures de la prolactine deviennent des examens de routine; désormais, on peut guérir l'hyperprolactinémie sans chirurgie.

Diagnostic

Le diagnostic de l'hyperprolactinémie repose sur des bases cliniques, biologiques et radiologiques. L'hyperprolactinémie se traduit souvent par une galactorrhée. L'écoulement de lait peut être constant ou épisodique, d'intensité variable, spontané ou provoqué par la pression du sein. Si l'écoulement abondant suggère un problème organique, l'écoulement provoqué de quelques gouttes n'est pas toujours synonyme d'hyperprolactinémie. De fait, on observe au cours d'un examen minutieux une galactorrhée minime chez pas moins de 10 % des femmes normales. À l'inverse, l'hyperprolactinémie sans galactorrhée n'est pas exceptionnelle chez des femmes présentant des irrégularités menstruelles ou des cycles anovulatoires. Chez l'homme, l'hyperprolactinémie se traduit par une diminution de la libido, de la puissance sexuelle et par l'oligospermie, la plupart du temps sans galactorrhée. Par ailleurs, alors que chez la femme, le syndrome est le plus souvent rencontré dans le cadre d'un microadénome, on diagnostique d'habitude des grosses tumeurs chez l'homme. On ne sait pas si cette différence s'explique par le marqueur précoce qu'est l'aménorrhée chez la femme ou si le prolactinome chez l'homme est une tumeur à potentiel biologique et mitotique différent.

Problèmes menstruels, infertilité, baisse de la libido, impuissance et galactorrhée sont tous des variables qui exigent le dosage de la prolactine. Si l'hyperprolactinémie est le plus souvent en relation avec une tumeur hypophysaire, des augmentations modérées de la prolactine peuvent se rencontrer dans les situations les plus diverses (tableau 27). L'hypothyroïdie (même subclinique) et les médicaments sont les deux causes non tumorales les plus fréquentes (outre la grossesse). Dans tous les cas, on pense qu'une diminution du tonus dopaminergique soit responsable de l'hyperprolactinémie.

Traitement

Le traitement vise à supprimer la croissance de la tumeur, à corriger les manifestations cliniques et à prévenir l'ostéoporose puisque l'hyperprolactinémie induit un hypogonadisme. Les résultats spectaculaires obtenus par l'adénomectomie transsphénoïdale il y a quelques années ont été ternis cinq ans plus tard par les nombreuses récidives. Actuellement, le traitement de choix est la bromocriptine autant pour le microadénome que le macroadénome. La bromocriptine est un dérivé de l'ergot, agoniste dopaminergique capable de normaliser les taux de prolactine et de diminuer le volume de la tumeur.

Chez les patientes asymptomatiques (ne présentant pas de déficit oestrogénique) avec un microadénome, une simple observation sans intervention médicamenteuse peut suffire. L'évolution en macroadénome est rarissime. Chez la femme qui désire une grossesse, chez les patientes symptomatiques (plus particulièrement avec aménorrhée) et celles qui sont porteuses d'un macroadénome, la bromocriptine est indiquée. Le traitement est toujours indiqué chez l'homme. On utilise la dose minimale donnée le soir au coucher pour éviter les effets secondaires. Si les effets secondaires persistent, on peut utiliser un nouveau médicament non dérivé de l'ergot, le CV 205-502. Encore expérimental, il semble sûr et efficace, et il est disponible dans certains milieux. La chirurgie est indiquée si la tumeur progresse ou si les effets secondaires restent incontrôlables.

TABLEAU 27 CAUSES DE L'HYPERPROLACTINÉMIE

I. MALADIES HYPOPHYSAIRES :
   A. Tumeurs : 1. Tumeur à prolactine
   2. Tumeur à prolactine et hormone de croissance ou Tumeur à sécrétion mixte (prolactine et HGH ou ACTH)

   B. Selle turcique vide

II. MALADIES HYPOTHALAMIQUES :
- Craniopharyngiome
- Tuberculose, histiocytose, sarcoïdose
- Tumeur
- Section de la tige hypophysaire

III. MALADIES MÉTABOLIQUES :
- Hypothyroïdie
- Insuffisance rénale

IV. MÉDICAMENTS :
- Neuroleptiques
- Métoclopramide
- Cimétidine
- Dompéridone
- Cisapride
- Opiacés
- Oestrogènes
- Vérapamil

V. NEUROGÉNIQUES :
- Zona de la cage thoracique
- Stimulation du mamelon

VI. PHYSIOLOGIQUES :
- Grossesse
- Lactation

ACROMÉGALIE

Diagnostic

L'acromégalie est une entité rare. On estime sa prévalence à 5 cas par 100 000. Tous les étudiants en médecine peuvent décrire le phénotype d'un acromégale ou, si la maladie s'est développée avant la puberté, d'un géant. Les caractéristiques spectaculaires de la maladie (tableau 28), les nombreuses illustrations des encyclopédies et des livres de médecine, les arènes de lutte, en font une maladie universellement connue. Certains ont même avancé que Goliath en était un exemple et qu'il souffrait d'une tumeur lui causant une hémianopsie bitemporale. Son handicap visuel ne lui aurait pas permis de voir David s'avancer avec sa fronde.

TABLEAU 28 SIGNES ET SYMPTÔMES D'ACROMÉGALIE

I. Épaississement des tissus mous et viscéromégalie :

- Nez, langue, mains, pieds
- Syndrome du tunnel carpien
- Sudation augmentée
- Goitre
- Cardiomégalie

II. Croissance osseuse :

- Arcades sourcillières imposantes
- Prognatisme
- Ostéoarthrose

III. Perturbations métaboliques :

- Diabète
- Hypervolémie, hypertension artérielle
- Insuffisance cardiaque

IV. Effets compressifs :

- Céphalées
- Hémianopsie bitemporale
- Hypopituitarisme
- Diabète insipide

TABLEAU 29 CAUSES DE L'ACROMÉGALIE

I.	Hypersécrétion d'hormone de croissance :	
	Hypophysaire :	Adénome à HGH Adénome mixte (GH-PRL)
	Ectopique :	Tumeur pancréatique Tumeur pulmonaire Tumeur ovarienne Tumeur du sein
II.	Hypersécrétion de GHRH :	
	Hypothalamique :	Hamartome Ganglioneurone
	Ectopique :	Carcinoïde Tumeur des îlots du pancréas Cancer pulmonaire à petites cellules Adénome surrénalien Phéochromocytome

Pourtant, le diagnostic d'acromégalie est souvent tardif. Ce paradoxe s'explique ainsi : les modifications morphologiques se développent insidieusement jour après jour sur une période de plusieurs années. Elles ne sont notées ni par le patient, ni par ses proches, ni même par son médecin. Il en résulte que trop d'acromégales présentent un tableau caricatural et un élargissement considérable de leur selle turcique au moment où leur condition est reconnue. L'acromégalie n'en demeure pas moins une maladie grave. Ses complications les plus sérieuses, soit le syndrome hypophysaire compressif, le diabète et l'hypertension artérielle, diminuent de moitié le pronostic vital du patient non traité. Un risque accru d'avoir une tumeur maligne contribue aussi au mauvais pronostic.

L'acromégalie est le résultat d'un excès de sécrétion d'hormone de croissance après la fusion des épiphyses. Si l'hypersécrétion survient plus tôt, elle cause le gigantisme. Cet excès de sécrétion est *presque toujours* causé par un adénome hypophysaire. Dans 20 à 40 % des cas, l'adénome sécrète aussi de la prolactine.

Il existe de *très rares* cas de sécrétion ectopique d'hormone de croissance. Il s'agit de cancers pancréatique, pulmonaire ou ovarien. On peut mentionner aussi, pour l'intérêt, la sécrétion ectopique de GHRH par un carcinoïde, un cancer pulmonaire ou une tumeur des îlots pancréatiques. De fait, c'est chez un acromégale porteur d'une tumeur pancréatique que l'on a pu obtenir suffisamment de GHRH pour l'isoler et découvrir sa structure.

Évaluation biologique

Des taux d'hormone de croissance supérieurs à 5 μg/L appellent le diagnostic. L'impossibilité d'abaisser ces taux au cours de l'hyperglycémie provoquée le confirme. Le dosage de la somatomédine (IGF-I) peut faciliter le diagnostic mais est surtout utile lors du traitement.

Radiologie

L'élargissement de la selle turcique est visible à la radiographie simple du crâne dans 90 % des cas. Il est logique de penser qu'un diagnostic plus précoce permettrait le plus souvent, comme pour l'adénome à prolactine, de découvrir la tumeur lorsqu'elle n'est encore qu'un microadénome. Les techniques actuelles, en particulier la RMN, aident au diagnostic précoce, permettent de mieux visualiser les rapports entre la tumeur et les structures périphériques et fournissent une évaluation précise des changements structuraux en cours d'évolution.

Traitement

Le traitement a pour but de normaliser la production d'hormone de croissance selon certains critères (tableau 30). Cette normalisation est souhaitable pour faire diminuer le plus possible les signes et symptômes de l'acromégalie. De plus, le patient est protégé contre les complications cardio-vasculaires de la maladie. En plus, le traitement vise à réduire, voire à enlever la masse tumorale pour protéger le chiasma optique et préserver les autres fonctions hypophysaires. La transpiration, les modifications faciales et acrales des tissus mous sont réversibles. Le diabète régresse, l'intolérance aux hydrates de carbone peut se normaliser. Les changements osseux sont toutefois irréversibles.

La *chirurgie* demeure la méthode de choix. Le taux de mortalité est de 1 %, l'écoulement de liquide céphalorachidien et le diabète insipide de 1 à 2 %, l'insuffisance hypophysaire postchirurgicale de 14 %. Par ailleurs, le taux de guérison actuel est d'environ 60 %. Il est plus élevé si la lésion est intrasellaire.

Plus la tumeur est grosse, plus les taux d'hormone de croissance sont élevés, et moins il y a de chance de guérison.

La radiothérapie est efficace mais elle présente un désavantage important, les taux d'hormone de croissance peuvent prendre des années (de 2 à 4 ans, parfois 10) avant de se normaliser. L'insuffisance hypophysaire se déclare chez 15 % à 50 % des patients. La *bromocriptine* est efficace pour diminuer les taux d'hormone de croissance, mais elle les normalise dans moins de 20 % des cas. Ce médicament a peu d'effets sur le volume de la tumeur. L'*octréoïde (Sandostatin)* est un composé analogue synthétique de la somatostatine. Il est 45 fois plus puissant que la somatostatine et il est capable de diminuer la sécrétion d'hormone de croissance chez 90 % des acromégales. La plupart des patients répondent bien avec 100 à 200 μcg aux huit heures. La réponse clinique est souvent excellente : disparition des céphalées et diminution des tissus mous, de la transpiration et des douleurs articulaires. Ce médicament a le désavantage de coûter cher et de causer la cholélithiase dans 10 % des cas.

Le choix actuel est d'abord de faire une exérèse chirurgicale. Si la chirurgie ne suffit pas, on ajoute la radiothérapie. La bromocriptine ou l'octréoïde est alors utilisé pour réduire les taux d'hormone de croissance en attendant l'effet de la radiothérapie. La pharmacologie fournira bientôt de nouveaux agonistes de la somatostatine et, comme pour le prolactinome, les médicaments pourraient s'imposer comme un traitement de premier choix.

TABLEAU 30 CRITÈRES DE CURE DE L'ACROMÉGALIE

Des taux d'HGH autour de 5 μg/L ne sont pas un critère de cure. Il faut :

1) Une HGH plasmatique moyenne ≤ 5 μg/L;

2) Une somatomédine (IGF-I) normale;

3) Une suppression des taux d'HGH au cours d'une hyperglycémie à ≤ 2 μg/L;

4) Une disparition de la réponse paradoxale de l'HGH à la TRH ou LH-RH.

TUMEURS SÉCRÉTANT DES GLYCOPROTÉINES : FRAGMENTS, TSH, FSH, LH

On estime habituellement que près de 25 % des tumeurs hypophysaires sont non fonctionnelles. Toutefois, si on utilisait tous les moyens possibles, y compris la détection des RNA messagers, on noterait que la majorité produisent des hormones glycoprotéiques. En général, il s'agit de macroadénomes sans syndrome clinique d'hypersécrétion hormonale. Ils se manifestent par des effets compressifs sur le chiasma, des céphalées ou par l'hypopituitarisme. Chez la femme, la plupart des macroadénomes non sécrétant viennent des cellules gonadotropes. Ces tumeurs sécrètent souvent des fragments hormonaux inactifs. Plus rarement, la glycoprotéine sera une hormone active, par exemple de la TSH pouvant produire l'hyperthyroïdie ou, en particulier chez la femme, des gonadotropines responsables de troubles menstruels.

Diagnostic

En plus de l'examen morphologique de la tumeur, le diagnostic peut être fait par le dosage de TSH, FSH-LH, qui sont élevés chez quelques patients. Un examen beaucoup plus sensible est le dosage de la sous-unité α. Les hormones glycoprotéiques sont formées de deux sous-unités. La sous-unité α est commune à toutes ces hormones, et la sous-unité ß est spécifique à chacune d'elle. La prévalence d'hypersécrétion de la sous-unité α dans les adénomes dits non fonctionnels est de 22 %. L'intérêt pratique de cette notion est l'utilisation de ce dosage comme marqueur de la tumeur. Récemment, on a souligné l'utilité du dosage de la sous-unité ß de la LH lors d'une stimulation par la TRH.

Traitement

La chirurgie transsphénoïdale est le traitement de choix. Elle améliore la vision et diminue les céphalées. L'hypopituitarisme est généralement permanent. La chirurgie est rarement curative. La radiothérapie est recommandée si l'exérèse chirurgicale n'a pas été suffisante. Si la RMN montre qu'il reste peu de tumeur, l'observation seule suffit. Dans les rares cas d'hyperthyroïdie, un traitement antithyroïdien est souvent nécessaire. Le traitement médical de ces tumeurs est actuellement à l'essai.

LES HYPOPITUITARISMES

L'hypopituitarisme n'est pas une condition exceptionnelle. Nous faisons face à ce problème plus souvent qu'à l'insulinome, l'acromégalie et le syndrome de Cushing réunis. Les causes en sont multiples (tableau 25). La nécrose du post-partum et les tumeurs hypophysaires expliquent environ 90 % des cas d'hypopituitarisme acquis. Les déficiences sélectives sont très souvent congénitales et plus facilement reconnues, soit à cause du nanisme, soit à cause de l'absence de puberté.

TABLEAU CLINIQUE

Les signes et symptômes de l'hypopituitarisme sont énumérés dans le tableau 31.

Présentation insidieuse

Dans la plupart des cas, la maladie est insidieuse et l'hypopituitarisme est diagnostiqué après de longues années d'évolution. Sauf pour l'apoplexie hypophysaire et l'hypopituitarisme postchirurgical, la déficience hypophysaire s'établit lentement. Le patient et ses proches s'adaptent petit à petit à une situation qui ne fait que se détériorer. Puis un jour, un accident de parcours, un stress infectieux ou chirurgical, un rapport de laboratoire, la curiosité ou la perspicacité d'un médecin, commandent soudain un diagnostic qui aussitôt établi apparaît évident. Pourtant, l'absence de montée laiteuse, l'aménorrhée secondaire, la perte des poils sexuels auraient dû, bien des années auparavant, imposer le diagnostic d'hypopituitarisme et procurer à cet homme ou à cette femme une qualité de vie qu'ils n'auront pas connue.

Séquence des déficits

La nature semble avoir créé des mécanismes de défense contre l'hypopituitarisme. Les déficits les plus précoces sont liés à la reproduction : déficit en prolactine, en FSH et en LH. Puis, suit la déficience en TSH. Malgré ses effets morbides, elle a l'avantage de plonger le malade dans un état de repos biologique relatif. L'insuffisance surrénalienne, qui se manifestera par la suite, pourra être supportée plus longtemps. L'effondrement de l'ACTH constitue le plus sérieux péril pour la vie du patient.

TABLEAU 31 HYPOPITUITARISME : TABLEAU CLINIQUE

DÉFICIENCES	SIGNES ET SYMPTÔMES
Prolactine :	Absence de montée laiteuse
Gonadotropines :	
Prépubertaires :	Eunuchoïdisme Absence de puberté Ostéoporose Adiposité
Postpubertaires :	Aménorrhée ou atrophie testiculaire Diminution de la libido Rides fines Perte des poils sexuels Ostéoporose
TSH :	Asthénie et frilosité Signes et symptômes d'hypothyroïdie
ACTH :	Asthénie Diminution de la pigmentation Non-résistance au stress Hypotension Hypoglycémie
HGH :	
Prépubertaires :	Nanisme Hypoglycémie
Postpubertaires :	Souvent aucune manifestation Hypoglycémie

Complications mettant en danger la vie du patient

Insuffisance surrénalienne - Elle est de loin la manifestation la plus fréquente. Elle est dominée par un tableau de choc survenant le plus souvent après un stress (chirurgie ou fièvre par exemple). Contrairement à la crise addisonnienne, le patient est pâle, la déshydratation est moins marquée et le potassium est normal car le plus souvent la sécrétion de l'aldostérone ne s'est pas effondrée.

Hypoglycémie - Le coma hypoglycémique peut à l'occasion être l'accident révélateur de l'hypopituitarisme. La déficience en ACTH et HGH explique sa pathogenèse.

Hyponatrémie dilutionnelle - Les insuffisances thyroïdiennes et surrénaliennes diminuent la possibilité d'excréter une charge aqueuse. Cette condition est très souvent précipitée par des perfusions intempestives de glucosé 5 %. Dans le cas de l'insuffisance surrénalienne, il s'agit d'une sécrétion inappropriée d'ADH secondaire au déficit en ACTH et, peut-être aussi, à une diminution de la filtration glomérulaire de l'eau. L'hydrocortisone est efficace parce qu'elle inhibe la sécrétion d'ADH et rétablit la filtration glomérulaire.

Coma myxoedémateux - Il constitue une forme exceptionnelle de présentation.

ÉTIOLOGIES

De par leur fréquence ou leur gravité, trois conditions méritent d'être discutées : la nécrose du post-partum, la tumeur et l'insuffisance hypophysaire aiguë.

Nécrose du post-partum

Le tableau décrit précédemment s'applique fort bien à ce syndrome. Le diagnostic précoce s'impose lorsque, en post-partum, il n'y a ni montée laiteuse ni retour des menstruations. Mais puisque l'utilisation de la bromocriptine et des contraceptifs oraux peuvent masquer ces deux signes, la possibilité de poser un diagnostic précoce est alors sérieusement compromise. Des symptômes d'hypothyroïdie, en particulier une fatigue inhabituelle et une aménorrhée qui persiste malgré l'arrêt du contraceptif, seront des marqueurs plus tardifs. Par ailleurs, chez certaines patientes présentant des «Sheehan» sélectifs, les menstruations persistent parfois.

Tumeurs hypophysaires

La compression par la tumeur, l'exérèse chirurgicale et la radiothérapie contribuent toutes trois au développement de l'hypopituitarisme. L'adénectomie sélective a diminué l'incidence de cette complication. Quant à la radiothérapie, elle provoque un hypopituitarisme potentiel qui devient biologiquement démontrable bien des années plus tard.

Apoplexie hypophysaire

Il s'agit d'une situation rare mais qui met la vie du patient en danger et nécessite une intervention immédiate. Sur le plan clinique, le patient se présente avant tout avec une céphalée brutale et une perte de vision. L'insuffisance surrénalienne peut dominer le tableau.

ÉVALUATION BIOLOGIQUE

L'hypothyroïdie avec une TSH basse et des gonadotropines effondrées après la ménopause confirment l'atteinte hypophysaire.

La mesure des autres hormones à l'état basal et lors des tests dynamiques permet de déterminer l'ampleur du déficit et son origine, qu'il soit hypothalamique ou hypophysaire. Le triple test utilisant l'insuline, la TRH et la LH-RH permet d'évaluer globalement toutes les fonctions hypophysaires.

TRAITEMENT

Mesures thérapeutiques

Dans la crise aiguë, le traitement nécessite l'injection immédiate d'un bolus de 100 mg d'hydrocortisone IV et une perfusion de glucosé 5 % dans un salin avec hydrocortisone 100 mg par litre de soluté, à 125 ml/heure (*voir par ailleurs chapitre 6 : traitement du coma myxoedémateux*). Il est dangereux de traiter une insuffisance thyroïdienne d'origine hypophysaire avant de reconnaître et de traiter l'insuffisance surrénalienne. Une telle situation peut transformer une insuffisance surrénalienne latente en insuffisance aiguë (par augmentation du métabolisme) et, de ce fait, mettre en danger la vie du patient. Lorsque la vision est compromise de façon brutale (apoplexie hypophysaire), une hypophysectomie transsphénoïdale s'impose dans les plus brefs délais.

Dans la phase chronique, le traitement consiste essentiellement à combler les besoins en thyroxine, en cortisone et en hormones sexuelles. Dans l'insuffisance hypophysaire, le patient ne nécessite pas de minéralocorticoïdes (contrairement à ce qui se produit dans la maladie d'Addison). Sa sécrétion d'aldostérone est conservée grâce au système rénine-angiotensine et au potassium. On a rapporté que le traitement des adultes déficients en HGH augmente leur masse musculaire, diminue leur tissu adipeux et augmente leur capacité à l'exercice.

Mesures préventives

Le malade devra porter en permanence une pièce soulignant qu'il souffre d'insuffisance hypophysaire. Il devra doubler sa dose de cortisone dans toutes les situations de stress. En voyage, il devra conserver, dans sa trousse d'urgence, un nécessaire pour injection intraveineuse d'hydrocortisone.

SYNDROMES FONCTIONNELS

ANOREXIE NERVEUSE

Bien que la perte de poids est importante et évidente depuis plusieurs mois, ce n'est habituellement pas le motif qui amène la patiente à consulter un médecin. Au contraire, elle est plutôt satisfaite de ce résultat. Mais elle s'inquiète de ne plus être menstruée et consulte son médecin. Il s'agit le plus souvent d'une jeune femme avec des antécédents d'obésité qui souffre d'une peur morbide de gagner du poids. Elle a acquis une telle distorsion de son image corporelle qu'elle se décrit ou même se dessine comme une femme normale, voire grasse, alors qu'elle peut présenter une cachexie extraordinaire. En plus de l'aménorrhée, on note de la frilosité, de la constipation, des manies alimentaires et une tendance à l'hyperactivité. La patiente peut présenter périodiquement des épisodes de boulémie et se faire vomir en cachette. Dans sa forme grave, cette maladie s'apparente à la schizophrénie. L'examen clinique montre, outre la maigreur, une pilosité augmentée, une peau sèche, une tension artérielle et un pouls bas. L'aménorrhée et plusieurs autres éléments cliniques pourraient suggérer superficiellement une insuffisance hypophysaire, mais le syndrome clinique est habituellement suffisamment évident pour que la distinction avec l'hypopituitarisme ne pose pas de problème. Les anomalies endocriniennes, la diminution de la triiodothyronine, l'élévation du cortisol plasmatique et de l'hormone de croissance sont secondaires à l'atteinte de l'état général et se corrigent habituellement avec la correction du poids.

Notion de poids critique - Le poids (la masse maigre) semble un facteur important dans l'amorce de la puberté. Les adolescentes légères ont une puberté tardive par rapport à leurs consoeurs plus lourdes. Cette notion de poids semble aussi importante dans la genèse de l'aménorrhée de l'anorexie mentale. En deça d'un poids critique, le cycle normal de sécrétion des gonadotropines disparaît et régresse vers le type prépubertaire. Au-delà de ce poids critique, les cycles hormonal et menstruel se rétablissent chez plusieurs femmes. Chez d'autres, des facteurs émotionnels entretiennent l'aménorrhée (aménorrhée hypothalamique) malgré la correction du poids.

Le traitement consiste d'abord à corriger les problèmes de malnutrition. Pour ce faire, il est parfois nécessaire de recourir au gavage ou à l'alimentation parentérale. Ce n'est qu'après avoir corrigé les problèmes majeurs de malnutrition que l'on peut s'attaquer aux problèmes émotionnels avec, au besoin, l'aide d'un psychiatre spécialisé dans ce domaine.

AMÉNORRHÉES HYPOTHALAMIQUES

Diverses conditions de stress peuvent causer l'aménorrhée secondaire (pensionnat, voyage, marathon, etc.). Cela crée très probablement une anomalie dans les neurotransmetteurs hypothalamiques. Cette forme d'aménorrhée doit être distinguée des autres formes d'aménorrhées secondaires.

LA SELLE TURCIQUE VIDE

En face de tout agrandissement symétrique (*ballooning*) de la selle turcique sans érosion, on doit penser au diagnostic de la selle turcique vide. Ce syndrome a constitué environ 30 % des grosses selles turciques investiguées à l'Hôpital Saint-Luc au cours de la dernière décennie.

PATHOGENÈSE

Le syndrome est dû à une hernie de l'espace sous-arachnoïdien dans la selle turcique. Sur le plan anatomique, cette hernie donne l'impression que la selle est vide (figure 15). En réalité, l'hypophyse, souvent intacte, est repoussée contre les parois. Longtemps source de toutes sortes de spéculations quant à son origine, on croit maintenant que la majorité des cas auraient une étiologie auto-immune avec un déficit variable dans le tiers des cas.

TABLEAU CLINIQUE

On rencontre plus fréquemment ce syndrome chez la femme d'âge moyen, obèse, diabétique et hypertendue. La céphalée aura souvent constitué le motif de consultation. L'insuffisance hypophysaire symptomatique est plutôt rare. Des troubles visuels ne sont pas exceptionnels.

ÉVALUATION BIOLOGIQUE

Le bilan hypophysaire de base est en général normal. Cependant, malgré l'absence de symptômes cliniques, les tests dynamiques révèlent assez souvent des déficits hormonaux partiels.

RADIOLOGIE

Le diagnostic de la selle turcique vide repose essentiellement sur l'investigation radiologique. Autrefois, les pneumoencéphalogrammes permettaient de reconnaître ce syndrome. Cet examen invasif a été largement remplacé par le CT scan ou la RMN.

TRAITEMENT

Aucun traitement hypophysaire spécifique n'est nécessaire à moins qu'un déficit hormonal n'ait été décelé.

L'INCIDENTALOME HYPOPHYSAIRE

Deux techniques d'imagerie ont considérablement amélioré notre capacité de visualiser l'hypophyse. Ce sont le CT scan et la RMN. Comme ces techniques sont fréquemment utilisées dans l'investigation crânienne en général, elles conduisent *incidemment* à la découverte de masses hypophysaires chez des patients apparemment normaux. On estime généralement à 4 % la prévalence de l'incidentalome. Quelle attitude devra avoir le clinicien pour un patient chez qui on vient de découvrir un incidentalome hypophysaire? D'abord, il faut se rappeler que la lésion hypophysaire la plus fréquente est l'adénome, une lésion bénigne. Les adénomes sont classifiés de deux manières. *Selon leur taille* : inférieur à 10 mm, c'est le microadénome; supérieur à 10 mm, c'est le macroadénome. La majorité d'entre eux appartiennent au premier groupe, mais c'est dans le deuxième groupe que l'on craindra l'atteinte de la fonction hypophysaire ou celle du chiasma optique. Ils sont aussi classifiés selon *leur fonctionnement hormonal* : le prolactinome est le plus fréquent des adénomes hypophysaires, suivi de près par l'adénome non sécrétant. On trouve plus rarement les tumeurs à ACTH et HGH et très rarement les adénomes à TSH.

En plus des adénomes, on peut trouver dans l'hypophyse un anévrisme de la carotide interne, un craniopharyngiome, des gliomes, des méningiomes, des dysgerminomes et des kystes. L'incidentalome doit être évalué comme toute tumeur hypophysaire. S'il y a déficit ou hypersécrétion, un traitement s'impose. S'il n'y a pas de syndrome endocrinien, une simple observation et des contrôles radiologiques (tous les deux ans pour le microadénome et annuellement pour le macroadénome) s'avèrent en général suffisants. L'exérèse chirurgicale ne sera nécessaire que si la tumeur est agressive.

RÉFÉRENCES

Barkan AL, Lloyd RV, Chandler WF, *et al.* Preoperative Treatment of Acromegaly with Long-Acting Somatostatin Analog SMS 201-995: Shrinkage of Invasive Pituitary Macroadenomas and Improved Surgical Remission Rate. J Clin Endocrinol Metab 1988; 67: 1040-1048.

Daneshdoost L, Gennarelli TA, Hildegarde M, *et al.* Recognition of Gonadotroph Adenomas in Women. N Engl J Med 1991; 324: 589-594.

Ezzat S, Melmed S. Are Patients with Acromegaly at Increased Risk for Neoplasia? J Clin Endocrinol Metab 1991; 72: 245-249.

Frohman LA. Therapeutic Options in Acromegaly. J Clin Endocrinol Metab 1991; 72: 1175-1181.

Guillemin R. Peptides in the Brain. The New Endocrinology of the Neuron Science 1978; 202: 390-402.

Hoky, Weissberger AJ, Marbach P, *et al.* Therapeutic Efficacy of the Somatostatin Analog SMS 201-995 (Octreotide) in Acromegaly: Effects of Dose and Frequency and Long-Term Safety. Ann Intern Med 1990; 112: 173-181.

Kleinberg DL, Boyd AE, Wardlaw S, *et al.* Pergolide or the Treatment of Pituitary Tumors Secreting Prolactin or Growth Rormone. N Engl J Med 1983; 309: 704-709.

Klibanski A, Zervas NT. Diagnosis and Management of Hormone-Secreting Pituitary Adenomas. N Engl J Med 1991; 324: 822-831.

Komatsu M, Kondo T, Yamauchi K, *et al.* Antipituitary Antibodies in Patients with the Primary Empty Sella Syndrome. J Clin Endocrinol Metab 1988; 67: 633-638.

Lamberton RP, Jackson IMD. Investigation of Hypothalamic - Pituitary Disease. Endocrinol Metab Clin N A 1983; 12: 509-604.

Lamberts SWJ, Quik RF. A Comparison of the Efficacy and Safety of Pergolide and Bromocriptine in the Treatment of Hyperprolactinemia. J Clin Endocrinol Metab 1991; 72: 635-641.

Lamberts SWJ, Reubi JC, Krenning EP. Somatostatin Analogs in the Treatment of Acromegaly. Endocrinol Metab Clin North America 1992; 21: 737-752.

Losa M, Deckler R, Schopohl J, *et al.* Evaluation of Selective Transphenoidal Adenomectomy by Endocrinological Testing and Somatomedin-C Measurement in Acromegaly. J Neuro Surg 1989; 70: 561-567.

Melmed S. Acromegaly. N Engl J Med 1990; 322: 966-976.

Molitch ME, Russell EJ. The Pituitary «Incidentaloma». Ann Intern Med 1990; 112: 925-931.

Oelkers W. Hyponatremia and Inappropriate Secretion of Vasopressin (Antidiuretic Hormone) in Patients with Hypopituitarism. N Engl J Med 1989; 321: 492-496.

Salomon F, Cuneo RC, Hesp R, *et al.* The Effects of Treatment with Recombinant Human Growth Hormone on Body Composition and Metabolism in Adults with Growth Hormone Deficiency. N Engl J Med 1989; 321: 1797-1803.

Schally AV. Aspects of Hypothalamic Regulation of the Pituitary Gland: its Implications for the Control of Reproductive Processes. Science 1978; 202: 18-28.

Serri O, Rasio E, Beauregard H, Hardy J, Somma M. Recurrence of Hyperprolactinemia After Selective Transphenoidal Adenectomy in Women with Prolactinoma. N Engl J Med 1983; 309: 280-283.

Ste-Marie LG, Lacroix A, Matte R, *et al.* Myxoedème, hypogonadisme hypogonadotrophique et selle turcique vide. Union Med Can 1977.

6

LA THYROÏDE

Ronald Matte, M.D., Raphaël Bélanger, M.D.

«Entre le probable et le certain, il existe un fossé
que seuls les naïfs franchissent avec aisance.»

Saint-Liboire est un petit village du Québec de 1000 habitants dont la moyenne d'âge est plutôt élevée. Dans ce village, 4 adolescents, 6 hommes et 40 femmes souffrent d'une maladie thyroïdienne ou plutôt de trois maladies thyroïdiennes : 9 goitres toxiques, 15 thyroïdites d'Hashimoto et 26 goitres nodulaires. À Saint-Hyacinthe, dans la polyvalente de 1000 étudiants, la situation est tout aussi sérieuse : 30 étudiants ont un nodule thyroïdien et, chez une quarantaine d'autres, on observe un petit goitre diffus (goitre de l'adolescence? pseudo-goitre?). Ces statistiques, créées de toute pièce, n'en reflètent pas moins une réalité : les pathologies thyroïdiennes frappent 5 % de la population générale, fréquence qui s'élève à 10 % dans la population gériatrique.

Réduire l'intérêt de ce chapitre à la description de ces quelques entités serait minimiser la multiplicité des problèmes thyroïdiens auxquels le praticien est confronté tous les jours. Mentionnons :

1. Des modifications «normales» du bilan thyroïdien évoquant une hyperthyroïdie inexistante : *pilule anticonceptionnelle*.

2. Des taux de T_3 abaissés à des niveaux observés habituellement dans le myxoedème. Pourtant ces patients malnutris ou atteints d'une maladie débilitante ne doivent pas être traités : *Low T_3 syndrome.*
3. Des épisodes transitoires d'hyperthyroïdie et d'hypothyroïdie en post-partum : *thyroïdite silencieuse.*
4. L'agressivité de certains chirurgiens face à la thyroïde. Une technique nouvelle et efficace réduit de moitié les hémithyroïdectomies : *cytoponction à l'aiguille fine.*
5. Une élimination au Québec du crétinisme qui, il y a quelques années à peine, affectait 1 bébé sur 4000 : *système de détection de l'hypothyroïdie congénitale.*
6. Le remplacement d'une maladie débilitante, l'hypothyroïdie, par une autre tout autant débilitante, l'hyperthyroïdie iatrogénique. Grâce aux *dosages ultrasensibles de la TSH* et à la disponibilité d'un *vaste échantillonnage de comprimés de thyroxine*, on peut maintenant maintenir à long terme une homéostase thyroïdienne parfaite.

Le généraliste a bien perçu l'importance de la thyroïde. Dans une enquête que l'Association des médecins de famille du Canada a effectuée auprès de ses membres, on démontre que les problèmes thyroïdiens, le diabète et les maladies vasculaires constituent les trois domaines qui suscitent le plus d'intérêt. Et ce sont des domaines où le médecin de famille sent, à juste titre, qu'il a un rôle à jouer tant sur le plan diagnostique que sur le plan thérapeutique.

NOTIONS PRATIQUES DE PHYSIOLOGIE

EMBRYOLOGIE

Cinq notions sont particulièrement importantes, car elles ont des applications pratiques en clinique :

1. La glande thyroïde apparaît d'abord au niveau du plancher du pharynx, à la base de la langue vers la fin du premier mois de la vie, puis migre vers le bas, à sa position normale, à la région antérieure du cou. Les rares cas de thyroïde sublinguale, les kystes thyréoglosses et le lobe pyramidal sont les vestiges de cette migration.

2. La thyroïde foetale n'est en mesure de concentrer l'iode qu'à la fin du troisième mois. L'utilisation par inadvertance d'I^{131} chez la mère, au cours des toutes premières semaines de grossesse, n'aura probablement pas d'effet nocif sur le développement ultérieur de la thyroïde foetale.
3. Les hormones thyroïdiennes ne franchissent pratiquement pas la barrière placentaire. L'utilisation d'une thérapie de substitution thyroïdienne chez la mère afin de prévenir l'hypothyroïdie chez le bébé est inutile. Par ailleurs, l'ingestion de T_4 par la mère ne présente aucun risque pour l'enfant.
4. Les iodures traversent facilement la barrière placentaire. Les produits iodés donnés à la mère à doses pharmacologiques peuvent induire des goitres chez le foetus.
5. Le foetus se développe presque normalement en absence d'hormones thyroïdiennes. Par contre, l'hypothyroïdie, dans les premières semaines de vie, affecte d'une manière irréversible le développement cérébral. L'hypothyroïdie congénitale doit être diagnostiquée et traitée rapidement.

ANATOMIE

La thyroïde se situe sur la face antérieure et latérale de la trachée, l'isthme se trouvant juste sous le cartilage cricoïdien. Chez les Nord-Américains, son poids normal est de 15 à 20 g. Les cellules thyroïdiennes sont groupées en acini et leur centre est constitué de colloïde qui contient la thyroglobuline. Plusieurs structures internes ou adjacentes à la thyroïde ont une importance particulière en clinique.

Les muscles sterno-cléido-mastoïdiens

Leur masse coiffe fréquemment les portions latérales des lobes thyroïdiens, ce qui rend ainsi l'évaluation du volume de la glande plus difficile. Ils constituent une cause de pseudo-goitre. La présence de tissu adipeux dans les téguments qui recouvrent la région thyroïdienne ou, à l'inverse, une thyroïde trop facile à visualiser sont d'autres causes de pseudo-goitre.

Les nerfs récurrents laryngés

Ils sont dissimulés entre les lobes thyroïdiens et la trachée. Ils sont parfois lésés par un cancer ou un goitre volumineux, mais le plus souvent lors d'une thyroïdectomie.

Les parathyroïdes

Leur localisation est problématique; elles peuvent être postérieures aux lobes thyroïdiens, se situer dans le parenchyme thyroïdien lui-même ou encore, être ectopiques. L'hypoparathyroïdie est la complication majeure des thyroïdectomies élargies.

Les chaînes ganglionnaires cervicales

Les chaînes antérieures sont le site privilégié des métastases des cancers thyroïdiens.

Les cellules C

Dispersées entre les cellules thyroïdiennes, elles sécrètent la calcitonine. Le cancer médullaire se développe à partir de ces cellules.

SYNTHÈSE DES HORMONES THYROÏDIENNES

Contrôlée par la TSH, la synthèse des hormones thyroïdiennes se fait en quatre étapes (figure 16). Dans la *première étape*, l'iode circulant est capté par la thyroïde. Ce phénomène est actif : la cellule thyroïdienne est capable d'établir un gradient qui la favorise largement. La captation d'iode radioactif est le reflet de cette première étape. Dans la *deuxième étape*, l'iode est oxydé, organifié et incorporé aux tyrosines de la thyroglobuline pour former de la monoiodotyrosine (MIT) et de la diiodotyrosine (DIT). Puis les iodotyrosines (DIT et MIT) subissent une condensation oxydative pour former la T_4 et la T_3. On a prêté à cette *troisième étape* l'expression imagée de couplage. La thyroglobuline joue ici un rôle essentiel. Cette protéine de poids moléculaire élevé est synthétisée exclusivement dans la thyroïde et forme la composante essentielle du colloïde. Sa caractéristique propre est d'être capable d'assurer le couplage en plaçant les iodotyrosines côte à côte. Les hormones thyroïdiennes formées demeurent emmagasinées, intégrées à la thyroglobuline jusqu'à leur sécrétion. Les antithyroïdiens de synthèse (méthimazole et propylthiouracile) inhibent la deuxième et la troisième étape. La sécrétion des hormones thyroïdiennes constitue la *quatrième étape*. Après pinocytose, les gouttelettes de thyroglobuline sont hydrolysées par les lysosomes, puis les hormones thyroïdiennes sont alors libérées et rapidement sécrétées. La thyroïde est la seule source de T_4 et ne fournit que 20 % de la T_3, qui provient en majeure partie de la transformation périphérique de la T_4 en T_3. La production journalière de T_4 est d'environ 100 μg (ou plus précisément 1,50 μg/kg), alors que la production journalière totale de T_3 est d'environ 30 μg.

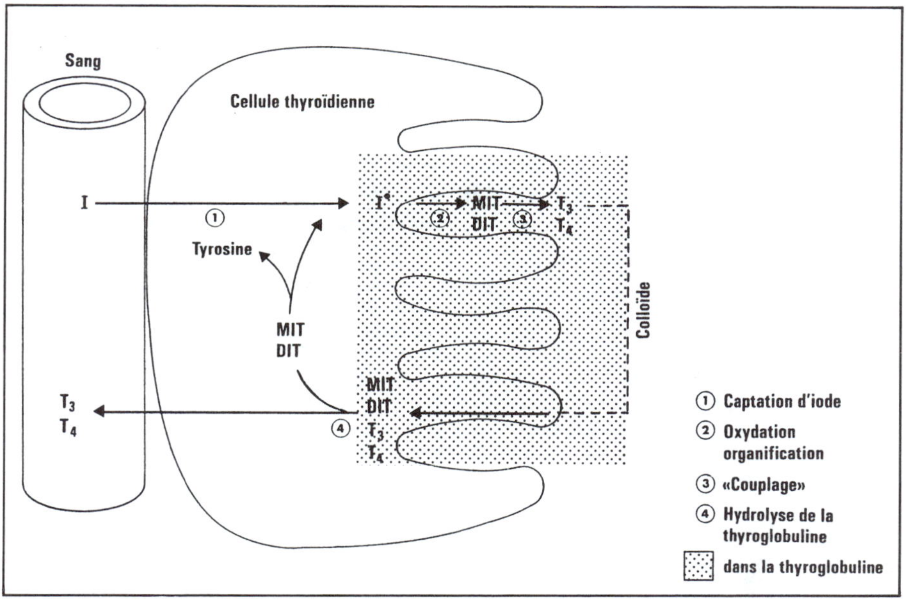

FIGURE 16 Biosynthèse des hormones thyroïdiennes
Pour assurer cette synthèse hormonale, l'organisme a besoin d'un apport minimal de 60 μg d'iode par jour. Au Québec, l'apport moyen (iodination du sel) est de 400 μg par jour. Le goitre endémique (iodoprive) est pour ainsi dire inexistant dans nos régions. Par contre, à dose pharmacologique, l'iode a des actions diverses et parfois paradoxales : 1) induction d'un goitre hypothyroïdien chez le foetus, 2) inhibition de l'hormonosynthèse dans la maladie de Graves-Basedow, 3) induction ou aggravation de l'hyperthyroïdie dans le goitre adénomateux, et 4) aggravation de l'hypothyroïdie dans la thyroïdite d'Hashimoto.

TRANSPORT ET MÉTABOLISME PÉRIPHÉRIQUE DES HORMONES THYROÏDIENNES

Trois protéines, la *TGB* (*Thyroxin Binding Globulin*), la *TBPA* (*Thyroxin Binding Prealbumin*) et l'*albumine* assurent le transport de plus de 99 % des hormones thyroïdiennes. La T_3 est l'hormone active en périphérie alors que la T_4 a une action de freinage supérieure à la T_3 au niveau hypophysaire. Cependant, même au niveau hypophysaire, la T_4 est préalablement transformée en T_3 avant d'assurer cette action de freinage. La faible quantité (≤ 1 %) de T_4 et de T_3 libre est seule biologiquement active. La modification du taux des protéines liantes entraîne un changement de la quantité totale des hormones thyroïdiennes sans modifier la concentration de la forme libre. Les contraceptifs oraux et la grossesse augmentent la T_4 totale et le syndrome néphrotique la diminue. Dans les deux cas, la fonction thyroïdienne reste normale.

Comme nous l'avons expliqué plus tôt, la T_3 provient à 80 % de la déiodination périphérique de la T_4. Une déiodination différente induit la formation d'une T_3 inactive appelée RT_3 (- reverse T_3 -) (figure 17). Lors d'une maladie débilitante, la transformation de T_4 en RT_3 est privilégiée, ce qui provoque ainsi une diminution de la T_3 circulante. Cette condition fréquente est connue sous l'éponyme *Low T_3 syndrome* et peut avoir l'avantage de placer le sujet malade dans un état de repos biologique relatif.

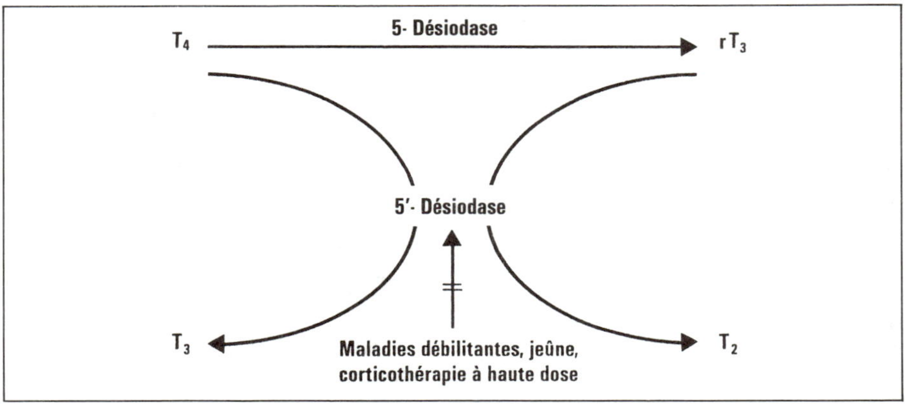

FIGURE 17 *Low T_3 syndrome* : métabolisme périphérique de la T_4

AXE HYPOTHALAMO-HYPOPHYSO-THYROÏDIEN

La TSH est l'hormone qui module la croissance et la prolifération des cellules thyroïdiennes de même que la synthèse de T_4 et de T_3. On commence par ailleurs à soupçonner le rôle déterminant de certains facteurs de croissance (*Insulin Growth Factor*, *Ectodermal Growth Factor*, divers oncogènes, etc.) dans le contrôle de la prolifération des cellules thyroïdiennes. Selon certains, le rôle de la TSH sur la croissance thyroïdienne exigerait la présence de ces facteurs. L'hypophyse est stimulée de façon tonique par la TRH. La réponse en TSH est contrôlée par un mécanisme de rétroaction négative. La diminution de la sécrétion de T_4 et de T_3 provoque immédiatement l'augmentation de la sécrétion de TSH. Au contraire, toute élévation des hormones circulantes inhibe la sécrétion de TSH. Chez l'individu normal, la concentration plasmatique des hormones thyroïdiennes est essentiellement stable. Cette stabilité s'explique par la sensibilité et la précision des mécanismes de contrôle et aussi par la très longue demi-vie des hormones circulantes (6,5 jours pour la T_4 et un jour pour la T_3). En pathologie thyroïdienne, ces mécanismes de contrôle sont perturbés. Dans l'hypothyroïdie primaire, la thyroïde est incapable de répondre à la TSH; dans l'hyperthyroïdie, la sécrétion autonome de T_4 freine la sécrétion hypophysaire.

La TSH est élevée dans l'hypothyroïdie primaire. La TSH est effondrée dans l'hyperthyroïdie.

MODES D'ACTION DES HORMONES THYROÏDIENNES

Il est maintenant bien établi que la T_3 est l'hormone active et qu'elle agit sur un récepteur spécifique intranucléaire (tout comme les hormones stéroïdiennes). Le récepteur de la T_3 est identique au produit du virus responsable de l'érythroblastose chez le poulet (v-ERBA). Il existe donc chez l'homme un oncogène naturel appelé le C-ERBA, qui code pour le récepteur de la T_3. Le récepteur est en solution dans le noyau. Aussitôt que la T_3 s'y lie, le complexe récepteur-T_3 se fixe à un DNA spécifique (*Hormone Responsive Element*) et cette fixation entraîne une modification rapide de la transcription. La production d'enzymes et de protéines de structure est liée à l'augmentation de la transcription. Dans l'hypophyse, au contraire, l'effet modérateur de la T_3 sur la TSH s'explique par une diminution de la transcription. La T_4 doit être considérée comme une préhormone n'agissant qu'après sa transformation en T_3.

Elle a cependant l'avantage d'avoir une plus longue demi-vie et d'assurer des niveaux circulants de T_4 et de T_3 plus stables. Les hormones thyroïdiennes augmentent la consommation d'oxygène, la production de chaleur et produisent un ensemble de symptômes dits adrénergiques (sudation, tremblements et tachycardie). On a donc depuis longtemps cherché à démontrer l'incidence des hormones thyroïdiennes sur le système adrénergique et les mitochondries.

1. SYNERGIE ENTRE LES HORMONES THYROÏDIENNES ET LES CATÉCHOLAMINES : sur le plan clinique, cette synergie semble évidente. L'effet bénéfique des bêta-bloqueurs dans la thyrotoxicose en est d'ailleurs une preuve indirecte convaincante. Mais, contrairement aux hypothèses avancées pour expliquer cette synergie, les hormones thyroïdiennes n'augmentent ni la production des catécholamines, ni la sensibilité aux catécholamines circulants et, probablement, ni la synthèse, ni l'affinité des récepteurs catécholaminergiques. La relation entre le système adrénergique et les hormones thyroïdiennes reste donc inexpliquée à ce jour. Il se peut que les effets s'additionnent sans qu'il n'existe d'influence directe d'un système sur l'autre.

2. LES MITOCHONDRIES : il est bien connu que les hormones thyroïdiennes stimulent la thermogenèse. L'hypothèse a longtemps prévalu que dans l'hyperthyroïdie, il y avait un découplage mitochondrial de telle sorte que pour chaque mole d'oxygène consommée, il y avait moins d'ATP produit (normalement, le rapport moles d'ATP/moles d'O_2 est de 3 pour 1). Cette hypothèse était élégante car elle expliquait la production de chaleur accrue et la faiblesse des malades. Or, de récents travaux ont démontré que ce découplage de la phosphorylation oxydative ou n'existe tout simplement pas ou est un facteur peu important présent seulement dans les thyrotoxicoses explosives.

Par ailleurs, les hormones thyroïdiennes stimulent la pompe à sodium qui, omniprésente, est la plus grande consommatrice d'oxygène de l'organisme. C'est enfin à travers la synthèse de protéines de structure qu'on peut le mieux percevoir l'action des hormones thyroïdiennes sur la croissance, le développement des bourgeons dentaires et épiphysaires, la maturation du système nerveux, etc. Lorsque, dans notre enfance, nous nous émerveillions devant la métamorphose du petit têtard en grenouille, nous assistions en fait à la preuve du savoir-faire des hormones thyroïdiennes.

Certains travaux suggèrent que les hormones thyroïdiennes pourraient avoir un site d'action extranucléaire, en particulier sur les membranes. Selon ces travaux, les hormones thyroïdiennes pourraient altérer la perméabilité des membranes et ainsi moduler le passage des divers substrats. Enfin, l'effet global qu'exercent les hormones thyroïdiennes sur les métabolismes et les systèmes sera bien illustré par le tableau clinique de l'hypothyroïdie et de l'hyperthyroïdie.

APPROCHE CLINIQUE

Les maladies de la glande thyroïde se présentent en clinique sous l'une des trois formes suivantes :

1. Parfois, les principaux signes et symptômes sont facilement observables lors des toutes premières minutes d'une entrevue entre le malade et le médecin. Il en est de même dans les hyperthyroïdies florides avec goitre et ophtalmopathie, ou encore dans les myxoedèmes profonds.
2. Le plus souvent, l'anomalie thyroïdienne ne sera soupçonnée qu'après un questionnaire et un examen attentif, et parfois à la suite d'une période plus ou moins longue d'investigation biologique. Lorsque bien conduite, cette démarche diagnostique sera valorisante et pour le médecin et pour le malade. Il en sera de même lorsqu'une hyperthyroïdie apathétique (signes et symptômes peu évidents) viendra expliquer la tachyarythmie du patient âgé, ou qu'une hypothyroïdie légère n'aura fourni d'autres signes révélateurs qu'une fatigue inappropriée ou des hémorragies utérines fonctionnelles.
3. Enfin, le diagnostic d'une maladie thyroïdienne peut être posé de façon fortuite. La découverte d'un nodule asymptomatique lors d'un examen clinique minutieux, ou le résultat anormal d'un test effectué lors d'un bilan de routine, en sont des exemples courants.

MÉTHODE DIAGNOSTIQUE

Dans les prochaines pages, nous présentons une méthode diagnostique simple et efficace. Elle nous permettra de construire une classification claire et utile de toutes les pathologies thyroïdiennes.

En présence d'un malade, le médecin doit se poser deux questions :

1. **Existe-t-il un défaut morphologique de la glande thyroïde?**
2. **Existe-t-il un trouble de fonction?**

Pour répondre à ces deux questions, le médecin possède deux outils complémentaires :

1. L'examen clinique;
2. Les tests thyroïdiens.

EXAMEN CLINIQUE : SIGNES ET SYMPTÔMES

L'examen attentif de la glande thyroïde par l'inspection visuelle et la palpation, puis la comparaison de cet examen avec tous les examens de glandes thyroïdes pratiqués antérieurement, voilà la façon la plus simple et la plus précise de déterminer *la morphologie de la glande.* Cet examen attentif de la glande thyroïde permet d'en définir la forme, le volume et la consistance. En pratique, trois possibilités s'imposent : 1) la thyroïde semble normale, 2) elle n'est pas palpable, ou 3) il existe un goitre diffus ou nodulaire. Dans le cas d'une glande non palpable, la thyroïde peut être atrophique, normale mais non palpée, ou il peut s'agir d'un goitre plongeant.

Du point de vue de *la fonction*, le patient est *euthyroïdien*, *hypothyroïdien* ou *hyperthyroïdien.*

L'HYPOTHYROÏDIE : TABLEAU CLINIQUE

Les signes et symptômes révélateurs de l'hypothyroïdie ne dépendent pas de la cause du déficit mais de deux variables : la *gravité du déficit* thyroïdien et *l'âge du patient.* Selon le degré de gravité, le clinicien sera confronté avec : 1) une hypothyroïdie strictement biologique, 2) une hypothyroïdie clinique, ou 3) un myxoedème.

Selon l'âge, il sera confronté avec : 1) l'hypothyroïdie congénitale (1/4000 naissances), qui, non traitée, donne le crétinisme, 2) l'hypothyroïdie de l'enfance, qui peut se présenter par un trouble de croissance et des anomalies du développement sexuel, ou 3) l'hypothyroïdie de l'adulte, la plus fréquente.

Le spectre des signes et sympômes rencontrés dans l'hypothyroïdie (tableau 32) est donc très large, allant du patient en apparence en bonne santé mais fatigué jusqu'au myxoedème caricatural et à l'occasion le coma myxoedémateux.

TABLEAU 32 SIGNES ET SYMPTÔMES DE L'HYPOTHYROÏDIE

Très haute fréquence

Thyroïde atrophique ou goitre
Fatigue
Teint pâle, de couleur jaune paille
Peau sèche
Cheveux secs et parsemés, ↓ de la queue des sourcils
Constipation
Frilosité
Lenteur psychomotrice
Troubles menstruels (méno-métrorragies)
Anémie (normocytaire, microcytaire, macrocytaire)
Crampes musculaires
Gain de poids
Relaxation prolongée des réflexes tendineux

Fréquence modérée

Infiltration importante des tissus (myxoedème)
Voix rauque
Surdité
Épanchements péricardiques, pleuraux, péritonéaux, articulaires
Tunnel carpien
Perte de tous les poils corporels
Coeur dilaté et flasque
Xanthomes
Galactorrhée
Achlorhydrie
Paresthésies, ataxie
Humour spécial
Hypoventilation avec hypercapnée
Psychose
Hypoglycémie
Hypothermie
Coma

Le myxoedème est, en général, facile à diagnostiquer. Le teint infiltré couleur de paille (caroténoïde), les cheveux secs, fins et parsemés, la relaxation prolongée du réflexe achilléen, suggèrent d'emblée le diagnostic. Cependant, même les médecins les plus expérimentés se tromperont à l'occasion. En effet, certains semblent myxoedémateux mais n'ont pas la maladie. Les patients anémiques, oedématiés, et plus particulièrement, les sujets atteints d'insuffisance rénale et du syndrome néphrotique, peuvent ressembler à s'y méprendre à des myxoedémateux. Et que dire du patient malade, bouffi, intubé, qu'on voit sous éclairage artificiel dans nos soins intensifs? Dans ces conditions, si le myxoedème explique la situation, certains signes devraient attirer notre attention : la couleur jaunâtre, caroténoïde, en particulier de la paume des mains, la diminution importante de tout le système pileux, y compris les poils axillaires et pubiens, la grande sécheresse, et même la peau en écailles de poisson, l'infiltration marquée de tous les tissus avec parfois des épanchements péritonéaux, péricardiques et pleuraux, la bradycardie et l'hypothermie. *Le coma myxoedémateux* représente la complication ultime du myxoedème non traité. Il est plus fréquent en hiver et frappe surtout les individus à faible revenu (appartements mal chauffés, clochards, absence de soins de santé, etc.). Dans les dernières décennies, 18 cas ont été diagnostiqués à l'Hôpital Saint-Luc, la plupart chez des patients présentant une «misère physiologique». Malgré sa rareté, cette condition doit être envisagée car, si elle n'est pas reconnue, elle entraîne à coup sûr la mort du patient. Tous les patients en coma myxoedémateux présentent un myxoedème caricatural. L'infection ou d'autres stress tels un accident vasculaire, l'hyponatrémie souvent induite par les solutés glucosés, la narcose au CO_2 (souvent induite par les sédatifs) et parfois l'hypoglycémie seront les causes immédiates de l'évolution vers le coma. La bradycardie et l'hypothermie sont fréquentes mais non constantes. *L'hypothyroïdie* se distingue du myxoedème par l'absence d'infiltration évidente. Cette distinction est un peu théorique car la présence d'un tunnel carpien chez un patient par ailleurs modérément hypothyroïdien est bel et bien la conséquence d'une infiltration. La différence entre hypothyroïdie et myxoedème est donc beaucoup plus une différence dans l'expression clinique du syndrome thyréoprive. Plus l'hypothyroïdie est profonde, plus le diagnostic est facile. La présence d'un goitre (voir thyroïdite d'Hashimoto) donne à des symptômes souvent non spécifiques (fatigue, gain de poids, etc.) une probabilité plus grande d'appartenir à l'hypothyroïdie. La relaxation prolongée du réflexe achilléen, le teint jaune paille, la peau sèche, les cheveux secs et parsemés et, pour le médecin expérimenté, l'allure générale du patient demeurent des atouts diagnostiques de valeur. L'allure générale, c'est un peu les signes vus dans leur ensemble. C'est ce qui permet au médecin d'évoquer le diagnostic dès les premières secondes de l'entrevue et d'orienter par la suite son questionnaire. L'hypothyroïdie frappe surtout les femmes à un âge où un ensemble de symptômes en apparence non spécifiques peuvent facilement sembler découler de la ménopause. Étant donné la grande fréquence de la maladie dans ce groupe d'âge (environ 3 %), le médecin doit rester vigilant. Chez la femme plus jeune, des troubles menstruels (et plus particulièrement des ménométrorragies) ou, plus exceptionnellement, une galactorrhée pourront parfois conduire au diagnostic. Chez l'homme, l'hypothyroïdie est plus rare (1 ♂/7 ♀) et, au moment du diagnostic, est souvent déjà floride. Grâce aux mesures de détection de l'hypothyroïdie congénitale, *le crétinisme* est une condition qu'on ne devrait observer que très rarement dans l'avenir. Par contre, une hypothyroïdie se développant dans l'enfance ou l'adolescence pourra malheureusement longtemps déjouer le médecin (parce que cette condition est rare). Un bilan thyroïdien s'impose donc chez tout enfant ou adolescent présentant un retard de croissance ou de maturation sexuelle.

Voici maintenant l'explication de certains signes et symptômes fréquents.

L'infiltration des tissus est liée à un dépôt de mucopolysaccharides (acide hyaluronique et glycoaminoglycan). C'est un oedème qui ne prend pas ou peu le godet. *Le teint pâle, couleur jaune paille*, s'explique par l'anémie, la vasoconstriction cutanée (permettant de conserver la chaleur centrale) et surtout par l'augmentation des taux circulants du carotène (l'hormone thyroïdienne catalyse la transformation du carotène en vitamine A). *L'anémie* peut être normocytaire (moëlle tranquille, hypoplasique), macrocytaire (anémie de Biermer chez 10 % des myxoedémateux) et, chez la femme plus jeune, microcytaire et ferriprive. *La sécheresse de la peau* s'explique par une diminution du sébum, de la sudation et surtout par une desquamation lente de la couche cornée superficielle.

L'HYPERTHYROÏDIE : TABLEAU CLINIQUE

Les signes et symptômes révélateurs de l'hyperthyroïdie sont dans l'ensemble les mêmes, quel qu'en soit le facteur étiologique (tableau 33). Comme dans l'hypothyroïdie, tous les systèmes peuvent être affectés. Il existe quelques exceptions comme l'ophtalmopathie et le myxoedème prétibial qui appartiennent exclusivement à la maladie de Graves-Basedow.

TABLEAU 33 SIGNES ET SYMPTÔMES DE L'HYPERTHYROÏDIE

Très haute fréquence

Goitre
Tachycardie, palpitations
Nervosisme
Polyphagie, perte de poids
Intolérance à la chaleur
Tremblements
Faiblesse musculaire proximale
Ostéoporose
Selles plus fréquentes
Ophtalmopathie (Graves seulement)

Fréquence modérée

Gain de poids
Fibrillation auriculaire
Décompensation cardiaque
Troubles menstruels (oligoménorrhée)
Psychose

Onycholyse
Hépato-splénomégalie
Pigmentation
Myxoedème prétibial
(Graves seulement : Onycholyse, Hépato-splénomégalie, Pigmentation, Myxoedème prétibial)

La tachycardie, le goitre, le nervosisme, la perte de poids avec un appétit parfois vorace, l'intolérance à la chaleur et les tremblements sont les signataires habituels de l'hyperthyroïdie. C'est probablement un examen attentif de la main qui pourra révéler le plus grand nombre de signes. On note :

- Pouls rapide (tachycardie);
- Pouls bondissant (haut débit, hypertension systolique);
- Pouls irrégulier (fibrillation auriculaire);
- Mains chaudes (vasodilatation);
- Mains moites (sudation);
- Peau douce (minceur de la couche cornée);
- Tremblements (hyperkinésie);
- Onycholyse (détachement de l'ongle de sa matrice);

- *Acropachy* (gonflement de l'extrémité distale des doigts);
- Pigmentation et vitiligo (atteinte auto-immune associée);
- Érythème palmaire (vasodilatation?).

Parfois, à cause de l'appétit vorace associé à des pertes cataboliques moindres, on note paradoxalement un gain de poids. *L'ostéopénie* dépend en partie de la gravité de l'hyperthyroïdie mais probablement encore plus, de la durée de la maladie. Cette complication passe habituellement inaperçue et est probablement réversible chez le patient jeune. Cependant, chez la femme en postménopause, elle peut provoquer, accélérer et aggraver l'ostéoporose. Les hormones thyroïdiennes ont une action trophique sur les ostéoclastes. C'est ainsi qu'on note une tendance à l'hypercalcémie et une hypercalciurie avec une PTH freinée. Toujours chez le patient âgé, l'hyperthyroïdie se manifestera souvent par des signes cardiaques prédominants. Une *fibrillation auriculaire* avec tachyarythmie et parfois un tableau floride d'insuffisance cardiaque pourront même être les seuls éléments ayant conduit au diagnostic. On parlera alors de *cardiothyréose*. La fibrillation auriculaire récente sur un coeur sain est le plus souvent réversible tandis que la fibrillation de longue date chez un patient âgé est souvent permanente. Le passage d'une fibrillation à un rythme sinusal (soit spontanément, soit par cardioversion) est accompagné d'un risque important d'embolisation. Dans ces circonstances (*voir traitement*), on préconise l'anticoagulation. Lorsque l'ensemble des symptômes ne permet pas de révéler une hyperthyroïdie évidente, on parlera d'*hyperthyroïdie apathétique*. On observe assez fréquemment cette situation dans la population gériatrique, le plus souvent dans le contexte d'une cardiothyréose. Ce diagnostic sera posé à l'occasion par tout médecin qui, devant une tachycardie inexpliquée ou une insuffisance cardiaque rebelle au traitement, aura la sagesse de demander un bilan thyroïdien. Enfin, rarement rencontrera-t-on un patient, qui outre une hyperthyroïdie floride et des manifestations cardiaques explosives, pourra présenter de la fièvre, une déshydratation et même des convulsions : la *tempête thyroïdienne*. Cette condition est rare de nos jours car moins de patients sont opérés pour une hyperthyroïdie et, ceux qui le sont auront préalablement été préparés par un traitement aux antithyroïdiens. De nos jours, la cause la plus fréquente de tempête thyroïdienne demeure la prise d'iode (*voir iode-Basedow*). *La psychose* dans le cadre d'une hyperthyroïdie est rare. Nous en avons observé quelques cas remarquables au cours de la dernière décennie et nous ne sommes pas prêts de les oublier tant le traitement fut gratifiant et pour nous et pour le patient.

TESTS THYROÏDIENS

L'examen clinique a permis de détecter ou de soupçonner la présence d'une anomalie thyroïdienne. Il faut maintenant confirmer ou infirmer la présence de la pathologie et en déterminer les répercussions anatomiques et biologiques.

TESTS QUI ÉVALUENT LA FONCTION

T_4 et T_3 : certains faits sont importants à retenir. Il existe d'énormes variations des taux de T_4 (60 à 160 mmol/L) et de T_3 (1 à 3,4 mmol/L) chez les sujets normaux (tableau 35). Ces variations occasionnent nécessairement un chevauchement important des valeurs extrêmes des sujets normaux avec les valeurs rencontrées chez les sujets hyperthyroïdiens ou hypothyroïdiens. Voilà la raison de l'importance du dosage de la TSH.

TSH :
- Une TSH freinée, mesurée par les nouvelles méthodes sensibles (IRMA, enzymatiques), confirmera le diagnostic d'hyperthyroïdie. Une TSH élevée confirmera l'hypothyroïdie.
- La méthode IRMA (*Immunoradiometric Assay*) utilise deux anticorps qui se lient en «sandwich» sur des sites différents (épitopes) de la molécule de TSH. Cette méthode est tellement sensible qu'elle permet de départager les valeurs dites basses ou freinées (TSH $\leq$ 0,3 mU/L), normales ($\geq$ 0,3 et $\leq$ 3 mU/L) ou élevées (TSH $\geq$ 3 à 4 mU/L).

  En réalité, la majorité des hyperthyroïdiens auront des valeurs de TSH nulles, alors qu'un diagnostic d'hypothyroïdie s'imposera avec des valeurs de TSH dépassant 6 à 8 mU/L. Même avec ces méthodes ultrasensibles, il existe encore des zones grises (TSH aux environs de 0,2 ou de 4 à 6 mU/L) qui mettent le jugement du médecin à l'épreuve et pour lesquelles un contrôle ultérieur (6 mois ou un an plus tard) peut s'avérer nécessaire. Ces zones grises demeurent pratiquement les seules indications de pratiquer un test au TRH (*voir plus loin : les hypothyroïdies et les hyperthyroïdies subcliniques*).

Indice de T_4 libre (ITL ou FT_4I) : la majorité des laboratoires fournissent les valeurs de T_4 totale et du T_3U (*T_3 uptake*). À partir de ces valeurs, un indice de la T_4 libre, le FT_4I (ou ITL) peut être construit. Le T_3U mesure la saturation de la TBG. Dans ce test, la TBG du sérum du patient et une résine sont mises en compétition pour capter une T_3 radioactive ajoutée à l'échantillon. Le pourcentage de captation par la résine indiquera le nombre de sites libres sur la TBG. La valeur du T_3U est donc influencée par deux variables :
- la quantité de T_4 en circulation,
- la quantité de TBG.

T_3U élevé : soit hyperthyroïdie, soit diminution de la TBG : congénitale, hypoprotéinémie, corticoïdes.

T_3U diminué : soit hypothyroïdie, soit élévation de la TBG : congénitale, oestrogènes.

Le FT_4I peut alors être calculé mathématiquement selon diverses formules. La plus couramment utilisée est :

$$FT_4I = \frac{T_4 \text{ totale} \times T_3U \text{ (patient)}}{T_3U \text{ (normal)}}$$

Cet indice (FT_4I) permet donc de corriger des valeurs de T_4 totales qui seraient élevées ou abaissées non pas à cause d'une anomalie de sécrétion (hyperthyroïdie ou hypothyroïdie), mais à cause de la quantité de la protéine vectrice (TBG) en circulation (tableau 34).

TABLEAU 34 INDICE DE THYROXINE LIBRE DANS DIVERSES SITUATIONS CLINIQUES

- Hyperthyroïdie :				
$T_4 \uparrow$	×	$\frac{T_3U \text{ (patient)} \uparrow}{T_3U \text{ (normal)}}$	=	$FT_4I \uparrow$
- Hypothyroïdie :				
$T_4 \downarrow$	×	$\frac{T_3U \text{ (patient)} \downarrow}{T_3U \text{ (normal)}}$	=	$FT_4I \downarrow$
- Pilule anticonceptionnelle :				
$T_4 \uparrow$	×	$\frac{T_3U \text{ (patiente)} \downarrow}{T_3U \text{ (normal)}}$	=	FT_4I N
- Syndrome néphrotique :				
$T_4 \downarrow$	×	$\frac{T_3U \text{ (patient)} \uparrow}{T_3U \text{ (normal}}$	=	FT_4I N

T_4 libre : le dosage de la T_4 libre doit être considéré comme un bon test puisque c'est la T_4 libre qui détermine l'état fonctionnel du patient. Bien que l'utilisation de ce test soit devenu populaire dans certains milieux, nous devons nous rappeler qu'il existe un meilleur test : la TSH mesurée par méthode ultrasensible. Par ailleurs, il existe une *très forte corrélation* entre *la valeur* de T_4 libre (mesurée) et *l'indice* de T_4 libre, FT_4I (calculé mathématiquement).

TABLEAU 35 VARIATION DES TAUX SÉRIQUES DE T_4, T_3, T_3U, FT_4I, TSH ET T_4 LIBRE CHEZ LE SUJET NORMAL ET DANS CERTAINES SITUATIONS CLINIQUES

	T_4 mmol/L	T_3 mmol/L	T_3U %	FT_4I	TSH mU/L	T_4 libre ng/100 ml
Euthyroïdie	6,0 - 160	1 - 3,4	25 - 35		0,3 - 4	0,7 - 1,8
Hyperthyroïdie	↑	↑	↑	↑	0	↑
Hypothyroïdie	↓	↓	↓	↓	↑	↓
Prise d'oestrogènes (augmentation des protéines vectrices)	↑	↑	↓	N	N	N
Hypoprotéinémie	↓	↓	↑	N	N	N
Maladie débilitante	N ou ↓	↓	N	N	N	N

Captation d'I^{131} : pour bien des médecins, la captation et la cartographie sont un même examen. En réalité, la captation est une mesure de fonction alors que la cartographie est une évaluation anatomique. Cette distinction est tellement vraie, que la captation et la cartographie ne sont pas de nos jours exécutées avec les mêmes isotopes. La cartographie est le plus souvent réalisée en quelques minutes avec le technétium alors que la captation nécessite l'utilisation d'iode^{131}. La méprise est entretenue car le plus souvent le patient a reçu les deux isotopes (I^{131} et technétium) et le laboratoire fournit sur un même rapport les résultats de la captation et de la cartographie. Cette méthode permet d'irradier moins le patient en utilisant un isotope à vie courte pour la cartographie (demi-vie de 6 heures) et une dose minime d'I^{131} pour la captation (demi-vie de 8 jours). La captation d'I^{131} est en soi un test peu discriminant et très souvent surutilisé. Elle est cependant nécessaire dans deux conditions :

1. Elle permet de différencier les thyroïdites (captation basse) des goitres toxiques (captation élevée).
2. Elle est utile pour décider de la dose d'I^{131} nécessaire dans le traitement de la maladie de Graves-Basedow.

Test au TRH : l'injection intraveineuse de TRH (*Thyrotropin Releasing Hormone*) provoque une augmentation de la TSH sérique. Dans l'hypothyroïdie, cette réponse est exagérée alors que dans l'hyperthyroïdie, elle est nulle. Comme nous l'avons dit précédemment, ce test est aujourd'hui moins fréquemment pratiqué à cause des dosages ultrasensibles de la TSH actuellement disponibles.

Test de suppression à la T_3 :

Test de Werner classique. L'administration de 75 μg de T_3 pendant 10 jours supprime les taux de captation d'I^{131} d'au moins 50 % chez le sujet normal. Cette suppression est absente ou incomplète dans l'hyperthyroïdie. Ce test a un double désavantage : les doses de T_3 utilisées sont dangereuses pour les gens âgés et la captation doit être répétée à deux reprises. Il a été largement supplanté par le test au TRH.

Nouveau test de suppression. Récemment, notre groupe a décrit un test de suppression moins dangereux et plus commode. La prise de T_3 à 50 μg die pendant 21 jours supprime d'au moins 50 % les taux plasmatiques de T_4 chez les sujets normaux. Cette suppression ne dépasse jamais 15 % lorsque la glande thyroïde est autonome. Ce test est précieux chaque fois qu'on désire vérifier l'utilité et l'efficacité d'une thérapie de suppression à long terme d'un goitre.

TESTS QUI REFLÈTENT L'ÉTAT MÉTABOLIQUE

Cholestérol - Il est en général augmenté dans l'hypothyroïdie et diminué dans l'hyperthyroïdie. Peu discriminant comme test diagnostique, le dosage du cholestérol est surtout utile pour évaluer les effets du traitement.

Réflexes achilléens - La période de relaxation des réflexes tendineux est prolongée dans l'hypothyroïdie. Cette simple manoeuvre fait partie intégrante de l'examen physique. L'utilisation d'un réflexographe n'apporte guère plus de lumière. Plusieurs conditions (diabète, oedème, vasculopathies périphériques et la prise de bêta-bloqueurs) prolongent aussi la période de relaxation.

Mesure de certaines enzymes - Les CPK peuvent être élevés dans l'hypothyroïdie (diminution du catabolisme). Les phosphatases alcalines peuvent être élevées dans l'hyperthyroïdie.

TESTS ET MANOEUVRES QUI ÉVALUENT LA MORPHOLOGIE DE LA GLANDE

Cartographie - La cartographie est devenue, pour certains, un examen de routine. Pourtant, des doigts habiles peuvent, dans la majorité des cas, établir les caractéristiques morphologiques d'une glande thyroïde. Cet examen n'apporte guère de renseignements supplémentaires lorsque la thyroïde apparaît soit atrophique, soit normale à la palpation. Par contre, une cartographie permet de préciser certaines caractéristiques d'un goitre, en particulier l'état fonctionnel d'un nodule thyroïdien. Elle permet de reconnaître les goitres plongeants et les métastases fonctionnelles des cancers thyroïdiens.

Comme nous l'avons dit précédemment, les cartographies sont en général pratiquées avec le technétium. Autrefois, elles étaient pratiquées avec l'I^{131} mais cette méthode n'est plus utilisée qu'exceptionnellement. La grande majorité des nodules chauds ou froids avec le technétium le sont de même avec l'I^{131}. À l'occasion (environ 2 % des cas), un nodule chaud au technétium mais froid à l'I^{131} permettra de reconnaître certaines tumeurs (souvent malignes) dont les cellules ont conservé le pouvoir de captation, mais non celui d'organification. Contrairement au technétium, l'iode ne demeure pas dans la thyroïde si l'isotope n'a pas été organifié. Or, les inconvénients de l'I^{131} (longue demi-vie, plus forte irradiation) deviennent un atout lorsqu'il s'agit de traiter les métastases d'un cancer différencié de la thyroïde. Les pancartographies (*voir plus loin*) sont donc effectuées avec l'I^{131}.

Dans les cancers thyroïdiens, on pourra aussi pratiquer des pancartographies au thallium (se localise dans les lésions hypervascularisées) et dans le cas du cancer médullaire avec le MIBG (Méta-iodobenzylguanidine) et le DMSA (*Dimercaptosuccinic acid*).

Radiographie des tissus mous et gorgée barytée - Ces images permettent de déterminer la localisation et l'étendue d'un goitre de même que ses effets compressifs sur la trachée et l'oesophage.

Échographie - Elle permet de distinguer une masse solide d'un kyste. Son utilisation varie sensiblement d'un centre hospitalier à l'autre. Cette technique possède l'avantage d'être simple et non invasive. Par contre, la ponction à l'aiguille fine en a réduit les indications. L'échographie a cependant l'avantage de permettre une mesure objective de la grosseur d'un nodule et donc d'en suivre l'évolution.

Ponction et biopsie à l'aiguille fine - Cette technique permet tout autant que l'échographie d'établir la distinction entre un nodule solide et un kyste. L'aspiration du kyste est à la fois un geste diagnostique et thérapeutique. Quant à la biopsie à l'aiguille fine, elle s'impose peu à peu comme l'examen essentiel dans l'évaluation du nodule froid. L'efficacité de cette méthode diagnostique dépend de l'habileté à réaliser la cytoponction et à interpréter les lames. C'est donc dans les centres où la cytoponction est un geste journalier que cette méthode garde toute son acuité, réduisant de ce fait d'au moins 50 % les indications des thyroïdectomies.

Dosages des anticorps antithyroïdiens - Les anticorps les plus souvent mesurés sont les anticorps antithyroglobulines et les anticorps antimicrosomiaux. Ces anticorps sont présents dans la thyroïdite d'Hashimoto et aussi, mais à des taux moindres, dans la maladie de Graves et les autres états morbides thyroïdiens. D'autres anticorps sont mesurés par les laboratoires spécialisés : les TSI (*Thyroid Stimulating Immunoglobulins*), les anticorps antirécepteurs à TSH, les anticorps bloquants et les anticorps anti-antigènes oculaires.

Dosage de la thyroglobuline - Dans le cancer thyroïdien, ce simple dosage, une fois la thyroïde détruite, devient le marqueur le plus sensible de récidive ou de métastases.

Dosage du CEA - Bon marqueur pronostique dans l'évaluation du cancer médullaire.

SCHÉMA DES MALADIES THYROÏDIENNES

Grâce à l'examen clinique et aux renseignements complémentaires fournis par les tests thyroïdiens, le clinicien a défini et les caractères anatomiques de la glande thyroïde et l'état fonctionnel du malade.

Dans la construction de ce schéma, *le défaut anatomique* est défini par sa caractéristique la plus simple (et aussi la plus utile) : le volume. Ce volume aura été déterminé par les doigts de l'examinateur et, au besoin, par une cartographie. Une *thyroïde atrophique*, c'est une glande qu'on est incapable de palper. Étant donné cependant que les thyroïdes normales ne sont pas toutes palpables (patients obèses ou musclés, thyroïdes rétrosternales, manque d'expérience, etc.), une thyroïde non palpable sera considérée comme atrophique si le patient prend un traitement à base de LT_4 ou s'il est hypothyroïdien. *L'augmentation de volume* de la thyroïde définit le *goitre*. Le goitre peut être *diffus* ou nodulaire (goitre *multinodulaire*). On regroupe les goitres nodulaires et diffus car, dans la plupart des cas, c'est l'âge du goitre qui en est le principal déterminant morphologique. Les goitres récents sont le plus souvent diffus, les vieux goitres sont très souvent multinodulaires et ce, à cause des nombreux bouleversements dont ils sont le site (hémorragies, fibrose, atrophie et calcifications). Dans le cas d'un *nodule unique*, on ne parle pas en général de goitre, mais simplement de nodule. Le goitre (sauf pour les goitres responsables d'hyperthyroïdie) doit être considéré comme un mécanisme de compensation. Si ce mécanisme a été efficace, le sujet est euthyroïdien; si le mécanisme ne suffit pas, le sujet est hypothyroïdien.

Quant à la fonction, elle a été précisée par l'examen clinique (signes et symptômes d'hyperthyroïdie ou d'hypothyroïdie) et par un bilan biologique. Sur le plan fonctionnel, un patient peut donc être considéré comme *normal* (euthyroïdien), *hypothyroïdien* ou *hyperthyroïdien*.

La comparaison de ces deux ensembles de variables (volume et fonction) nous permet alors de construire un schéma général (tableau 36) constituant un éventail complet des maladies thyroïdiennes. Les entités écrites en gros caractères représentent l'ensemble des problèmes auxquels est confronté le médecin de famille.

TABLEAU 36 SCHÉMA GÉNÉRAL DES MALADIES THYROÏDIENNES

DÉFAUT ANATOMIQUE	+ FONCTION	= ENTITÉS CLINIQUES
Thyroïde atrophique	Hyper	Prise de T_4 ou T_3
	Hypo	Rx antérieure à I^{131} Aplasie Chirurgie *HASHIMOTO* Hypopituitarisme *MYXOEDÈME IDIOPATHIQUE*
Goitre diffus ou multinodulaire	Hyper	*MALADIE DE GRAVES-BASEDOW* Goitre multinodulaire toxique Tumeur à TSH Môle hydatiforme
	Normale ou hypo	*HASHIMOTO* Déficience en iode Troubles de l'hormonosynthèse Antithyroïdiens Goitre diffus ou multinodulaire euthyroïdien (fonction normale)
Nodule unique	Hyper	*ADÉNOME TOXIQUE*
	Normale	*ADÉNOME* *KYSTE* *CANCER*
Goitre douloureux	Variable	*THYROÏDITE SUBAIGUË DE DE QUERVAIN*
Absence ou présence d'un goitre	Variable	*THYROÏDITE SILENCIEUSE*
Thyroïde normale	Normale	*Thyroid Sick Syndrome* Pseudo-goitre

LES HYPOTHYROÏDIES : ENTITÉS CLINIQUES

THYROÏDITE D'HASHIMOTO

La thyroïdite d'Hashimoto est la maladie thyroïdienne la plus fréquente. Tout goitre diffus ou nodulaire avec une fonction normale ou diminuée est d'abord et avant tout une thyroïdite d'Hashimoto. Elle frappe surtout les femmes (5 ♀/1 ♂) avec une prévalence exceptionnelle dans certaines familles et est souvent associée à d'autres maladies auto-immunes. Cette condition est chronique et irréversible. L'évolution vers l'hypothyroïdie est variable : elle peut être rapide (quelques mois) ou très lente (plusieurs décennies). La *pathogenèse* de cette condition serait reliée à une anomalie dans la surveillance immunologique. Des travaux récents ont mis en évidence une diminution des lymphocytes T suppresseurs, la présence dans la thyroïde de lymphocytes cytotoxiques (*killer cells*) et la sécrétion par des clones de lymphocytes B normalement silencieux d'anticorps antithyroïdiens. Il en résulte une infiltration lymphocytaire et, à des degrés variables, une destruction cellulaire, de la fibrose et de l'atrophie. L'évolution vers l'hypothyroïdie dépend de la gravité de l'atteinte histologique et des troubles de l'hormonosynthèse souvent associés à cette condition.

La présence d'anticorps antimicrosomiaux (antipéroxydase) ou anti-thyroglobulines, ou les deux, confirme *le diagnostic.* Certains laboratoires utilisent des techniques de dosage peu sensibles et rapportent faussement des résultats négatifs. Une TSH augmentée avec une T_4 et une T_3 abaissées signifient la présence d'hypothyroïdie. La captation-cartographie n'est indiquée que lorsque le goitre est volumineux. Souvent la thyroïde ne capte que peu ou pas l'I^{131}. À l'occasion, la captation est importante et traduit un trouble prédominant de l'hormonosynthèse. Une biopsie n'est indiquée que si l'on soupçonne un cancer. Une ponction biopsie à l'aiguille fine sera donc effectuée si la thyroïde a une consistance ligneuse, s'il y a compression de la trachée et de l'oesophage et, surtout, si on note une augmentation rapide du volume du goitre. Un cancer indifférencié ou un lymphome de la thyroïde sont alors à craindre.

MYXOEDÈME IDIOPATHIQUE

Cette condition frappe surtout la femme de plus de 50 ans. La thyroïde n'est pas palpable, il n'y a pas d'histoire antérieure de goitre et les anticorps antithyroïdiens ne sont présents que dans 50 % des cas (absence d'antigène). Récemment, on a éclairci en partie *la pathogenèse* de cette condition : la présence d'une autre génération d'anticorps (les anticorps bloquants) qui viennent freiner l'action de la TSH sur ses récepteurs et provoquent ainsi l'atrophie et l'hypothyroïdie. Ces anticorps bloquants ne sont cependant pas retrouvés dans tous les cas de myxoedème (problème de sensibilité méthodologique?) et, par ailleurs, peuvent être présents dans la thyroïdite d'Hashimoto et même parfois dans la maladie de Graves. On a rapporté dans la littérature récente (et nous en avons observé quatre cas à l'Hôpital Saint-Luc), des malades qui après avoir souffert d'hypothyroïdie pendant quelques années, ont soudainement manifesté une thyrotoxicose. Ces cas sont rares mais démontrent bien que la frontière existant entre un myxoedème, une thyroïdite d'Hashimoto et même une maladie de Graves, est fragile. Dans toutes ces conditions, il existe au départ un problème d'immunité cellulaire de base (erreur de surveillance immunologique, en particulier une diminution des lymphocytes T suppresseurs) ayant comme conséquence la production de clones divers d'anticorps humoraux. Ces anticorps peuvent bloquer la prolifération cellulaire (thyroïde atrophique du myxoedème), stimuler la croissance et/ou freiner la sécrétion hormonale (goitre et hypothyroïdie de la thyroïdite d'Hashimoto) ou stimuler la croissance et la sécrétion hormonale (goitre et hyperthyroïdie de la maladie de Graves). D'autres facteurs de croissance (*Insulin Growth Factor* et *Ectodermal Growth Factor*) peuvent aussi jouer un rôle important. Dans la pratique de tous les jours, ces considérations nous font comprendre un peu mieux la prévalence familiale des maladies thyroïdiennes. Une tante souffre de myxoedème, la mère d'une thyroïdite d'Hashimoto et la fille d'une maladie de Graves. Elles ont hérité toutes les trois du défaut de surveillance immunologique mais la maladie exprimée dépendra du clone d'anticorps produit en prédominance. Une thyroïde non palpable, une hypothyroïdie s'étant installée de façon insidieuse depuis plusieurs années, l'infiltration des tissus (le myxoedème), une TSH élevée (en général au delà de 30 mU/L) et des taux effondrés de T_3 et de T_4 confirment le diagnostic. La captation (qui serait nulle) et la cartographie (qui ne montrerait rien) ne sont pas des tests nécessaires au diagnostic.

HYPOTHYROÏDIE SECONDAIRE

On rencontre habituellement l'hypothyroïdie secondaire dans le cadre d'un panhypopituitarisme bien établi. La déficience isolée en TSH est une condition exceptionnelle. Le plus souvent, l'hypothyroïdie est une manifestation assez tardive dans la séquence des déficits hypophysaires, s'exprimant seulement après les déficits de FSH, de LH, de prolactine et de HGH. Lorsque ces déficits n'ont pas été reconnus, le diagnostic d'hypothyroïdie pourra s'avérer difficile à moins que le tableau ne soit franc. Dans ces conditions, une TSH non dosable ou abaissée avec des valeurs basses de T_4 et de T_3 devrait permettre d'attirer l'attention sur l'hypophyse. Cette situation est rare mais dangereuse. En effet, si on traitait avec de la LT_4 un malade présentant un panhypopituitarisme non reconnu, on pourrait provoquer une crise d'insuffisance surrénalienne potentiellement fatale. Moins de un pour cent des patients hypothyroïdiens souffrent d'hypothyroïdie secondaire et une TSH élevée demeure l'élément diagnostique déterminant pour la vaste majorité des hypothyroïdiens. *L'hypothyroïdie secondaire fonctionnelle* existe. Cette condition survient lorsque la TSH hypophysaire a été freinée par des taux circulants élevés de T_4 et de T_3 (après traitement d'une maladie de Graves ou après thérapie avec des doses freinatrices de LT_4). Cette situation est temporaire (2 à 6 semaines) et n'a pas de conséquences cliniques importantes.

CAUSES RARES DE L'HYPOTHYROÏDIE

Suite à l'iodination du sel, *la déficience en iode* n'existe plus comme cause de goitre et d'hypothyroïdie en Amérique du Nord. Nous ingurgitons en moyenne 300 à 500 μg d'iode par jour, ce qui est bien supérieur à la quantité minimale nécessaire (50 à 80 μg). Par contre, le goitre et l'hypothyroïdie sont des conditions fréquentes dans certaines régions d'Europe et d'Asie, plus particulièrement dans les régions montagneuses. Étant donné les grandes vagues d'immigration, on rencontre de plus en plus dans nos cliniques des goitres qui s'étaient développés dans un contexte de déficit iodé. Tout à fait à l'opposé, une ingurgitation excessive d'iode (3 à 4 mg par jour) vue par exemple chez les Japonais du Nord (Hokkaïdo), peut bloquer l'hormonosynthèse, induire un goitre ou même une hypothyroïdie. On ne rencontre qu'exceptionnellement des goitres avec ou sans hypothyroïdie causés par des *troubles congénitaux* de l'hormonosynthèse. Cependant, la prise d'iode en quantité excessive (produits naturels et algues) pourra, à l'occasion, accentuer le trouble d'organification présent dans la thyroïdite d'Hashimoto et provoquer de ce fait l'hypothyroïdie. *L'iode* est particulièrement dangereux durant la *grossesse* car il produit un goitre chez le foetus. Les *goitres de l'adolescence* et de la *grossesse* sont des conditions qui dans nos régions (en raison de la forte ingestion d'iode) n'ont pas d'identité clinique appréciable. Comme nous l'avons dit précédemment, grâce à la détection et au traitement précoce de *l'hypothyroïdie congénitale*, le *crétinisme* est aujourd'hui chose rare. L'hypothyroïdie congénitale peut être la conséquence d'une aplasie de la glande ou d'un goitre lié à un trouble de l'hormonosynthèse.

TRAITEMENT DE L'HYPOTHYROÏDIE

L'hypothyroïdie est universellement traitée avec la lévothyroxine (Synthroid ou Eltroxin). Grâce à sa transformation périphérique partielle et à sa longue demi-vie, l'utilisation de la LT_4 permet d'obtenir des taux circulants physiologiques et stables de T_4 et de T_3. Elle est moins coûteuse que la T_3 (Cytomel).

Il existe deux formes de thérapie avec la LT_4 :

1. *Traitement freinateur*. Pour cette forme de traitement, on utilise des doses supraphysiologiques de LT_4. Le but visé est de freiner la TSH (*voir traitement des nodules et des cancers*).
2. *Traitement de remplacement*. Le but du traitement est évidemment de faire disparaître les signes et les symptômes mais, aussi, de normaliser les taux de TSH. Dans le traitement de remplacement, on doit tenter de créer un état d'euthyroïdie, non seulement ressenti par le patient, mais aussi «approuvé» par l'hypothalamus. Si on traite une hypothyroïdie avec une dose supraphysiologique de LT_4, on induit une hyperthyroïdie iatrogénique. On a alors remplacé un mal par un autre. La lévothyroxine est maintenant disponible dans un éventail étendu de concentrations permettant de réaliser l'objectif d'une homéostase parfaite. Il existe sur le marché des comprimés (Synthroïd) avec des concentrations de 25, 50, 75, 88, 100, 112, 125, 150, 200, 300 et 500 mcg de LT_4.

   La dose de remplacement optimale pour une vaste majorité de patients se situe entre 1,5 et 2,0 mcg/kg de poids. Un patient de 50 kg nécessitera donc des comprimés de 75 à 100 mcg alors qu'un patient de 100 kg devra utiliser des comprimés de 150 à 200 mcg.

L'hypothyroïdie est, dans la plupart des cas, une condition définitive et irréversible (sauf pour les thyroïdites et post Rx à l'I^{131}; *voir plus loin*). Il est donc impératif de prouver le diagnostic avant de commencer le traitement. Si l'indication du traitement est bien posée, le diagnostic n'aura pas à être remis en question quelques années plus tard et le patient pourra et devra continuer à prendre sa médication indéfiniment. Un dosage de TSH pratiqué chaque année (ou à tous les deux ans), permettra au médecin de s'assurer que le patient est fidèle au traitement et que la dose utilisée est optimale. Pour un hypothyroïdien qui ne présente *aucun risque de maladie coronarienne*, nous suggérons le protocole suivant :

- Lévothyroxine 50 mcg/jour pour le premier mois;
- Lévothyroxine 75 mcg/jour pour le deuxième mois;
- Dose calculée/jour par la suite;
- Rajustement fin de la dose selon les taux de TSH au bout de 4 à 6 mois.

Pour un sujet âgé ou considéré *à risque sur le plan coronarien*, une progression plus lente est nécessaire. À l'occasion, une thérapie de substitution complète ne sera jamais possible. La prise simultanée de bêta-bloqueurs et de lévothyroxine pourra alors s'avérer nécessaire pour prévenir l'exacerbation de l'insuffisance coronarienne.

Erreurs courantes

Certaines habitudes doivent être abandonnées :

1. Traiter un malade alors que le diagnostic est incertain. Ce traitement rend toute investigation ultérieure difficile à interpréter. Il ne faut pas oublier que la majorité des sujets traités avec la lévothyroxine le sont en principe pour la vie. La possibilité du coma myxoedémateux est la seule exception à cette règle.
2. Arrêter épisodiquement la thérapie et demander un nouveau bilan thyroïdien. Cette démarche est illogique et n'aura comme effet que de plonger épisodiquement le malade dans un état d'hypothyroïdie.

Voici quelques exceptions à cette règle :

- Le traitement débuté au cours d'une grossesse alors que l'investigation n'a pu être terminée.
- Le traitement des états d'hypothyroïdie temporaires, par exemple : l'hypothyroïdie précoce d'une maladie de Graves-Basedow traitée à l'iode radioactif ou une phase prolongée d'hypothyroïdie au cours d'une thyroïdite (*voir plus loin*).
- Le traitement des vieux goitres nodularisés pose un problème particulier. Avec le temps, ils ont tendance à devenir autonomes, rendant ainsi nécessaire l'arrêt d'une médication autrefois bien tolérée (*voir plus loin*).

3. Traiter l'obésité, la fatigue, l'aménorrhée et l'infertilité de façon empirique avec une thérapie de substitution thyroïdienne, c'est faire preuve d'ignorance.

Considérations spéciales

Le traitement du *coma myxoedémateux* est une exception aux principes de thérapie énumérés précédemment. Aussitôt ce diagnostic de coma myxoedémateux posé, on doit administrer un bolus de 500 μg IV de lévothyroxine sodique. Dans cette condition, mieux vaut traiter inutilement que traiter trop tard. L'hypercapnie et l'anoxémie sont des indications d'intubation immédiate. En l'absence d'hypoglycémie et d'hyponatrémie, une perfusion de glucose 1/2 salin 80 cc/heure assure l'hydratation du malade. On administre d'emblée une dose de 100 mg de Solucortef, tout au moins au cours des premiers jours. Tous ces patients ont un certain degré (sujet controversé) d'insuffisance surrénalienne induite par le myxoedème. Certains auront une maladie d'Addison associée et d'autres, un panhypopituitarisme. Les complications rencontrées en cours de traitement sont si diverses que le transport du malade en milieu spécialisé est souhaitable.

L'hypothyroïdie subclinique est une condition très fréquente (5 à 8 % des femmes de plus de 40 ans) caractérisée par une hypothyroïdie biologique en l'absence de signes et de symptômes cliniques. En pratique, on est confronté à une valeur de TSH légèrement au-dessus de la normale (4 à 8 mU/L) alors que les valeurs de T_4 et de T_3 se situent dans les limites de la normale. Un bilan thyroïdien aura le plus souvent été demandé pour des symptômes non spécifiques (fatigue, gain de poids, etc.) qui ne seront pas soulagés par un éventuel traitement à la LT_4. L'hypothyroïdie subclinique donne au médecin une leçon de modestie. L'hypothalamus est bien meilleur que nous et est capable de poser un diagnostic d'hypothyroïdie en l'absence de tout symptôme. Mais il faut aussi considérer la possibilité d'une erreur de laboratoire. S'il y a un goitre, une histoire familiale de maladie thyroïdienne et si les anticorps antithyroïdiens sont positifs, l'hypothalamus a probablement raison. En l'absence de ces marqueurs de maladie thyroïdienne, il se peut que le laboratoire soit fautif. Dans cette situation, les doigts d'un endocrinologue pourront, à l'occasion, «décrire» une thyroïde de consistance fibreuse. Il n'existe pas dans la littérature médicale de consensus sur la conduite à tenir. Tous s'entendent cependant pour dire que l'intervention minimale commande un suivi avec contrôles biologiques ultérieurs, car plus de 50 % des patients évolueront, au fil des ans, vers un tableau d'hypothyroïdie clinique. Par contre, on notera chez 40 % des sujets une stabilisation, voire une normalisation du bilan. La question non résolue est la suivante : faut-il traiter ou non? Certains travaux rapportent une amélioration du profil lipidique après un traitement avec la lévothyroxine. Les taux du cholestérol sanguin pourraient donc être un élément décisif dans la décision à prendre et nous croyons qu'une élévation marginale du cholestérol est une indication raisonnable de traiter l'hypothyroïdie subclinique (*voir thyroïdite d'Hashimoto*). Quant à nous, lorsque nous avons écarté «l'erreur de labo», nous traitons ces patientes.

LES HYPERTHYROÏDIES : ENTITÉS CLINIQUES

MALADIE DE GRAVES-BASEDOW

La maladie de Graves-Basedow est caractérisée par la triade : 1) goitre diffus, 2) hyperthyroïdie et 3) ophtalmopathie. Elle est de loin la cause la plus fréquente d'hyperthyroïdie (tableau 37). Elle frappe surtout les femmes (7 ♀/1 ♂) avec un pic dans la vingtaine et dans la trentaine. Un pour cent des femmes souffriront d'une maladie de Graves-Basedow au cours de leur vie.

Pathogenèse

Comme dans la thyroïdite d'Hashimoto, un défaut de la surveillance immunologique est en cause. Ce défaut permet à des clones de lymphocytes B, normalement réprimés, de sécréter des anticorps stimulants, les TSI (*Thyroid Stimulating Immunoglobulins*). Ces anticorps se lient au récepteur de TSH. Comme la TSH, ils stimulent *la croissance* (goitre) et *la synthèse* d'hormone thyroïdienne. Les conséquences de cette synthèse sont l'hyperthyroïdie avec inhibition de la sécrétion endogène de TSH.

L'hypertrophie du foie, de la rate et des ganglions, l'association à d'autres maladies auto-immunes et l'hyperthyroïdie néonatale que provoque le passage chez le foetus des TSI des mères hyperthyroïdiennes sont autant d'éléments qui situent la maladie de Graves-Basedow parmi les maladies auto-immunes.

TABLEAU 37 ÉTIOLOGIES DE L'HYPERTHYROÏDIE

Maladies	*Fréquences*
Maladie de Graves-Basedow	90 %
Goitre multinodulaire toxique	5 %
Adénome toxique	5 %
Iode-Basedow	
Hyperthyroïdie factice	
Tumeur à TSH	
Cancer folliculaire	~ 1 %
Struma ovarii	
Môle hydatiforme	
Thyroïdite	Variable
Iatrogéniques	Très fréquente

Diagnostic

L'élévation des T_4, T_3, T_4 libre et FT_4I, la TSH non dosable et une captation d'I^{131} au delà de 30 % confirment le diagnostic de la maladie de Graves-Basedow. Parfois, il sera nécessaire de démontrer la non-réponse de la TSH à un bolus IV de TRH. Les anticorps antithyroïdiens sont en général modérément augmentés.

Principes de traitement

1. Traitement symptomatique - En bloquant les récepteurs bêta-adrénergiques, le propranolol atténue les manifestations liées à la synergie existant entre les catécholamines et les hormones thyroïdiennes : la tachycardie, les tremblements, la sudation et parfois la rétraction des paupières supérieures. L'utilisation du propranolol est contre-indiquée lorsque le patient souffre d'asthme ou d'une maladie cardiaque artériosclérotique grave. Son administration est particulièrement utile pour rendre le patient plus à l'aise lors de l'investigation et tant que l'hyperthyroïdie n'aura pas été contrôlée par une forme plus définitive de traitement. Dose usuelle : propranolol 40 mg qid.

2. Les antithyroïdiens de synthèse - Ils doivent être utilisés pendant une longue période (environ 18 mois). Après l'arrêt de la médication, l'hyperthyroïdie récidive dans 60 à 80 % des cas. Pour cette raison, ce traitement a perdu de sa popularité. En Europe, vraisemblablement à cause d'une ingestion iodée moins importante (100 μg c. 300 à 500 en Amérique), les résultats à long terme d'un traitement avec les antithyroïdiens de synthèse sont meilleurs. Ici, seuls les patients porteurs d'un petit goitre et présentant une hyperthyroïdie peu explosive conservent des chances satisfaisantes de guérison (50 à 60 %). La guérison avec les antithyroïdiens s'explique par leur rôle freinateur sur les processus immunitaires ou par l'évolution naturelle de la maladie. L'utilisation des antithyroïdiens conserve trois indications absolues : maladie de Graves-Basedow et grossesse, tempête thyroïdienne, préparation à la chirurgie du goitre toxique. Nous les utilisons temporairement chez les malades très atteints à la suite d'un traitement à l'iode radioactif. Chez l'enfant, les antithyroïdiens demeurent notre premier choix. L'agranulocytose est une complication très rare des antithyroïdiens de synthèse et se manifeste cliniquement par une infection bactérienne.

La dose d'attaque du propylthiouracil (PTU) est de 600 à 800 mg par jour (méthimazole 60 à 80 mg) alors que la dose d'entretien se situe autour de 300 mg (100 mg tid) pour le PTU et 30 mg (10 mg tid) pour le méthimazole.

3. La thyroïdectomie subtotale - Elle garde son indication pour les gros goitres, particulièrement les goitres nodulaires. Il y a indication absolue si le goitre toxique est plongeant. Les complications que l'on rencontre (hypoparathyroïdie, lésions des nerfs récurrents) sont inversement proportionnelles à l'expérience du chirurgien.

4. L'iode radioactif - C'est la forme de traitement la plus populaire. Des études épidémiologiques ont démontré que cette forme de thérapie n'était ni cancérigène, ni tératogène. Dans la plupart des centres, on n'hésite pas à utiliser ce traitement chez les femmes en phase génitale active, quoiqu'un laps de temps d'au moins un an soit recommandé entre le traitement et la grossesse. Son indication chez l'enfant et l'adolescent est encore discutée. Ce traitement offre l'avantage d'être efficace, simple et peu coûteux.

Deux effets secondaires méritent d'être discutés.

Le patient traité à l'iode radioactif est un *hypothyroïdien en puissance*. Malgré tous les efforts déployés pour calculer une dose idéale d'I^{131} pour chaque patient, au moins 50 % des patients traités souffriront d'une hypothyroïdie dans les dix ans. Une étude épidémiologique faite à la clinique Mayo rapporte même une incidence d'hypothyroïdie de près de 100 %. Étant donné que l'hypothyroïdie se développe de façon insidieuse et que bien des patients échappent à la surveillance médicale, une nouvelle attitude thérapeutique est en train de s'implanter : créer volontairement une hypothyroïdie précoce avec une dose d'I^{131} franchement ablative. L'hypothyroïdie est une maladie facile à traiter. Cette complication reflète l'imperfection des moyens thérapeutiques actuels. L'exacerbation temporaire de l'hyperthyroïdie (*thyroïdite de radiation*), plutôt rare, survient dans les jours qui suivent le traitement. Le propranolol offre une protection efficace durant cette période.

5. Suivi posttraitement à l'I^{131} - Tant que le patient ne souffre pas d'une hypothyroïdie permanente, il doit être considéré comme un hypothyroïdien en puissance. Les six mois qui suivent le traitement constituent une période d'instabilité et nécessitent un suivi attentif - évaluation clinique et biologique à tous les deux mois - (figure 18). Si l'hyperthyroïdie persiste trois mois après le traitement, une deuxième dose d'I^{131} est utilisée. Si le patient est euthyroïdien, il peut récidiver, demeurer pour une longue période euthyroïdien ou devenir rapidement hypothyroïdien. Pendant cette période, l'hypothyroïdie peut être temporaire ou permanente. Les crampes musculaires sont souvent le symptôme le plus précoce rapporté par le patient. Notre groupe a rapporté son expérience de l'utilisation d'un traitement temporaire avec la LT_3 (Cytomel) dans cette période d'instabilité. La LT_3 (25 μg die) permet de traiter l'hypothyroïdie tout en permettant d'évaluer (par le dosage de la T_4 plasmatique) l'évolution de la sécrétion endogène thyroïdienne (moignon thyroïdien autonome).

Lorsque l'hypothyroïdie persiste plus de six mois après le traitement, elle peut être considérée comme permanente (mais parfois partielle). Les valeurs de T_4 mesurées lors du traitement à la LT_3 nous permettent alors de décider de la dose de LT_4 nécessaire pour combler le déficit. L'évaluation des taux de la TSH plasmatique permettra alors un rajustement fin de la posologie. Le traitement avec la LT_3 est donc toujours un traitement temporaire qui sera remplacé à partir du sixième mois par un traitement à la LT_4, moins coûteux et plus physiologique. L'hypothyroïdie précoce est la seule situation où le dosage de la TSH plasmatique

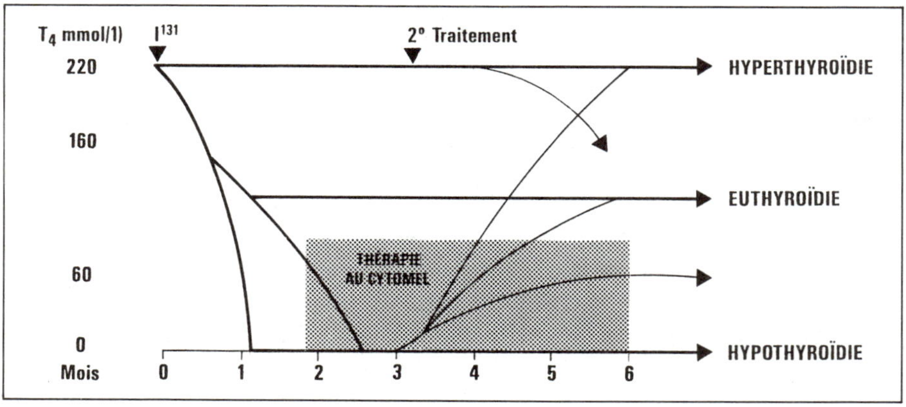

FIGURE 18 Évolution posttraitement à l'I^{131} : utilisation du Cytomel

ne constitue pas toujours un bon test. En effet, on observe fréquemment une période (2 à 6 semaines) où le patient est cliniquement hypothyroïdien avec des hormones thyroïdiennes abaissées (T_4 et T_3) mais où la TSH demeure freinée. La perte de cheveux qui survient 4 à 6 mois après la thérapie est un phénomène temporaire et réversible. La génération des cheveux ayant connu l'hyperthyroïdie et l'hypothyroïdie est une génération de cheveux de mauvaise qualité. Nous croyons qu'il est avantageux dans la période critique posttraitement à l'I^{131} d'avoir recours à l'expérience d'un endocrinologue.

CONDITIONS ASSOCIÉES À LA MALADIE DE GRAVES-BASEDOW

Hyperthyroïdie et grossesse

Voici une contre-indication absolue de l'iode radioactif. Le traitement de choix est sûrement l'emploi des antithyroïdiens de synthèse à une dose minimale qui ne risque pas d'induire l'hypothyroïdie chez la mère et le foetus. L'hyperthyroïdie au cours de la grossesse ne demande en général que de faibles quantités d'antithyroïdiens de synthèse. La prise d'iode durant la grossesse est formellement contre-indiquée car elle peut induire des goitres énormes chez le foetus. L'hyperthyroïdie en cours de grossesse ne peut être investiguée que de façon sommaire. L'évaluation du goitre par la cartographie et la captation devra être différée à la période du post-partum. Si, par contre, de tels examens ont été pratiqués au tout début de la grossesse (alors que le diagnostic de grossesse n'était pas posé), la grossesse peut être poursuivie sans crainte car la thyroïde du foetus n'est pas capable de concentrer l'iode avant la douzième semaine. Durant la grossesse, les valeurs de T_4 et de T_3 sont toujours élevées alors que le T_3U donne des valeurs abaissées (effet des oestrogènes). On doit par ailleurs s'assurer que la TSH a été mesurée par un laboratoire fiable. Ces considérations sont importantes car la grossesse induit un ensemble de symptômes capables d'imiter une hyperthyroïdie peu explosive.

Hyperthyroïdie et allaitement

Dans le passé, la plupart des auteurs considéraient que l'allaitement était contre-indiqué chez une patiente traitée aux antithyroïdiens. Des études récentes ont cependant démontré que les concentrations de PTU dans le lait étaient minimes ($\leq$ 0,5 %) et que la prise de PTU n'était pas une contre-indication absolue à l'allaitement maternel.

Cardiothyréose

Dans la cardiothyréose, l'objectif est de corriger l'hyperthyroïdie dans les plus brefs délais. L'I^{131} n'a pas sa place comme premier traitement, du moins dans les formes graves. Le traitement est similaire à celui de la tempête thyroïdienne en ce qui a trait à l'utilisation du PTU des corticoïdes, de l'iode et du propranolol. On doit envisager l'anticoagulation en présence de fibrillation auriculaire et la poursuivre pour une période de trois mois après retour à un rythme sinusal. La période critique (risque d'embolie) demeure celle où le rythme se convertit en un rythme sinusal. À cet effet, une cardioversion s'avère parfois nécessaire. Comme nous l'avons dit précédemment (*voir tableau clinique*), la fibrillation de longue date chez le sujet âgé est souvent irréversible.

Tempête thyroïdienne

La tempête thyroïdienne doit être traitée de toute urgence et de façon agressive. Le traitement demande :

- Une hydratation parentérale (le patient est déshydraté).
- Propranolol à la dose de 80 mg qid PO ou 1 à 2 mg IV q̄ 4 à 6 h.
- PTU 1200 mg/jour. En plus de bloquer la synthèse des hormones thyroïdiennes, le PTU inhibe la transformation périphérique de T_4 en T_3. Pour cette raison, il est préféré au méthimazole dans la tempête.

- Des stéroïdes à dose massive (dexaméthasone 4 mg q̄ 6 h). Ils inhibent eux aussi la transformation périphérique de T_4 en T_3 et permettent une meilleure résistance au stress.
- Lugol, 1 goutte tid, médication que l'on doit commencer quelques heures après le début du traitement au PTU. L'iode inhibe la synthèse et la sécrétion des hormones thyroïdiennes.

Ophtalmopathie de Graves

Sous le nom d'ophtalmopathie de Graves, on regroupe l'ensemble des manifestations oculaires qui peuvent précéder, accompagner ou suivre les autres manifestations (goitre et hyperthyroïdie) de la maladie de Graves-Basedow. L'ophtalmopathie est une autre manifestation du désordre immunologique présent. Les TSI habituellement présents sont responsables de l'hyperthyroïdie, mais ils ne sont pas directement impliqués dans l'ophtalmopathie. La présence d'une ophtalmopathie dans une maladie thyroïdienne vient peut-être du fait qu'il existe des antigènes communs à la thyroïde et au tissu rétro-orbitaire. On a mis récemment (groupe du docteur Jack Wall au MGH) en évidence la présence d'un anticorps agissant sur un tel antigène. La recherche de cet anticorps (antimuscles oculaires) est d'ailleurs utilisée comme test diagnostique et pour déterminer l'évolution de l'ophtalmopathie de Graves. L'ophtalmopathie est présente chez une majorité de patients avec maladie de Graves, du moins sous sa forme la plus légère (légère rétraction de la paupière). La pathogenèse de ce syndrome est double : 1) processus d'infiltration inflammatoire et 2) manifestations hyperadrénergiques. L'infiltration peut atteindre : a) les muscles releveurs de la paupière avec rétraction et *lid lag*, b) la conjonctive avec chémosis, c) la région périorbitaire avec oedème, et d) les muscles oculaires et la région rétro-oculaire avec exophtalmie, parésie ou paralysie des mouvements de l'oeil et, dans les atteintes les plus graves, compression et anoxie du nerf optique.

Quant aux manifestations adrénergiques, elles sont responsables du regard effrayé et, en partie, de la rétraction de la paupière supérieure. Les manifestations de l'ophtalmopathie sont :

1) *Légères* : rétraction de la paupière, *lid lag*, oedème périorbitaire peu important.
2) *Modérées* : atteinte des muscles oculaires et proptose, oedème plus important.

3) *Sévères* : paralysie de certains mouvements oculaires avec diplopie. Le muscle droit inférieur est le plus souvent atteint et (par infiltration et, enfin, fibrose) il retient l'oeil, c'est-à-dire qu'il empêche les mouvements du globe oculaire vers le haut.
Un chémosis important et surtout *l'atteinte de la cornée*, qui peut être le site (à cause de l'exophtalmie et de la rétraction de la paupière) d'inflammation et d'ulcère, sont d'autres complications observées.
L'anoxie du nerf optique, comprimé par les muscles hypertrophiés, est une urgence chirurgicale.
La luxation du globe oculaire est aussi une complication très rare mais tout à fait impressionnante. L'oeil sortait littéralement de son orbite dans le seul cas observé par l'un des auteurs.

L'ophtalmopathie grave nécessite la coopération de l'endocrinologue et de l'ophtalmologiste. La mesure des anticorps antimuscles oculaires permettra peut-être dans le futur de suivre l'évolution de l'ophtalmopathie. Un scan permet de préciser quels muscles sont les plus gravement touchés. Il est surtout utile comme test diagnostic dans les cas d'exophtalmie unilatérale pour éliminer la présence de lésions expansives rétro-orbitaires. Dans les formes légères, *le traitement* est symptomatique : gouttes pour humidifier l'oeil et, dans les pays où ce médicament est disponible, gouttes de guanethidine pour diminuer la rétraction de la paupière. Dans les formes plus graves, les armes thérapeutiques comprennent les corticoïdes (Prednisone 60 à 120 mg/jour), la radiothérapie et la chirurgie. L'avenir réserve peut-être une place à la thérapie anti-immunitaire. L'anoxie du nerf optique nécessite une décompression chirurgicale de toute urgence. Quand l'ophtalmopathie est stable, certains patients profitent d'une chirurgie qui tendra à corriger les séquelles oculaires (rétractions des paupières, exophtalmie, diplopie). Les résultats obtenus dépendent de l'expertise du milieu.

Myxoedème prétibial

Le myxoedème prétibial est une autre manifestation auto-immune qu'on rencontre chez environ 5 % des patients souffrant de la maladie de Graves. La peau est rouge, inflammée et oedématiée, le tout à cause de la présence de cellules inflammatoires et d'une substance hydrophile, le glycosaminoglycan. Lorsque le myxoedème prétibial est important, on demande la coopération du dermatologue. Il n'existe pas de traitement spécifique à cette condition. Le site lésé doit être protégé de tout traumatisme. Un onguent à base de stéroïdes pourra diminuer l'inflammation. Dans les cas extrêmes (heureusement très rares), une greffe de peau (une fois le processus immunitaire éteint) pourrait être un sujet de discussion.

GOITRE MULTINODULAIRE

Comme nous l'avons dit précédemment, les vieux goitres ont tendance à se nodulariser et, dans environ 50 % des cas, à devenir autonomes. Le goitre multinodulaire est aussi souvent rencontré dans le cadre d'une thyroïdite d'Hashimoto. Il peut donc être euthyroïdien, autonome ou toxique. Exceptionnellement, quelques goitres, étant constitués de multiples adénomes (goitres polyadénomateux) sont d'emblée multinodulaires. Enfin, dans 25 % des goitres multinodulaires autonomes, on est en face soit d'un vieux Graves, soit d'une maladie de Graves qui s'est greffée à un vieux goitre. Ainsi, notre groupe a démontré qu'une investigation poussée des goitres multinodulaires autonomes révélait la participation d'un processus immunitaire (TSI et anticorps antimicrosomiaux) dans 25 % des cas étudiés, et un processus d'autonomie non auto-immune (facteurs de croissance ou clones cellulaires non dépendants de la TSH?) dans 75 % des cas. Quelle qu'en soit la pathogenèse, le goitre multinodulaire autonome a des caractéristiques propres qui le distinguent de la maladie de Graves habituelle :

- On le rencontre dans la population âgée.
- Il a une longue évolution et le diagnostic est souvent tardif.
- La symptomatologie clinique prédominante est cardiaque (cardiothyréose) et, à cause de la lente évolution, on note souvent la présence d'ostéoporose. L'hyperthyroïdie apathétique n'est pas rare.
- Le diagnostic repose surtout sur le dosage de la TSH, car souvent les hormones thyroïdiennes sont soit normales, soit seulement marginalement augmentées.
- Les taux de captation à l'I^{131} sont généralement abaissés par rapport au Graves classique.
- Les goitres multinodulaires sont la cause la plus fréquente d'iode-Basedow (*voir plus loin*).

Traitement

Le goitre multinodulaire conduit habituellement à de longues discussions sur le choix du traitement.

1. Faut-il traiter le goitre multinodulaire euthyroïdien?
   Dans 50 % des cas, le goitre multinodulaire est autonome et ne répond plus à une thérapie de suppression. Dans le cas d'un goitre multinodulaire non autonome, la régression du volume à la suite d'un traitement freinateur est soit inexistante, soit pour le moins décevante. De plus, il existe un danger d'autonomisation de ce goitre dans le futur. Certains tentent des essais thérapeutiques à court terme (trois mois de LT_4). Le consensus général s'oriente de moins en moins vers un traitement freinateur à long terme. Les inconvénients de l'hyperthyroïdie iatrogénique (nécessairement induite par une thérapie de suppression) l'emportent sur les faibles avantages escomptés.
2. Faut-il traiter le goitre multinodulaire au stade d'autonomie simple alors qu'il n'existe aucun signe ou symptôme d'hyperthyroïdie?
   La crainte d'un iode-Basedow dans le futur, et l'évolution à long terme vers un tableau d'hyperthyroïdie (alors que le patient sera plus âgé), sont des arguments qui favorisent en général une option thérapeutique immédiate.
3. Un traitement à l'I^{131} sera-t-il efficace?
   C'est évidemment la façon la plus simple de traiter un goitre toxique. Parce que les taux de captation sont souvent peu élevés et parce que le goitre est inégalement perfusé, le goitre multinodulaire résiste souvent à l'I^{131}. Si on choisit de traiter avec de l'iode radioactif, on doit donc utiliser de fortes doses (25 mCi). La présence d'un goitre multinodulaire plongeant est une contre-indication absolue au traitement à l'I^{131}.
4. La chirurgie est-elle le traitement de choix?
   Pour traiter le goitre et l'hyperthyroïdie, la réponse est positive. Mais pour traiter le patient, la réponse n'est pas si facile. On est le plus souvent confronté à un patient âgé, avec des manifestations cardiaques, et peu enthousiaste à l'idée de l'opération proposée.

Préparation préopératoire

À moins d'une situation d'urgence (suffocation chez un patient porteur d'un goitre plongeant), le patient doit préalablement à la chirurgie être traité pendant 4 à 6 semaines avec un antithyroïdien de synthèse. Contrairement à la préparation chirurgicale d'une maladie de Graves, les gouttes d'iode ne sont pas utilisées par crainte d'une aggravation de la situation (iode-Basedow). Si l'opération doit être pratiquée d'urgence, elle se fera alors (avec la coopération d'un anesthésiste expérimenté) sous couvert de bêta-bloqueurs.

IODE-BASEDOW

La prise d'iode, sous forme de gouttes, de sirops, de matériel radio-opaque, ou d'un antiarythmique (l'amiodarone) peut induire une hyperthyroïdie parfois grave (chez le patient le plus souvent porteur d'un goitre multinodulaire). Cette hyperthyroïdie est caractérisée par une captation basse (contamination par l'iode) et une évolution qui dépendra de la quantité d'hormone emmagasinée dans la thyroïde. Cette condition ne répond pas ou peu aux antithyroïdiens. On aura souvent recours à un traitement symptomatique (bêta-bloqueurs). Nous en avons observé de nombreux cas à l'Hôpital Saint-Luc; à quelques occasions, la situation était sérieuse au point qu'on pouvait parler, sans exagérer, de cardiothyréose et même, en deux occasions, de tempête thyroïdienne. L'iode-Basedow est une condition qui porte le médecin à réfléchir sur les effets multiples et en apparence contradictoires de l'iode :

1. À dose physiologique : constituant des hormones thyroïdiennes.
2. À dose pharmacologique :
   - antithyroïdien dans la maladie de Graves; l'iode bloque l'organification et surtout la libération par la thyroïde des hormones thyroïdiennes;
   - cause de goitre et d'hypothyroïdie (Hokkaïdo);
   - cause de goitre et d'hypothyroïdie chez le foetus;
   - hypothyroïdie dans la thyroïdite d'Hashimoto;
   - iode-Basedow dans le goitre multinodulaire.

Nous sommes toujours surpris de voir comment ce composé potentiellement dangereux est si facile d'accès (produits naturels, algues, etc.) et souvent proposé (par ignorance) à des patients porteurs d'une maladie thyroïdienne.

ADÉNOME TOXIQUE

Comme dans le cas du goitre multinodulaire, l'adénome toxique produit rarement l'hyperthyroïdie explosive. Étant donné qu'il existe une relation entre le volume du nodule et le degré d'hyperthyroïdie, l'hyperthyroïdie symptomatique n'est souvent reconnue qu'après une longue évolution. Il en découle que cette condition est le plus souvent diagnostiquée chez des patients âgés chez qui les manifestations cardiaques prédominent. Nonobstant ces considérations, l'adénome toxique est une condition facile à diagnostiquer : la cartographie révèle la présence d'un nodule chaud alors que le tissu thyroïdien périnodulaire ne capte pas l'I^{131}. L'utilisation de l'iode radioactif peut théoriquement détruire le nodule et épargner le reste de la glande. Suite à ce traitement, l'hypothyroïdie à long terme est donc moins fréquente que dans la maladie de Graves. Certains centres préconisent l'exérèse chirurgicale du nodule, la guérison à long terme étant alors assurée.

CAUSES RARES D'HYPERTHYROÏDIE

Toutes les autres causes d'hyperthyroïdies réunies constituent une très faible minorité (≤ 1 %) des cas observés. *L'hyperthyroïdie factice* s'observe à l'occasion chez des femmes dont l'occupation est reliée au milieu médical (infirmières, etc.). *La tumeur à TSH* est la tumeur hypophysaire la plus rare et doit être différenciée du syndrome de *résistance aux hormones thyroïdiennes* qui donne un tableau biologique comparable : taux élevés de TSH, T_4 et T_3 et parfois même, une grosse selle turcique. Dans le cas d'une *résistance hypophysaire isolée*, on peut même observer l'hyperthyroïdie. Quant au *struma ovarii*, nous n'en avons jamais observé de cas. L'hyperthyroïdie secondaire à une *mole hydatiforme* est un peu plus fréquente dans les milieux à grand débit obstétrical. L'hyperthyroïdie est alors produite par la stimulation des récepteurs à TSH par les niveaux très élevés de ß-HCG.

LES THYROÏDITES

THYROÏDITE SUBAIGUË DE De QUERVAIN

Cette maladie survient en général une ou deux semaines après une infection virale des voies respiratoires. Elle se caractérise par divers stades d'évolution.

Stade initial - Caractérisé par l'apparition *d'une masse dure*, douloureuse (douleur irradiant souvent vers les oreilles) au niveau de la thyroïde et d'un *syndrome toxique* : fièvre, anorexie, et manifestations diverses d'hyperthyroïdie. À ce stade : la captation est basse, les hormones thyroïdiennes sont élevées et la sédimentation est accélérée.

Stade intermédiaire - Abaissement graduel des hormones thyroïdiennes avec hypothyroïdie le plus souvent seulement biologique, parfois clinique. Atténuation graduelle de la douleur.

Stade de guérison - Disparition de la masse thyroïdienne et de la douleur avec récupération de la captation. Retour à la normale de la fonction thyroïdienne et normalisation de la vitesse de sédimentation.

Chacun des stades peut durer de 3 à 6 semaines. Parfois, après une amélioration transitoire, il y aura un épisode de recrudescence des symptômes. Ces récidives sont rares. L'évolution finale est presque toujours la guérison complète.

Traitement - Le traitement de cette maladie dépend du tableau clinique. Plusieurs cas sont tellement bénins qu'ils ne sont pas diagnostiqués. La plupart des malades nécessiteront tout au plus d'être rassurés sur l'évolution bénigne de cette maladie :

- L'aspirine et le propranolol pourront soulager les patients modérément atteints.
- Les corticoïdes doivent être réservés aux patients qui présentent les manifestations les plus sérieuses. Les corticoïdes atténuent rapidement la douleur et le tableau toxique.

THYROÏDITE SILENCIEUSE

Bien que reconnue seulement depuis quelques années, cette maladie est maintenant fréquemment diagnostiquée. Comme dans la thyroïdite subaiguë, l'évolution se termine en général au bout de quelques mois par la guérison. Cependant, l'élément douleur n'est pas présent et l'hypertrophie de la thyroïde est très inconstante. Comme dans la thyroïdite d'Hashimoto, il y a une infiltration lymphocytaire de la thyroïde. Cependant, on ne retrouve pas de follicules germinatifs et surtout pas cette notion de chronicité caractéristique de la thyroïdite d'Hashimoto. Les anticorps antithyroïdiens peuvent s'élever transitoirement. Une particularité de la thyroïdite silencieuse est sa prévalence particulière dans la période du post-partum; souvent une rechute se manifeste lors d'une grossesse subséquente. La prétendue maladie de Graves-Basedow avec captation effondrée n'est la plupart du temps qu'une thyroïdite silencieuse. Le diagnostic d'un premier épisode de thyroïdite silencieuse n'est pas facile. Sur un plan clinique, la période d'hyperthyroïdie peut facilement être mise sur le compte de l'excitation et la fatigue reliées à la présence du nouveau bébé. Par ailleurs, la phase d'hypothyroïdie pourra être considérée comme une dépression du post-partum. Par ailleurs, les caractéristiques classiques d'une thyroïdite sans goitre et évoluant vers la guérison correspondent en fait à moins de 50 % des cas étudiés par notre groupe. Une majorité des cas se rapproche beaucoup plus de la thyroïdite d'Hashimoto. Ces patientes ont un goitre, des anticorps positifs. Elles ont, comme dans la thyroïdite silencieuse, présenté une hypothyroïdie clinique ou biologique variable en post-partum mais elles n'évoluent pas vers la guérison complète. Pour expliquer cette diversité dans la présentation et dans l'évolution, quelques hypothèses ont été soulevées :

1. Il y a une forme goitreuse de thyroïdite silencieuse dont l'évolution est chronique.
2. Un épisode de thyroïdite silencieuse vient compliquer en post-partum un tableau de thyroïdite d'Hashimoto.
3. Les changements immunologiques induits par la grossesse (où on assiste en général à la régression des maladies auto-immunes) provoquent une rechute en post-partum.

Quoi qu'il en soit, il est clair que la frontière entre la thyroïdite silencieuse et la thyroïdite d'Hashimoto n'est pas étanche. Si l'on considère que la thyroïdite du post-partum survient dans 5 % des grossesses, on se doit de conclure que le généraliste doit être informé et vigilant.

NODULES ET CANCERS THYROÏDIENS

La découverte d'un nodule dans la glande thyroïde est un événement fréquent, tellement fréquent que le médecin qui n'en trouve pas régulièrement examine probablement mal ses patients. Rare chez l'enfant (un nodule s'avère alors le plus souvent être un kyste thyréoglosse), le nodule atteint une fréquence de plus de 5 % chez la femme de plus de 40 ans. Et si l'on pratiquait des échographies ou des scans, cette fréquence pourrait grimper à plus de 20 %. À l'autopsie, on retrouve des nodules dans environ 50 % des thyroïdes examinées. Nous croyons que l'examen manuel de la thyroïde demeure la façon idéale de trouver un nodule. La raison en est simple : *les nodules trop petits pour être palpés ne doivent pas être considérés comme des entités pathologiques*. Tout comme le vieux goitre, la vieille thyroïde a tendance à se micronodulariser. Heureusement pour les patients, les doigts ne sont pas assez sensibles pour reconnaître ces *micronodules*. Donc, quant à la thyroïde, n'abusons pas de l'échographie comme méthode diagnostique. Les pages qui suivent traiteront du *nodule palpable*.

En présence d'un nodule thyroïdien, le clinicien est confronté à trois possibilités : s'agit-il *d'un kyste*, *d'un adénome bénin* ou *d'un cancer*?

Deux examens, la cartographie thyroïdienne et la cytoponction, permettent d'établir un diagnostic précis et subséquemment d'appliquer un traitement approprié (figure 19).

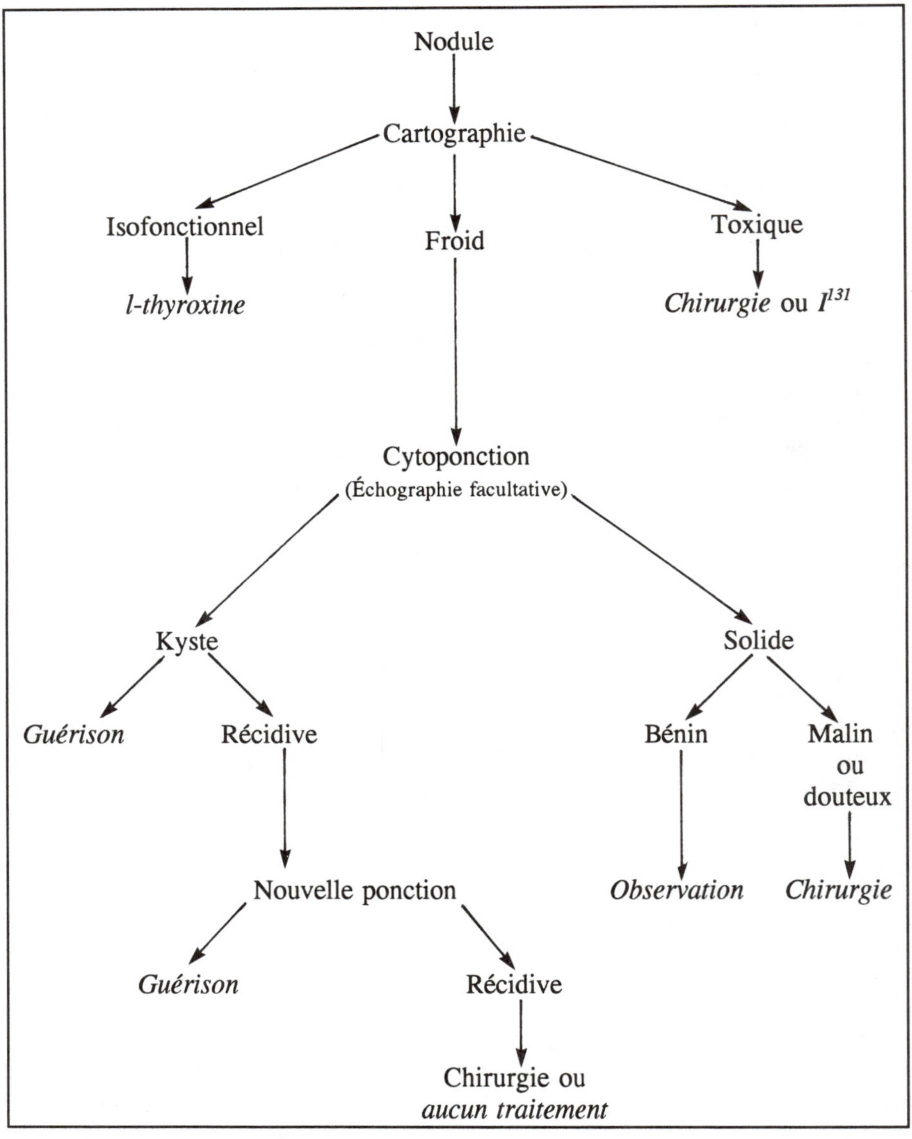

FIGURE 19 Conduite à tenir dans les cas de nodules thyroïdiens uniques

La cartographie thyroïdienne établit la distinction entre le nodule chaud et le nodule froid. Dans le cas du nodule chaud, elle permet de distinguer l'adénome toxique de l'adénome isofonctionnel.

On doit pratiquer *la cytoponction* pour tous les nodules froids. Elle reconnaît le kyste et souvent le guérit. Elle offre, en plus, l'avantage de distinguer le cancer de l'adénome avec une sensibilité de 95 %.

1. *Le kyste thyroïdien* : il ne comporte guère de risque de cancer, il représente 15 à 20 % de tous les nodules.
2. *L'adénome folliculaire* : il peut être toxique, isofonctionnel ou non fonctionnel (froid). Il est la cause de 50 à 60 % des nodules.
3. *Le cancer thyroïdien* : beaucoup d'éléments peuvent suggérer la présence d'un cancer : le sexe masculin, un nodule unique, froid, solide, de consistance inquiétante, augmentant rapidement de volume, une radiothérapie dans l'enfance et la présence d'adénopathies satellites. Malgré l'utilisation de ces critères, plus de 75 % des nodules opérés s'avéraient autrefois bénins à l'histologie. La cytoponction permet maintenant de réduire d'au moins la moitié le nombre de ces opérations.

LES NODULES BÉNINS

Le diagnostic de kyste sera posé lorsqu'en face d'un nodule froid fluctuant, une échographie (dans les centres où elle est pratiquée comme test diagnostique de routine) ou une ponction auront révélé la présence de liquide. Même si le kyste n'est que rarement associé au cancer, il peut être rassurant d'obtenir une analyse cytologique du liquide de ponction. Les vieux kystes contiennent le plus souvent un liquide citrin et les kystes récents un liquide hémorragique soit rougeâtre soit brunâtre. Lorsque le kyste est bien central et qu'il bouge avec les mouvements de la langue, on est alors en présence d'un kyste thyréoglosse. Si le kyste récidive après deux ou trois ponctions pratiquées à quelques mois d'intervalle, on opte en général pour une exérèse chirurgicale. Le kyste thyréoglosse doit être opéré d'emblée car il tend à augmenter de volume avec le temps. Ce protocole simple nous permet de guérir sans chirurgie et sans thérapie de suppression plus de 50 % des kystes.

L'adénome folliculaire peut être hyperfonctionnel (*voir adénome toxique*), isofonctionnel ou hypofonctionnel (froid). Les lésions fonctionnelles ne comportent guère de risque de cancer et la ponction cytologie confirme invariablement le diagnostic d'adénome. Le nodule isofonctionnel régresse très souvent lors d'une thérapie de suppression thyroïdienne.

Si le *nodule est froid*, la ponction cytologie est capable de reconnaître les cancers papillaires dans tous les cas, mais pourra être incapable de reconnaître certains cancers folliculaires bien différenciés. Parfois, on décrira l'adénome comme étant constitué de cellules de Hurthle (cellules très riches en mitochondries), lesquelles courent un risque accru de néoplasie. Étant donné qu'un rapport de cytologie bénigne n'exclut pas de façon absolue le diagnostic de cancer, on soumet à la chirurgie tout nodule «bénin» qui par ailleurs semble inquiétant, soit qu'il soit gros, ligneux, ou qu'il augmente de volume (figure 19). Lorsqu'une cytologie recontrôlée (deuxième ponction) est incapable de trancher entre bénignité ou malignité, l'exérèse chirurgicale s'impose.

Traitement

1. Observation. Un nodule petit ($\leq$ 1,5 cm) et stable peut très bien être observé sans aucun traitement. Dans ces conditions, nous recontrôlons la cytologie entre six mois et un an après la découverte du nodule.
2. Thérapie suppressive à la LT_4. Cette forme de thérapie vise à freiner la TSH sans créer d'augmentation exagérée des taux de T_4 et de T_3. La thérapie suppressive est donc bien différente de la thérapie de substitution qui vise à créer un état d'homéostase physiologique entre les hormones thyroïdiennes circulantes et la TSH. La dose de LT_4 nécessaire pour freiner la TSH se situe quelque part entre 1,6 et 2,5 mcg/kg. Il en découle donc qu'avec cette forme de thérapie, on crée un état d'hyperthyroïdie qui, dans le meilleur des cas, doit être considérée comme subclinique.
   Cette situation n'est pas exempte d'effets secondaires potentiels indésirables, l'ostéoporose étant vraisemblablement le plus sérieux. Pour ces raisons, comme dans le cas du goitre multinodulaire, le consensus actuel tend de plus en plus à abandonner l'habitude des thérapies suppressives à long terme.
3. Hémithyroïdectomie. Les kystes récidivants, les cytologies douteuses, les nodules inquiétants sont des conditions qui mènent plusieurs nodules bénins à la salle d'opération. Si l'examen histologique du nodule corrobore sa bénignité, si le chirurgien a pratiqué une lobectomie partielle ou une hémithyroïdectomie et, enfin, si le lobe restant est sain, une thérapie de substitution après chirurgie n'est pas nécessaire. Des travaux

de notre groupe ont démontré que le lobe restant sain est capable de rétablir une homéostase thyroïdienne normale et que les craintes de récidive sont peu fondées. Par contre, si le lobe restant n'est pas exempt de lésions (micronodules et infiltration lymphocytaire du tissu périnodulaire) ou si le patient a reçu des traitements de radiothérapie dans son enfance, une thérapie de remplacement à la LT_4 est indiquée.

CANCERS PAPILLAIRES ET FOLLICULAIRES

Le cancer papillaire est le plus fréquent (50 % des cancers) et le moins malin. Il frappe à tous les âges avec un pic dans la quarantaine et dans la cinquantaine. Il envahit, par les lymphatiques, les ganglions cervicaux (50 % des cas) et cette invasion locale n'est pas considérée comme un facteur pronostic défavorable. Il peut aussi métastasier à distance et ses métastases (poumons-os) captent moins souvent l'I^{131} (environ 20 %) que le cancer folliculaire (40 à 50 %). Le cancer papillaire est soit unilatéral (75 %), soit multifocal (25 %). Il est très fréquent de trouver des foyers de cancer papillaire microscopiques à l'autopsie (5 à 30 % des autopsies) et il ne semble pas que ces cancers microscopiques aient de signification clinique. Le cancer papillaire est beaucoup plus agressif chez le patient âgé.

Le cancer folliculaire est plus rare (10 à 20 % des cancers). Il est réputé plus malin que le cancer papillaire mais il se peut que cette malignité accrue soit due au fait que ce cancer frappe surtout une population plus âgée (pic dans la soixantaine). Il métastasie par voie lymphatique et sanguine. Tout comme pour le cancer papillaire, les métastases osseuses comportent un pronostic plus sombre que les métastases pulmonaires et viscérales. Le cancer des cellules de Hurthle, une variante du cancer folliculaire, est en général plus agressif.

Facteurs d'agressivité

Les principaux facteurs d'agressivité reconnus sont :

1. *Âge.* Un cancer papillaire ou folliculaire est toujours plus agressif chez le patient âgé. Des enfants survivent (parfois avec guérison apparente) 30 ans après la découverte d'un cancer métastatique. Par contre, des gens plus âgés décèdent en quelques années d'un cancer qui, au début, ne semblait pas inquiétant. À l'Hôpital Saint-Luc, nous avons observé trois cas de cancers métastatiques microscopiques ayant causé la mort du patient. Dans tous les

cas, il s'agissait de patients âgés. Ainsi, la littérature médicale indique que la mortalité par cancer après 20 ans d'évolution est de 0,8 %, 7 %, 20 % et 47 % pour les patients respectivement, de moins de 50 ans, 50 à 55 ans, 60 à 69 ans et de 70 ans ans et plus.

2. *Grosseur de la tumeur.* Le risque de mourir d'un cancer augmente progressivement avec la grosseur de la tumeur au moment du diagnostic. Ainsi, la mortalité à 20 ans est de 0,2 %, 0,8 %, 6 %, 16 % et 50 % pour des tumeurs respectivement de ≤ 1 cm, ≤ 2 cm, 2 à 3,9 cm, 4 à 6,9 cm et ≥ à 7 cm de diamètre.
3. *Grade histologique.* Les tumeurs bien différenciées (grade I) ont un meilleur pronostic à 20 ans (environ 4 % de mortalité) que les tumeurs moins bien différenciées (grades II et III) où la mortalité est de 20 %.
4. *Métastases.* Les métastases ganglionnaires locales ne changent pas le pronostic de façon significative. Cependant, l'invasion des tissus mous du cou et surtout les métastases à distance ont une influence marquante sur le pronostic. Ainsi, pour les cancers non métastatiques, la mortalité à 20 ans n'est que de 1,9 % alors qu'elle est de 60 % à 5 ans et 70 % à 10 ans pour les cancers métastatiques.
5. *Facteurs pronostiques moins importants.* Les hommes ont un moins bon pronostic que les femmes. Les tumeurs encapsulées se comportent mieux que les tumeurs non encapsulées, la présence d'une thyrotoxicose (stimulation de la tumeur par les TSI?) augmente la fréquence et l'agressivité de la tumeur. Les radiations augmentent la fréquence mais pas la gravité des cancers.

Les *scores*

Divers groupes ont tenté avec succès d'intégrer par étude de multivariance ces divers facteurs de risque (par des systèmes de *score*) et ainsi d'établir le pronostic du patient souffrant d'un cancer thyroïdien. Ces divers systèmes, *EORTC* (*European Organization for Research on Treatment of Cancer*), *AMES* (*Age, Metastase, Extent, Size*) et *AGES* (*Age, Grade, Extent, Size*) confirment tous l'importance des facteurs de risque mentionnés. Ainsi, avec le système *AGES* (âge, si plus de 40 ans × 0,05) + 1 (grade II) ou + 3 (grade III) + 1 (tissus mous du cou) + 3 (métastases à distance) + (0,2 × diamètre de la tumeur en cm), on obtient une mortalité à 20 ans de 1 %, 20 %, 67 % et 87 % avec des *scores* respectivement de 3,99 et moins, 4 à 4,99, 5 à 5,99 et plus de 6.

Traitement

Le traitement du cancer papillaire et folliculaire consiste en :

1. *Chirurgie* : thyroïdectomie *subtotale* (ne pas risquer inutilement l'hypoparathyroïdie et l'atteinte des récurrents). Étant donné que le pronostic n'est pas relié à la présence des métastases ganglionnaires, *la dissection radicale du cou* dans ces formes de cancer est un mode de thérapie aujourd'hui dépassé. On utilise aujourd'hui le terme dissection radicale *modifiée* qui, dans ce cas, signifie *exploration* et *évidement* ganglionnaire simple.
2. Compléter la thyroïdectomie avec une dose ablative ($\approx$ 80 mc) d'iode radioactif.
3. Thérapie *suppressive* avec de la LT_4. Dans ces conditions, le risque de créer à long terme une hyperthyroïdie iatrogénique est acceptable.
4. Pancartographie entre six mois et un an après la thyroïdectomie totale. En présence de métastases fonctionnelles : dose ablative ($\approx$ 200 mC) d'iode radioactif.
5. Évolution à long terme :
    - examen clinique;
    - radiologie;
    - pancartographies;
    - dosage de la thyroglobuline.

CANCER MÉDULLAIRE

Ce cancer représente 10 % des cancers thyroïdiens. Il se développe à partir des cellules C responsables de la sécrétion de calcitonine. Au sens strict, il n'est donc pas vraiment un cancer thyroïdien. Plus malin (survie moyenne de 10 ans) que les cancers papillaires et folliculaires, il se propage par voie lymphatique et sanguine. Ce cancer présente plusieurs particularités.

Sécrétion de substances bio-actives

La calcitonine, toujours élevée dans le cancer médullaire, en est le premier marqueur. Sa persistance ou son effondrement après une thyroïdectomie signifiera l'échec du traitement ou la guérison. Le dosage de la calcitonine sera très utile pour détecter les formes familiales et permettra une thyroïdectomie curative au stade d'hyperplasie bénigne. Prostaglandines, VIP (*Vasoactive Intestinal Polypeptide*), sérotonine et ACTH peuvent être sécrétés conjointement avec la calcitonine et sont responsables de la diarrhée (50 % des cas) et, plus rarement, des syndromes carcinoïdes et de Cushing rapportés en association avec le cancer médullaire.

Formes

Ce cancer se présente sous deux formes :

1. Sporadique (60 à 70 % des cas), frappant surtout les individus âgés.
2. Familiale, soit un cancer médullaire isolé, soit en association avec le phéochromocytome et l'hyperparathyroïdie (MEA type IIA), ou soit encore en association avec des ganglioneurones et des traits marfanoïdes (MEA type IIB). On a récemment localisé le gène (chromosome X) responsable de ces formes familiales.

Investigation

La ponction à l'aiguille fine permet au cytopathologiste d'expérience de reconnaître le carcinome médullaire. La coloration avec les techniques d'immunohistochimie révèlera la présence de calcitonine et confirmera le diagnostic. Une mesure de la calcitonine de base et stimulée (pentagastrine et calcium) doit être faite avant et après la cure chirurgicale.

Étant donné qu'il est difficile de distinguer les formes sporadiques des formes familiales, les parents et les enfants du patient devront être examinés (recherche d'un goitre ou d'un nodule) et un test à la pentagastrine effectué pour chacun d'eux.

Dans plus de 50 % des cas, le carcinome médullaire a déjà métastasié aux ganglions des chaînes cervicales. Au moment du diagnostic, l'envahissement des tissus mous du cou et les métastases à distance ne sont pas exceptionnels. Un scan (ou préférablement une RMN) du cou, du médiastin, du thorax et de l'abdomen, une pancartographie au MIBG, au technétium et au DMSA, sont les ressources disponibles dans la recherche de ces métastases.

Dans les formes familiales associées ou non au MEA IIA ou IIB, le diagnostic peut être posé très précocément (au stade d'hyperplasie) avec un pronostic meilleur. Dans ces formes familiales associées au MEA, on doit nécessairement rechercher la présence d'un phéochromocytome (50 % des cas) ou d'une hyperparathyroïdie (10 à 20 % des cas).

Traitement

Étant donné que le carcinome médullaire est souvent multicentrique, la *thyroïdectomie totale* avec dissection ganglionnaire méticuleuse s'impose dans le traitement de ce cancer. Puisque les formes familiales sont détectées beaucoup plus précocément, leur pronostic est bien meilleur : 95 % de survie à 10 ans dans le cas du MEA IIA, 60 % pour le MEA IIB et guère plus de 50 % pour les formes sporadiques. On peut considérer comme probablement guéris les patients dont le test à la pentagastrine pratiqué après l'opération est négatif. Une deuxième opération avec microdissection des métastases et la chimiothérapie donnent des résultats plutôt décevants.

CANCER INDIFFÉRENCIÉ (ANAPLASIQUE)

Les cancers indifférenciés sont, dans la plupart des cas, des cancers à grosses cellules. Les cancers à petites cellules sont rares, la plupart des cas étant en réalité des lymphomes ou des cancers médullaires. Ils frappent surtout les gens âgés (entre 60 et 80 ans). Le pronostic est mauvais avec une survie moyenne de 6 à 7 mois et une survie de 5 ans dans seulement 7 % des cas. Ce cancer est caractérisé par sa croissance rapide et l'envahissement de toutes les structures du cou, en particulier du larynx et de la trachée. L'obstruction de la veine cave supérieure n'est pas exceptionnelle, de même que les métastases à distance. Le cancer indifférencié est un cancer tellement agressif que le pronostic est toujours le même (sauf en de rares exceptions) : mauvais. Et cela qu'il soit petit ou gros, envahissant ou non, au moment du diagnostic. La chirurgie, la radiothérapie ou la chimiothérapie ne modifient pas, dans la plupart des cas, le pronostic de façon significative même si ces modes de traitement peuvent provoquer des rémissions apparentes et améliorer pour quelques mois la qualité de vie. Le seul élément dans le cancer indifférencié qui apparaît capable de modifier le pronostic est l'âge du patient. Dans un groupe de 115 patients, les 12 patients encore vivants après trois ans avaient tous moins de 55 ans. Ils avaient tous reçu un traitement combiné de radiothérapie et de chimiothérapie (Adriamycine) avec ou sans chirurgie, mais cette thérapie avait été inefficace chez les patients âgés.

LE LYMPHOME

Le lymphome peut être limité à la glande (lymphome primitif de la thyroïde) ou être associé à une atteinte systémique. Le lymphome est le moins fréquent des cancers thyroïdiens (un à deux pour cent) et frappe surtout des femmes (4 ♀/1 ♂)

dans la soixantaine. Il est rare avant l'âge de 40 ans. Il survient soit *de novo*, soit sur un goitre préexistant (le plus souvent une thyroïdite d'Hashimoto). La présence d'adénopathies satellites à la masse thyroïdienne est fréquente. Dans la vaste majorité des cas, ce sont des lymphomes à grosses cellules. Il semble que la plupart viennent des lymphocytes B. En présence d'une tumeur à petites cellules, l'immunohistochimie permettra d'éliminer un cancer anaplasique. En effet, le lymphome est dépourvu d'antigènes de kératine ou de membrane épithéliale et répond à divers anticorps (MAB : *Murine Monoclonal Antibodies*, LCA : *Leucocyte Common Antigen*). Le lymphome strictement thyroïdien a un pronostic assez bon (survie de 5 ans de 60 à 70 %) alors que les lymphomes plus étendus ont un moins bon pronostic. La radiothérapie isolée est un traitement efficace du lymphome strictement thyroïdien alors que la radiothérapie et/ou la chimiothérapie seront nécessaires pour les lymphomes plus invasifs.

THYROID SICK SYNDROME

Les perturbations du bilan thyroïdien chez le patient euthyroïdien mais malade sont fréquentes. La plus reconnue est la baisse de la T_3 associée à une augmentation de la RT_3 (*reverse* T_3). Cette perturbation biologique est connue sous le vocable *Low* T_3 *Syndrome*. Cette baisse de la T_3 survient dans les états pathologiques les plus divers, y compris les états de dénutrition et la période postopératoire. Dans les maladies plus sévères, on peut aussi observer une baisse de la T_4 totale. Cette perturbation est liée à une diminution de la liaison de la T_4 à ses protéines vectrices, la T_4 libre et la TSH demeurant normales. Il semble que cette diminution de liaison soit causée par un «inhibiteur» sécrété par les tissus malades. La baisse de la T_4 (*Low* T_4-T_3 *State*) représente un indice de mauvais pronostic et elle est surtout observée dans les soins intensifs chez le patient dont la condition offre peu d'espoir de guérison. L'inhibiteur produit (apparenté à l'acide oléique) inhiberait aussi l'enzyme 5'deiodinase responsable de la transformation de T_4 en T_3 et de la clairance de la RT_3 (*voir figure 17*). Par ailleurs, il peut aussi altérer la réponse leucocytaire aux infections. Ainsi, la présence de cet inhibiteur expliquerait les perturbations biologiques du *Low* T_4-T_3 *State* et fournirait une explication logique pour le mauvais pronostic associé à cette condition.

La TSH est aussi une hormone qui peut être soit freinée ou soit élevée lors d'une maladie non thyroïdienne. Dans la plupart des cas, la TSH freinée se rencontre chez des patients ayant reçu des stéroïdes (action freinatrice des glucocorticoïdes sur l'hypophyse) alors que la TSH élevée pourra représenter la période de récupération de l'axe hypophysothyroïdien après arrêt de la médication.

Enfin, les perturbations du bilan thyroïdien chez le patient malade ne sont pas des phénomènes hormonaux isolés. On peut observer des baisses de la testostérone, des oestrogènes, des gonadotrophines et de l'aldolstérone. On pourra, par ailleurs, observer des élévations de la prolactine, du cortisol, de la rénine et de l'hormone de croissance. Comme pour les hormones thyroïdiennes, ces perturbations du bilan sont proportionnelles à la gravité de la maladie et tendent à se normaliser avec la guérison.

LE PSEUDO-GOITRE ET LES GROSSES THYROÏDES NORMALES

Nous avons déjà mentionné les causes de pseudo-goitre dans la section sur l'anatomie (panicule adipeux et cou long à convexité antérieure). Pas moins de 10 % des «petits goitres» que nous voyons en consultation sont en réalité des pseudo-goitres. Il faut donc savoir se méfier de ces «petits goitres diffus» chez un patient par ailleurs en bonne santé et dont le bilan biologique est strictement normal. La méprise est même parfois entretenue par la complicité du spécialiste en médecine nucléaire qui, ayant palpé un «petit goitre», fournit un rapport de cartographie en accord avec son examen. On vient de créer de toute pièce une nouvelle maladie.

Un examen attentif de la loge thyroïdienne et le déplacement du panicule adipeux permettent habituellement d'éviter cette confusion. Par ailleurs, il n'existe pas de frontière rigide entre le petit goitre et la grosse thyroïde normale. Une thyroïde de plus de 30 g est, en Amérique, un goitre, (mais serait considérée comme normale dans les pays où l'ingestion d'iode est faible), et une thyroïde de 15 à 20 g est d'un volume habituel. Les thyroïdes de 20 à 30 g (plus facilement palpées) constituent donc une zone grise où la consistance de la glande (normale? fibreuse?), les anticorps, la TSH, l'histoire familiale permettent de pencher soit du côté du normal, soit du côté du goitre. La cartographie n'aide pas. Les maladies thyroïdiennes sont déjà fréquentes, il n'y a pas lieu d'en augmenter artificiellement le nombre.

CONSEILS PRATIQUES SUR L'INVESTIGATION THYROÏDIENNE

Avant de terminer ce chapitre, nous aimerions formuler quelques conseils sur l'investigation nécessaire dans certaines circonstances concrètes qui se présentent fréquemment.

1. *Patient qui ne présente aucun signe de maladie thyroïdienne :*
   Aucun bilan nécessaire, sauf :
   - histoire familiale de maladie thyroïdienne (anticorps et TSH);
   - infertilité inexpliquée (TSH);
   - asthénie inexpliquée (TSH);
   - en post-partum (TSH, T_4, et T_3).

2. *Suspicion clinique d'hyperthyroïdie :*
   - dosage de la TSH et T_4;
   - si TSH freinée (captation I^{131} ou consultation).

3. *Suspicion clinique d'hypothyroïdie :*
   - dosage de la TSH;
   - si TSH élevée, diagnostic confirmé (anticorps antithyroïdiens).

4. *Goitre diffus ou nodulaire :*
   - dosage TSH, T_3, T_4, et anticorps;
   - cartographie facultative;
   - s'il y a doute quant à la conduite à tenir, consulter.

5. *Nodule :*
   - cartographie;
   - ponction cytologie (consultation);
   - échographie (facultative).

6. *Population gériatrique malade :*
   - dosage de la TSH : la méthode sensible permet de détecter les cas d'hyperthyroïdie et d'hypothyroïdie.

RÉFÉRENCES

Bélanger R, Guillet F, Matte R, Havrankova J, D'Amour P. The Thyroid Nodule: Evaluation of Fine-Needle Biopsy. J Otolaryngol 1983; 12: 109-112.

Boucher A, Matte R, Bélanger R, *et al.* Suppression of T_4 Secretion in a Metastatic Follicular Carcinoma. Clin Inv Med, 1989; 12:162-164.

Boutin JM, Matte R, D'Amour P, Gilbert F, Bélanger R, Havrankova J. Characteristics of Patients with Normal T_3 and T_4 and Low TSH Response to TRH. Clinical Endocrinology 1986; 25: 579-588.

Elte JWF, Wiarda KS, Bussemaker JK, *et al.* Autonomously Functionning Euthyroid Multinodular Goitre. J Mol Med 1980; 4: 39-48.

Fogelfeld L, Wiviott BT, Shore-Freedman E, *et al.* Recurrence of Thyroid Nodules After Surgical Removal in Patients Irradiated in Childhood of Benign Conditions. N Engl J Med 1989; 320: 835-840.

Fradkin JE, Wolff J. Iodide-Induced Thyrotoxicosis. Medicine 1983; 62: 1-20.

Frauman AG, Moses AC. Oncogenes and Growth Factors in Thyroid Carcinogenesis. Endocrinol Metab Clin North America 1990; 19: 479-493.

Giguère A, Lehoux JG, Gallot-Payet N, Bellabarba D. 3,5,3' Triiodothyronine Binding Sites in Synaptosomes from Brain of Chick Embryo. Properties and Ontogeny. J Dev Brain Res 1992; 66: 221-227.

Grauer A, Raue F, Gagel RF. Changing Concepts in the Management of Hereditary and Sporadic Medullary Thyroid Carcinoma. Endocrinol Metab Clin North America 1990; 19: 613-635.

Hancock SL, Cox RS, McDougall IR. Thyroid Diseases After Treatment of Hodgkin's Disease. N Engl J Med 1991; 325: 599-605.

Hay ID. Papillary Thyroid Carcinoma. Endocrinol Metab Clin North America 1990; 19: 545-576.

Helfand M, Crapol M. Screening for Thyroid Disease. Ann Intern Med 1990; 112: 840-849.

Hoclin RA, Lazar MA, Wintman BI, *et al.* Identification of a Thyroid Hormone Receptor that is Pituitary-Specific. Science 1989; 244: 76-79.

Lavin TN. Mechanisms of Action of Thyroid Hormone in DeGroot JL, *et al.* (eds). Endocrinology, Philadelphia, Saunders, 1989; p. 562.

Mandel SJ, Larsen PR, Seely EW, *et al.* Increased Need for Thyronine During Pregnancy in Women with Primary Hypothyroidism. N Engl J Med 1990; 323: 91-96.

Matte R, Ste-Marie LG, Courtois R, *et al.* The Pituitary-Thyroid Axis After Hemithyroidectomy in Euthyroid Man. J Clin Endocrinol Metab 1981; 53: 377-380.

Maxon HR, Smith HS. Radioiodine-131 in the Diagnosis and Treatment of Metastatic Well Differentiated Thyroid Cancer. Endocrinol Metab Clin North America 1990; 19: 685-718.

Namba H, Matsuo K, Fogin JA. Clonal Composition of Benign and Malignant Human Thyroid Tumors. J Clin Invest 1990; 86: 120-125.

Ross DS. New Sensitive Immunoradiometric Assays for Thyrotropin. Ann Int Med 1986; 104: 718-721.

Salvi M, Fukazawa H, Bernard N, Wall JR, *et al.* Role of Autoantibodies in the Pathogenesis and Association of Endocrine Auto-Immune Disorders. Endocrine Rev 1988; 9: 450-466.

Segal J. A Rapid Extranuclear Effect of 3, 5, 3'-Triiode Thyronine on Sugar Uptake by Several Tissues in the Rat *In Vivo*. Evidence for a Physiological Role for the Thyroid Hormone Action at the Level of the Plasma Membrane. Endocrinology 1989; 124: 2755-2764.

Studer H, Gerber H, Peter HJ. Multinodular Goiter. **In** : Text Book of Endocrinology. DeGroot, 1989; chap. 46: 722-732.

Umesono K, Evans RM. Determinants of Target Gene Specificity for Steroid Thyroid Hormone Receptors. Cell 1989; 57: 1139-1146.

Utiger RD. Therapy of Hypothyroidism. N Engl J Med 1990; 323: 126-127.

Utiger RD. Pathogenesis of Graves' Ophtalmopathy. New Engl J Med 1992; 326: 1772-1773.

Woeber KA. Current Concepts: Thyrotoxicosis and the Heart. New Engl J Med 1992; 327: 94-98.

Zakarija M, McKenzie JM. The Spectrum and Significance of Autoantibodies Reactive with the Thyrotropin Receptor. Endocrinol Metab Clin North America 1986; 104: 718-721.

7

LES SURRÉNALES

Raphaël Bélanger, M.D., Ronald Matte, M.D.

Si les problèmes surrénaliens se résumaient à la maladie de Cushing et à la maladie d'Addison, ces deux états morbides, aussi spectaculaires soient-ils de par leur rareté en pratique quotidienne, ne mériteraient dans ce livre qu'une bien brève discussion. Or, plusieurs fois par jour, le médecin de famille est confronté à un ou plusieurs des divers problèmes liés à la glande surrénale. Hans Selye, Québécois d'adoption, ouvrit des horizons nouveaux grâce à ses travaux sur le stress. Soumis à des stress divers, l'animal surrénalectomisé meurt. Et chez l'animal intact, ces deux glandes, toutes petites, augmentent de volume et lui permettent d'affronter le stress répété. Chez l'homme, la situation est tout à fait comparable. Des réserves surrénaliennes insuffisantes rendent périlleuse une opération aussi banale que l'appendicectomie, et l'autopsie de patients qui ont succombé à des maladies débilitantes génératrices de stress, révèle que leurs surrénales sont aussi volumineuses que celles d'un individu atteint de la maladie de Cushing. L'homme moderne vit de stress et meurt souvent prématurément à cause de lui. Ses surrénales jouent un rôle certain dans sa survie mais peut-être aussi dans sa fin. Et cette réponse au stress n'occasionne pas seulement la sécrétion de cortisol par le cortex surrénalien. Une émotion possède la capacité d'accélérer le coeur, de provoquer un état de pâleur et de la sudation. Cette réponse souvent brève est produite par l'adrénaline que sécrète l'autre surrénale, la médullosurrénale.

Les maladies surrénaliennes sont fréquentes, non pas à cause de l'atteinte auto-immune ou tuberculeuse (maladie d'Addison), ni à cause d'une tumeur hypophysaire ou surrénalienne (syndrome de Cushing), mais à cause du médecin. Confronté à l'arthrite, la colite, l'asthme, le médecin peut soulager avec les corticoïdes. Mais chaque fois qu'il utilise pour une certaine période cette précieuse cortisone, il soulage, certes, mais, du même coup, il crée deux autres maladies tout aussi perfides l'une que l'autre : le syndrome de Cushing iatrogénique et l'insuffisance surrénalienne fonctionnelle, deux maladies qui altèrent la qualité de vie et la longévité. Et là ne s'arrête pas l'intérêt de ce chapitre. Près de 20 % des adultes souffrent, à un certain degré, d'hypertension. Les grands syndromes surrénaliens hypertensifs, le syndrome de Cushing, l'hyperaldostéronisme primaire et le phéochromocytome sont rares. Toute la recherche sur l'hypertension n'en tourne pas moins autour des glandes surrénales. Par le système rénine-angiotensine, l'aldostérone et la sécrétion des catécholamines, la corticosurrénale et la médullosurrénale se voient entraînées dans la genèse des deux grandes variables susceptibles de provoquer l'hypertension : le volume et la vasoconstriction. D'ailleurs, la panoplie des médicaments utilisés pour combattre l'hypertension auront souvent leur point d'impact dans les surrénales.

Ironiquement, le médecin assignera trop souvent un rôle en pathologie à la glande surrénale. Le syndrome de Cushing est rare mais les patients obèses, hypertendus et diabétiques sont légion. Et chacun de ces patients peut faire évoquer l'hypothèse d'un syndrome de Cushing. Le médecin doit donc connaître un test simple qui lui permettra d'infirmer ce diagnostic et peut-être, à l'occasion, de le confirmer. Enfin, l'utilisation des nouvelles techniques d'imagerie ouvre un nouveau chapitre sur une nouvelle pathologie : l'incidentalome surrénalien.

NOTIONS PRATIQUES DE PHYSIOLOGIE

Assises sur le pôle supérieur des reins, les surrénales sont toutes petites, pesant chacune de 5 à 6 g chez l'adulte. La corticosurrénale sécrète essentiellement trois types d'hormones : le cortisol, l'aldostérone et des androgènes faibles (androstènedione et déhydroépiandrostérone). Ces stéroïdes ont comme précurseur commun le cholestérol, en partie fourni par le cholestérol circulant, mais surtout synthétisé dans le cortex surrénalien. À partir du cholestérol, une série d'étapes enzymatiques assurent la synthèse des hormones actives (figure 20). La synthèse et la sécrétion du cortisol et des androgènes dépendent de l'ACTH (*voir chapitre sur l'hypophyse*). Le cortisol assure la résistance au stress, joue

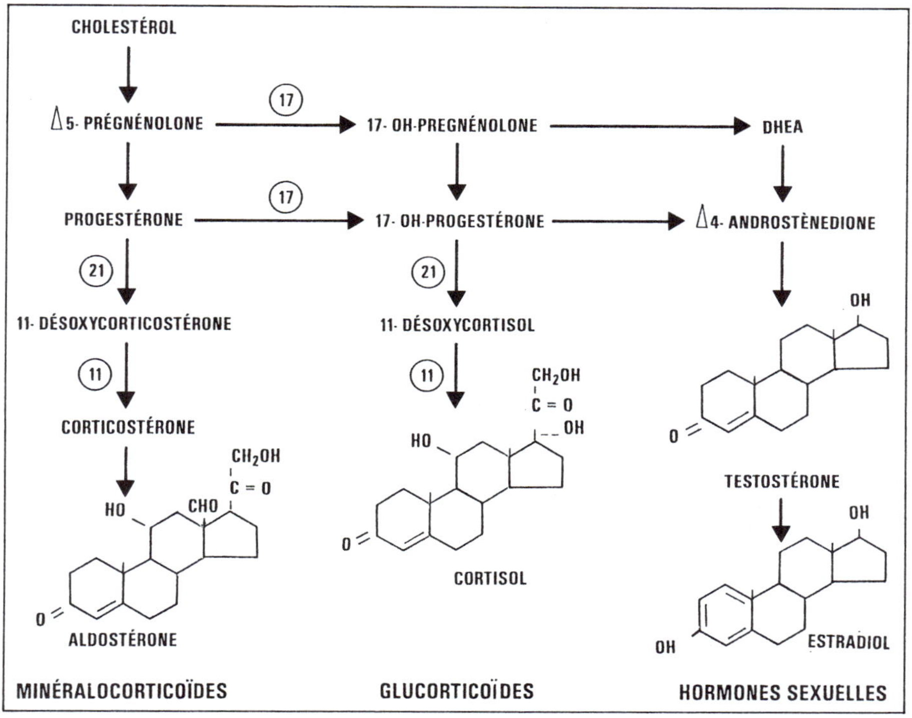

FIGURE 20 Biosynthèse des corticostéroïdes

un rôle dans la tonicité vasculaire et, comme activateur de la néoglucogenèse, régularise le métabolisme des glucides et des protéines. Le cortisol plasmatique circule en liaison à des protéines (transcortine et albumine) dans une proportion de 90 % et le reste en constitue la fraction libre et active. Il a une demi-vie d'environ 90 minutes et est excrété dans les urines inchangé ou sous forme de 17OH-stéroïdes. Le cortisol possède aussi une certaine activité minéralocorticoïde; un excès de cortisol peut donc induire une rétention sodée. Certains stéroïdes synthétiques à demi-vie plus longue possèdent une activité minéralocorticoïde plus faible ou même nulle (tableau 38). Quant à l'aldostérone, sa sécrétion et sa synthèse sont assurées en partie par l'ACTH, en partie par l'hyperkaliémie mais surtout par le système rénine-angiotensine (figure 21). L'aldostérone assure le contrôle de la volémie et stimule la rétention de sodium (en échange de potassium et d'hydrogène) dans le tubule distal du rein.

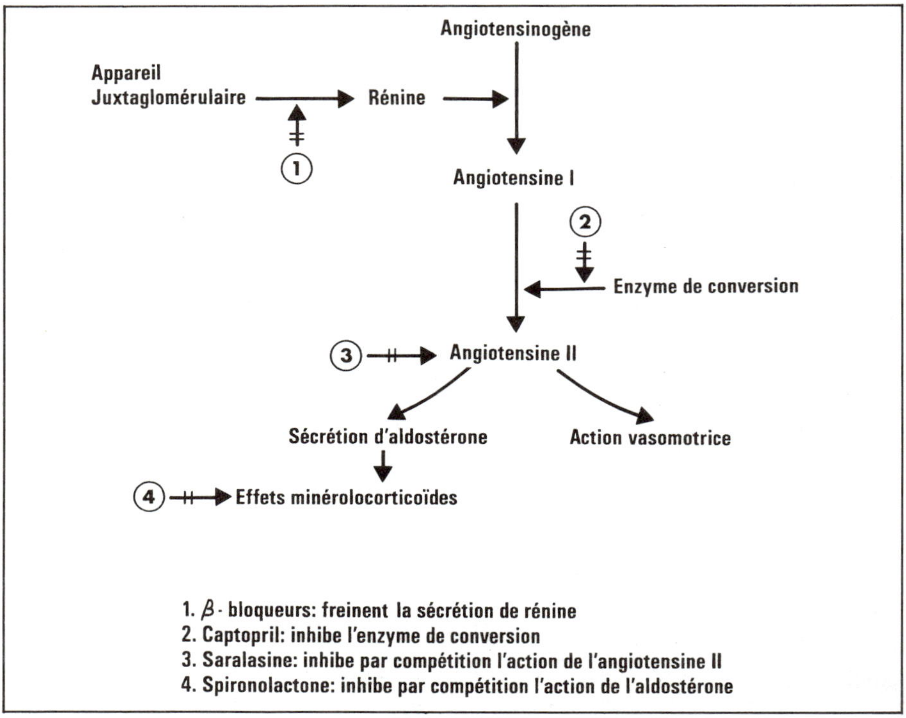

FIGURE 21 Système rénine-angiotensine et ses inhibiteurs

La médullosurrénale est un prolongement du système nerveux autonome; elle est située à l'intérieur du cortex surrénalien. Cette proximité anatomique assure la synthèse de l'adrénaline car le cortisol accélère la transformation enzymatique de la noradrénaline en adrénaline. Les autres composantes du système nerveux sympathique sont incapables de sécréter l'adrénaline. Contrairement à la corticosurrénale, la médullosurrénale n'est pas essentielle à la vie. Sur le plan pathologique, elle est responsable du type le plus pur d'hypertension vasoconstrictive, le phéochromocytome. Son rôle dans la genèse et le maintien des hypertensions dites essentielles demeure à l'étude.

TABLEAU 38 EFFETS GLUCOCORTICOÏDES ET MINÉRALOCORTICOÏDES RELATIFS AUX DIFFÉRENTS STÉROÏDES ET LEUR DEMI-VIE PLASMATIQUE

	Effets glucocorticoïdes	Effets minéralocorticoïdes	Demi-vie biologique*
Cortisol (hydrocortisone)	1,0	0,1	C
Cortisone	0,8	0,8	C
Prednisone	3,5	0,8	I
Dexaméthasone	25-30	0	L
Aldostérone	0,1	400	TC
Fludrocortisone	10,0	400	C

* C= court (8-12 heures), I= intermédiaire (12-36 heures), L= long (36-72 heures), TC= très court.

ENTITÉS CLINIQUES

LE SYNDROME DE CUSHING

Le syndrome de Cushing peut être dépendant de l'ACTH (tumeur hypophysaire, sécrétion ectopique d'ACTH par un cancer (syndrome paranéoplasique)) ou indépendant de l'ACTH (tumeur surrénalienne et syndrome de Cushing iatrogénique). Les signes et les symptômes de ce syndrome (tableau 39) ne dépendent pas de son étiologie mais de la durée et de la gravité de l'imprégnation cortisolique. La seule exception à cette règle est le syndrome de Cushing paranéoplasique où les taux excessifs d'ACTH et de cortisol produisent un tableau dans lequel la pigmentation et l'alcalose hypokaliémique prédominent. L'excès de cortisol explique, par *la néoglucogenèse*, le catabolisme des protéines (muscles, peau, os, vaisseaux, etc.) et le diabète; par *la lyse des lymphocytes et l'activité anti-immunitaire*, les infections; et par *l'activité minéralocorticoïde*, l'hypertension et l'alcalose hypokaliémique.

TABLEAU 39 INCIDENCE DES SIGNES ET SYMPTÔMES DANS LE SYNDROME DE CUSHING

Faciès lunaire	97 %
Intolérance au glucose	94 %
Obésité tronculaire	88 %
Fatigabilité, asthénie	87 %
Hypertension	82 %
Oligoménorrhée	72 %
Ostéoporose	58 %
Atrophie musculaire	36 %
Changement psychique	10 %

Tableau clinique

De tous les signes énumérés dans le tableau 39, l'obésité faciotronculaire, l'hypertension artérielle, le diabète et les vergetures sont les plus classiques, mais ils existent aussi et le plus souvent chez des patients qui ne souffrent pas du syndrome de Cushing. La diminution de la force et la fonte musculaire sont, d'après notre expérience, des éléments sémiologiques plus spécifiques. Le syndrome de Cushing iatrogénique est la seule forme fréquente et son diagnostic ne pose évidemment pas de problème. La morbidité et la mortalité induites par ce syndrome sont essentiellement reliées à quatre conditions : *le diabète*, *l'hypertension*, *l'ostéoporose* et *les infections*. Le patient dont le syndrome n'est pas traité meurt en général d'un accident vasculaire.

Évaluation

Trois tests simples permettent de confirmer ou d'infirmer le diagnostic du syndrome de Cushing.

La variation diurne du cortisol - La première manifestation biologique du syndrome est la disparition du cycle circadien du cortisol. Le cortisol doit être mesuré à 8 h 00 et à 16 h 00 (ou mieux encore à 22 h 00). L'absence de variations diurnes est beaucoup plus significative que les taux absolus du cortisol.

Une variation diurne normale (valeur du cortisol de 16 h 00 inférieure à la moitié de la valeur du cortisol de 8 h 00) élimine presque formellement le diagnostic d'un syndrome de Cushing. Si ce test est très sensible, il demeure peu spécifique. De très nombreuses conditions abolissent le rythme circadien du cortisol : le stress, la dépression, l'anorexie, les maladies hépatiques, le décalage horaire, etc. Le rythme circadien est cependant conservé dans l'obésité, ce qui peut être un élément diagnostique intéressant.

Mesure du cortisol urinaire - Des taux de cortisol urinaire supérieurs à 280 mmol/24 heures suggèrent fortement le diagnostic. Ce test simple s'impose comme étant le test le plus sensible et le plus spécifique. Le stress, la dépression, l'anorexie, l'alcoolisme et les diurétiques peuvent donner des résultats faussement élevés alors que dans l'insuffisance rénale, l'excrétion du cortisol urinaire est réduite. Dans la vaste majorité des cas d'obésité, le cortisol urinaire reste dans les limites de la normale.

Freinage court à la dexaméthasone - Dans le syndrome de Cushing, 1 mg de dexaméthasone donné PO à minuit ne modifie pas le cortisol du lendemain matin. Chez le sujet normal, les taux de cortisol seront abaissés de 50 %. Ce test est sensible mais n'est pas toujours spécifique. L'anorexie, la dépression, l'hospitalisation (stress), les anticonvulsivants (accélération du métabolisme de la dexaméthasone) et l'intoxication alcoolique sont des causes qui s'accompagnent d'une non-suppression au test court.

Lorsque ces tests (et plus particulièrement, la mesure du cortisol urinaire que nous suggérons comme test unique de dépistage) sont normaux, le diagnostic du syndrome de Cushing est formellement écarté. Si ces tests ne sont pas normaux, un diagnostic du syndrome est probable. On doit alors confirmer (ou infirmer) le diagnostic puis différencier l'origine hypophysaire ou surrénalienne de la maladie. Cette investigation doit nécessairement être conduite en milieu spécialisé (*voir chapitre 13*).

Notons, par ailleurs, que la majorité des adénomes corticotrophes sont inférieurs à 10 mm et difficiles à visualiser avec la tomographie axiale. Nous avons à notre disposition deux moyens. Premièrement, la RMN avec infusion de gadolinium permet de reconnaître de très petites lésions. Le gadolinium augmente la densité du tissu hypophysaire normal. Par contraste, l'adénome moins vasculaire est plus visible. Deuxièmement, le dosage de l'ACTH dans les sinus pétreux permet de localiser un site de sécrétion ayant échappé à la RMN.

Traitement

Le traitement de choix de la maladie de Cushing est l'adénectomie par voie transsphénoïdale. Les méthodes de localisation sophistiquées précédemment décrites permettent des hypophysectomies sélectives. L'insuffisance hypophysaire postopératoire devient une complication plus rare. L'hypophysectomie transsphénoïdale sélective (ou encore mieux, l'adénectomie) guérit le patient dans près de 90 % des cas. En postopératoire, l'hypophyse saine restante prendra plusieurs mois à récupérer (insuffisance surrénalienne fonctionnelle). L'absence de cette insuffisance surrénalienne précoce est malheureusement le signe d'un échec thérapeutique. En cas d'échec ou lorsqu'une hypophysectomie transsphénoïdale ne peut être pratiquée, la radiothérapie hypophysaire, la surrénalectomie bilatérale et le traitement médical du syndrome sont d'autres moyens thérapeutiques disponibles. D'ailleurs, les médicaments (en tout premier lieu *le kétoconazole* mais aussi l'op'DDD, l'aminoglutéthymide et la bromocriptine) sont aussi utilisés dans la préparation préopératoire. Dans les cas de tumeur surrénalienne, la chirurgie est évidemment le traitement de choix. Les syndromes causés par des tumeurs inopérables (cancers), peuvent être contrôlés par les médicaments. La radiothérapie hypophysaire permettra de prévenir le syndrome de Nelson (augmentation de volume de l'adénome hypophysaire, pigmentation créée par les niveaux élevés d'ACTH) occasionnellement rencontré à la suite d'une surrénalectomie bilatérale. Dans le syndrome de Cushing iatrogénique, l'utilisation des doses de corticoïdes les plus faibles possibles, des corticoïdes à la plus courte demi-vie et la thérapie alternée constituent des mesures qui peuvent minimiser la cushinisation ou, du moins, favoriser la récupération de l'axe hypophysosurrénalien après l'arrêt de la médication.

MALADIE D'ADDISON

C'est la forme la plus rare d'insuffisance surrénalienne. Autrefois, la tuberculose en était la cause principale mais, de nos jours, les atteintes auto-immunes de la surrénale sont plus fréquentes. Les signes et les symptômes les plus caractéristiques en sont la perte de poids avec anorexie, les nausées et les vomissements, l'asthénie, l'hypotension et la pigmentation (tableau 40).

TABLEAU 40 INSUFFISANCE SURRÉNALIENNE : MANIFESTATIONS CLINIQUES ET BIOLOGIQUES EN RAPPORT AVEC LE DÉFICIT HORMONAL

Déficit hormonal	Signes et symptômes
Cortisol	Asthénie, perte de poids, anorexie, nausées, vomissements, douleurs abdominales, hyperpigmentation, choc, hypoglycémie, hyponatrémie
Aldostérone	Déshydratation, hypotension, appétit pour le sel, hyperkaliémie, hypercalcémie
Androgènes	Aucun

Tableau clinique

La pigmentation des plis cutanés, des sites de friction et des muqueuses est en général le signe qui fait évoquer le diagnostic de la maladie d'Addison. Malheureusement, ce signe peut être inexistant dans les insuffisances surrénaliennes aiguës et récentes. En l'absence d'explication claire, on doit considérer tout état de choc comme potentiellement surrénalien et le traiter tel quel, quitte à réviser ultérieurement le diagnostic. Une opération abdominale et des troubles de la coagulation (anticoagulants, coagulation intravasculaire) sont des circonstances où l'on observe ces insuffisances surrénaliennes aiguës. Les décès «par méningite» survenant dans les écoles rapportés chaque année dans les journaux sont souvent des exemples d'insuffisance surrénalienne aiguë créée par un syndrome de coagulation intravasculaire (le syndrome de Waterhouse-Friderichsen). Cependant, dans la grande majorité des cas, le diagnostic de maladie d'Addison n'est évoqué qu'après une longue et pénible évolution. La raison en est simple : les signes et symptômes de la maladie d'Addison sont peu spécifiques. La triade pigmentation, tension artérielle plutôt basse et tendance à l'hyperkaliémie demeurent, selon notre expérience, les anomalies les plus aptes à conduire au diagnostic d'Addison *en face d'un patient fatigué*. La perte de poids, l'anorexie, les vomissements, les douleurs abdominales sont partie intégrante ou du moins les signes avant-coureurs de l'insuffisance surrénalienne aiguë. La déshydratation, le choc, l'hypoglycémie et l'hyponatrémie grave entraîneront rapidement la mort du patient non traité.

On doit aussi envisager une insuffisance surrénalienne fonctionnelle (*voir plus loin*) et plus rarement un hypopituitarisme, comme des étiologies possibles. Dans ces deux conditions, la pigmentation est toujours absente.

Évaluation biologique

La formule sanguine montre une leucopénie avec lymphocytose et éosinophilie. Le sodium a tendance à être abaissé (en deçà de 135 mmol/L) et le potassium élevé (au-delà de 4,5 mmol/L). Le calcium est souvent élevé en raison de l'état de déshydratation. La glycémie est souvent basse ou même franchement effondrée. Le cortisol est en général abaissé lorsque le patient est symptomatique (en deçà de 0,15 mmol/L). Cependant, en état de stress, un cortisol aussi élevé que 0,35 mmol/L n'est pas (il devrait être encore plus élevé) incompatible avec un diagnostic de maladie d'Addison. Dans la littérature anglo-saxonne, on appelle cette condition *Low Reserve*. Le diagnostic de la maladie d'Addison se confirme par le test de stimulation à l'ACTH. Lorsque le patient est déjà traité (crise aiguë), on remplace l'hydrocortisone par de la dexaméthasone, ce qui permet de pratiquer sans danger le test de stimulation au cortrosyn.

Traitement

Insuffisance surrénalienne aiguë - Une fois le diagnostic d'insuffisance surrénalienne évoqué, on doit faire une ponction sanguine pour l'évaluation biologique et débuter le traitement sans attendre les résultats. Ce traitement comprend : un glucosé 5 % dans un salin 0,9 % à 200 cc/heure pour le premier litre (100 à 125 cc/heure par la suite).

Hémisuccinate d'hydrocortisone (Solucortef) 100 mg en bolus IV et 100 mg par litre de soluté. En présence d'hypoglycémie, un bolus de glucose hypertonique (20 ml à 50 %) doit être administré.

Insuffisance surrénalienne chronique - Le traitement chronique de la maladie d'Addison doit tenir compte de la double déficience de cortisol et d'aldostérone. L'aldostérone n'existe pas sous forme orale et d'ailleurs sa courte demi-vie nécessiterait des prises répétées. Le fludrocortisone (Florinef) constitue une forme hormonale synthétique dotée d'une forte activité minéralocorticoïde. Le traitement comprend : hydrocortisone PO 20 mg le matin et 10 mg le soir (certains préfèrent utiliser la dexaméthasone 0,5 mg en une seule dose le matin). Florinef 50 à 100 μg par jour PO. En présence de tout stress, la dose d'hydrocortisone doit être doublée. Le malade doit porter un bracelet qui indique qu'il souffre de la maladie d'Addison.

Préparation préopératoire, peropératoire et postopératoire d'un patient addisonien - Un glucosé dans du NaCl (0,9 %) à 125 cc/heure avec du Solucortef 100 mg en bolus IV avant l'anesthésie et 75 mg par litre de soluté par la suite couvrent les besoins des 24 premières heures. Par la suite, on recommande une dose de Solucortef de 200 mg la deuxième journée, 150 mg la troisième journée, 100 mg la quatrième journée et 50 mg la cinquième journée. En général, le patient peut revenir à sa dose d'entretien à partir de la sixième journée. Toute infection ou toute complication postopératoire nécessite le maintien de doses pharmacologiques de stéroïdes (on notera que le Solucortef peut aussi être administré en bolus IV toutes les 8 heures).

INSUFFISANCE SURRÉNALIENNE FONCTIONNELLE ET SEVRAGE DES STÉROÏDES

Tout patient qui a pris des stéroïdes durant plus de dix jours à des doses pharmacologiques est potentiellement un insuffisant surrénalien. Ce diagnostic potentiel devient évidemment encore plus pertinent suite à des thérapies de longue durée au cours desquelles des doses importantes de stéroïdes ont été utilisées.

Considérations diagnostiques

Le diagnostic d'insuffisance surrénalienne fonctionnelle devient facile lorsqu'un patient conscient, l'un de ses proches, ou encore un bracelet d'identification, éclairent le médecin sur la prise de stéroïdes. Mais des accidents tragiques surviennent soit à cause d'une anamnèse bâclée ou soit à cause de l'impossibilité d'obtenir ces renseignements essentiels. Dans ces conditions, le flair clinique devient la seule barrière de sécurité. Tout patient qui souffre d'une condition (asthme, arthrite rhumatoïde, etc.) qui peut faire évoquer un traitement antérieur à base de stéroïdes, tout patient qui présente des stigmates du syndrome de Cushing, tout patient, enfin, qui présente un choc inexpliqué doit faire soupçonner une insuffisance surrénalienne fonctionnelle. Et en présence d'un doute, il doit être traité comme tel jusqu'à preuve du contraire (*voir traitement de l'insuffisance surrénalienne aiguë*).

Au-delà de dix jours, quelles que soient la durée et l'agressivité de la thérapie antérieure, on doit maintenir le diagnostic d'insuffisance surrénalienne fonctionnelle pour une période de neuf mois après l'arrêt complet de la prise des corticoïdes; des études épidémiologiques et biochimiques l'ont démontré hors de tout doute. Cette vision des faits ne veut pas dire que les patients doivent toujours continuer à prendre des stéroïdes (un sevrage deviendrait impossible) mais elle signifie qu'on doit superviser toute situation de stress avec un apport approprié de stéroïdes dans les circonstances critiques (anesthésie, opération).

Conseils pratiques sur le sevrage de stéroïdes

On peut décider d'entreprendre un sevrage dans deux circonstances bien différentes.

1. Parfois, la possibilité d'un sevrage complet est compromise, non pas à cause de la crainte d'une insuffisance surrénalienne, mais parce que la maladie pour laquelle les stéroïdes ont été prescrits peut se manifester de façon plus aiguë lors de la diminution ou l'arrêt des stéroïdes. Les stéroïdes demeurent indiqués et cette situation ne représente ni un échec, ni une indication de sevrage sur le plan endocrinien. Ces maladies (asthme, colite, etc.) nécessitent une diminution en escalier des doses de stéroïdes et on ne peut envisager le sevrage qu'une fois la dose physiologique de stéroïdes atteinte (20 à 30 mg d'hydrocortisone par jour).

2. En d'autres circonstances, la condition qui a nécessité les stéroïdes n'existe plus (colectomie pour colite ulcéreuse). À ce moment-là, la dose de stéroïdes doit être immédiatement abaissée à une dose physiologique et le sevrage alors entrepris. Certains patients présenteront des arthralgies généralisées lors d'une diminution brusque des stéroïdes. Ce syndrome de sevrage nécessite une reprise de la médication et, par la suite, une diminution progressive et lente des doses de stéroïdes (en 2 à 4 semaines) pour en arriver finalement à une dose physiologique. C'est à ce moment-là que le sevrage débute réellement. La conduite à suivre pour le sevrage peut se résumer dans trois cas hypothétiques.

   Premier cas : un patient a été traité avec de la cortisone 100 mg par jour pendant vingt jours. Son médecin décide que les stéroïdes n'ont pas amélioré sa condition et veut arrêter le traitement. Dans cette situation, le patient a été traité avec des doses supraphysiologiques de cortisone pour une période relativement courte. Il a peu de chances de présenter une insuffisance surrénalienne.

   Conduite :
   - Cesser les stéroïdes si le cortisol du matin (avant la prise de cortisone) dépasse 0,28 mmol/L par 100 ml. Un test court à l'ACTH est facultatif. Nous pratiquons d'emblée ce test en cas de doute (patient éloigné, peu fiable, etc.).
   - Considérer le patient insuffisant surrénalien pendant 12 mois. Durant cette période, contrôler tout stress important avec des stéroïdes.
   - Si le patient devient symptomatique à l'arrêt de la médication (asthénie, anorexie), donner une dose de 25 mg

d'hydrocortisone et diminuer de 5 mg par mois (*voir deuxième cas*).

Deuxième cas : un patient a reçu 100 mg de cortisone pendant trois mois. L'indication thérapeutique n'existe plus. Ce patient présente une insuffisance surrénalienne fonctionnelle probable.

Conduite : - Prescrire 25 mg d'hydrocortisone par jour et diminuer cette dose de 5 mg à tous les 30 jours jusqu'à dose quotidienne de 10 mg. Après un mois d'hydrocortisone à 10 mg die, faire une cortisolémie le matin avant la prise d'hydrocortisone. Si le cortisol plasmatique est plus bas que 0,28 mmol/L, il faut poursuivre le traitement avec les 10 mg d'hydrocortisone die pour un autre mois. Lorsque le cortisol plasmatique est égal ou plus élevé que 0,28 mmol/L, on pratique un test de stimulation court à l'ACTH (chapitre 13). Si les niveaux plasmatiques du cortisol dépassent 0,56 mmol/L lors du test, le traitement à base d'hydrocortisone peut être arrêté. Cependant, une surveillance médicale s'impose et le port du bracelet d'identification reste nécessaire pour les douze prochains mois. Seule une réponse normale du cortisol à l'hypoglycémie ($\geq$ 56 mmol/L) permettra d'éviter cette précaution.

Troisième cas : un patient a reçu 300 mg de cortisone pendant plusieurs mois. Il est profondément cushinisé. Ce patient présente une insuffisance surrénalienne fonctionnelle très probablement grave.

Conduite : - On suggère de consulter un endocrinologue. Le sevrage peut s'avérer fort difficile, voire impossible. Lors des sevrages difficiles, l'endocrinologue pourra évaluer le réveil de l'axe hypothalamo-hypophyso-surrénalien au moyen de divers tests (cortrosyn, hypoglycémie, etc.) et rendre ainsi le sevrage moins périlleux. *L'hypoglycémie à l'insuline est le seul test qui permet d'affirmer que le patient est capable de répondre à un stress.*

HYPOALDOSTÉRONISME SÉLECTIF

L'hypoaldostéronisme sélectif est une condition beaucoup plus fréquente que la maladie d'Addison. La présence d'une hyperkaliémie inexpliquée (en l'absence d'insuffisance rénale grave, d'hyperleucocytose, d'hyperplaquettose, d'hyperglycémie ou d'hémolyse) est l'élément qui, avant tout, conduit au diagnostic. L'hyperkaliémie peut être asymptomatique ou parfois elle peut se manifester par l'arythmie ou même l'arrêt cardiaque. On diagnostique cette condition le plus souvent chez un patient âgé, diabétique ou non, présentant une insuffisance rénale modérée. En raison de la multitude des causes, aucun groupe d'âge n'est épargné (tableau 41). Sur le plan clinique, cette hyperkaliémie peut être associée à une hyponatrémie, une hypovolémie (perte de sodium urinaire), une hypotension, une acidose hyperchlorémique mais aussi à une hypervolémie et une hypertension. Sur le plan biologique, on rencontre l'hypoaldostéronisme en association avec une hyporéninémie, une hyperréninémie, ou encore une augmentation et de la rénine et de l'aldostérone (pseudo-hypoaldostéronisme).

TABLEAU 41 HYPOALDOSTÉRONISMES

TYPES	MÉCANISMES	CAUSES
Hypoaldo Hyporénine	↓ du stimulus de relâche de la rénine	Atteinte du système nerveux autonome Diabète Hypervolémie Clonidine, bêta-bloqueurs AINS (↓ de prostaglandines)
Hypoaldo Hyperrénine	Atteinte de l'appareil JG	Insuffisance rénale Sida
	Inhibition de l'enzyme de conversion	Captopril
	Compétition avec l'enzyme de conversion	Saralasine
	↓ de production de l'aldostérone	Addison, sida, postrésection d'adénome dans hyperaldo (temporaire) Déficience en ACTH Hypokaliémie prolongée Bloc enzymatique (3 ß-ol, 21-OH, 18-OHlase) Iatrogénique (héparine, métopyrone, kétoconazole, aminoglutéthimide)
Pseudo-hypoaldo	Absence de réponse à l'aldostérone	Néphrectomie, insuffisance rénale avec perte de sel, pseudo-hypo types I et II Néphropathie aux analgésiques Lupus, tubulopathie obstructive Spironolactone, triamtérene, lithium

Hyporénine-hypoaldostéronisme - Cette condition est la plus fréquemment rencontrée. Elle est associée à un déficit des stimuli de l'appareil juxtaglomérulaire (dysautonomie, diabète, bêta-bloqueurs, clonidine, anti-inflammatoires non stéroïdiens) ou à une destruction de l'appareil juxtaglomérulaire (insuffisance rénale, sida). La plupart du temps, ce syndrome d'hyporénine-hypoaldostéronisme sera associé à une hypovolémie, une hyponatrémie, une hypotension orthostatique, le tout relié à une perte du sodium urinaire et à une diminution de l'angiotensine II. Parfois, l'hyposécrétion de la rénine devra être mise sur le compte d'une hypervolémie et d'une hypertension artérielle.

Hyperrénine-hypoaldostéronisme - Cette condition est plus rare sauf dans ses formes iatrogéniques : prise de captopril, héparine, kétoconazole, métopyrone, aminoglutéthimide. La diminution de production d'aldostérone chez l'enfant pourra être mise sur le compte d'un bloc enzymatique (le plus souvent un bloc en 21 hydroxylase). Parfois une déficience en ACTH pourra se manifester par un tableau d'hypoaldostéronisme. Enfin, l'hypoaldostéronisme est de règle, mais alors, il est transitoire, après une chirurgie pour hyperaldostéronisme primaire.

Pseudo-hypoaldostéronisme (hypersécrétion de rénine et d'aldostérone) - L'absence de réponse du tubule rénal à l'action de l'aldostérone est le plus souvent secondaire à des atteintes tubulaires (obstruction, néphropathie aux analgésiques, insuffisance rénale avec perte de sel). On a décrit deux types particuliers de pseudo-hypoaldostéronisme (types I et II). Dans le type I, le défaut réside en une anomalie héréditaire du récepteur nucléaire de l'aldostérone, responsable de la perte du sodium urinaire, de l'hyperkaliémie, de l'hypovolémie et de l'hypotension artérielle. Dans le type II, au contraire, on note une hypertension artérielle liée à une hypervolémie. On connaît mal la pathogenèse du type II bien qu'on sache que le syndrome est complètement réversible après restriction sodée. On a attribué cette condition à l'absorption du sodium au niveau tubulaire par des mécanismes et à des sites ne faisant pas jouer l'aldostérone.

Diagnostic

La mesure simultanée de la rénine et de l'aldostérone avant et après un minimum de deux heures d'ambulation (*voir tests endocriniens*) permet d'évaluer la condition la plus fréquente (hyporénine-hypoaldostéronisme). Parfois, on aura recours à une restriction sodée ou à l'injection de furosémide. Dans bien des cas, (diabète, anti-inflammatoires, etc.), le diagnostic repose avant tout sur un questionnaire et un examen permettant de relever les causes potentielles et la présence d'hypotension ou d'hypertension. Dans le cas d'hypoaldostéronisme associé à une hypotension artérielle, un test au cortrosyn avec dosage de cortisol est nécessaire pour éliminer la possibilité d'une maladie d'Addison. Par contre, si l'hypoaldostéronisme est associé à l'hypertension, il s'agit le plus souvent d'une suppression secondaire de la rénine et de l'aldostérone. Cette condition ne demande pas d'investigation élaborée et répond bien aux diurétiques.

Traitement

Le traitement de l'hypoaldostéronisme sélectif consiste en :

1. Élimination de l'élément causal si possible (anti-inflammatoires, bêta-bloqueurs, captopril, etc.).
2. Restriction sodée et diurétiques pour toutes les conditions associées à une hypervolémie et surtout une hypertension artérielle.
3. Prise de Florinef (fludrocortisone; 0,1, 0,2 mg ou davantage par jour) pour toutes les conditions associées à une perte du sodium urinaire, une hypovolémie et une hypotension artérielle.

HYPERALDOSTÉRONISME SECONDAIRE

On distingue trois types de circonstances où il y a hyperaldostéronisme secondaire. Tous trois ont en commun le fait que l'hyperaldostéronisme est le résultat d'une hyperactivité du système rénine-angiotensine.

1. Il s'agit *d'un phénomène physiologique* compensatoire. Une réduction du volume plasmatique (hémorragie, diarrhées, sudation, etc.) entraîne une augmentation d'aldostérone qui, par le biais de la rétention sodée, aide à la correction de l'hypovolémie. Cet hyperaldostéronisme se corrige avec la correction de l'hypovolémie et de la déshydratation.
2. Dans un deuxième type de circonstances, l'hyperactivité du système rénine-angiotensine est *franchement pathologique*. Cette hyperactivité peut résulter d'une sténose de l'artère rénale, d'une hypertension maligne, d'une hyperplasie de l'appareil juxtaglomérulaire (syndrome de Bartter) ou, très rarement, d'une tumeur qui sécrète de la rénine. Sauf dans le syndrome de Bartter, tous ces patients sont hypertendus, dans tous les cas on peut retrouver une alcalose hypokaliémique. Le traitement est celui de la maladie causale ou celui de la correction du déficit potassique par l'administration de supplément.

3. C'est dans le troisième type que l'on retrouve la plus forte incidence d'hyperaldostéronisme secondaire. Il s'agit au départ, comme dans le premier type, d'un phénomène compensatoire déclenché par la diminution du volume plasmatique efficace. Mais ici s'ajoutent à l'augmentation d'aldostérone d'autres facteurs (diminution de la pression oncotique, augmentation de la pression veineuse, augmentation de la pression portale) qui amplifient la rétention liquidienne et causent des oedèmes ou de l'ascite. L'insuffisance cardiaque, le syndrome néphrotique et la cirrhose en sont les exemples les plus fréquents. Cet hyperaldostéronisme ne cause pas d'hypertension. Le traitement consiste d'abord à traiter la maladie de base. On ajoute des diurétiques qui ne corrigent pas l'hyperaldostéronisme mais améliorent grandement les signes cliniques en diminuant la rétention hydrique. On peut aussi utiliser la spironolactone, un inhibiteur spécifique de l'aldostérone qui s'avère un faible diurétique et est surtout employé dans le traitement de l'ascite.

HYPERTENSIONS ENDOCRINIENNES

L'hypertension est une maladie fréquente. Elle atteint 20 % de la population générale. C'est la maladie chronique la plus fréquente chez les individus qui ont plus de 40 ans et elle touche 50 % de la population âgée de plus de 60 ans. C'est aussi une maladie sérieuse. Elle diminue la longévité, entraîne à long terme des accidents vasculaires (hémiplégie, infarctus) et constitue une cause importante d'insuffisance cardiaque et rénale. Au cours des vingt-cinq dernières années, les chercheurs cliniciens et fondamentaux ont essayé d'en découvrir les différentes étiologies et, parallèlement, de mettre au point des méthodes thérapeutiques. Sur tous les plans, il y a eu des progrès importants qui fournissent aux praticiens des armes thérapeutiques efficaces. On s'est rendu compte au cours des années qu'un bon nombre de syndromes endocriniens étaient associés à l'hypertension. De fait, les hypertensions endocriniennes comptent pour plus de 10 % de toutes les formes d'hypertension et présentent le double avantage de fournir des causes traitables d'hypertension et d'offrir de nouveaux concepts physiologiques de contrôle et de dérèglement de la tension artérielle.

La surrénale, à elle seule, est responsable des trois formes importantes d'hypertension endocrinienne. Un excès de cortisol (syndrome de Cushing) spontané ou iatrogénique est accompagné d'hypertension dans 80 % des cas. S'agit-il d'un effet direct du cortisol sur les vaisseaux ou de l'effet de rétention sodée du cortisol à haute dose? La réponse n'est pas encore évidente.

Hyperaldostéronisme primaire

En 1954, Conn décrit un nouveau syndrome; le patient est hypertendu, hypokaliémique et présente de la faiblesse musculaire. Ce patient sera guéri de son hypertension par l'exérèse d'un adénome surrénalien. On a identifié, par la suite, l'hormone responsable comme étant l'aldostérone. Ce syndrome est rare mais constitue une forme curable d'hypertension et a permis de reconnaître que l'aldostérone est un régulateur important de la tension artérielle. Ce syndrome se caractérise par la coexistence d'hypertension et d'hypokaliémie (non iatrogénique). Le diagnostic d'hyperaldostéronisme primaire est confirmé par des taux d'aldostérone élevés en présence d'une rénine basse. Ces tests et les examens de localisation de l'adénome doivent être faits en milieu spécialisé. Cette condition est corrigée par la résection de l'adénome. Dans les quelques rares cas où l'hypertension ne se corrige pas entièrement après la chirurgie, on administrera de la spironolactone.

Les autres conditions qui peuvent causer à la fois l'hypertension et l'hypokaliémie sont les suivantes : le bloc en 17 α-hydroxylase, l'hypertension maligne, le syndrome de Cushing, l'ingestion abusive de réglisse et une maladie rénale familiale simulant l'hyperaldostéronisme primaire mais avec une faible sécrétion d'aldostérone (syndrome de Liddle). Cependant, le véritable diagnostic différentiel de l'hyperaldostéronisme primaire est dans la distinction entre l'adénome et l'hyperplasie idiopathique. Cette distinction est fondamentale puisqu'elle influe sur le traitement : l'adénome est réséqué chirurgicalement alors que dans l'hyperplasie bilatérale idiopathique, le traitement de choix est la spironolactone. Cette distinction sera possible grâce aux tests de localisation (scan, etc.) et à divers tests endocriniens (*voir chapitre 13*).

Phéochromocytome

Il s'agit d'une maladie fascinante mais qui représente probablement la forme la plus rare des hypertensions endocriniennes, environ 0,5 % de toutes les hypertensions. Il s'agit d'une tumeur de la médullosurrénale, le plus souvent bénigne (10 % sont malignes) et unilatérale (15 % sont bilatérales). Cette tumeur est aussi fréquente chez les hommes que chez les femmes. D'une manière classique, l'hypertension est paroxystique et peut être provoquée par l'exercice, la palpation de l'abdomen ou une induction anesthésique; elle s'accompagne de céphalée intense avec palpitations et tremblements. Cependant, au moins 50 % de ces patients ont une hypertension stable et un tableau clinique très varié et difficile à interpréter car plusieurs des symptômes sont communs aux autres formes d'hypertension. La majorité des phéochromocytomes apparaissent de façon sporadique mais ils peuvent aussi être associés au cancer médullaire de la thyroïde ou à la neurofibromatose (tableau 42). Le phéochromocytome dans sa forme classique paraît bien facile à diagnostiquer. Mais alors qu'il est diagnostiqué chez moins de un pour cent des hypertendus, des études postmortem révèlent qu'un bon nombre de phéochromocytomes sont passés inaperçus. Par ailleurs, dans le contexte de l'incidentalome surrénalien (*voir plus loin*), le phéochromocytome demeure la lésion la plus élusive. De plus, le phéochromocytome sera un diagnostic soulevé fréquemment chez l'hypertendu en état de stress. Le diagnostic est alors difficile car les deux conditions augmentent la sécrétion des catécholamines. Le test à la clonidine est alors un ajout important. Les catécholamines des hypertendus essentiels sont suppressibles par la clonidine contrairement aux catécholamines sécrétés par les phéochromocytomes (*voir chapitre 13*).

Le meilleur *test de dépistage* du phéochromocytome est le dosage des métanéphrines dans une collecte urinaire de 24 heures. Certains laboratoires font aussi l'analyse des catécholamines urinaires. Ces deux tests sont sensibles et spécifiques. Par ailleurs, le dosage des VMA est moins discriminant. Quant aux dosages des catécholamines plasmatiques, ils sont coûteux et devraient être réservés aux cas difficiles.

TABLEAU 42 SYNDROME D'ADÉNOMATOSES ENDOCRINIENNES MULTIPLES

Type I	Adénome hypophysaire Adénome ou hyperplasie des parathyroïdes Adénome des îlots pancréatiques
Type II	Hyperplasie des parathyroïdes Cancer médullaire de la thyroïde Phéochromocytome
Type III	Cancer médullaire de la thyroïde Phéochromocytome Neurinomes

Quant aux tests *de localisation*, ils sont nombreux (scan, artério, etc.) mais la cartographie au MIBG offre le meilleur rendement avec un taux de succès (sensibilité et spécificité) de 90 %. *Le traitement* du phéochromocytome est chirurgical. Il s'agit d'une chirurgie délicate qui demande une préparation préopératoire et une surveillance peropératoire très strictes pour prévenir ou corriger la crise hypertensive et l'arythmie. En *préopératoire*, certains groupes se contentent de corriger directement l'hypovolémie que ces patients présentent. Cette technique s'est avérée dangereuse pour les patients dont la fonction myocardique est compromise. La plupart utilisent une médication à base d'alpha-bloqueurs (phénoxybenzamine) commencée une ou deux semaines avant l'opération. La dose de début est de 10 mg bid, la dose optimale (atteinte au bout de 3 à 6 jours) est de 40 à 100 mg par jour. Avec cette médication, on peut noter une augmentation de la tachycardie (effet bêta non supprimé). Le but de la thérapie préparatoire est de normaliser la tension artérielle et la volémie. Ceci nous semble d'autant plus important que, de nos jours, les transfusions sont prescrites avec plus de circonspection. Durant la chirurgie, l'anesthésie doit être pratiquée par un anesthésiste d'expérience qui connaît bien les dangers associés à la chirurgie de cette tumeur. Il doit être préparé à combattre la crise hypertensive, l'arythmie et, une fois la tumeur réséquée, l'hypotension.

Hypertension rénovasculaire

Il devient de plus en plus certain que le système rénine-angiotensine joue un rôle dans le contrôle de la tension artérielle. On a aussi démontré que les maladies rénales vasculaires ou parenchymateuses peuvent causer l'hypertension par la stimulation de ce système hormonal. De fait, il s'agit probablement d'une des formes les plus fréquentes d'hypertension endocrinienne, tout au moins chez les jeunes patients ou chez les patients âgés avec une hypertension d'apparition récente. Il n'est pas non plus impossible que ce système hormonal joue comme un des facteurs étiologiques de l'hypertension essentielle. On a, par exemple, caractérisé deux groupes d'hypertendus : l'un, avec rénine basse et hypervolémie, ne présente pas de risque élevé d'accident vasculaire; l'autre, avec rénine élevée et hypovolémie (vasoconstriction prépondérante), risque fortement de subir un accident vasculaire. Les recherches dans ce domaine auront au moins permis de développer de nombreux médicaments capables de freiner l'activité de ce système hormonal et de contrôler l'hypertension (figure 21).

Autres causes d'hypertensions endocriniennes

Il existe aussi de nombreuses maladies endocriniennes où l'hypertension associée se corrige avec le traitement de la maladie : hyperthyroïdie, hypothyroïdie, acromégalie, hypercalcémie. Les contraceptifs oraux à faible concentration d'oestrogènes ne sont que rarement considérés dans le genèse ou l'aggravation d'une hypertension. De plus, il ne semble pas que l'hormonothérapie de la ménopause ait d'incidence réelle sur la tension artérielle.

L'INCIDENTALOME SURRÉNALIEN

Comme pour l'hypophyse, l'utilisation de nouvelles techniques d'imagerie à haute résolution a créé un tout nouveau chapitre d'endocrinologie, la «tumeur fortuite», encore appelée *l'incidentalome*. C'est le scan abdominal qui permet la découverte de ces masses dont la fréquence se situe autour de 2 %. Devant l'incidentalome, on doit nécessairement songer à deux possibilités : 1) la présence d'un syndrome fonctionnel, et 2) la possibilité que la masse soit maligne.

Les kystes et les myélolipomes sont facilement identifiables par le CT scan lui-même et ne requièrent aucune évaluation hormonale. Le phéochromocytome est rare. De plus, en l'absence de symptôme et d'hypertension, la chance qu'une masse surrénalienne soit un phéochromocytome est faible. Mais comme le phéochromocytome est une maladie sérieuse, potentiellement létale, que la chirurgie peut guérir, un test de dépistage, par dosage des métanéphrines urinaires, est recommandé. L'hyperaldostéronisme primaire est aussi une entité rare. À toutes fins utiles, l'hypertension est présente dans tous les cas. Ainsi, en l'absence d'hypertension ou d'hypokaliémie spontanée, un bilan hormonal n'est pas justifié.

En l'absence d'obésité, d'hypertension ou d'autres signes cliniques, la probabilité qu'une masse surrénalienne soit un syndrome de Cushing est très faible. Mais ce syndrome est aussi une maladie très sérieuse. S'il est d'origine surrénalienne, la chirurgie peut être curative. Pour ces raisons, nous recommandons une cortisolurie de 24 heures. Lorsqu'il existe une suspicion clinique ou que les tests de dépistage ne permettent pas d'éliminer la présence d'une tumeur fonctionnelle, le patient doit consulter en milieu spécialisé. Quant aux tumeurs non fonctionnelles, le seul danger qu'elles représentent est le cancer. Or, les études faites à ce sujet indiquent qu'une masse doit mesurer plus de 6 cm pour être considérée maligne. Il est donc recommandé d'opérer tous les incidentalomes surrénaliens de 6 cm et plus. Pour les autres tumeurs, on recommande un examen de contrôle trois mois plus tard et une chirurgie si la masse augmente de volume.

RÉFÉRENCES

Bravo EL, Tarazi RC, Fouad FM, *et al.* Clonidine Suppression Test: a Useful AID in the Diagnosis of Pheochromocytoma. N Engl J Med 1981; 305: 623.

Bryan Holland O. Hypoaldosteronism - Disease or Normal Response? N Engl J Med 1991; 324: 480-489.

Findling JW. The Cushing Syndrome: an Enlarging Clinical Spectrum. N Engl J Med 1989; 321: 1677-1678.

Laudat MH, Billand L, Thomopoulos P, *et al.* Evening Urinary Free Corticoids: a Screening Test in Cushing's Syndrome and Incidentally Discovered Adrenal Tumors. Acta Endocrinol (Copenh) 1988; 119: 459-465.

Lukert BP, Raisz LG. Glucocorticoid Induced Osteoporosis: Pathogenesis and Management. Ann Intern Med 1990: 112: 352-364.

Luton JP *et al.* Clinical Features of Adrenocortical Carcinoma, Prognostic Factors and the Effect of Mitotane Therapy. New Engl J Med 1990; 322: 1195-2001.

Maes M, DeRuyter M, Suy E. Use of the Dexamethasone Suppression Test in an in Patient Setting: a Replication and New Findings. Psychoneuro-Endocrin 1989; 14: 231-239.

Medeiros LJ, Wolff BC, Baloghik, *et al.* Adrenal Pheochromocytoma: a Clinicopathologic Review of 60 Cases. Hum Pathol 1985; 15: 589.

New Aspects of Adrenal Cortical Disease. Endocrinol Metab Clin North America 1992; 20: 247-452.

Oldfield EH, Doppman JL, Nieman LK, *et al.* Petrosal Sinus Sampling With and Without Corticotropin Releasing Hormone for the Differential Diagnosis of Cushing's Syndrome. N Engl J Med 1991; 325: 897-905.

Ross NS, Aron DC. Hormonal Evaluation of the Patients with an Incidental Discovered Adrenal Mass. N Engl J Med 1990; 323: 1401-1405.

Shapiro B, Copp JE, Sisson JC, *et al.* Iodine-131 Metaiodobensylguanidine for the Locating of Suspected Pheochromocytoma: Experience of 400 Cases. J Nucl Med 1985; 26: 576.

Young WF, Carney A, Musa BU, *et al.* Familial Cushing's Syndrome Due to Primary Pigmented Nodular Adrenocortical Disease: Reinvestigation 50 Years Later. N Engl J Med 1989; 321: 1659-1664.

8

LES GONADES

Ronald Matte, M.D., Raphaël Bélanger, M.D.,
Luc Valiquette, M.D. (impuissance)
Pierre Fugère, M.D. (contraception et ménopause)
Edouard Bolté, M.D., et Serge Rousseau, M.D. (infertilité)

«Ami, dit l'enfant grec, dit l'enfant aux yeux bleus.
Je veux de la poudre et des balles».
Victor Hugo.

Les gonades, ovaires et testicules marquent la vie quotidienne de l'homme. Gonades glorifiées... C'est un garçon ! C'est une fille ! Il emprunte le rasoir de son père, c'est une grande fille maintenant, je suis enceinte, je veux la pilule, sexy, c'est un vrai mâle, je t'aime, je veux vivre avec toi. Gonades mortifiées... C'est la ménopause, vieille fille, «t'a pas de couilles», stérile, froide, putain, maquereau, il a des nichons, elle a de la barbe... Et gonades publicisées, écrites, télévisées, dessinées, vendues, censurées... Ces faits, ces mots, ces annotations, ces fantasmes, reflètent à tort ou à raison une réalité : chacun sait consciemment ou intuitivement que ses gonades perpétuent ce qu'il est, sont garantes de la force, de la beauté et, parce qu'il est humain, partie intégrante de la tendresse, de la fidélité, de l'amour. Et à cause de tout ça, la femme et l'homme acceptent bien mal et avouent parfois bien difficilement que leurs gonades soient malades.

Pas moins de 10 % des hommes et des femmes ont un problème. Troubles menstruels, galactorrhée, stérilité, perte de la libido, de la puissance sexuelle, frigidité, hirsutisme, symptômes reliés à la ménopause, gynécomastie sont autant de problèmes auxquels le médecin sera confronté chaque jour. Et, à l'occasion, le médecin se trouvera devant des cas de puberté précoce ou retardée, d'hypogonadisme et, plus exceptionnellement, d'un problème complexe de différenciation sexuelle. Enfin, il n'est pas là seulement pour diagnostiquer et pour guérir : conseiller, instruire, prévenir font tout autant partie de ses tâches. Les vrais et les faux problèmes liés à l'utilisation de la pilule anticonceptionnelle et l'utilisation des oestrogènes lors de la ménopause sont deux situations où se réalise la mission du médecin : d'abord guider, ensuite seulement prescrire. Ce chapitre a pour but de traiter des différents problèmes reliés à la fonction gonadique tels qu'ils se présentent au médecin. Nous espérons que ce domaine souvent jugé trop vaste et trop confus deviendra plus facilement accessible à tous.

NOTIONS PRÉLIMINAIRES : DIFFÉRENCIATION SEXUELLE ET DÉVELOPPEMENT SEXUEL CHEZ L'HOMME ET LA FEMME

C'est à un médecin français, Alfred Jost, que revient le mérite d'avoir démontré le processus suivant : à partir du génotype (constitution chromosomique), la gonade primitive se différencie en testicule ou en ovaire pour aboutir enfin à l'expression d'un phénotype mâle ou femelle.

LES CHROMOSOMES

Toutes les cellules du corps humain, sauf les spermatozoïdes et les ovules, contiennent 23 paires de chromosomes, chaque paire étant constituée d'un chromosome d'origine paternelle et l'autre d'origine maternelle. Dans la mitose, un dédoublement de chacun des chromosomes perpétue une constitution chromosomique constante de toutes les cellules, 46 XY pour l'homme et 46 XX pour la femme. Une double division cellulaire privilégiée, la méiose, produit des gamètes avec un nombre de chromosomes réduit de moitié. Dans la méiose, les chromosomes de chacune des paires échangent d'abord du matériel génétique (*crossing over*) et cette recombinaison fait en sorte que chacun des chromosomes contient des gènes issus et du père et de la mère. La double division réductionnelle produit alors des cellules filles qui ont reçu au hasard l'un ou l'autre seulement des deux chromosomes recombinés. Il en résulte des gamètes, 23 X ou 23 Y (spermatozoïdes) ou toujours 23 X (ovules) qui, réunies lors de la fécondation, établissent une nouvelle population de cellules, soit 46 XY, soit 46 XX. La recombinaison génétique, la ségrégation au hasard des chromosomes dans la méiose et la fécondation assurent l'infinie diversité des individus. Les anomalies des chromosomes se caractérisent par des défauts de structure ou de nombre. Pour que ces anomalies correspondent à un syndrome clinique pathologique, il faut nécessairement qu'il existe une perte ou un excès de matériel chromosomique, donc de gènes.

Défauts de nombre

Une *non-dysjonction* au moment de la méiose (gamète) ou de la mitose (après la fertilisation) produit deux cellules dont l'une a un chromosome en trop, et l'autre, un chromosome en moins (aneuploïdie). L'aneuploïdie peut aussi être causée par la perte d'un chromosome au cours de l'anaphase (*anaphase lag*). *La mosaïque* est le terme utilisé pour définir les situations où il existe chez un même individu des cellules dont la constitution chromosomique est différente. La mosaïque provient toujours d'un défaut de division au moment de la mitose.

Défauts de structure

Les *isochromosomes* sont des chromosomes qui ont subi une division horizontale plutôt que longitudinale. Ils ont donc des bras identiques. La *délétion* est la perte d'un fragment de chromosome. Le préfixe q- définit la délétion d'une portion des bras longs et, p-, la délétion d'une portion des bras courts. La *translocation* est caractérisée par un échange de segments entre deux chromosomes. Des *chromosomes circulaires* (*ring chromosome*) peuvent être observés lorsque les deux extrémités d'un chromosome se réunissent après une délétion. Les constitutions chromosomiques anormales des chromosomes sexuels les plus fréquentes sont :

1. Par excès d'un chromosome X ou Y (le plus souvent par non-dysjonction au moment de la méiose) : la constitution chromosomique 47 XXY et ses nombreuses variantes (mosaïques, etc.) associée au syndrome de Klinefelter, ou 47 XXX (superfemelle), et 47 XYY (supermâle).
2. Par déficit d'un chromosome Y (l'embryon est incapable de survivre avec un déficit d'un chromosome X) : la constitution chromosomique 45 XO associée au syndrome de Turner (ou mosaïques 45 XO - 46 XX, etc.).
3. Les défauts de structure du chromosome X, délétions ou isochromosomes responsables des syndromes de Turner complets ou incomplets.

Les anomalies chromosomiques sont très fréquentes mais lorsqu'elles provoquent des défauts somatiques graves, elles aboutissent le plus souvent à l'avortement.

Les anomalies chromosomiques expliquent environ 50 % des avortements alors que seulement un bébé vivant sur 200 présente une anomalie significative. Les constitutions chromosomiques anormales sont plus fréquemment observées aux extrêmes de la période féconde des femmes, c'est-à-dire avant l'âge de 17 ans et après l'âge de 35 ans.

SEXE GONADIQUE : DÉVELOPPEMENT DES GONADES

Jusqu'au quarantième jour du développement embryonnaire, la gonade demeure un organe bipotentiel pouvant se différencier aussi bien en ovaire qu'en testicule. La constitution chromosomique XY permet la synthèse d'un antigène (appelé HY) qui dirigera, par des mécanismes encore obscurs, le développement de la gonade primitive en testicule. La constitution chromosomique XX permet le développement de l'ovaire.

L'absence d'un chromosome X (45 XO) ne permet pas la survie des cellules germinales. Dans le syndrome de Turner, les gonades apparaissent comme des vestiges blanchâtres, amincis, non fonctionnels (dysgénésie gonadique). On observe des vestiges ovariens semblables (dysgénésie gonadique pure) chez certaines femmes avec un caryotype normal et qui ne présentent pas les autres anomalies somatiques du syndrome de Turner.

Dans le syndrome de Klinefelter (47 XXY et ses variantes), le chromosome Y permet la différenciation d'un testicule, mais le chromosome X en trop provoque au moment de la puberté l'hyalinisation des tubules avec disparition presque complète des cellules germinales. La sécrétion de testostérone est très variable dans cette condition et peut être presque nulle ou atteindre les limites inférieures de la normale.

PHÉNOTYPES MÂLE ET FEMELLE

L'embryon possède des structures, les canaux de Müller, les canaux de Wolff, les sinus urogénitaux et les tubercules génitaux, qui lui confèrent un potentiel de différenciation et mâle et femelle.

Phénotype femelle - En l'absence de testicules, les canaux de Wolff régressent. Les canaux de Müller forment l'utérus, les trompes et la partie haute du vagin. Le sinus urogénital forme l'urètre et la portion basse du vagin, et le tubercule génital, les organes génitaux externes. Aucune influence gonadique n'est nécessaire pour la différenciation femelle, l'ovaire ne devenant une glande utile qu'à partir de la puberté.

Phénotype mâle - Le testicule est l'élément déterminant de la différenciation mâle. Le phénotype mâle est assuré lors de l'embryogénèse grâce à la sécrétion de deux substances qu'assure le testicule :

1. Les cellules de Sertoli sécrètent *le MIF* (*müllerian inhibiting factor*) dont la fonction, comme son nom l'indique, consiste à inhiber le système müllerien (elles sécrètent aussi l'inhibine).
2. *La testostérone*, que sécrètent les cellules de Leydig, permet la différenciation des canaux de Wolff et, par conséquent, la formation de l'épididyme, des canaux déférents, des vésicules séminales et des canaux éjaculatoires. Le métabolite de la testostérone, la dihydrotestostérone (DHT), permet la différenciation du sinus urogénital et des tubercules génitaux qui vont former la prostate, l'urètre, le pénis et le scrotum. Après la naissance, la sécrétion de testostérone tombe à des niveaux très bas.

PUBERTÉ

Durant toute l'enfance, les hormones sexuelles, même à des niveaux très bas, sont capables d'inhiber la sécrétion des gonadotropines (rétroaction négative au niveau du gonadostat hypothalamique). Une maturation de ce centre de contrôle le rend moins sensible à l'effet inhibiteur des hormones sexuelles, ce qui permet une sécrétion croissante des gonadotropines et, secondairement, une production accrue des oestrogènes et des androgènes, lesquels induisent le développement des caractères sexuels secondaires. La sécrétion des gonatrophines FSH et LH, devient un phénomène physiologiquement significatif vers l'âge de 6 ou 8 ans. Les pics de LH pendant la nuit sont les premiers à se manifester.

Précédant cette activation de l'axe hypothalamo-hypophyso-gonadique, les surrénales sécrètent des androgènes faibles (DHEA et androstènedione), lesquels pourraient jouer un rôle dans la maturation de l'axe. Ils sont en partie responsables de l'apparition, surtout chez la fille, de la pilosité sexuelle. Bien que l'on ne soit pas encore arrivé à éclaircir le mécanisme responsable du déclenchement de la puberté, il semble qu'un certain poids critique atteint par le garçon ou la fille soit un facteur important. Ainsi, une meilleure nutrition dans l'enfance et la préadolescence explique que la puberté se manifeste de nos jours plus précocement qu'autrefois. À l'inverse, la dénutrition est capable de faire rétrograder un être pubère au stade prépubère.

Les stades de la puberté ont été bien décrits par Tanner :

P I Prépuberté. Testicules ≤ 2,5 cm.
P II Petit bourgeon mammaire. Poils le long des grandes lèvres. Testicules 2,5-3,2 cm.
P III Développement du tissu mammaire et du diamètre de l'aréole. Pigmentation et apparition des poils pubiens. Testicules 3,3-4 cm. Développement du pénis.
P IV Développement de l'aréole et du mamelon. Odeur caractéristique. Triangle pubien presque complet. Acné. Ménarche possible. Testicules 4-4,5 cm. Changement de la voix. Éjaculation.
P V Caractères sexuels adultes. Ménarche. Testicules ≥ 4,5 cm. Spermatogenèse complète.

Le développement pubertaire occasionne une poussée de croissance rapide qui se terminera avec la soudure des cartilages de conjugaison. C'est d'ailleurs l'âge osseux et non pas l'âge chronologique qui permet le mieux d'établir le potentiel de croissance chez l'adolescent. On peut rencontrer plusieurs anomalies liées à la puberté et à l'expression du phénotype mâle ou femelle.

PUBERTÉ PRÉCOCE

La puberté précoce se définit ainsi : toute puberté qui survient avant l'âge de 10 ans chez le garçon et avant l'âge de 8 ans chez la fille. La puberté précoce peut être idiopathique ou associée à des lésions tumorales responsables d'une maturation prématurée de l'axe hypothalamo-hypophyso-gonadique.

PUBERTÉ RETARDÉE OU ABSENTE

Lorsque la puberté survient chez le garçon après l'âge de 16 ans et, chez la fille, après l'âge de 15 ans, on parle de retard pubertaire. Une meilleure connaissance de la dynamique des gonadotropines permet aujourd'hui d'établir avec plus de rigueur une distinction entre une variation extrême de la distribution normale et un état d'hypogonadisme.

PSEUDO-PUBERTÉ

Toute condition où le développement des caractères sexuels ne passe pas par l'axe hypophysogonadique. L'hyperplasie congénitale des surrénales (blocs en 21 et en 11) en est l'exemple le plus courant.

PSEUDO-HERMAPHRODISME

Lorsque le phénotype externe en présence d'un chromosome Y (et d'un testicule) tend à s'apparenter à celui d'une femme, on parle alors de *pseudo-hermaphrodisme mâle*. Un blocage dans la synthèse de la testostérone, un défaut de transformation de la testostérone en DHT (déficience en 5α réductase) ou encore une résistance des organes cibles à l'action de la DHT (testicule féminisant et variantes), sont tous des exemples, qu'on observe occasionnellement, d'une contradiction entre le sexe chromosomique et le phénotype. Le *pseudo-hermaphrodisme femelle* représente un ensemble de conditions où les organes génitaux de la femme sont soumis à l'influence d'un excès d'androgènes. Plus cette influence se manifeste de façon précoce et marquée, plus l'orientation vers le phénotype mâle est prononcée. Ainsi, il existe de rares cas où l'embryon femelle développe son système wolffien et naît avec un pénis et un scrotum. Par ailleurs, une interférence moins précoce et moins marquée des androgènes peut se manifester par une simple hypertrophie clitoridienne. L'hyperplasie surrénalienne, les tumeurs virilisantes, les androgènes que prend la mère, constituent autant de causes de pseudo-hermaphrodisme. L'hirsutisme isolé qui se manifeste après la puberté représente la condition la plus bénigne de l'orientation vers le mâle de la femme. L'hermaphrodisme vrai est une condition exceptionnelle qui se caractérise par la présence et d'un ovaire et d'un testicule chez un même embryon.

CHEZ LE GARÇON : CONTRÔLE DU TESTICULE

La LH est responsable de la sécrétion de testostérone alors que la spermatogenèse nécessite la double influence de la FSH et de la testostérone. Le contrôle de la sécrétion des gonadotropines dépend d'un mécanisme de rétroaction (*feed back*) : la testostérone module la sécrétion de LH, un polypeptide sécrété par les tubules, l'inhibine, module la sécrétion de FSH. Dans le plasma, à peu près 99 % de la testostérone est liée à une protéine, la TeBG (*Testosterone-Binding Globulin*). Elle est alors soit excrétée dans les urines inchangée ou sous forme de métabolites (androstérone, étiocholanolone), soit aromatisée en oestrogène, soit transformée en DHT grâce à un enzyme, la 5α réductase. C'est la DHT qui est la véritable hormone responsable de la virilisation. Elle agit sur le noyau des cellules cibles (prostate, follicules pileux, muscles, cordes vocales, etc.) où elle provoque la synthèse de protéines et la division cellulaire.

CHEZ LA FILLE : CYCLE MENSTRUEL

L'ovaire exerce, comme le testicule, une double fonction, la sécrétion d'hormone et la libération des gamètes.

Toutefois, des différences fondamentales existent entre ces deux glandes :

1. Le testicule est capable de produire des millions de spermatozoïdes, chaque jour, de la puberté à la mort. À l'inverse, la quantité d'ovocytes produits dans l'ovaire atteint un maximum au cinquième mois de la vie embryonnaire et, par la suite, diminue jusqu'à l'épuisement complet des cellules germinales au moment de la ménopause. Les follicules primordiaux (ovocyte entouré d'une couche de cellules, la granulosa, et d'une thèque interne) s'engagent tour à tour dans un cycle de développement et d'atrésie. À partir de la puberté, un follicule atteint chaque mois un stade complet de développement; on assiste alors à l'ovulation vers le quatorzième jour du cycle et à la formation d'un corps jaune.
2. La sécrétion hormonale de l'ovaire est beaucoup plus complexe que la sécrétion testiculaire. L'ovaire peut être considéré comme une quadruple glande endocrine :

- Le *follicule*, en développement, sécrète des oestrogènes. Les cellules de la granulosa sécrètent par ailleurs l'inhibine.
- Le *corps jaune*, capable d'entretenir les niveaux d'oestrogènes, sécrète surtout de la progestérone. Durant la grossesse, le corps jaune sécrète une autre hormone, la relaxine.
- *L'interstice* dont les cellules forment le tissu de soutien (en partie composé des cellules folliculaires atrésiques) a comme fonction majeure la sécrétion d'androgènes (androstènedione et testostérone). Les cellules de la thèque du follicule sont, elles aussi, capables de sécréter des androgènes. Cette sécrétion peut devenir pathologique dans le syndrome de Stein-Leventhal et dans l'hyperthécose.
- Les cellules du *hile* sont le vestige des cellules de Leydig. Elles peuvent, lors d'un développement tumoral, provoquer une véritable virilisation.

3. Le cycle menstruel implique une sécrétion cyclique des gonadotropines, des changements structuraux intra-ovariens et, par conséquent, un profil hormonal en constante mutation :
- La phase folliculaire se caractérise par la sécrétion d'oestrogènes, maximale au milieu du cycle (action synergique de la FSH et de la LH). Les oestrogènes stimulent le développement de l'endomètre et provoquent, par rétrocontrôle positif, la sécrétion de LH et, à un moindre degré, de FSH.
- L'ovulation est annoncée par un pic de la sécrétion de LH. Elle survient à la suite de la chute rapide des oestrogènes et de la LH.
- La phase lutéale qui caractérise la deuxième moitié du cycle correspond à une sécrétion par le corps jaune d'oestrogènes et de progestérone.
- Enfin, l'effondrement des sécrétions hormonales secondaire à la dégénérescence du corps jaune provoque le flot menstruel.

Le développement pubertaire est en général plus précoce chez la fille que chez le garçon. La dénutrition, des maladies systémiques, le syndrome de carence affective, les divers états d'hypogonadisme peuvent en entraver le développement et l'aménorrhée en constitue alors un marqueur privilégié.

MÉNOPAUSE

L'épuisement du stock des follicules de l'ovaire produit une diminution progressive et permanente de la capacité de ce dernier de sécréter les hormones sexuelles femelles. S'ensuit donc une élévation des gonadotropines. Ce phénomène est rare chez l'homme. La vieillesse provoque chez lui une certaine diminution des capacités sexuelles, difficilement dissociable du ralentissement des autres fonctions vitales. La testostérone plasmatique demeure à la limite inférieure de la normale.

ÉVALUATION CLINIQUE ET BIOLOGIQUE

EXAMEN CLINIQUE

Le cheminement qu'effectue un bébé mâle ou femelle pour se transformer en un être pubère, mature et fertile a été amplement décrit dans les notions préliminaires. L'histoire peut habituellement révéler tout écueil, toute déviation de la normale dans ce long et complexe parcours. L'âge de la mère au moment de la naissance, la courbe de croissance, les performances scolaires sont des éléments cliniques importants qui ne ressortent pas spontanément au cours d'une entrevue (*voir les syndromes de Klinefelter et de Turner*). Considérer l'histoire familiale est aussi essentiel car les pubertés retardées ou précoces, les hirsutismes avec ou sans troubles menstruels, les gynécomasties, les ménopauses précoces sont toutes des conditions qu'on retrouve avec une plus grande fréquence dans certaines familles. Un tel regroupement familial suggère parfois des diagnostics tels que l'hypogonadisme familial, les gynécomasties familiales et les blocs enzymatiques tardifs (*voir problèmes cliniques courants*) mais, le plus souvent, l'existence de conditions relativement bénignes qui ne sont parfois que des variations extrêmes de la normale.

L'examen physique permet de reconnaître toute ambiguïté des organes génitaux externes, toute anomalie dans le développement des caractères sexuels secondaires, tout retard de croissance. On doit porter une attention particulière à l'examen des testicules. Des testicules plus petits ou de consistance anormale suggèrent fortement un diagnostic d'hypogonadisme ou de retard pubertaire. L'ectopie testiculaire et les varicocèles doivent être reconnues. L'examen gynécologique de la fille impubère devrait être pratiqué par des gynécologues ou des pédiatres expérimentés. Un phénotype eunuchoïde (distance pubis sol plus grande que la moitié de la taille totale), un bassin gynoïde (plus large que les épaules), et une distribution féminine de la graisse et de la pilosité sont des particularités morphologiques qu'on observe avec une plus grande fréquence dans l'hypogonadisme. La gynécomastie et la galactorrhée sont souvent des anomalies qui permettront éventuellement de poser un diagnostic précis (adénome à prolactine, syndrome de Klinefelter). Les anomalies somatiques associées au syndrome de Turner permettent en général de poser un diagnostic clinique. Une radiographie de la selle turcique, un âge osseux, un examen ophtalmologique des champs visuels, une évaluation de l'odorat seront souvent des tests nécessaires.

ÉVALUATION BIOLOGIQUE

Constitution chromosomique

La chromatine sexuelle - À un stade embryonnaire précoce, l'un des chromosomes X devient inactif et se divise plus tardivement. On peut observer la chromatine de ce chromosome (corpuscule de Barr) en périphérie du noyau sur un frottis de cellules épithéliales buccales. Le nombre de corpuscules est égal au nombre de chromosomes X moins un. Il en existe donc un chez les femmes normales et aussi chez les garçons atteints du syndrome de Klinefelter. Ce corpuscule n'existe pas dans le syndrome de Turner et chez les hommes normaux.

La recherche de la chromatine sexuelle est un examen simple, peu coûteux, universellement accessible et riche en information.

Le caryotype - Cette technique, surtout grâce aux derniers développements colorimétriques, permet de définir exactement la constitution chromosomique d'un individu. On réalise les caryotypes dans plusieurs des grands hôpitaux.

Évaluation hormonale

Les gonadotropines - La mesure de la FSH et de la LH dans le plasma permet de distinguer de façon absolue l'hypogonadisme primaire (hypergonadotrope) de l'hypogonadisme secondaire (hypogonadotrope). Des valeurs élevées permettent aussi de confirmer l'établissement de la ménopause chez une femme. Il existe, par ailleurs, une grande variété de dosages hormonaux et de tests. Il est maintenant possible, dans la plupart des circonstances (galactorrhée, gynécomastie, hirsutisme, etc.), de confirmer ou d'infirmer la présence d'un trouble endocrinien. Oestrogènes, progestérone, testostérone, DHT, prolactine, DHEA, androstènedione, 17-hydroxyprogestérone et l'HCG sont toutes des hormones dont la mesure est possible dans la plupart des laboratoires. Par ailleurs, les tests au TRH, GnRH, hypoglycémie à l'insuline, de retrait à la progestérone, etc., pourront selon les circonstances être utiles (*voir plus loin et chapitre 13*).

PROBLÈMES COURANTS CHEZ L'HOMME

HYPOGONADISME (tableau 43)

On définit l'hypogonadisme ainsi : toute situation pathologique où le testicule n'est pas en mesure de remplir normalement sa double fonction : générer ou maintenir le développement des caractères sexuels par la testostérone et assurer la fertilité par la production de spermatozoïdes. Pris dans ce sens large, l'hypogonadisme se révèle un problème très fréquent. Lorsque les gonadotropines sont anormales, il arrive très souvent que la sécrétion hormonale et la production de spermatozoïdes soient aussi altérées. Par contre, dans l'hypogonadisme eugonadotrope, la sécrétion hormonale (et les caractères sexuels) est normale, seule la fertilité est compromise. En réalité, on n'utilise pas le terme «hypogonadisme» pour parler de cette dernière condition. Le mot «infertilité» nous semble plus approprié.

TABLEAU 43 HYPOGONADISME MÂLE

Hypergonadotrope

Syndrome de Klinefelter
Myotonie
Syndrome de Turner mâle
Aplasie des cellules germinales
Syndrome de Reifenstein et autres états de résistance aux androgènes
Absence de testicules
Lésions tubulaires (oreillons, irradiation, médicaments)
Climatère

Hypogonadotrope

Sélectif (familial avec ou sans anosmie)
Atteinte hypothalamique
Hypopituitarisme
Prolactinome
Eunuque fertile
Syndrome de Prader-Willi
Maladies chroniques et malnutrition
Tumeurs féminisantes

Eugonadotrope

Voir stérilité chez le mâle

Syndrome de Klinefelter

Dans sa forme classique et complète, ce syndrome se caractérise par des testicules petits (2,5 cm dans leur plus grand diamètre), une azoospermie, des niveaux de testostérone abaissés ou à la limite inférieure de la normale, une élévation des gonadotropines, une gynécomastie, des proportions eunuchoïdes, une puberté absente, retardée ou incomplète, des troubles de la personnalité et du développement intellectuel et une constitution chromosomique 47 XXY. Aucune de ces variables n'est constante. Les mosaïques «46 XY - 47 XXY» se présentent parfois avec un tableau moins complet. Les éléments les plus constants du syndrome demeurent ceux-ci : les petits testicules, l'augmentation des gonadotropines et l'azoospermie. On observe la gynécomastie dans environ 60 %

des cas. Quant à l'atteinte intellectuelle, elle est très variable. Tout excès d'un chromosome X diminue la performance intellectuelle par rapport à ce qu'elle serait si la constitution chromosomique était normale. Il n'en demeure pas moins qu'on rencontre fréquemment le syndrome de Klinefelter dans les asiles et assez rarement dans les universités... L'atteinte intellectuelle est toujours prononcée lorsque la constitution chromosomique comprend une lignée 48 XXXY. Dans la population générale, un mâle sur six cents souffre du syndrome de Klinefelter; la majorité de ces mâles furent conçus par des mères âgées. On observe à l'occasion un tableau clinique indissociable du syndrome de Klinefelter chez des mâles dont la constitution chromosomique est normale.

Hypogonadisme hypogonadotrope

L'hypogonadisme hypogonadotrope isolé est le plus souvent familial. On le rencontre souvent en association avec de l'anosmie (agénésie des bulbes olfactifs). Cette forme d'hypogonadisme transmise selon un mode autosomal récessif est caractérisée par une absence de développement pubertaire beaucoup plus constante et complète que dans le syndrome de Klinefelter. Les testicules sont immatures et la gynécomastie plutôt exceptionnelle. L'absence de soudure des cartilages de conjugaison est responsable de l'eunuchoïdisme. Cette forme d'hypogonadisme doit être dissociée du simple retard pubertaire. L'histoire familiale, la courbe de croissance (souvent ralentie dans le retard pubertaire), les pics nocturnes de LH et le temps permettent de trancher entre les deux conditions.

Par ailleurs, l'hypogonadisme hypogonadotrope peut être d'origine hypothalamique ou hypophysaire, dilemme qu'une perfusion de GnRH pourra résoudre. Enfin, l'hypogonadisme hypogonadotrope peut faire partie d'un panhypopituitarisme (*voir chapitre 5*). Lorsque l'hypopituitarisme est acquis après la puberté (tumeur, etc.), on assiste alors à des manifestations cliniques qui sont plus insidieuses : baisse de la libido, diminution de la puissance sexuelle et des éjaculations, diminution des poils sexuels (rasages moins fréquents) et les fines rides en sont les manifestations habituelles. La galactorrhée est exceptionnelle et se rencontre à peu près seulement dans le cas d'un prolactinome dont elle est chez l'homme une manifestation peu fréquente. Très rarement, on rencontre un état d'hypogonadisme en association avec certaines obésités dysmorphiques (*voir chapitre 2*).

Diagnostic différentiel

Il est facile de distinguer le syndrome de Klinefelter des autres formes d'hypogonadisme. Le dosage des gonadotropines différencie d'abord les hypogonadismes primaires des hypogonadismes secondaires. La chromatine sexuelle positive et l'étude chromosomique permettent d'établir un diagnostic ferme. Dans l'aplasie des cellules germinales (syndrome de Del Castillo), les testicules ont diminué de volume, mais ils sont plus gros que dans le syndrome de Klinefelter (de 3 à 3,5 cm) et de consistance molle. L'azoospermie est constante mais la fonction leydigienne demeure très souvent normale. Il en est de même pour les orchites causées par le virus des oreillons en période postpubertaire. On abordera le syndrome de Reifenstein lors de la discussion des gynécomasties. Quant au syndrome de Turner mâle, c'est-à-dire celui qui atteint un sujet qui présente un phénotype mâle et les stigmates du Turner, il constitue une entité très rare.

Traitement

La thérapie androgénique est indiquée chez tout mâle pour lequel le développement ou le maintien des caractères sexuels secondaires est désirable. La thérapie orale est possible mais le coût des préparations disponibles et les ictères secondaires à la prise des comprimés de testostérone (méthyltestostérone) sont tels que nous ne recommandons pas ce mode d'administration. La testostérone en solution huileuse, sous forme d'énanthate ou de cypionate, administrée par voie IM, s'avère très efficace. Une dose de 200 mg administrée toutes les deux ou trois semaines est en général suffisante. Plusieurs malades pratiquent eux-mêmes l'injection. L'injection de testostérone ne corrige jamais l'infertilité (sauf dans les très rares cas d'eunuques fertiles). Au contraire, la testostérone injectée bloque la sécrétion des gonadotropines et provoque par ce mécanisme une diminution de la spermatogenèse.

Faut-il ou ne faut-il pas traiter les hommes atteints du syndrome de Klinefelter? Tout hypogonadisme non traité engendrera l'ostéoporose. Par contre, certains patients traités pour le syndrome de Klinefelter avec des injections de testostérone deviennent agressifs et parfois enclins à commettre des délits sexuels. Chaque cas doit donc être jugé dans son contexte propre.

Dans les retards pubertaires associés à des retards de croissance, le traitement à la testostérone doit permettre d'obtenir une croissance optimale avant la soudure complète des cartilages de conjugaison. Des doses réduites de testostérone

(50 mg par mois) permettent de réaliser cet objectif. Ce traitement est temporaire puisqu'après un ou deux ans, la puberté se poursuit d'elle-même avec un potentiel de croissance et de fertilité normal. Tout patient avec un hypogonadisme primaire présente un état de stérilité irréversible (sauf peut-être de très rares cas de résistance aux gonadotropines). Par contre, dans l'hypogonadisme hypogonadotrope, la gonade garde son potentiel de fertilité. On est capable de développer les gonades et de provoquer une spermatogenèse avec des injections de gonadotropines ou plus récemment des injections pulsatiles (sous pompe) de GnRH. Nous avons quant à nous utilisé cette technique à quelques reprises et deux enfants en ont bénéficié.

GYNÉCOMASTIES

La gynécomastie ou l'augmentation de volume de la glande mammaire chez l'homme est un problème clinique très fréquent. Une diminution du rapport testostérone sur estradiol explique la genèse de cette condition.

Gynécomasties physiologiques

Nouveau-né - Très fréquente, elle est due aux oestrogènes de la mère et disparaît en quelques semaines.

Puberté - La gynécomastie est fréquente chez l'adolescent. Lorsque la croissance mammaire est importante, un problème esthétique devient le motif de la consultation. La gynécomastie est le plus souvent bilatérale mais parfois asymétrique. La plupart des adolescents sont soulagés lorsqu'on les informe de la quasi-universalité de cette condition et surtout de la régression spontanée qui a lieu vers l'âge de 18 à 20 ans. Par ailleurs, certains demeurent perturbés et un traitement à la méthyltestostérone (non aromatisable), des anti-oestrogènes ou une plastie des seins doit être envisagé.

Gynécomastie de l'adulte - À l'autopsie, on rencontre un certain degré de gynécomastie dans 40 % des cas. Une diminution de la production de testostérone et l'augmentation du tissu graisseux (d'où aromatisation privilégiée et augmentation des oestrogènes) avec l'âge constitueraient les facteurs responsables de ces gynécomasties. Une gynécomastie chez l'adulte ne peut être considérée comme étant physiologique qu'après l'exclusion des autres conditions pathologiques potentielles (tableau 44).

TABLEAU 44 GYNÉCOMASTIE : CAUSES ET MÉCANISMES

1. *Diminution de la testostérone*
   - Anorchie congénitale
   - Syndrome de Klinefelter
   - Résistance aux androgènes : syndrome de Reifenstein
   - Hyperprolactinémie
2. *Augmentation des oestrogènes*
   - Tumeurs testiculaires
     a) Tumeur féminisante des cellules de Leydig
     b) Choriocarcinomes
   - Cancers du poumon, foie - cirrhose
   - Puberté - jeûne (réalimentation)
3. *Médicaments*

- Spironolactone - Cyprotérone - Digitale, Cimétidine - Marijuana, héroïne - Vincristine	Diminution de la synthèse ou de l'action de la testostérone
- Oestrogènes - Gonadotropines	Stimulation de la glande mammaire
- Phénothiazines - Antidépresseurs - Réserpine - α-méthyldopa - Amphétamines	Augmentation de la prolactine

Gynécomasties pathologiques

Syndrome de Klinefelter - En plus d'un rapport testostérone sur estradiol altéré, il est possible que l'anomalie chromosomique prédispose en soi à la genèse de la gynécomastie. En effet, la croissance des seins est plus rare dans les autres formes d'hypogonadisme.

Tumeurs - On doit toujours rechercher attentivement les tumeurs testiculaires. Rarement, une tumeur bénigne des cellules de Leydig sera responsable de la gynécomastie mais, le plus souvent, un choriocarcinome malin sera mis en cause.

Les hépatomes et les cancers du poumon sont des causes occasionnelles de gynécomastie paranéoplasique.

Le syndrome de Reifenstein associé à une gynécomastie et à un hypospadias - Cette condition familiale (liée au chromosome X) est causée par une résistance aux androgènes. Elle est donc partie intégrante des pseudo-hermaphrodismes mâles dont le testicule féminisant est la forme la plus spectaculaire. Certaines gynécomasties familiales se présentent sans hypospadias.

Jeûne - La gynécomastie est un phénomène fréquemment observé lors d'une famine ou d'une guerre. L'augmentation du poids à l'arrêt du jeûne rétablit la sécrétion des gonadotropines (tout comme dans l'amorce de la puberté) et explique donc cette gynécomastie transitoire.

Les médicaments, la cirrhose, la thyrotoxicose - Ce sont là d'autres causes de gynécomastie qu'on observe assez souvent. L'obésité, en plus de créer une pseudo-gynécomastie (graisse), favorise l'aromatisation des androgènes et peut provoquer une véritable croissance de la glande mammaire.

Évaluation clinique et biologique

À partir de l'histoire et de l'examen physique, on est capable de confirmer ou d'infirmer la plupart des causes énumérées dans le tableau 44. La recherche d'une galactorrhée et d'une hépatomégalie de même que l'examen attentif des testicules sont absolument nécessaires. De petits testicules suggèrent le diagnostic de Klinefelter. L'évaluation biologique comprend :

- Estradiol (tumeurs féminisantes des cellules de Leydig);
- Testostérone (hypogonadisme);
- LH et HCG (choriocarcinomes, hépatomes);
- Prolactine (tous les états d'hyperprolactinémie);
- DHEAS (tumeurs de la surrénale);
- Bilan hépatique : hépatomes, cirrhoses;
- TSH, T_4 : hyperthyroïdie.

Traitement

Tout d'abord, les causes transitoires (puberté et réalimentation) ne nécessitent en général aucun traitement. Quant à toutes les autres étiologies, le traitement réside en toute logique dans la correction de la cause (traitement des tumeurs, arrêt des médicaments, etc.). La régression de la gynécomastie une fois l'agent étiologique éliminé dépend de la durée de celle-ci. La fibrose interstitielle dans des gynécomasties de longue durée empêche la régression du volume de la glande. La méthyltestostérone offre le double avantage de freiner la sécrétion de la LH (donc de diminuer la sécrétion d'oestrogènes) et de ne pas être aromatisable. On doit cependant l'utiliser avec une grande prudence car elle engendre des ictères. L'utilisation d'anti-oestrogènes (tamoxifen) s'avère un ajout thérapeutique intéressant. La plastie des glandes mammaires demeure un traitement simple et efficace des gynécomasties invalidantes et chroniques.

L'IMPUISSANCE

L'impuissance, ou dysfonction érectile, constitue un problème fréquent auquel sont confrontés les médecins de famille. Parce que l'érection est un phénomène en partie contrôlé par les hormones sexuelles, l'opinion de l'endocrinologue est souvent recherchée soit par le patient impuissant lui-même ou par son médecin. Trois étiologies endocriniennes d'impuissance sont habituellement considérées : l'hypogonadisme, l'adénome à prolactine et le diabète. Les deux premières causes ne constituent que de 1 à 2 % des causes d'impuissance, mais en raison des résultats spectaculaires obtenus lorsqu'elles sont traitées, elles doivent être recherchées. L'hypogonadisme n'explique l'impuissance que d'une infime minorité de patients. Toutefois, lorsqu'une anomalie de développement des caractères sexuels laisse suspecter ce diagnostic, un bilan hormonal s'impose. Une fois le diagnostic établi, le traitement sera celui de l'hypogonadisme. L'adénome à prolactine constitue une autre cause peu fréquente d'impuissance. L'hyperprolactinémie se traduit chez l'homme par une impuissance associée à une baisse marquée de la libido. La correction de l'hyperprolactinémie (chirurgie, bromocriptine) normalise et le désir et la puissance sexuelle. Un dosage plasmatique de la prolactine devrait être demandé pour les patients qui présentent, en plus de leur impuissance, une baisse du désir. L'impuissance reliée au diabète est de loin la cause endocrinienne la plus fréquente et sera discutée de façon plus complète. On retrouve une anomalie du métabolisme glucidique chez environ 10 à 15 % des patients évalués pour impuissance. De plus, des problèmes d'érection affectent entre 30 et 60 % des diabétiques et peuvent détériorer leur qualité de vie et leur relation de couple. L'atteinte est souvent multifactorielle chez les diabétiques et une évaluation multidisciplinaire est habituellement nécessaire afin de sélectionner le traitement approprié pour chaque patient.

Physiopathologie

L'érection est un phénomène vasculaire, sous contrôle neurologique, survenant dans un climat hormonal et dans un contexte psychologique. L'érection résulte d'un engorgement sanguin dans les corps caverneux du pénis. Cet engorgement est causé par la relaxation des sinusoïdes, des corps caverneux, et par la dilatation artérielle et veineuse. Lorsque l'engorgement atteint la limite d'élasticité des parois des corps caverneux, on assiste à la compression des veinules de drainage du pénis, ce qui augmente la pression intracaverneuse et donne sa rigidité au pénis. Ce phénomène vasculaire est mis en jeu par des mécanismes nerveux qui font intervenir les systèmes sympathique et parasympathique par le biais des nerfs pelviens érecteurs. Une médiation neurologique centrale existe, mais les voies anatomiques en sont imprécises. De même, l'influence des androgènes et des facteurs psychologiques sur la fonction érectile est indéniable bien que le mécanisme exact de fonctionnement soit mal connu. On conçoit donc que les complications propres au diabète puissent affecter la fonction érectile sur différents plans. Les complications vasculaires et neurologiques sont bien connues et essentiellement responsables du substrat organique de l'impuissance du diabétique. Elles dépendent de divers facteurs dont le type de diabète, le contrôle glycémique et la durée d'évolution de la maladie. Les anomalies hormonales sont exceptionnelles et rarement responsables de l'impuissance du diabétique. Par contre, les anomalies psychologiques des diabétiques sont fréquentes car le diabète n'est pas seulement un problème métabolique, mais aussi et surtout une maladie chronique qui crée des difficultés psychologiques. La fréquence des dysfonctions sexuelles est inversement proportionnelle au degré d'acceptation du diabète. En somme, on retrouve chez tous les diabétiques impuissants au moins deux composantes de leur problème, d'une part une atteinte organique neuro-vasculaire et, d'autre part, une composante psychologique. L'importance relative de chacune doit être pesée lors d'une évaluation méthodique.

De toutes les causes d'impuissance énumérées dans le tableau 45, les médicaments, pour la plupart des antihypertenseurs, constituent une cause fréquente et curable d'impuissance *chez le diabétique* comme *chez le non-diabétique*. Par ailleurs, l'artériosclérose en est aussi une cause fréquente. Des études artériographiques du système hypo-gastrico-caverneux (HCS) ont démontré que des sténoses artérielles en constituent le facteur responsable chez un nombre important de patients. En fait, pour certains, l'artériosclérose est la cause principale d'impuissance organique.

Évaluation clinique

L'impuissance est définie comme étant l'incapacité d'obtenir une tumescence pénienne suffisamment rigide pour la pénétration et la satisfaction mutuelle. C'est la perte de rigidité suffisante pour la pénétration qui pousse habituellement les patients à consulter. Rarement les diabétiques se plaignent spontanément de leur impuissance et ils renoncent plus souvent que d'autres à leur sexualité. C'est au médecin traitant et aux regroupements de patients que revient le rôle d'informer les diabétiques des causes et traitements possibles de l'impuissance, et c'est au patient d'évaluer l'importance du problème et la nécessité ou non de pousser plus loin l'évaluation. Une fois le problème avoué et jugé d'importance, l'anamnèse aide à en préciser ou infirmer l'organicité. Le moment d'apparition, la fréquence du problème et la présence ou l'absence d'érections matinales doivent être précisés. Une perte subite d'érections survenant de façon épisodique oriente vers la recherche d'un trouble psychologique, surtout si des érections matinales sont présentes. Une impuissance progressive, évoluant depuis plusieurs années, suggère un problème organique, particulièrement si le patient présente des signes d'atteinte vasculaire ou neurologique. Un examen sommaire permet d'évaluer l'état général du patient et de vérifier l'hypothèse d'atteinte neuro-vasculaire importante. Il faut examiner la pilosité, le volume des testicules et rechercher la présence d'une gynécomastie. La baisse de la libido et l'impuissance peuvent être les symptômes révélateurs d'un adénome à prolactine.

TABLEAU 45 CAUSES ORGANIQUES DE L'IMPUISSANCE

I.	**PROBLÈMES NEUROLOGIQUES**
	Lésions du lobe temporal
	Lésions de la moëlle épinière
	Diabète, tabès
	Prostatectomie radicale
	Opérations rectosigmoïdiennes
	Bypass aortique
II.	**PROBLÈMES ENDOCRINIENS**
	Hypogonadisme
	Hyperprolactinémie
III.	**MÉDICAMENTS**
	Bêta-bloqueurs
	Phénothiazines
	α-méthyldopa
	Guanéthidine
	Réserpine
	Spironolactone
	Cimétidine
	Alcool
	Héroïne
	Oestrogènes
IV.	**PROBLÈMES VASCULAIRES**
	Artériosclérose
	Leriche
	Infarctus du myocarde
V.	**TRAUMATISME DU PÉNIS**
	Priapisme ancien
	Maladie de Peyronie

Le bilan d'organicité

Un bilan biologique de base est essentiel chez tous les impuissants. Il comprend : glycémie, prolactine, testostérone, FSH et LH, et créatinine. Devant une glycémie à jeun normale, une hyperglycémie provoquée permettra de détecter à l'occasion une intolérance au glucose ou même un diabète. Par la suite, on procède à l'évaluation des érections nocturnes par l'enregistrement des variations de volume et de rigidité du pénis durant le sommeil. L'absence d'une quelconque activité nocturne ou la présence d'une variation de volume sans rigidité correspondante confirme l'organicité. Au contraire, une tumescence avec rigidité objectivée plaide en faveur d'une atteinte psychologique. Cet examen doit être pratiqué chez tous les patients jeunes (moins de 50 ans) ou lorsque l'évaluation clinique ne permet pas de quantifier la composante psychologique. La prochaine étape consiste à procéder au test pharmacologique intracaverneux. L'injection dans les corps caverneux du pénis de certaines substances, dont la papavérine ou la prostaglandine, permet d'obtenir des érections chimiques qui sont relativement physiologiques. L'absence d'érection après l'injection signale un problème vasculaire majeur. Au contraire, la présence d'érection confirme l'absence de problème neuro-vasculaire d'importance. Les patients atteints de problèmes psychologiques ou purement neurologiques y répondent souvent de façon exagérée. L'utilisation complémentaire du doppler pénien ou de l'artériographie permettra de préciser une atteinte artérielle, la cavernographie avec cavernométrie, une atteinte veineuse, et les vitesses de conduction nerveuse et l'évaluation urodynamique, une atteinte neurologique.

Modalités thérapeutiques

Les problèmes psychologiques et médicaux doivent d'abord être éliminés ou traités. Les dysfonctions de nature psychologique répondent bien à la sexothérapie. Un contrôle précoce de la glycémie permettra de retarder l'évolution des atteintes organiques mais celles-ci, une fois établies, régresseront rarement. Le patient doit alors choisir un traitement s'il en désire un. Il convient de débuter par les traitements simples et réversibles.

Programme d'érections pharmacologiques - Lorsque le patient peut obtenir une érection par injection intracaverneuse de papavérine ou de prostaglandine, on lui propose d'apprendre à s'injecter lui-même : c'est le programme d'érections pharmacologiques (PEP). Le patient peut alors obtenir des érections «chimiques» lorsqu'il le désire. Les érections prolongées (priapisme) et la fibrose des corps caverneux sont deux complications possibles dont on doit informer le patient. Les diabétiques traités à l'insuline savent déjà manier les seringues et constituent de bons candidats à ce type de traitement. Environ 70 % des diabétiques impuissants obtiennent des érections adéquates avec cette forme de traitement.

Les techniques vasculaires peuvent aider certains patients, soit en augmentant le débit artériel pénien par micropontage artériel, soit en diminuant le retour sanguin par ligature de la veine dorsale profonde du pénis. Cependant, chez les diabétiques, l'atteinte vasculaire en est une de micro-angiopathie et lorsque l'impuissance est rebelle aux injections intracaverneuses, l'atteinte artérielle est habituellement grave et distale, ce qui diminue le succès de ces techniques à visée reconstructrice et rend leur indication exceptionnelle chez les diabétiques. Les patients doivent alors envisager l'utilisation de prothèses péniennes.

Les prothèses péniennes externes donnent de la rigidité au pénis en provoquant un engorgement pénien à l'aide d'une pompe à vide, et en le maintenant à l'aide d'une bande élastique placée à la base du pénis. Le pénis devient alors suffisamment rigide pour le coït quoique l'effet de garrot provoque l'engourdissement du pénis et empêche l'éjaculation. Il n'y a cependant aucune chirurgie nécessaire, aucun risque d'infection et une réversibilité assurée si le garrot n'est pas laissé en place trop longtemps. Les prothèses externes sont parfois choisies à la place des érections pharmacologiques. Parfois, l'atteinte vasculaire est telle que ni les injections intracaverneuses ni les prothèses externes ne provoquent une érection. Les prothèses internes constituent alors la seule possibilité d'amélioration.

Les prothèses péniennes internes sont implantées chirurgicalement dans les corps caverneux du pénis. On distingue deux types de prothèses : les prothèses semi-rigides et les prothèses gonflables. Les prothèses semi-rigides sont constituées de cylindres de silicone avec ou sans support métallique interne. Bien que malléables, ces prothèses gardent le pénis en état de semi-érection, parfois difficile à camoufler.

Ces prothèses sont faciles à installer. Les bris mécaniques sont rares et les complications postopératoires, telle l'infection, peu fréquentes (moins de 5 %). Les prothèses gonflables sont composées de deux cylindres, d'un réservoir et d'une pompe. Les cylindres sont installés dans les corps caverneux du pénis et le réservoir de liquide dans l'abdomen. Ces éléments sont reliés par une pompe hydraulique placée dans le scrotum. Lorsque le patient active la pompe, il peut obtenir une érection. Avec ce type de prothèses, le pénis a un aspect plus naturel en tout temps. Les bris mécaniques sont cependant plus fréquents (10 %/5 ans) et nécessitent parfois une chirurgie correctrice. Les risques d'infection ne sont pas plus élevés qu'avec les prothèses semi-rigides. La technique d'implantation est toutefois plus complexe. De nouvelles générations de prothèses gonflables ont soit les trois éléments intégrés dans une seule unité qui est ensuite insérée dans chaque corps caverneux, soit un réservoir intégré à la pompe placée dans le scrotum. Bien qu'elles constituent une façon définitive de redonner une rigidité pénienne, les prothèses chirurgicales sont souvent refusées par les patients pour différentes raisons parmi lesquelles on compte la thérapie sexuelle alternative, le refus de subir une intervention chirurgicale ou le prix des prothèses.

Conclusion

Parfois, l'impuissance est une condition curable. Les causes endocriniennes, médicamenteuses et les problèmes psychogéniques sont à la portée de l'expertise médicale. Parfois, l'impuissance semble irréversible mais des méthodes pharmacologiques ou l'utilisation de prothèses peuvent permettre une performance qui redonnera à l'individu et au couple la possibilité d'accéder à une vie plus normale.

PROBLÈMES COURANTS CHEZ LA FEMME

De nombreux problèmes peuvent altérer le développement des caractères sexuels de la femme et l'expression de ce développement, à savoir le cycle menstruel, la grossesse et la ménopause. L'aménorrhée primaire ou secondaire, l'infertilité, l'hirsutisme, les problèmes liés à la ménopause et aux pilules anticonceptionnelles constituent autant de problèmes auxquels est confronté le médecin.

AMÉNORRHÉE

Lorsque les règles ne se sont pas produites vers 16 ou 17 ans, le diagnostic d'aménorrhée primaire s'impose.

Aménorrhée primaire avec développement des caractères sexuels

L'absence d'utérus et de vagin en est la cause principale. Parfois, la femme sera un mâle sur le plan chromosomique (testicule féminisant, 46 XY). La pilosité sera absente et d'autres membres de la famille pourront être atteints. Parfois, le caryotype sera normal (46 XX). L'hymen non perforé est une cause exceptionnelle. La présence de galactorrhée pourra faire évoquer un adénome à prolactine, l'hirsutisme suggèrera une hypersécrétion d'androgènes par l'ovaire ou la surrénale.

Aménorrhée primaire avec absence de développement des caractères sexuels

La dysgénésie gonadique, soit le syndrome de Turner ou la dysgénésie gonadique pure, le syndrome de résistance ovarienne, l'hypogonadisme hypogonadotrope et parfois une puberté retardée sont des diagnostics possibles.

Syndrome de Turner - Ce syndrome frappe une femme sur 2000. Le caryotype habituel est 45 XO, mais on trouve parfois des mosaïques ou un chromosome X anormal (délétion, isochromosome). La petite taille, l'absence de développement des caractères sexuels et diverses anomalies somatiques font que le syndrome de Turner est facile à reconnaître. Les principales anomalies somatiques sont : un cou palmé, des cheveux bas implantés, des mamelons espacés, des oreilles basses, des 4e métacarpiens courts, une bouche de poisson, une coarctation de l'aorte, des malformations rénales, des naevi, un cubitus valgus et une hypertension inexpliquée. Le diagnostic différentiel se fait avec la dysgénésie gonadique mixte dans laquelle le phénotype externe est soit ambigu, soit mâle, soit femelle (45 XO - 46 XY).

Dysgénésie gonadique pure - Cette condition se caractérise par des gonades dysgénétiques (comme dans le syndrome de Turner), une aménorrhée primaire mais, par ailleurs, un développement phénotypique normal. Les gonadotropines sont augmentées comme dans le syndrome de Turner. Le plus souvent, le caryotype est normal (46 XX), mais parfois 46 XY. Le diagnostic différentiel doit se faire avec le syndrome de résistance ovarienne. Dans cette condition, l'ovaire n'est pas dysgénétique mais contient des ovocytes.

La puberté retardée et l'hypogonadisme hypogonadotrope - Ce sont d'autres conditions qui se manifestent par l'aménorrhée primaire.

Aménorrhée secondaire

Cette expression décrit l'état de la femme qui a été spontanément menstruée dans le passé mais qui a cessé de l'être depuis plus de six mois. Les causes les plus fréquentes sont :

La grossesse - On pratique un test de grossesse chez toute femme qui traverse une période d'aménorrhée. L'utilisation de progestatifs dans ce premier stade est contre-indiquée à cause des effets nocifs de ces hormones sur le foetus (anomalie des membres, du coeur, hypospadias, etc.). Une fois la possibilité de grossesse éliminée, l'utilisation de progestatifs pendant 5 ou 6 jours constitue une alternative au dosage de l'estradiol pour différencier les conditions où une sécrétion acyclique des oestrogènes persiste (saignement à l'arrêt du progestatif) de celles où il ne se produit pas de sécrétion oestrogénique.

Aménorrhée avec sécrétion oestrogénique persistante - L'anomalie réside dans l'absence du pic ovulatoire de LH et subséquemment l'absence d'un corps jaune fonctionnel. Les causes les plus fréquentes en sont :

- Aménorrhée hypothalamique (*voir chapitre sur l'hypophyse*);
- Arrêt des contraceptifs oraux (?);
- Obésité : la production extra-ovarienne d'oestrogènes (aromatisation des androgènes par la graisse) modifie le milieu hormonal nécessaire à l'ovulation;
- Le syndrome de Stein-Leventhal et d'autres conditions caractérisées par une sécrétion androgénique exagérée ovarienne ou surrénalienne (hirsutisme);
- Rares cas de tumeurs féminisantes.

Aménorrhée avec sécrétion oestrogénique absente ou diminuée :

- Hyperprolactinémie : l'adénome à prolactine est responsable de 10 % des cas d'aménorrhée secondaire;
- Hypopituitarisme acquis;
- Anorexie mentale;
- Ménopause précoce;
- Insuffisance ovarienne auto-immune; cette condition s'associe souvent à d'autres maladies auto-immunes (myxoedème, maladie d'Addison, anémie pernicieuse, etc.).

Lésion endométriale - L'atteinte de l'endomètre (syndrome d'Asherman) empêchera rarement l'apparition des menstruations malgré un milieu hormonal normal.

Investigation et mesures thérapeutiques générales en face d'une aménorrhée

Investigation - Un examen clinique complet qui comprend évidemment un examen gynécologique permettra de mettre en évidence la galactorrhée, l'obésité, l'hirsutisme, l'absorption de contraceptifs oraux, l'absence de développement des caractères sexuels, les anomalies phénotypiques du syndrome de Turner, un état psychologique particulier, l'amaigrissement, l'anomalie des organes génitaux internes et externes. L'investigation biologique devrait comprendre un test de grossesse, un test de retrait à la progestérone ou le dosage de l'estradiol, la mesure de la prolactine plasmatique et des gonadotropines, un RX du crâne et éventuellement une chromatine sexuelle ou un caryotype.

Traitement : notions générales - On doit évaluer la plupart des conditions associées à un état d'aménorrhée conjointement avec un endocrinologue ou un gynécologue. L'aménorrhée en soi ne met pas la santé de la femme en danger. Elle est la manifestation clinique d'un état bénin qui ne nécessite pas toujours un traitement spécifique ou d'un état plus sérieux qui doit nécessairement être traité. Lorsque la cause est traitable, par exemple l'adénome à prolactine, la logique exige qu'on traite ce facteur causal. Lorsque la cause ne peut être traitée (la plupart des aménorrhées primaires et des aménorrhées secondaires avec absence de sécrétion oestrogénique), une thérapie à base d'oestrogènes (et souvent de progestatifs) s'impose pour le développement et le maintien des caractères sexuels, de la libido et la prévention de l'ostéoporose.

L'aménorrhée de la marathonienne mérite une attention spéciale. On a longtemps affirmé que cette condition était bénigne et que la patiente méritait tout au plus d'être rassurée. Or, on a récemment démontré que la déficience en oestrogènes provoquée par l'entraînement intensif pouvait être une cause sérieuse d'ostéoporose.

Enfin, plusieurs techniques (clomiphène, gonadotropines, bromocriptine, LH-RH et analogues) pourront rendre fertiles certaines patientes aménorrhéiques.

HIRSUTISME

Pour la femme, l'hirsutisme consiste à avoir plus de poils qu'elle n'en désire. Plus prudent, le médecin voudra établir une distinction entre l'hypertrichose (poils non stimulés par les androgènes) et l'hirsutisme (pilosité exagérée de type mâle). Cette distinction est fragile car le mâle a, en général, une pilosité partout plus marquée que la femme, sauf sur la tête. Établissons le principe selon lequel la barbe et la moustache sont des attributs mâles et que leur présence chez la femme s'accommode très bien du mot «hirsutisme». Et comme dernier argument dans notre défense du mot «hirsutisme», précisons que le virilisme ne peut exister sans «hirsutisme», c'est-à-dire sans barbe et sans moustache. Ajoutons enfin que la variable indésirable est moins le nombre de poils (trop de poils fins, voilà l'hypertrichose!) que la structure de ceux-ci (poils gros, durs, rigides, voilà l'hirsutisme!). Et pour conclure cette introduction, ajoutons que l'hypertrichose est un faux problème ou une particularité héréditaire, que l'hirsutisme est souvent héréditaire et le plus souvent la manifestation d'une hypersécrétion androgénique, et que le virilisme est toujours un marqueur d'une production exagérée d'androgènes.

En face d'un problème aussi chargé d'électricité que celui de la beauté d'une femme, le médecin doit évaluer avec tact, conseiller, parfois investiguer et, à l'occasion, traiter.

Les faux problèmes

Un certain nombre de femmes consultent pour un soi-disant hirsutisme alors que leur pilosité est tout à fait normale. Parfois, il suffit d'adopter une attitude compréhensive mais ferme. L'investigation n'est pas indiquée et ne ferait que confirmer l'impression d'une pathologie dans l'esprit de la patiente. Des thérapeutiques bénignes (peroxyde, etc.) pourront être tolérées. Plusieurs de ces femmes visiteront les centres d'électrolyse les uns après les autres et plusieurs demeureront insatisfaites.

Les vrais problèmes

L'hirsutisme vrai peut être idiopathique ou provoqué par une sécrétion androgénique exagérée provenant soit de l'ovaire, soit de la surrénale. Parfois, l'hirsutisme pourra avoir été provoqué par la prise de médicaments (androgènes, dilantin, diazoxide).

Hirsutisme idiopathique

Cette expression imprécise veut décrire les hirsutismes non liés à une hyperproduction d'androgènes. Les hirsutismes raciaux (Méditerranéens) en sont le meilleur exemple et la plupart des hirsutismes familiaux sont idiopathiques. Pour être vraiment idiopathique, l'hirsutisme ne doit pas être associé à des problèmes d'oligoménorrhée, d'anovulation, ou de virilisme. Une sensibilité accrue des follicules pileux à une concentration normale d'androgènes peut être responsable de l'hirsutisme idiopathique ou familial, mais en général les femmes qui présentent un hirsutisme idiopathique ont, par rapport aux femmes dites «normales», une sécrétion androgénique statistiquement plus élevée. Dans la majorité des cas, l'ovaire en est l'organe responsable.

Hirsutisme hyperandrogénique

L'hirsutisme lié à des troubles menstruels, à l'acné, à l'infertilité, à l'obésité, est pratiquement toujours causé par une sécrétion androgénique exagérée. Deux conditions sont particulièrement fréquentes chez ces femmes : le syndrome de Stein-Leventhal et les blocs enzymatiques partiels et tardifs. Les tumeurs ovariennes ou surrénaliennes expliquent seulement un faible pourcentage des cas d'hirsutisme.

Syndrome de Stein-Leventhal

Ce syndrome consiste en l'association d'un hirsutisme, avec l'obésité, des troubles menstruels (oligoménorrhée, anovulation) et de gros ovaires (ovaires polykystiques). De toutes ces anomalies, seule l'anovulation fréquente est nécessaire au diagnostic. Ce syndrome peut être provoqué par *toute condition* qui modifie le milieu hormonal, altère la sécrétion de LH et prévient son pic en milieu de cycle. La sécrétion tonique exagérée mais non cyclique de LH (rapport LH/FSH ↑) engendre alors une hyperproduction ovarienne d'androgènes tout en inhibant l'ovulation. La condition initiale responsable de cette cascade d'événements peut se trouver dans l'hypothalamus, la surrénale, l'ovaire ou la graisse. Récemment, des recherches ont jeté un peu de lumière sur la pathogenèse d'un syndrome associant *H*irsutisme, *A*novulation, *I*nsulin *R*esistance et *A*canthosis *N*igricans. Ce syndrome est connu sous le nom de *HAIR AN*. Dans ce syndrome, il semble que la relation entre la résistance à l'insuline et l'hirsutisme vienne du fait que l'IGF-I (*Insulin Growth Factor-I*) soit capable de stimuler la sécrétion androgénique par les cellules de la thèque ovarienne. Or, il semble qu'une majorité des patientes présentant un syndrome de Stein-

Leventhal aient de l'acanthosis (lorsque ce dernier est recherché à l'aide d'une biopsie). Étant donné que l'obésité est souvent reliée à un état d'hyperinsulinisme, on comprend alors mieux l'association existant entre l'obésité, l'hirsutisme et l'anovulation. Une proche parente du syndrome de Stein-Leventhal est l'hyperthécose. Dans cette condition, les ovaires ne sont pas polykystiques et pas nécessairement très gros. L'hyperplasie des cellules thécales est alors responsable de l'hyperandrogénisme. D'autres hypothèses ont été soulevées pour expliquer la genèse du syndrome de Stein-Leventhal en association avec l'obésité. On a démontré que l'aromatisation des androgènes faibles par le tissu graisseux était exagérée. La production accrue d'estrone stimulerait alors la sécrétion tonique de LH tout en inhibant son pic ovulatoire. Par ailleurs, certains soutiennent que la maladie est d'emblée hypothalamique. Cette hypothèse s'appuie sur l'obésité (le contrôle de la faim se situe dans l'hypothalamus) et l'hyperprolactinémie souvent présente dans le syndrome de Stein-Leventhal. Nous soulevons toutes ces hypothèses parce qu'elles permettent de réfléchir sur la complexité du phénomène de l'ovulation qui nécessite en général la présence d'un milieu hormonal sain.

Les problèmes thérapeutiques sont de trois ordres : traiter l'obésité, traiter l'anovulation si une grossesse est désirée (*voir stérilité*) et traiter l'hirsutisme.

Les blocs enzymatiques partiels et tardifs

Très longtemps, on a soupçonné sans pouvoir le démontrer que des problèmes surrénaliens étaient des facteurs responsables de l'hirsutisme. Un freinage à la dexaméthasone chez toutes les femmes hirsutes était décevant dans la majorité des cas. Or récemment, des chercheurs ont démontré qu'un bloc enzymatique en 21-hydroxylase d'expression tardive (*Late Onset 21 OH Deficiency*) expliquait l'hyperandrogénisme chez environ 10 % des patientes hirsutes. Des blocs en position 3 et 11 semblaient moins fréquents. La présence de ces blocs peut être démontrée par l'utilisation d'un test au cortrosyn et dosage de la 17 hydroxyprogestérone (bloc en 21), du désoxycortisol (bloc en 11), et de la DHEAS (bloc en 3). Dans d'autres études, on a rapporté que ces blocs incomplets étaient encore plus fréquents et qu'ils n'étaient pas nécessairement acquis héréditairement. Ils peuvent, dans certains cas, être secondaires à l'état d'hyperandrogénisme, ce qui démontre bien toute la complexité du problème. L'intérêt pour ces blocs «tardifs et incomplets» réside dans le fait que la dexaméthasone peut améliorer l'hirsutisme et aussi traiter les autres conditions associées (infertilité, acné, oligoménorrhée, etc.).

Les tumeurs

Lorsqu'un hirsutisme se développe rapidement, plus particulièrement si une virilisation se manifeste, le diagnostic de tumeur ovarienne ou surrénalienne doit être envisagé. Des taux exagérés de testostérone (arrhénoblastome ou tumeur du hile ovarien) ou des taux élevés des DHEAS et de l'androstènedione (tumeur surrénalienne) seront alors présents.

Investigation spécialisée

Par l'investigation, on doit tâcher de déterminer l'ampleur, la nature et l'origine de l'hyperandrogénisme. Les femmes hirsutes ont une sécrétion androgénique exagérée qui provient le plus souvent de l'ovaire (70 %), parfois de la surrénale (10 %) et, dans les autres cas (20 %), et de l'ovaire et de la surrénale. Une valeur normale de la testostérone plasmatique n'exclut pas l'hyperproduction d'androgènes. De fait, la femme hirsute transforme d'une manière accrue la testostérone en DHT. La mesure du métabolite de la DHT (3-α-androstanediol-glucuronide) est ce qui évalue le mieux l'activité de la 5-α-réductase responsable de l'état d'hyperandrogénisme. Le dosage du 3-α-androstanediol n'est offert que par quelques laboratoires spécialisés. Ce n'est pas très grave si on considère qu'il y a une corrélation «parfaite» entre la quantité et la qualité des poils et l'activité de la 5-α-réductase. En d'autres termes, on établit une équivalence entre hirsutisme et activité androgénique au niveau du poil. L'investigation plus spécialisée de l'hirsutisme permettra d'évaluer la dynamique des androgènes faibles et de la 17-hydroxyprogestérone après stimulation au cortrosyn (*voir chapitre 13*). À l'occasion, des cathétérismes veineux et artériels permettront de diagnostiquer et de localiser de minuscules tumeurs virilisantes. Parfois aussi on se servira de l'échographie, de la cartographie au cholestérol marqué, de la tomodensitométrie ou de la biopsie sous laparoscopie.

Traitement

Le traitement de l'hirsutisme a été longtemps plus ou moins empirique et somme toute assez décevant. Les mesures esthétiques conventionnelles (dépigmentation, cire, électrolyse) conservent toute leur indication à partir du moment où la pilosité crée un réel problème esthétique. En outre, ces seules mesures esthétiques suffisent dans une majorité des cas. Elles possèdent l'avantage de régler ou d'atténuer rapidement le problème mais sont malheureusement (du moins pour l'électrolyse) coûteuses. Cependant, lorsque l'état d'hyperandrogénisme n'est pas contrôlé, les bienfaits que procurent ces méthodes sont souvent temporaires et il faut alors les répéter et dépenser encore. Par ailleurs, les oestrogènes, l'aldactone, la cimétidine, l'acétate de cyprotérone sont des médicaments qui sont tous capables de diminuer la pousse des poils. En Amérique, au cours de la dernière décennie, c'est peut-être l'*aldactone* qui a été le médicament le plus couramment utilisé. Il n'y a pas de doute que l'aldactone soit capable de diminuer la sécrétion et l'effet des androgènes sur les poils, mais ce bienfait coûte cher. On doit administrer l'aldactone à des doses de 50 à 200 mg par jour, et les poils repoussent après l'arrêt de la thérapie. Les effets secondaires sont heureusement assez bénins : gastralgie et céphalée. La décision de traiter ou non avec l'aldactone n'est donc pas facile à prendre. Le coût (de 200 à 400 $ par année), la nécessité de continuer ce traitement indéfiniment et les effets secondaires bénins mais désagréables, doivent être évalués en fonction du résultat espéré. Récemment, nous avons commencé à utiliser l'*acétate de cyprotérone* (Androcur) dans le traitement de l'hirsutisme. Ce médicament, connu depuis de nombreuses années en Europe, est doté d'une activité progestative retardée, ce qui nous oblige à l'utiliser en début de cycle. Nous associons en général l'Androcur 50 mg die du jour 1 au jour 10 à un contraceptif oral. Ainsi utilisé, l'Androcur est un médicament coûteux mais efficace. Le vrai problème dans le traitement de l'hirsutisme ne réside pas dans notre capacité à traiter la condition. Il existe de plus en plus de techniques (anti-androgènes de plus en plus puissants, analogues de la LH-RH), parfaitement capables d'éliminer toute activité androgénique). Le vrai problème réside dans notre hésitation à traiter une condition bénigne, une femme souvent «normale mais un peu poilue» avec des médicaments aussi puissants.

Le rôle des contraceptifs oraux dans le traitement de l'hirsutisme a été longtemps un sujet de controverse. Les contraceptifs oraux ne sont pas contre-indiqués. Au contraire, en favorisant la liaison de la testostérone par les protéines et en augmentant le rapport oestrogène sur testostérone, ils jouent, à long terme, un rôle bénéfique. Il est cependant plus sûr d'utiliser les pilules dont le progestatif est la noréthindrone, le norgestrel ayant à haute concentration un effet androgénique. Des travaux effectués en Europe vantent les mérites des oestrogènes utilisés de façon topique mais l'expérience nord-américaine est à cet égard inexistante.

Enfin, certaines patientes bénéficient d'un traitement freinateur à la dexaméthasone. Par contre, on devra toujours, au préalable, démontrer l'origine surrénalienne des androgènes. La dose utilisée de dexaméthasone est de plus en plus faible, soit : dexaméthasone 0,25, un comprimé au coucher (ou moins). Certains préconisent l'utilisation des anti-androgènes même dans les blocs tardifs, afin de traiter l'hirsutisme sans créer de «cushinisation».

LA MÉNOPAUSE

L'âge moyen de la ménopause dans notre milieu est de 51,4 ans et l'espérance de vie de 78 ans. Cependant, quand une femme vous consulte vers l'âge de 50 ans pour un problème de ménopause, son espérance de vie est de 84 ans. Dans cette période de plus de 30 ans de postménopause, il est important de distinguer entre les phénomènes de vieillissement et les phénomènes secondaires à une déficience en oestrogènes. La baisse d'oestrogènes entraîne d'abord des cycles menstruels plus courts suivis de périodes d'aménorrhée variables aboutissant à l'arrêt complet des menstruations. On conclut communément à une ménopause après l'arrêt des menstruations pour une période de 6 à 12 mois chez la femme de plus de 45 ans. La déficience en oestrogènes est responsable de symptômes spécifiques et non spécifiques et de l'atrophie des tissus oestrogénodépendants. Cette déficience peut aussi être responsable de certaines «maladies» comme l'ostéoporose et les maladies cardio-vasculaires.

Symptômes spécifiques

Les «bouffées de chaleur» représentent le symptôme le plus caractéristique du début de la ménopause et sont éprouvées par plus de 85 % des femmes. Elles se manifestent par l'apparition soudaine de rougeur à la face surtout, accompagnées de sensation de chaleur intense et suivies souvent de transpiration profuse. Leur durée varie de quelques secondes à plusieurs minutes. Elles sont souvent plus prononcées la nuit ou lors de périodes de stress et elles provoquent de l'anxiété et l'insomnie.

Symptômes non spécifiques

On rencontre par ailleurs d'autres problèmes, surtout au début de la ménopause, dont la relation au manque d'oestrogènes est plus difficile à établir. Plusieurs femmes, en postménopause, se plaignent de nervosité, de dépression, d'anxiété, d'insomnie et de céphalées. D'autres présentent des troubles de mémoire et de concentration. Une étude de Campbell et Whitehead avec un groupe placebo démontre qu'une bonne part de l'effet bénéfique attribué à l'oestrogénothérapie résulte de l'amélioration des bouffées de chaleur. Cependant, un effet bénéfique sur la mémoire et la capacité de concentration, et une diminution de l'anxiété étaient aussi rapportés par ces auteurs. On note aussi dans la période périménopausique une instabilité émotionnelle en partie due aux troubles de sommeil. Or, les oestrogènes améliorent la qualité du sommeil, ce qui permet à la patiente d'être plus aguerrie face au stress quotidien.

Changements trophiques

Une baisse d'oestrogènes entraîne une atrophie génito-urinaire qui se manifeste surtout par des vaginites séniles, du prurit vulvaire et une dyspareunie d'intensité variable. L'atrophie de la muqueuse urinaire est source d'urétrite, de dysurie, d'incontinence d'urgence et de pollakiurie. Cette baisse d'oestrogènes entraîne aussi une diminution du tissu collagène dans tout l'organisme et explique un vieillissement plus rapide de la peau et du tissu de soutien, ce qui favorise le développement de cystocèle, rectocèle ou prolapsus utérin. Les problèmes sexuels secondaires à ces perturbations sont insidieux et passent souvent inaperçus à moins d'un questionnaire adéquat. L'apport d'oestrogènes améliore sensiblement la qualité des tissus génito-urinaires, ce qui favorise une fonction sexuelle plus normale et peut même prévenir ou retarder les problèmes de relaxation pelvienne. Le problème de l'ostéoporose est traité au chapitre 11.

Manifestations cardio-vasculaires

Après la ménopause, on note une augmentation rapide dans l'incidence des maladies cardio-vasculaires chez les femmes et, à mesure qu'elles avancent en âge, cette incidence se rapproche de plus en plus de celle observée chez l'homme. Les facteurs responsables de cette augmentation rapide du risque de maladies cardio-vasculaires ne sont pas tous identifiés mais le manque d'oestrogènes joue un rôle important. Cette carence est sans doute responsable de l'augmentation du cholestérol total, du cholestérol incorporé aux lipoprotéines de basse densité (LDL-C) et de la diminution du HDL-cholestérol (HDL-C) qu'on retrouve souvent chez les femmes ménopausées. On a démontré que cette hypercholestérolémie peut être atténuée par l'administration d'oestrogènes. Cette thérapie augmente par ailleurs les taux de HDL-C. Plusieurs études récentes ont aussi démontré que les oestrogènes ont un effet protecteur direct sur les vaisseaux. Ces deux facteurs semblent donc expliquer l'effet protecteur des oestrogènes sur l'incidence de la maladie cardiaque ischémique. Cette protection a été remarquée avec l'utilisation de 0,625 mg ou 1,25 mg d'oestrogènes conjugués et semble se retrouver même chez les femmes qui fument. Cet effet persiste tout au long du traitement mais disparaît quand on cesse l'hormonothérapie. Cet effet protecteur expliquerait en partie la diminution du taux de mortalité par les maladies cardio-vasculaires aux États-Unis, vu qu'elle coïncide avec une augmentation de l'utilisation des oestrogènes au cours des décennies. Cette diminution est plus marquée chez les femmes que chez les hommes pour cette même période de temps. Aux États-Unis, la mortalité par maladies cardio-vasculaires est quatre fois supérieure à la mortalité par cancer du sein, ce qui est un motif sérieux pour privilégier ce type de prophylaxie. On a calculé que le risque relatif de maladies cardio-vasculaires était diminué de 50 % et que le risque d'accidents cérébro-vasculaires était diminué de 40 % avec l'emploi d'oestrogènes à long terme.

Risques de l'hormonothérapie

La crainte du cancer de l'endomètre a été la principale raison pour laquelle les oestrogènes ont été moins employés dans les années soixante-dix chez les patientes en postménopause. Le lien entre l'emploi d'oestrogènes et le cancer du sein est débattu depuis nombre d'années. Cependant, les rapport récents n'ont pu incriminer l'hormonothérapie de remplacement avec oestrogènes comme une cause du cancer du sein. Il y a eu aussi des inquiétudes quant à l'association des oestrogènes avec une augmentation des maladies thrombo-emboliques et des maladies de la vésicule biliaire. Le seul risque potentiel de l'utilisation des progestatifs qui a été reconnu jusqu'à maintenant est son effet possiblement adverse sur les lipoprotéines, ce qui peut théoriquement contrecarrer l'effet bénéfique des oestrogènes. Par contre, plusieurs études ont démontré que les oestrogènes et les progestatifs ne provoquaient aucun effet néfaste sur la tension artérielle.

Cancer de l'endomètre

Il a été nettement établi que l'emploi d'oestrogènes, de façon isolée, augmente le risque de cancer de l'endomètre, bien que cette appréhension ait été exagérée dans certaines études. Par contre, on a établi qu'un ajout de 10 à 13 jours de progestatifs au traitement oestrogénique réduit le risque de cancer de l'endomètre par rapport au risque que courent les patientes postménopausées non traitées. L'étude faite par Gambrell et coll. a démontré que l'incidence du cancer de l'endomètre était de 258/100 000 chez les femmes non traitées, de 410/100 000 chez le groupe utilisant des oestrogènes seuls (augmentation de 58 %) mais de seulement 68/100 000 chez les femmes qui recevaient simultanément des oestrogènes et des progestatifs (baisse de 74 %). Ces conclusions sont les mêmes dans les études de Hammond et celles de Nachtigall, qui toutes concluent à l'importance d'ajouter un progestatif pour diminuer le taux de cancer de l'endomètre.

Cancer du sein

C'est le cancer le plus fréquent chez la femme, soit environ 26 % de tous les cancers; il va toucher 1 femme sur 11. L'incidence de cancer du sein n'augmente pas aux États-Unis malgré une augmentation importante de l'utilisation des oestrogènes depuis le début des années soixante-dix. Récemment, Dupont a présenté une synthèse des 28 dernières études sur la relation entre le cancer du sein et l'hormonothérapie de remplacement (HTR).

Le risque relatif de cancer du sein dans l'ensemble de ces études est de 1,07, ce qui est peu significatif. Certaines études ont démontré une légère augmentation du risque de cancer du sein avec un traitement de longue durée et avec un dosage de 1,25 mg d'oestrogènes conjugués. Cependant, il semble de plus en plus évident que la dose de 0,625 mg d'oestrogènes conjugués pendant plusieurs années n'augmente pas de façon significative le risque de cancer du sein. Par ailleurs, une hormonothérapie, à la dose de 0,625 mg d'oestrogènes conjugués ou l'équivalent, n'est pas contre-indiquée chez les femmes qui ont une histoire de maladie bénigne du sein.

Évaluation de la femme en ménopause

Quand on commence chez la femme en ménopause une thérapie de remplacement hormonal à long terme qui pourra durer parfois de 15 à 20 ans, il est particulièrement important de faire une bonne évaluation dès la première consultation. Il est évident qu'on doit d'abord procéder à un questionnaire et à un examen complet en insistant plus particulièrement sur les symptômes de la ménopause et les problèmes sexuels possibles. Lors de cet examen, on enseigne à la patiente l'auto-examen des seins. On doit aussi procéder à la prise de la tension artérielle et du poids, et on doit pratiquer un frottis cervical. Cette première consultation permet de discuter avec la patiente de l'impact de la déficience oestrogénique sur ses symptômes, sur l'atrophie génito-urinaire, sur l'ostéoporose et finalement sur les maladies cardio-vasculaires. Si la femme n'a pas eu d'évaluation récente, il est recommandé de procéder à une formule sanguine complète, à une analyse d'urine et à une glycémie à jeun. Le dosage des FSH et LH est important quand il y a un doute quant au diagnostic d'une ménopause établie. Un dosage de l'estradiol est utile car un bas niveau pourra, en préménopause, expliquer les symptômes, alors même que les taux de FSH et LH sont encore normaux.

Le dosage de la TSH permet de faire le dépistage de l'hypothyroïdie. Dans une étude récente à notre clinique de ménopause de l'Hôpital Saint-Luc, nous avons retrouvé chez 375 femmes une incidence de 11,6 % de TSH anormale : 2,9 % de ces femmes prenaient déjà des hormones thyroïdiennes et 5,2 % présentaient une hypothyroïdie franche nécessitant une thérapie de remplacement. Vu que les symptômes de la ménopause sont souvent semblables aux symptômes de l'hypothyroïdie, que l'hypothyroïdie à long terme peut avoir un effet négatif sur l'artériosclérose et que l'hypothyroïdie subclinique peut progresser vers une hypothyroïdie franche, nous recommandons de traiter ces femmes lorsque la TSH mesurée par une méthode sensible et sûre démontre une anomalie thyroïdienne.

Le profil lipidique, soit le dosage du cholestérol, des triglycérides et éventuellement du HDL(C) et LDL(C), nous donne une information importante. Dans cette même étude, nous avons noté un cholestérol anormal chez 36 % des femmes au début de leur ménopause. Puisqu'on doit déjà discuter avec elles de diète (apport de calcium), cette information nous permet d'ajouter des conseils diététiques sur l'apport des gras saturés et du cholestérol.

La *mammographie* est recommandée aux 2 ou 3 ans entre l'âge de 40 et 50 ans et, chaque année après l'âge de 50 ans, du moins chez les femmes à risque.

L'*ostéodensitométrie* est un examen de plus en plus disponible dans les différentes régions. Ce type d'examen permet de dépister dès le début de la ménopause les candidates à l'ostéoporose. Dans notre étude, 35 % des femmes ont été considérées comme présentant un risque élevé d'ostéoporose dès leur première consultation à la clinique de ménopause. Il faut aussi se rappeler qu'à peine 30 % des femmes ménopausées prennent un remplacement hormonal et que seulement 5 % des femmes vont prendre des oestrogènes pendant plus de cinq ans, ce qui est le minimum d'années de traitement nécessaire pour avoir un effet statistique valable sur l'ostéoporose. Il est donc important que, dès le début de la ménopause, elles soient conscientes de ce risque d'ostéoporose.

Quant à la diète, l'évaluation faite par notre diététicienne nous révèle que celle-ci contient moins que 500 mg par jour de calcium chez environ 75 % des femmes lors d'une première consultation. Cette déficience en calcium peut être corrigée chez la majorité des femmes par un simple changement dans leur diète. De plus, c'est l'occasion de discuter de gain de poids, puisque les femmes en ménopause vont gagner en moyenne 2,5 kg en trois ans et que 20 % de ces femmes vont prendre plus de 9,5 kg. Ce gain de poids majore les facteurs de risque des maladies cardio-vasculaires mais n'est pas influencé par le remplacement hormonal.

Certaines femmes traversent une période difficile à la ménopause. Il est important de discuter avec elles des différents problèmes rencontrés. Il peut être nécessaire occasionnellement d'inciter la patiente à consulter un psychologue ou un psychiatre.

Le suivi

Une réévaluation devrait être faite trois ou quatre mois après la visite initiale pour contrôler les examens demandés de même que les effets du traitement suggéré. On devrait, chaque année, répéter l'examen physique et gynécologique et procéder à une prise de la tension artérielle, du poids et du frottis cervical. La mammographie est répétée chaque année si la femme a plus de 50 ans. Quant à l'ostéodensitométrie, c'est un examen très utile pour vérifier l'effet de la thérapie sur l'ostéoporose. Elle peut donc être répétée chaque année pour les patientes à risque élevé et à tous les trois ou cinq ans chez les autres. Le suivi à long terme présente des problèmes particuliers pour lesquels il n'existe pas encore de consensus bien établi. Il est important d'employer une dose adéquate d'oestrogènes pour prévenir les maladies telles l'ostéoporose et les maladies cardio-vasculaires. Pour l'ostéoporose, il semble bien que la dose d'oestrogènes conjugués de 0,625 mg ou un niveau d'estradiol au-dessus de 200 pmol/L permettent de préserver la densité osseuse. Par contre, le niveau d'estradiol idéal pour la prévention des maladies cardio-vasculaires demeure un sujet de controverse. De plus, l'absorption d'oestrogènes par voie orale ou par voie transdermique varie quelque peu d'une femme à l'autre. Si un doute sur la fidélité au traitement et l'absorption existe, le seule mode d'évaluation consiste en des dosages sériés d'estradiol pour s'assurer que les niveaux plasmatiques se maintiennent au-dessus de 200 pmol/L (ou 50 pg/ml).

Biopsie de l'endomètre

Il n'est pas nécessaire de procéder de routine à des biopsies de l'endomètre avant de commencer un remplacement hormonal en ménopause. On doit procéder à une biopsie de l'endomètre lors de saignements anormaux ou chez les patientes qui présentent nettement des risques de cancer de l'endomètre (obésité, diabète). Actuellement, à la clinique de ménopause, nous procédons à des biopsies avec la pipelle de Cormier pour le dépistage d'hyperplasie de l'endomètre ou d'adénocarcinome. Nous procédons à un curetage avec aspiration (Vabra) quand il s'agit de problèmes de ménorragie importante, en espérant enlever une plus grande quantité d'endomètre et possiblement de petits polypes. Le curetage sous anesthésie générale est limité aux patientes chez qui il n'est pas possible de procéder à une biopsie pour des raisons techniques ou, au besoin, lorsque le rapport de pathologie est anormal.

La préménopause

On peut utiliser un progestatif de façon cyclique, c'est-à-dire chaque mois jusqu'à l'arrêt du saignement de retrait pour traiter les irrégularités menstruelles. S'il y a apparition de symptômes vasomoteurs ou s'il s'agit d'un début de ménopause, on peut alors faire un bilan hormonal au besoin, soit le dosage des FSH, LH et E2, et commencer par la suite l'oestrogénothérapie de remplacement avec progestatifs de façon cyclique. La dose la plus souvent recommandée est 0,625 mg d'oestrogènes conjugués ou Estraderm-50 (ou l'équivalent) et médroxyprogestérone 10 mg, 10 jours par cycle si l'utérus est présent. La dose est ensuite rajustée selon la réponse de la patiente. S'il y a un bon contrôle du cycle, on peut réduire le médroxyprogestérone à 5 mg par jour. Chez les femmes présentant des problèmes menstruels (ménorragie, dysménorrhée, tension prémenstruelle), on peut opter pour une thérapie continue, soit oestrogènes conjugués 0,625 mg et médroxyprogestérone 5 mg chaque jour. Ceci provoquera une aménorrhée chez 80 % des femmes en moins de six mois. Une fois l'aménorrhée établie, on devrait tenter de diminuer la dose de progestatifs, soit 2,5 mg de médroxyprogestérone. Les femmes n'ayant plus d'utérus n'ont pas besoin de progestatifs. L'addition de progestatifs en ménopause n'est pas sans conséquence. Gambrell note qu'en association avec une dose de 0,625 mg d'oestrogènes conjugués, 97 % des femmes expérimentent un saignement de retrait jusqu'à l'âge de 60 ans et 60 % jusqu'à l'âge de 65 ans. Pour règler ce problème clinique important, de nouvelles méthodes d'administration, telles les doses continues, sont actuellement étudiées.

Contre-indications de l'hormonothérapie

Les seules véritables contre-indications à l'hormonothérapie sont les conditions pour lesquelles même les oestrogènes endogènes peuvent avoir un effet nocif : la présence d'un cancer du sein ou d'un cancer de l'endomètre non traité. On considère aussi comme contre-indications relatives un saignement génital anormal, une histoire de thrombophlébite ou de thrombo-embolie grave ou la présence d'une maladie aiguë du foie.

LES CONTRACEPTIFS ORAUX

Les contraceptifs oraux représentent la méthode contraceptive actuellement la plus populaire. On estime qu'environ le tiers des femmes en âge de reproduction les utilisent. Depuis déjà plusieurs années, on recommande d'utiliser en contraception des doses d'ethinyl estradiol inférieures à 50 μg; les contraceptifs oraux de 50 μg et plus sont strictement réservés à des usages thérapeutiques.

Contre-indications

Les contre-indications reconnues par la direction générale de la Protection de la santé au Canada sont :

1. Complications thrombophlébitiques, thrombo-emboliques ou antécédents s'y rapportant;
2. Troubles cérébro-vasculaires;
3. Infarctus du myocarde;
4. Troubles hépatiques;
5. Histoire d'ictère cholestatique;
6. Cancer du sein connu ou présumé;
7. Néoplasie oestrogénodépendante connue ou présumée;
8. Métrorragie de cause inconnue;
9. Toute lésion oculaire provenant d'un trouble vasculaire ophtalmique;
10. Grossesse ou soupçon de grossesse.

Il y a actuellement assez de données pour recommander l'arrêt des contraceptifs oraux chez les femmes de plus de 35 ans qui présentent un facteur de risque de maladie cardio-vasculaire, à savoir le diabète, l'hypertension, le profil lipidique anormal ou chez celles qui fument plus de quinze cigarettes par jour. Cependant, chez les femmes qui ne fument pas et qui ne présentent pas de facteurs de risque, les données actuelles suggèrent que l'utilisation de contraceptifs oraux à basse dose est sans danger, du moins jusqu'à l'âge de 40 ans. Entre l'âge de 40 et 50 ans, il n'y a pas assez de données dans la littérature pour en venir à des conclusions précises. Il est probable que le risque absolu de complications cardio-vasculaires ou de mortalité est bas. Cependant, il est sage d'utiliser une méthode de contraception alternative après l'âge de 40 ans. Il faut aussi se rappeler que les contraceptifs oraux causent une certaine rétention d'eau. Des conditions comme l'épilepsie, l'asthme et les dysfonctions rénales et cardiaques exigent donc une attention particulière.

Précautions

Avant de prescrire des contraceptifs oraux, les précautions et les considérations suivantes sont nécessaires :

1. **Examen physique et suivi** - Il est essentiel que la patiente subisse un examen médical complet avec prise de la tension artérielle. On doit porter une attention particulière aux seins, au foie, aux extrémités et aux organes pelviens. Un frottis de Papanicolaou doit être effectué si la patiente est sexuellement active. La patiente doit être revue après trois mois et au moins une fois par année par la suite. Lors de la visite annuelle, on répétera l'examen complet.

2. **Fonction hépatique** - On doit être très prudent lorsqu'on prescrit des contraceptifs oraux à des patientes qui ont déjà souffert d'ictère. Un bilan hépatique est alors nécessaire au début de la contraception et trois mois plus tard. En présence d'un antécédent d'ictère cholestatique de grossesse, on doit suggérer une autre méthode de contraception. Les contraceptifs oraux provoquent des modifications dans la composition de la bile, lesquelles peuvent expliquer une incidence légèrement accrue de cholélithiase. On rapporte aussi la présence d'adénomes hépatiques après l'usage à long terme d'anovulants; cette complication est très rare.

3. **Hypertension** - L'hypertension est une contre-indication à la prise de contraceptifs oraux à moins qu'elle ne soit parfaitement contrôlée et que la patiente ne soit suivie étroitement. Toute élévation de la tension artérielle doit conduire à l'arrêt de la médication.

4. **La migraine et la céphalée** - L'exacerbation d'une migraine ou l'apparition de céphalées inhabituelles récurrentes et persistantes doivent conduire à l'arrêt des contraceptifs oraux; une investigation est alors nécessaire.

5. **Diabète** - Le diabète n'est pas une contre-indication mais demande une plus grande surveillance. Les contraceptifs oraux sont permis si le diabète est bien contrôlé, si la tension artérielle est normale et si la patiente ne présente pas de complications macrovasculaires ou microvasculaires.

6. **Les yeux** - Les contraceptifs oraux peuvent à l'occasion provoquer un oedème de la cornée, ce qui peut causer des troubles visuels et des changements dans la tolérance aux verres de contact.

7. **Maladies du collagène** - On a rapporté chez certaines utilisatrices un test positif pour le lupus érythémateux et parfois même les symptômes de la maladie.

8. **Les seins** - Selon plusieurs études épidémiologiques récentes comparant le risque de cancer du sein chez les «utilisatrices» par rapport aux «non-utilisatrices», il semble que certaines femmes aient un risque légèrement accru de souffrir d'un cancer du sein secondaire à l'usage de contraceptifs oraux. Ces femmes souffriraient d'un cancer du sein tôt dans la vie après une utilisation à long terme des contraceptifs oraux. D'autres facteurs de risque comme l'obésité, la nulliparité, une grossesse à terme à un âge plus avancé, et, en particulier, une histoire familiale importante de cancer du sein sont souvent présents. Ce risque semble plus grand avec des contraceptifs oraux à forte concentration d'oestrogène ou lorsqu'ils ont été utilisés chez la toute jeune femme.

9. **Métrorragie** - La femme qui présente un saignement vaginal irrégulier doit être évaluée afin d'éliminer la possibilité d'une grossesse ou d'un cancer. En l'absence de ces conditions, la prescription d'un produit contenant un dosage plus élevé d'oestrogènes ou l'ajout d'oestrogènes pourront souvent arrêter les saignements.

10. **Le myome utérin** - Les femmes présentant des myomes utérins doivent être suivies de façon plus particulière; toute augmentation du volume du fibrome, de la douleur ou des saignements devront conduire à l'arrêt de la médication.

11. **Les troubles émotionnels** - Certaines femmes qui ont un passé de troubles émotionnels, spécialement de type dépressif, peuvent être sujettes à une rechute si elles prennent des anovulants. Dans ces conditions, on devrait essayer un autre moyen de contraception, ce qui peut aider à clarifier l'existence possible d'une relation de cause à effet entre le contraceptif oral et la dépression.

12. **Laboratoire** - Plusieurs tests de laboratoire peuvent être perturbés par la prise de contraceptifs oraux. Parfois, ces perturbations sont liées à l'augmentation des protéines vectrices (cortisol, hormones thyroïdiennes), ce qui n'altère pas l'état de santé de la patiente. D'autres fois, les contraceptifs oraux peuvent induire des modifications biologiques non désirées (enzymes hépatiques, lipoprotéines). Les modifications biologiques qu'ils provoquent ne disparaîtront que deux ou quatre mois après l'arrêt de la médication.

13. **Désir d'une grossesse** - Après avoir cessé d'utiliser les contraceptifs oraux, la patiente devrait attendre au moins jusqu'à une première menstruation normale avant de chercher à devenir enceinte.

14. **Aménorrhée** - Les femmes qui ont une histoire d'oligoménorrhée, d'aménorrhée secondaire ou de cycles irréguliers peuvent demeurer anovulatoires ou devenir aménorrhéiques après une thérapie aux contraceptifs oraux. L'aménorrhée persistante depuis plus de six mois, surtout si elle est associée à une galactorrhée, demande une évaluation de l'axe hypothalamohypophysaire.

15. **Complications thrombo-emboliques postchirurgie** - Des études rétrospectives ont rapporté un risque plus grand de complications thrombo-emboliques postchirurgicales chez les utilisatrices de contraceptifs oraux. Si possible, ils devraient être discontinués un mois avant une chirurgie élective majeure; on devrait n'en reprendre l'utilisation que seulement deux semaines après la chirurgie.

16. **Les interactions médicamenteuses** - L'administration concomitante d'un contraceptif oral et d'une autre médication peut produire des changements dans l'action de l'une ou l'autre médication :

    a) Diminution de l'efficacité contraceptive, en particulier avec des formules à dose faible d'oestrogènes : antibiotiques et anticonvulsivants;

b) Diminution de l'efficacité de certaines médications lors de la prise de contraceptifs oraux : antidépresseurs tricycliques, benzodiazépines, hypoglycémiants, anticoagulants;
c) Réponse exagérée à certaines médications : benzodiazépines, bêta-bloqueurs, corticostéroïdes, cyclosporine, anticoagulants.

17. **Réactions diverses** - De graves complications ont été rapportées avec l'utilisation des contraceptifs oraux : thrombophlébite, embolie pulmonaire, thrombose mésentérique, lésion neuro-oculaire, infarctus du myocarde, thrombose cérébrale, hémorragie cérébrale, hypertension, tumeur bénigne du foie et maladie de la vésicule biliaire. On rencontre aussi certaines réactions comme les nausées et les vomissements chez environ 19 % des patientes, surtout durant le premier cycle.

Bénéfices non contraceptifs des contraceptifs oraux

Outre la contraception, les contraceptifs oraux comportent de nombreux avantages :

1. Diminution du cancer de l'endomètre;
2. Diminution du cancer de l'ovaire;
3. Réduction de l'incidence des maladies bénignes du sein;
4. Diminution de l'incidence des kystes de l'ovaire;
5. Un effet protecteur contre les infections des trompes de Fallope et les maladies pelviennes inflammatoires, sauf celles causées par le chlamydia;
6. Diminution de l'incidence des métrorragies et des anémies qui en découlent; amélioration de la dysménorrhée et de la tension prémenstruelle.

Choix de la contraception orale

Les contraceptifs oraux contenant seulement 20 μg d'ethinyl estradiol ne devraient être utilisés que dans des circonstances particulières vu le taux plus élevé de métrorragies et le taux de grossesses plus élevé. Les triphasiques représentent probablement la meilleure formule d'oestrogène et de progestérone tant pour leur efficacité que pour leur sûreté.

Méthodes contraceptives en voie de développement

De nouvelles méthodes de contraception sont actuellement à l'étude et pourraient être utiles pour les femmes qui ne peuvent utiliser les méthodes actuelles.

TABLEAU 46 CONTRACEPTIFS ORAUX DISPONIBLES AU CANADA

Nom	Classe	Oestrogène	Dose oestrog/ comprimé, μg	Progestogène	Dose progest/ comprimé, μg
Triphasil	Triphasique	Ethinyl-estradiol	30 (6) 40 (5) 30 (10)	Lévonorgestrel	50 (6) 75 (5) 125 (10)
Triquilar	Triphasique	Ethinyl-estradiol	30 (6) 40 (5) 30 (10)	Lévonorgestrel	50 (6) 75 (5) 125 (10)
Min-ovral	Monophasique	Ethinyl-estradiol	30	Lévonorgestrel	150
Ortho 0,5/35	Monophasique	Ethinyl-estradiol	35	Noréthindrone	500
Brevicon 0,5/35	Monophasique	Ethinyl-estradiol	35	Noréthindrone	500
Symphasic	Triphasique	Ethinyl-estradiol	35 (21)	Noréthindrone	500 (7) 1000 (9) 500 (5)
Ortho 7/7/7	Triphasique	Ethinyl-estradiol	35 (21)	Noréthindrone	500 (7) 750 (7) 1000 (7)
Ortho 10/11	Biphasique	Ethinyl-estradiol	35 (21)	Noréthindrone	500 (10) 1000 (11)
Ortho 1/35	Monophasique	Ethinyl-estradiol	35	Noréthindrone	1000
Brevicon 1/35	Monophasique	Ethinyl-estradiol	35	Noréthindrone	1000
Demulen 30	Monophasique	Ethinyl-estradiol	30	Ethynodiol Diacétate	2000
Minestrin 1/20	Monophasique	Ethinyl-estradiol	20	Noréthindrone Acétate	1000
Loestrin 1,5/30	Monophasique	Ethinyl-estradiol	30	Noréthindrone Acétate	1500

1. **Vaccins** - Les vaccins sont à l'étude depuis plus de trente ans sans qu'il y ait actuellement de possibilités d'utilisation clinique. On ne prévoit pas qu'ils soient disponibles avant au moins dix ans.

2. **Analogues de LH-RH** - L'utilisation des analogues de LH-RH a été étudiée en contraception. Cependant, à cause d'effets secondaires tels que l'ostéoporose et la possibilité de maladies cardio-vasculaires, il n'est pas à prévoir, à court terme, qu'ils seront utilisés.

3. **Antiprogestérone** - Les antiprogestérones (RU-486 ou Mifépristone) se fixent sur les récepteurs de la progestérone au niveau tissulaire. Ils provoquent alors une inhibition de l'implantation foetale ou interrompent la grossesse normale après son implantation. On pourra peut-être l'utiliser comme «pilule du lendemain» ou comme agent provocateur des avortements précoces.

   Jusqu'à maintenant, on rapporte des taux de succès de 84 % dans les six premières semaines de retard et de 94 % lorsqu'on associe cette méthode à des composés analogues de prostaglandine. Il y a peu d'effets systémiques et le saignement utérin dépend du moment de la grossesse. Ce médicament est donc prometteur.

4. **Les progestatifs à longue durée d'action** - Les progestatifs à longue durée d'action représentent aussi un nouveau mode de contraception. Ces nouveaux progestatifs peuvent être utilisés soit sous forme d'anneau vaginal, de stérilet ou d'implant. *Les anneaux vaginaux* sont à base de lévonorgestrel ou de noréthindrone avec souvent de l'ethinyl estradiol. Ces anneaux vaginaux peuvent avoir un taux d'efficacité comparable aux contraceptifs oraux. Cependant, il y a des effets secondaires tels que l'irritation vaginale et la leucorrhée, l'expulsion possible de l'anneau lors de la défécation ou de la miction et les plaintes du partenaire lors de la relation sexuelle. Surtout, on a noté avec des anneaux vaginaux à base de lévonorgestrel une baisse importante du HDL cholestérol; aussi, dans leur forme actuelle, les anneaux vaginaux ne sont pas recommandés pour la contraception.

   Les nouveaux *stérilets à base de lévonorgestrel* ont un appareil de Nova-T comme réservoir. Ceux-ci permettent une diffusion constante de lévonorgestrel dans la circulation et ils sont efficaces pour une période de cinq ans. Le mode d'action de ces stérilets est d'abord de bloquer l'ovulation, mais aussi de rendre l'endomètre non favorable à l'implantation, et le mucus cervical impropre à la pénétration des spermatozoïdes. Ces stérilets sont très efficaces (plus que les stérilets habituels) et ils diminuent les risques d'infection pelvienne. Ces stérilets constituent donc une amélioration de la contraception intra-utérine.

On étudie aussi des *implants à base de lévonorgestrel* (Norplant). Ceux-ci consistent en six capsules flexibles faites en Silastic. Le taux de grossesse est inférieur à celui rapporté avec les contraceptifs oraux. Le Norplant peut être laissé en place pour une période de cinq ans. Étant donné qu'il est actuellement utilisé aux États-Unis, il devrait être accepté au Canada d'ici peu. L'avantage majeur de Norplant sur les contraceptifs oraux, c'est qu'il ne contient pas d'oestrogène. L'effet secondaire désagréable le plus fréquemment rencontré avec le Norplant, comme avec tous les progestatifs à action prolongée, c'est l'irrégularité menstruelle ou l'aménorrhée. Les implants agissent donc d'abord par le blocage de l'ovulation dans environ 50 % des cycles et surtout par un effet marqué sur l'endomètre et sur le mucus cervical. Les effets métaboliques sont mineurs à cause de la dose peu élevée de lévonorgestrel dans la circulation. Cependant, certains effets secondaires peuvent se manifester : la céphalée, l'acné, le changement de poids, la mastalgie, l'hyperpigmentation au niveau des implants, l'hirsutisme, la dépression, l'anxiété, le kyste fonctionnel de l'ovaire et, enfin, la galactorrhée.

Finalement, trois nouveaux progestatifs ont été introduits dans les contraceptifs oraux dans le but d'en améliorer les effets métaboliques. Il s'agit du *Désogestrel*, du *Gestodène* et du *Norgestimate*. Ces progestatifs combinés à l'ethinyl estradiol sont actuellement disponibles en Europe comme contraceptifs oraux. Ces nouveaux progestatifs ont comme avantage d'être moins androgéniques que ceux que l'on utilise actuellement et d'avoir un effet plus favorable sur le métabolisme. Le taux d'efficacité, de même que le contrôle du cycle, est semblable aux contraceptifs oraux actuellement disponibles. Ces nouveaux progestatifs semblent donc représenter un pas en avant dans la contraception orale.

PROBLÈME CHEZ LE COUPLE : L'INFERTILITÉ

La présence d'un ou de plusieurs enfants répond le plus souvent à une attente profonde chez un couple. Même si l'être humain a une capacité très grande de sublimer dans certaines situations particulières, l'absence d'un enfant n'est jamais tout à fait compensée. Près de 15 % des couples auront des difficultés à obtenir une grossesse. L'âge moyen de la femme consultant en clinique de fertilité a augmenté depuis quelques années. On sait par ailleurs que la fertilité est décroissante chez une femme normale au fur et à mesure qu'elle vieillit. Le mode de vie actuel est moins compatible avec une grosse famille comme il y en avait tant autrefois. Au Québec, plus que partout ailleurs dans le monde, nous avons assisté à un chute vertigineuse du taux de fécondité. Heureusement, il semble que celui-ci amorce une légère remontée depuis quelques années. Mais du même coup, la rareté des naissances a augmenté la valeur relative de chacune d'elles. La frustration du couple infertile n'en est que plus cruellement ressentie. D'une manière classique, on détermine comme étant infertile un couple qui ne peut avoir d'enfant après une année de relations sexuelles régulières non protégées. Parmi ces 15 % définis infertiles, il y en a environ 20 % chez qui on ne retrouve pas de cause et qui auront une grossesse spontanée dans les cinq ans. Dans la grande majorité des cas, une cause sous-jacente existe, laquelle est susceptible de s'aggraver avec le temps.

ÉTIOLOGIES

Il est difficile d'obtenir des statistiques précises sur les causes de la stérilité car la clientèle des cliniques d'infertilité est déjà sélectionnée. Les hypogonadismes connus et traités n'y sont pas comptabilisés. Les adénomes à prolactine, les problèmes d'anovulation et les infections sont souvent préalablement reconnus et traités. On constate cependant que l'infertilité est imputable à des facteurs féminins et masculins dans une proportion à peu près égale.

TABLEAU 47 CAUSES DE L'INFERTILITÉ CHEZ LA FEMME

Facteur tubaire	35 %
Facteur cervical	20 %
Troubles de l'ovulation	20 %
Endométriose	10 %
Autres	15 %

Chez les femmes (tableau 47), les problèmes tubaires demeurent la cause principale en raison des infections mais aussi à la suite des demandes de reperméabilisation des trompes après ligature. Outre les agents infectieux classiquement reconnus (gono, TB), les infections que l'on retrouve le plus fréquemment en infertilité sont dues au chlamydia T, à l'uréaplasma U et au mycoplasma H. Ces germes sont responsables d'infections chroniques actives chez les deux partenaires et, même sans réactions inflammatoires graves, peuvent perturber la physiologie de la reproduction à différents stades. Aussi peut-on les découvrir dans l'investigation du facteur cervical, du facteur utérin, du facteur tubaire et du facteur mâle.

Les problèmes du col ne sont pas rares : infections, causes iatrogéniques (cautérisation, cryothérapie, laser et conisation) et possiblement facteurs immuns. Cependant, le facteur cervical est souvent associé à d'autres facteurs. Au chapitre des troubles de l'ovulation, le syndrome de Stein-Leventhal, l'aménorrhée reliée à l'hyperprolactinémie et l'aménorrhée hypothalamique, constituent des conditions qu'on reconnaît fréquemment.

La laparoscopie permet de découvrir des pathologies souvent silencieuses : infection pelvienne accompagnée d'obstruction tubaire; endométriose avec dysménorrhée, dyspareunie profonde et kyste ovarien. Le rôle de l'endométriose dans l'infertilité est controversé, surtout dans les formes les plus bénignes.

Chez les hommes (tableau 48), les facteurs testiculaires expliquent plus de la moitié des cas d'infertilité. Des testicules petits et mollasses sont toujours associés à une oligospermie grave, mais souvent un examen testiculaire normal ne permet pas de prévoir une oligospermie découverte au spermogramme. Sauf pour les rares infections de l'épididyme et du canal déférent, les investigateurs les plus chevronnés se heurtent souvent à ces «testicules normaux», dont les problèmes résistent à leurs questions et à leurs hypothèses (auto-immunité, intoxication, etc.). Le problème des spermatozoïdes de formes anormales, asthéniques ou dépourvus de pouvoir fécondant échappe encore le plus souvent à notre compréhension. Enfin, chez un couple sur trois, des facteurs mixtes seront retrouvés, c'est-à-dire chez les deux conjoints à la fois.

APPROCHE CLINIQUE

Cabinet privé

Parce que les couples se confient souvent plus facilement à leur médecin de famille et que des déplacements inutiles peuvent être ainsi évités, parce que plusieurs médecins ont acquis des connaissances adéquates en reproduction et enfin parce que l'investigation préliminaire suffit parfois à localiser le problème et à le règler, le praticien général est souvent le premier intervenant face aux problèmes de l'infertilité. Cependant, les couples qui habitent près des cliniques de fertilité devraient d'emblée être examinés dans ces centres. Le taux élevé d'abandon lors d'une investigation d'infertilité, la durée même de cette investigation, sa complexité, les doutes sur l'efficacité du traitement, sont autant de facteurs à considérer. Si l'on peut minimiser les retards, les reprises de tests et les frustrations, il est probable qu'on rendra un meilleur service à ces couples. Tout ceci plaide en faveur d'une investigation complète en clinique de fertilité.

TABLEAU 48 CAUSES DE L'INFERTILITÉ CHEZ L'HOMME

A)	*Suivant le site de la lésion*	
	Testicules	60 %
	Spermatozoïdes	30 %
	Canaux excrétoires	10 %
B)	*Suivant l'analyse du sperme*	
	Oligospermie	75 %
	Asthénospermie	15 %
	Azoospermie	5 %
	Autres (tératospermie, gros volume, etc.)	5 %
C)	*Suivant l'agent causal*	
	Inconnu	50 %
	Infection	25 %
	Varicocèle	15 %
	Autres	10 %
	(traumatismes, cryptorchidie, radiation, chaleur, toxiques, drogues, alcool, immunité, chromosomes, etc.)	

Examen clinique - Un examen clinique s'impose d'abord car, en plus de permettre de déceler différentes anomalies reliées ou non au problème d'infertilité, il permet d'établir un climat de confiance. Les habitudes sexuelles, les moyens contraceptifs utilisés, particulièrement le stérilet, une fausse-couche antérieure, sont autant de renseignements qui permettront d'établir s'il y a bien eu au moins une année «d'exposition sexuelle normale» sans contraception, c'est-à-dire si infertilité il y a. Une histoire antérieure d'infection, de galactorrhée, de dysménorrhée, de coïtalgie, d'écoulements vaginaux anormaux, d'anomalies des cycles menstruels, d'obésité, d'hirsutisme, d'acné et de goitre constitue, chez la femme, des éléments pertinents à considérer. L'examen gynécologique peut révéler la présence d'une infection vaginale, d'une endocervicite et de masses utérines ou annexielles. Une mobilisation difficile et douloureuse permettra de soupçonner une infection passée ou une endométriose. Chez le conjoint, une histoire d'infection génitale, d'orchite, d'oreillons même sans orchite symptomatique après la puberté, de traumatisme, de chirurgie pour hernie inguinale ou cryptorchidie, de difficulté d'érection et d'éjaculation sera spécifiquement recherchée. À l'examen physique, on s'intéressera au phénotype, à la pilosité, à une gynécomastie, éventuellement à une rougeur du méat urinaire et, dans de rares occasions, à certaines anomalies du pénis ou de l'implantation du méat. On doit examiner attentivement les testicules et rechercher la varicocèle en position debout et assisté d'une manoeuvre de valsalva. Le toucher rectal confirmera l'impression clinique de prostatite.

Investigation - Chez l'homme, à la première visite, le spermogramme demeure l'examen essentiel. Il doit se pratiquer par masturbation et non par coït interrompu, après une période d'abstinence de trois ou quatre jours. Ceci écarte le risque de perdre la première fraction de l'éjaculat plus concentrée en spermatozoïdes et d'être contaminé par la présence de leucocytes vaginaux qui pourraient suggérer faussement une prostatite. À la femme, on doit enseigner comment prendre la température basale : la température buccale est suffisante et doit être le premier geste qu'elle effectue au réveil. Elle doit noter avec soin toute infection, grippe ou sommeil perturbé. La prolactinémie est inutile chez la femme à cycle régulier ou avec température basale biphasique normale. Elle est essentielle dans toute irrégularité menstruelle avec ou sans galactorrhée. Lors d'une deuxième rencontre, on peut envisager deux possibilités. Si le questionnaire et l'examen se révèlent négatifs et que les premières analyses sont normales, ce qui signifie un spermogramme normal, ainsi qu'une courbe de température basale biphasique suggérant une ovulation, on peut attendre de 6 mois à 1 an si le couple est jeune et s'il n'est pas trop pressé d'obtenir cette grossesse. En effet, certaines recherches récentes suggèrent que, pendant cette période, un bon nombre de couples concevront spontanément sans traitement. Cependant, plus de 75 % d'entre eux présentent un problème asymptomatique. Une investigation systématique permettra de le mettre en évidence plus tôt et de prévenir une aggravation, que l'on pense en particulier aux infections, qui à ce chapitre sont la cause la plus fréquente parmi les facteurs non soupçonnés. La deuxième possibilité concerne la découverte d'anomalies au questionnaire ou à l'examen, de la température basale, du spermogramme et des niveaux de prolactine. Dans cette situation, nous croyons qu'il est nécessaire que le couple consulte un endocrinologue, un gynécologue ou un urologue, préférablement dans un centre d'infertilité.

Centre d'infertilité

On a, au départ, créé ces centres pour répondre aux besoins d'une clientèle dont les problèmes sont souvent variés et multiples. Ces centres sont donc multidisciplinaires et, selon les ressources qui seront disponibles, ils pourront éventuellement répondre à tous les besoins des couples, c'est-à-dire offrir l'insémination artificielle si besoin est, et idéalement on pourra y pratiquer la microchirurgie tubaire et la fertilisation artificielle.

L'investigation spécialisée permet d'établir de façon catégorique la présence ou non d'ovulation au moyen de la biopsie de l'endomètre et des mesures sériées de progestérone. L'insufflation tubaire, l'hystérosalpingographie et la laparoscopie évaluent le tractus génital. Les tests postcoïtaux apprécient l'interrelation entre le mucus cervical et les spermatozoïdes. Des prélèvements effectués tant chez l'homme que chez la femme établiront la présence d'un ou plusieurs agents infectieux. L'évaluation de la dynamique hormonale permet de déceler toute cause endocrinienne. S'il y a azoospermie avec volume testiculaire normal, on pratiquera une vasographie.

ÉVALUATION THÉRAPEUTIQUE

Le traitement classique des MTS fait appel aux cyclines (tétracycline, doxycycline, minocycline) et à l'érythromycine. Les deux partenaires doivent être traités en même temps et des cultures de contrôle pratiquées, même si au départ un seul partenaire présentait une culture positive.

On obtient en général de bons résultats avec le traitement de l'anovulation et les succès sont d'environ 80 %. Le risque de syndrome d'hyperstimulation est relativement minime. De même, le risque d'anomalie congénitale est le même que dans l'ovulation spontanée. Le clomiphène est le médicament le plus utilisé à cette fin. L'emploi du clomiphène de façon empirique est inefficace, coûteux et inutile. Il doit être réservé aux oligo-anovulations avec persistance d'activité oestrogénique.

La résection cunéiforme, autrefois populaire, est réservée aux rares cas résistant au clomiphène et à des variantes de ce traitement (addition de HCG, prétraitement aux agonistes du LH-RH). L'utilisation de la bromocriptine pour traiter l'adénome à prolactine atteint des taux de succès de plus de 80 % sans risque pour le foetus. L'emploi du LH-RH de façon «pulsatile» (pompe) remplace une fonction hypothalamique déficiente et est indiqué dans les aménorrhées d'origine hypothalamique. Les gonadotropines hypophysaires par injection quotidienne réussissent à reproduire un cycle ovarien normal et une ovulation parfois multiple.

Ceci doit être réservé à l'insuffisance hypophysaire (syndrome de Sheehan, postchirurgie).

L'endométriose à tous ses stades nécessite un traitement médical qui, pour les formes graves, est associé à la chirurgie. Jusqu'à tout récemment, ce traitement reposait sur la pilule anticonceptionnelle, les progestatifs et le danazol; il s'est enrichi d'une nouvelle classe de médicaments, les analogues du LH-RH qui bloquent l'axe hypophyso-ovarien en produisant moins d'effets secondaires que les médicaments plus anciens. Les résultats à long terme de ces nouveaux produits ne sont pas encore connus. Pour l'homme, le tableau est plus sombre. À part le traitement d'infections récentes à chlamydia ou de prostatite chronique, la correction de la varicocèle et peut-être rarement une reconstruction des canaux déférents, le problème de l'infertilité ne peut en général être corrigé. L'insémination artificielle homologue (IAH) dans l'oligospermie est très décevante, même après application de techniques pour tenter d'améliorer le pouvoir fécondant du sperme. L'insémination artificielle par donneur est très efficace. Elle doit être pratiquée sous un contrôle strict pour éviter tout risque de transmission de MTS et surtout du SIDA. Le clomiphène chez l'homme améliore le spermogramme dans environ 20 % des cas quand le taux de FSH plasmatique est normal.

LES TRAITEMENTS CHIRURGICAUX

L'avènement de la microchirurgie a permis de gros progrès dans le traitement de l'infertilité féminine et masculine. La technique microchirurgicale actuellement bien codifiée entraînant une manipulation délicate des tissus avec des instruments fins, l'utilisation de fils non résorbables, l'électrocautérisation, l'agrandissement au microscope ou à la loupe, permet de traiter la plupart des obstructions tubaires avec de bons résultats. Cependant, cette chirurgie ne doit être entreprise qu'après une investigation complète et le traitement des infections chroniques actives. Il reste que dans les groupes non sélectionnés, le taux de grossesse ectopique demeure très élevé après la chirurgie. Les ligatures tubaires chez de jeunes femmes sont devenues une cause non négligeable d'infertilité (10 % des consultations). La microchirurgie là aussi se révèle d'une grande efficacité, quand il n'existe aucune autre cause d'infertilité. De même du côté de l'homme, les obstructions congénitales ou acquises des canaux spermatiques peuvent être opérées par microchirurgie avec des taux de succès d'environ 50 %. Malgré l'obtention d'une reperméabilisation, la fécondité n'est pas assurée en raison de la production d'auto-anticorps antispermatozoïdes secondaire à l'obstruction chronique. La cure de la varicocèle représente une chirurgie mineure dont le succès est variable suivant les auteurs, pouvant atteindre, selon certains, un taux de 50 %. D'autres mettent en doute ces résultats et vont même jusqu'à remettre en question la liaison entre varicocèle et infertilité.

LES NOUVELLES TECHNOLOGIES DE LA REPRODUCTION

L'apport le plus récent et le plus spectaculaire au traitement de l'infertilité est sans conteste la fertilisation extracorporelle qui permet de «court-circuiter» les trompes défaillantes ou obstruées. Plusieurs niveaux d'intervention sont possibles. Les trois plus importants sont :

1. La FIV (fertilisation *in vitro*) qui consiste à fertiliser l'ovule en éprouvette puis à réimplanter l'oeuf fécondé dans l'utérus.
2. La ZIFT (*zygote intrafallopian transfer*) où on réimplante plus précocément dans la trompe l'ovule fécondé en éprouvette.
3. La GIFT (*gamete intrafallopian transfer*) où les gamètes (ovules et spermatozoïdes) sont réinjectés dans la trompe. En principe, l'indication stricte de la FIV est le facteur tubaire inopérable, celle de la ZIFT et de la GIFT, le facteur cervical résistant à tout autre traitement. La différence entre les techniques ZIFT et GIFT consistent en l'obtention d'une preuve du pouvoir fécondant des spermatozoïdes dans la première, alors qu'on ne l'a pas dans la deuxième. Toutes ces techniques peuvent se faire au cours d'un cycle normal ou après hyperstimulation, pour augmenter le nombre d'ovules disponibles et le nombre d'embryons aptes à être réimplantés. On en arrive même à la possibilité de congeler des embryons pour les réutiliser beaucoup plus tard lors d'une nouvelle grossesse. Les indications de FIV ont vite débordé les indications premières pour s'étendre aux cas d'oligospermie, d'endométriose et d'infertilité inexpliquée, bref à tous les cas d'infertilité rebelle de plus de trois ans de traitement en clinique de fertilité.

Le taux de succès reste faible, les fausses couches et les grossesses ectopiques fréquentes; on ne peut éviter les risques de surstimulation et de grossesse multiple. Ces traitements imposent un stress physique et émotionnel bien difficile à supporter par nombre de couples. Le coût financier de la méthode est souvent prohibitif. Des problèmes d'éthique se posent quant à l'utilité du recours à ces techniques, quand on considère le rapport coût-bénéfice pour la collectivité. On reproche à bien des centres de manipuler les taux de succès. Le problème des embryons congelés et de leur devenir demeure un sujet préoccupant pour les couples et le législateur. Leur utilisation pour la recherche pose un problème grave, en même temps qu'elle ouvre des possibilités diagnostiques et thérapeutiques dont les limites sont à ce jour imprévisibles. Le don d'ovule et d'embryon est venu encore compliquer cet imbroglio. Certains pays discutent d'une législation appropriée à toutes ces nouveautés qui soulèvent des questions fondamentales sur le devenir de la reproduction humaine. La mère porteuse ainsi que la grossesse par IAD chez la femme seule sont des exemples où l'éthique professionnelle et la morale naturelle en rapport avec la reproduction humaine ont été battues en brèche.

Bien que la situation soit encourageante pour les femmes et frustrante pour les hommes, il n'en demeure pas moins que 50 à 60 % des «couples infertiles» pourront un jour procréer et profiter des «joies» que procure l'éducation d'un enfant.

RÉFÉRENCES

Les gonades

Abramovici Y, Guillet F, Matte R, Chaieb L, Bélanger R. La spironolactone dans l'hirsutisme idiopathique - évaluation clinique et biologique du traitement. Ann Endocrinol 1983; 44: 393-396.

Bancroft J. Diseases of Sex and Sexuality. Clin Endocrinol Metab 1983; 11.

Boisselle A, Tremblay RR. New Therapeutic Approach to the Hirsute Patient. Fertil Steril 1979; 32: 276-279.

Collu R, Ducharme JR, Guyda H, (eds). Pediatric Endocrinology, Comprehensive Endocrinology Series. Raven Press, New York 1981.

Ducharme JR, Collu R. L'adolescence - puberté dans médecine de l'adolescence. Presses de l'Université de Montréal, Montréal 1985.

Finkelstein JS, Klibanski, Neer RM, *et al.* Increases in Bone Density During Treatment of Men with Idiopathic Hypogonadotropic Hypogonadism. J Clin Endocrinol Metab 1989; 69: 776-783.

Fugère P. Les contraceptifs oraux : mise à jour. Union Med Canada 1982; 112: 109-112.

Geva TE, Hurwitz A, Vecsei P, *et al.* Secondary Biosynthetic Defects in Women with Late-Onset Congenital Adrenal Hyperplasia. N Engl J Med 1990; 323: 855-863.

Jost A, Vigier B, Prépin J, Perchellet JP. Studies on Sex Differentiation in Mammals. Recent Prog Horm Res 1973; 29: 1.

Mckenna TJ. Current Concepts : Pathogenesis and Treatment of Polycystic Ovary Syndrome. N Engl J Med 1988; 318: 558.

Pasquali R, Antenucci D, Casimirri F, *et al.* Clinical and Hormonal Characteristics of Obese Amenorrheic Hyperandrogenic Women Before and After Weight Loss. J Clin Endocrinol Metab 1989; 68: 173-179.

Richman RA, Kirsch LL. Testosterone Treatment in Adolescent Boys with Constitutional Delay in Growth and Development. N Engl J Med 1988; 319: 1563-1567.

Rittmaster RS. Hyperandrogenism — What is Normal? New Engl J Med 1992; 327: 194-196.

SchwankLaus JD, Currie J, Jaffe MJ, *et al.* Neurologic Findings in Men with Isolated Hypogonadotropic Hypogonadism. Neurology 1989; 39: 223-226.

Ste-Marie LG, Matte R, Boucher A *et al.* Spermatogenesis Induced by Prolonged Pulsatile Subcutaneous GnRH in Hypogonadotropic Hypogonadism. 5th Forum of Andrology, Copenhague, Danemark, 1987.

Siegel SF, Finegold DN, Lanes R, *et al.* ACTH Stimulation Tests and Plasma Dehydroepiandrosterone Sulfate Levels in Women with Hirsutism. N Engl J Med 1990; 323: 849-854.

Taylor R, Smith NM, Angu B, *et al.* Return of Fertility After Twelve Years of Auto-Immune Ovarian Failure. Clin Endocrinol 1989; 31: 305-308.

Impuissance

Krane RJ, Goldstein I, Saenz de Tejada I. Impotence. N Engl J Med 1989; 321: 1648-1658.

Ménopause

Campbell S, *et al.* Estrogen Therapy in the Menopausal Syndrome. Clinics Obst Gyn 1977; 4: 31.

Christiansen C. Bone Mass in Postmenopausal Women After Withdrawal of Estrogen/Progestogen Replacement Therapy. Lancet 1981; 1: 459-461.

Corporation professionnelle des médecins du Québec, août 1988.

Dupont D, Page D. Menopausal Estrogen Replacement Therapy and Breast Cancer. Arch Intern Med 1991; 151: 67-72.

Gambrell RD. The Menopause Benefits and Risks of Estrogen-Progestrogen Replacement Therapy. Intern Med 1985; 6: 10.

Grimes DA. Diagnostic Office Curetage - Heresy No Longer. Contemporary Obstet Gynecol 1986; 96.

Hammond CB, Maxson WS. Current Status of Estrogen Therapy for the Menopause. Fertil Steril 1982; 37: 5-25.

Henderson B, *et al.* Decreased Mortality in Users of Estrogen Replacement Therapy. Arch Intern Med 1991; 151: 75-78.

Henderson BE, Ross RK, Peganini-Hill A. Estrogen Use and Cardiovascular Disease. J Reprod Med 1985; 30.

LaRosa JC. Effect of Estrogen Replacement Therapy on Lipids. J Reprod Med 1985; 30.

Magos AL, Brincat M, Studd J. Amenorrhea and Endometrial Atrophy with Continuous Oral Estrogen and Progestogen Therapy in Postmenopausal Women. Obstet Gynecol 1985; 65: 496-499.

Nachtigall LE, *et al.* Estrogen Replacement Therapy : a Ten Year Prospective Study in the Relationship to Osteoporosis. Obstet Gynecol 1979; 53: 277-281.

Rena R, Wing Ph.D. *et al.* Weight Gain at the Time of Menopause. Arch Intern Med 1991; 151: 97-102.

Riggs BL, *et al.* Effects of the Fluoride/Calcium Regimen on Vertebral Fracture Occurrence in Postmenopausal Osteoporosis. N Engl J Med 1982; 306: 446-450.

Ross RK, *et al.* Menopausal Estrogen Therapy and Protection from Death from Ischaemic Heart Disease. Lancet 1981; 1: 858-860.

Rough SC, Askel S, *et al.* Continuous Estrogen-Progestogen Therapy in Menopause. Am J Obst Gynecol 1987; 157: 1449-1453.

Upton VG. Therapeutic Considerations in the Management of the Climacterix. J Reprod Med 1984; 29: 2.

Contraception

Andreiko JL. Therapeutic Uses of Gonadotrophin Releasing Hormone Analogues. Obst Gynecol Survey 1987; 42: 121.

Chez. Clinical Aspects of 3 New Progestogens : Desogestrel, Gestoden and Norgestimate. Am J Obstet Gynecol 1989.

Darney. Sustained Release Contraceptives. Current Problems in Obstetrics and Gynecology.

Directives sur le mode d'emploi des contraceptifs oraux. Direction générale de la protection de la santé. Santé et Bien-être social, Canada 1991.

Fugère P. Les contraceptifs oraux : mise à jour. Union Med Canada 1982; 112: 109-112.

Nieman L *et al.* The Progesterone Antagonist RU-486 : a Potential New Contraceptive Agent. N Engl J Med 1987; 316: 187-191.

Infertilité

Behrman SJ, Kistner RW, Patton GW, (eds). Progress in Infertility. Little Brown and Co, Boston 3rd Edition, 1988.

9

HYPONATRÉMIE, HYPERNATRÉMIE, DIABÈTE INSIPIDE

Ronald Matte, M.D., Raphaël Bélanger, M.D.

Évocation de l'époque éloignée où la vie est apparue dans les océans, les cellules de l'organisme baignent dans un environnement constitué d'eau et de sel. Des mécanismes homéostatiques efficaces assurent la stabilité de cet environnement.

La quantité totale de sodium dans le milieu extracellulaire (dont le plasma est une composante représentative et mesurable) est maintenue constante grâce au rein qui en rajuste l'excrétion en fonction de l'apport. Ainsi, lorsque l'apport sodé est nul, l'excrétion urinaire du sodium s'effondre à des taux quasi indétectables en moins de 24 heures.

Le sodium se dissout dans l'eau et maintient sa concentration plasmatique entre les limites étroites de 135 à 150 mmol/L (osmolarité de 270 à 300 mmol/kg). Étant donné les pertes inévitables par les urines, la respiration, le tractus digestif et la sudation, un apport d'eau est essentiel au maintien de la vie.

Trois mécanismes complémentaires assurent l'homéostase de l'eau :

1. *La soif* fournit l'information sur les besoins d'un apport exogène d'eau. Une personne a soif aussitôt que l'osmolarité plasmatique atteint 295 mmol/kg (figure 22).

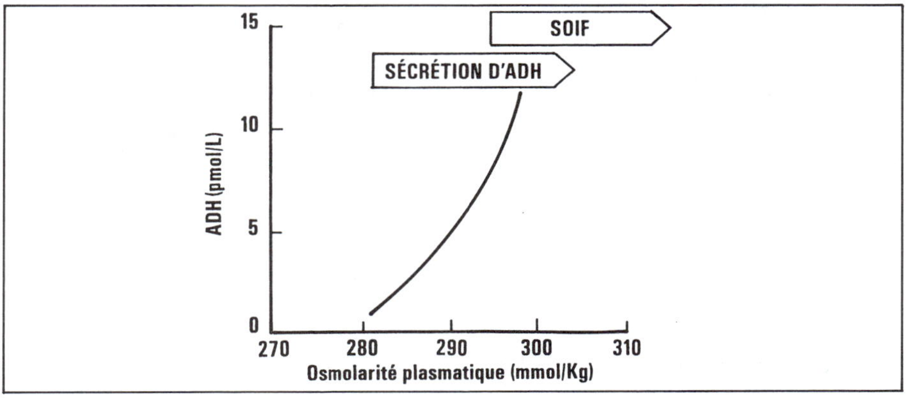

FIGURE 22 Relation entre l'osmolarité plasmatique, la sécrétion d'ADH et la soif

2. Grâce à des osmorécepteurs situés dans l'hypothalamus, *l'hormone antidiurétique* (ADH, AVP) est sécrétée lorsque l'osmolarité plasmatique dépasse 280 mmol/kg.
3. *Le rein* assure la stabilité de l'osmolarité plasmatique par sa capacité de concentrer ou de diluer les urines.
   - Lorsque l'osmolarité plasmatique tend à s'abaisser en deçà de 280 mmol/kg, la réabsorption de sodium par la branche ascendante de l'anse de Henle et l'imperméabilité des tubes collecteurs (*en l'absence d'ADH*) assurent le passage d'une urine diluée.
   - Si, au contraire, l'osmolarité plasmatique tend à s'élever, l'ADH sécrétée rend perméables les tubes collecteurs qui baignent dans une médulla hypertonique. L'eau y est réabsorbée et les urines sont concentrées.

Un rapport étroit existe donc entre l'eau et le sel; l'eau est d'abord gardienne de l'osmolarité et le sel gardien de la volémie. Ce sont les excédents ou des déficits en sel qui sont responsables de l'oedème ou de la déshydratation alors que les excédents ou les déficits en eau sont responsables des états hypo-osmolaires et hyperosmolaires. Toutefois, cette distinction n'est pas absolue. Un déficit pur en eau (diabète insipide avec ingestion insuffisante) produit une certaine contraction du volume, alors qu'un excédent (SIADH) produit une expansion. Cependant, les changements provoqués dans les volumes ne sont en rien comparables à ceux qu'engendrent les déficits ou les excédents en sel et ne se traduisent ordinairement pas en clinique par des signes tangibles de déshydratation ou d'oedème.

Des situations particulières rendent encore plus fragiles ces distinctions :

1. La soif et la sécrétion d'ADH ne dépendent pas exclusivement de l'osmolarité; elles sont déclenchées par l'hypovolémie et l'hypotension. Des récepteurs de pression et de volume situés dans l'oreillette gauche, les sinus carotidiens et l'aorte assurent la réaction de l'ADH à des stimuli non osmotiques.
2. Les mécanismes de dilution et de concentration des urines ne répondent pas uniquement à l'ADH mais peuvent être altérés par les changements de volume. Ainsi, lorsque la filtration glomérulaire est réduite, la diminution du sodium absorbable dans la branche ascendante de l'anse de Henle et du filtrat dans les tubes collecteurs empêchent le rein de répondre aux variations des taux d'ADH. À l'inverse, une augmentation du flot sanguin rénal (perfusion prolongée de glucosé ou ingestion exagérée d'eau) peut «laver» la médulla (*washout phenomenon*) et réduire ainsi le pouvoir de concentration des urines.

Ces distinctions et ces rapprochements entre les changements de volume et les variations de l'osmolarité permettent de comprendre que les hyponatrémies et les hypernatrémies peuvent survenir dans des conditions cliniques diverses où le sodium total est soit réduit (hypovolémie), soit normal (normovolémie), soit augmenté (hypervolémie).

En pratique hospitalière, les problèmes d'hyponatrémie sont courants. En plus de toutes les conditions qui produisent des hypovolémies et des hypervolémies, le cancer du poumon, les médicaments et l'alimentation parentérale peuvent contribuer, dans une large mesure, à en faire un problème important. Les hypernatrémies sont moins fréquentes mais l'utilisation des bicarbonates dans les cas d'arrêt cardiaque, les comas hyperosmolaires et les traumatismes crâniens atténuent son caractère exceptionnel. L'organisme réagit violemment lorsque l'intégrité de son milieu intérieur est menacée. Au-delà d'un certain seuil de tolérance, les changements de concentration du sodium s'expriment en clinique par des troubles du comportement, le coma et, d'une manière non exceptionnelle, la mort. En fait, les problèmes liés à l'osmolarité constituent, après l'acidose diabétique et l'hypoglycémie, l'étiologie la plus fréquente des comas endocriniens. Heureusement, une approche rationnelle permet non seulement de reconnaître ces problèmes mais aussi d'envisager des mesures thérapeutiques appropriées.

LES HYPONATRÉMIES

Un sodium plasmatique inférieur à 135 mmol/L définit l'hyponatrémie. L'hyperglycémie, l'hypertriglycéridémie et l'hyperprotéinémie constituent trois états morbides où l'hyponatrémie n'a pas de signification pathologique. Dans l'hyperglycémie, l'hyponatrémie lorsqu'elle existe est un mécanisme de compensation qui tend à corriger l'hyperosmolarité qu'induit le glucose. En effet, chaque excédent de 10 mmol/L de glucose comporte une charge osmotique de 10 mmol qui peut être neutralisée par une diminution de 5 mmol/L du sodium circulant (10 mmol/L de NaCl). L'hyponatrémie associée à l'hyperglycémie est donc physiologique. Dans l'hyperlipémie et l'hyperprotéinémie, l'hyponatrémie est apparente, le volume plasmatique réel est diminué par le volume qu'occupent les triglycérides et les protéines.

Toute hyponatrémie vraie est, par définition, dilutionnelle. Plusieurs réservent à tort ce terme pour les seules conditions où le mécanisme responsable de l'hyponatrémie est un excédent absolu en eau (intoxication à l'eau, SIADH). Mais même dans les situations où il y a un déficit absolu et en eau et en sel, la présence d'une hyponatrémie entraîne nécessairement un excédent relatif en eau (déficit plus marqué en sodium). Le tableau 49 résume les caractéristiques cliniques et biologiques essentielles des hyponatrémies.

TABLEAU 49 SCHÉMA GÉNÉRAL DES HYPONATRÉMIES : CARACTÉRISTIQUES CLINIQUES, ÉTIOLOGIES, DIAGNOSTIC ET TRAITEMENT

	Sodium total diminué		Sodium total normal	Sodium total augmenté
CLINIQUE	Déshydratation		Absence d'oedème et de déshydratation	Oedème
ÉTIOLOGIES	*Pertes rénales de sodium* Diurétiques Insuffisance surrénalienne Néphropathies	*Déficit extrarénal* Vomissements Fistules Brûlures Pancréatites	SIADH Intoxication à l'eau Douleur Émotion	Syndrome néphrotique Cirrhose Insuffisance cardiaque Hypoprotéinémie
URINES	Sodium ≥ 20 mmol/L	Sodium ≤ 10 mmol/L	Sodium ≥ 20 mmol/L	Sodium ≤ 10 mmol/L (sauf insuffisance rénale sodium ≥ 20 mmol/L)
Traitement	Salin physiologique		Restriction hydrique	Diurétique Restriction hydrique

APPROCHE CLINIQUE

Hyponatrémie associée à un sodium total augmenté (hypervolémie)

La présence d'oedème caractérise cette condition. La diminution du volume circulant efficace provoque un état d'hyperaldostéronisme avec rétention de sodium. Autant dans l'insuffisance cardiaque que dans l'hypoprotéinémie (cirrhose, syndrome néphrotique), la présence de l'hyponatrémie associée est souvent un critère de gravité. Une soif exagérée et une diminution du pouvoir de dilution du rein semblent être les facteurs déterminants de l'apparition de l'hyponatrémie. L'urine est concentrée ($\geq$ 400 mmol/kg) et le sodium urinaire effondré.

Hyponatrémie associée à un sodium total diminué (hypovolémie)

Les patients qui souffrent de cette condition sont déshydratés avec persistance du pli cutané et tendance à l'hypotension artérielle. L'hyponatrémie se développe parce que l'hypovolémie stimule la soif et provoque une sécrétion d'hormone antidiurétique. L'urine est concentrée et, à l'exception des conditions où il y a une perte rénale de sodium (néphropathie avec perte de sel, insuffisance surrénalienne, diurétiques), le sodium urinaire est abaissé.

Hyponatrémie associée à un sodium total normal (normovolémie)

Il en existe deux causes : l'intoxication à l'eau et le SIADH.

Intoxication à l'eau - L'intoxication à l'eau pure est rare. La plupart des cas ont été décrits chez des schizophrènes potomanes (ingestion de 20 à 50 litres d'eau). Les gros buveurs de bière peuvent présenter une intoxication à l'eau, particulièrement lors d'une compétition (ingestion de 10 à 20 litres de bière en quelques heures). Une perfusion intempestive de glucose chez des patients dont la fonction rénale est altérée est une autre cause qu'on observe à l'occasion. Les urines sont diluées ($\leq$ 100 mmol/kg) et le sodium urinaire normal (selon apport).

SIADH (sécrétion inappropriée d'hormone antidiurétique) - Ce syndrome définit toute situation où la sécrétion d'ADH persiste malgré une hypo-osmolarité plasmatique. Il est caractérisé par une hyponatrémie, une hypo-osmolarité plasmatique, des urines non maximalement diluées (osmolarité urinaire le plus souvent supérieure à l'osmolarité plasmatique) et une natriurèse normale, en l'absence d'insuffisance rénale, d'oedème et de déshydratation. De toutes les causes énumérées dans le tableau 50, le cancer du poumon (à petites cellules) et les médicaments sont les causes les plus fréquentes.

TABLEAU 50 SIADH : ÉTIOLOGIES

Cancers :	Cancer du poumon à petites cellules (*oat-cell*) Cancer du pancréas Hodgkin, lymphosarcome Thymome
Maladies pulmonaires :	Tuberculose Pneumonie
Maladies du SNC :	Traumatisme crânien Hématome sous-dural Méningo-encéphalites Guillain-Barré
Maladies systémiques :	Myxoedème Porphyrie Lupus érythémateux
Médicaments :	Antidépresseurs tricycliques Barbituriques Chlorpropamide Vincristine Cyclophosphamide Carbamazépine (Tégrétol) Anesthésie générale Clofibrate Oxytocine Narcotiques, etc.

SYMPTÔMES : NOTIONS DE PHYSIOPATHOLOGIE

Quelle que soit l'étiologie de l'hyponatrémie, les symptômes dépendent de la rapidité d'installation et du degré d'hyponatrémie.

On observe rarement des symptômes majeurs à moins que la natrémie ne baisse en deçà de 125 mmol/L. Les signes et les symptômes sont peu spécifiques et se caractérisent par de la fatigue, des nausées, des vomissements, des crampes musculaires et un état confusionnel. C'est avec une natrémie inférieure à 120 mmol/L qu'on peut rencontrer des complications sérieuses et le rythme avec lequel s'est développée l'hyponatrémie devient alors le facteur important. Lorsque ce rythme est rapide (moins de deux ou trois jours), on peut être confronté à une évolution rapide vers un arrêt respiratoire, un coma profond et la mort avec des natrémies parfois à peine inférieures à 120 mmol/L. Cette situation n'est pas rare, en particulier en période postopératoire (ou chez des patients ayant reçu de l'oxytocine), suite à des perfusions intempestives de glucose. À l'inverse, avec les hyponatrémies chroniques (le plus souvent secondaires à un SIADH ou la prise de diurétiques), on peut avoir la surprise d'observer un patient encore conscient alors que la natrémie est bien inférieure à 110 mmol/L.

On connaît maintenant mieux les mécanismes physiopathologiques pouvant expliquer une telle diversité dans le tableau clinique. Dans *l'hyponatrémie aiguë* (qui se développe à un rythme supérieur à 0,5 mmol/L/heure), il y a passage d'eau du milieu extracellulaire hypotonique vers le milieu intracellulaire relativement hypertonique. Il s'ensuit un oedème cellulaire. Étant donné que la cavité crânienne n'est pas élastique, cet oedème cellulaire produit une hypertension intracrânienne, parfois avec engagement des amygdales cérébelleuses et évolution catastrophique. Dans *l'hyponatrémie chronique*, un tel gradient entre le milieu intracellulaire et extracellulaire n'existe pas.

ÉVALUATION BIOLOGIQUE

Même si le tableau clinique est peu spécifique, la mesure des électrolytes est essentielle chez tout patient susceptible de présenter une hyponatrémie (oedème, déshydratation, cancer, médicaments). Une fois l'hyponatrémie démontrée, des examens biologiques complémentaires permettent alors d'asseoir le diagnostic étiologique. Une *ponction sanguine* permet de mesurer les éléments suivants : sodium, potassium, urée, créatinine, acide urique, osmolarité, glucose, hématocrite et hémoglobine.

L'*examen des urines* comprend la mesure du volume, du sodium et de l'osmolarité. Selon l'étiologie, un *bilan hépatique*, *thyroïdien* ou *surrénalien* peut s'avérer nécessaire. Les endocrinologues peuvent à l'occasion pratiquer un test provocatif à l'eau et évaluer la réaction de l'ADH à divers stimuli afin de préciser la dynamique de la sécrétion d'ADH.

Toutes les hyponatrémies sont associées à une hypo-osmolarité plasmatique sauf les hyponatrémies associées à l'hyperglycémie, l'insuffisance rénale et l'infusion de mannitol.

Le sodium urinaire est abaissé sauf dans le SIADH et les conditions qui causent une perte urinaire de sodium. L'osmolarité urinaire est élevée par rapport au plasma dans toutes les conditions sauf dans l'intoxication à l'eau et chez les patients hypovolémiques à la suite d'une perte urinaire de sodium. L'urée tend à être basse et la créatinine normale dans les hyponatrémies associées à une normovolémie, ce qui donne un rapport urée/créatinine abaissé. Dans les autres conditions, ce rapport est en général élevé. Enfin, la concentration plasmatique d'acide urique est diminuée dans le SIADH.

TRAITEMENT

Hyponatrémie grave

Les considérations physiopathologiques mettant en jeu l'osmolarité du milieu intracellulaire du tissu cérébral sont tout aussi importantes lorsqu'il s'agit de corriger l'hyponatrémie. Une controverse a longtemps existé parmi les experts en ce qui touche la vitesse de correction de l'hyponatrémie avec un salin hypertonique. Lors des corrections rapides, on a rapporté, à plusieurs reprises, un tableau de quadraparésie, dysarthrie, dysphagie et hypotension alors que l'autopsie révélait, le plus souvent, une *myélinolyse pontine centrale* (CPM). Cette myélinolyse surviendrait à la suite d'un état de déshydratation intracellulaire consécutif à un passage d'eau du milieu intracellulaire vers le milieu extracellulaire dont l'hypotonie a été corrigée par la perfusion hypertonique. Dans *l'hyponatrémie aiguë*, l'osmolarité intracellulaire est normale et cette complication ne survient pas. Dans leur revue de la littérature, Cluitmans et Meinders en viennent à la conclusion que la correction rapide de l'hyponatrémie aiguë est nécessaire si l'on veut diminuer la mortalité et la morbidité associées à cette condition. Ils conseillent donc une correction de l'osmolarité à un rythme supérieur à 1 mmol/L/heure. Avec une perfusion de salin 5 %, 300 cc en 4 heures, on peut habituellement élever le sodium plasmatique chez l'adulte à des taux suffisants pour prévenir ou corriger les symptômes graves. Dans *l'hyponatrémie chronique*, étant donné que la cellule cérébrale s'est départie d'une partie de son sodium intracellulaire, la correction de l'hyponatrémie doit nécessairement être lente, à un rythme inférieur à 0,5 mmol/L/heure. En effet, un tableau de myélinolyse s'est développé chez 43 des 71 patients (62 %) lorsque la natrémie fut corrigée à un rythme supérieur à 0,5 mmol/L/heure mais chez seulement un des 46 patients (2 %) corrigés à un rythme inférieur à 0,5 mmol/L. On a noté, par ailleurs, que même avec des corrections rapides, les complications neurologiques étaient rares chez les patients qui, en même temps que la perfusion hypertonique, recevaient aussi du furosemide. Le furosemide minimise l'hypervolémie et son utilisation est impérative chez tout patient dont la réserve cardiaque est réduite.

Comment maintenant distinguer l'hyponatrémie aiguë de l'hyponatrémie chronique? Si on a un bilan électrolytique normal quelques jours avant la découverte de l'hyponatrémie, il est facile de mesurer le rythme avec lequel le sodium s'est abaissé. Si par ailleurs on a une histoire de perfusion d'oxytocine combinée à de larges quantités de liquides hypotoniques, ou une surhydratation hypotonique en période postopératoire, on peut présumer qu'on est en présence d'une hyponatrémie aiguë. En l'absence d'une telle histoire, et plus particulièrement chez les patients utilisant des diurétiques ou présentant un SIADH (dans ces deux dernières conditions, le sodium urinaire sera supérieur à 20 mmol/L), le diagnostic d'hyponatrémie chronique est le plus probable. Lorsque l'histoire, l'examen et l'évaluation biologique ne permettent pas de dissiper le doute, Cluitmans et Meinders concluent : «une correction rapide avec furosemide est probablement la meilleure stratégie». Dans ce cas, on peut atténuer l'hypervolémie par l'injection de furosemide 40 mg IV/heure et le salin hypertonique perfusé selon la diurèse. Des surplus de potassium s'avèrent alors souvent nécessaires. Si l'insuffisance cardiaque est grave ou si la fonction rénale est affectée, la dialyse est la meilleure solution.

Hyponatrémie moins grave (sodium ≥ 115 ≤ 135 mmol/L)

La *restriction hydrique* est le moyen le plus efficace pour corriger l'hyponatrémie associée à une volémie normale ou augmentée. Il suffit alors de limiter les ingesta à environ 600 cc par jour. On doit informer de ces mesures le personnel infirmier, celui des cuisines et les visiteurs. La *déméclocycline* à la dose d'un gramme par jour est efficace car elle atténue au niveau du rein l'action de l'hormone antidiurétique. On l'utilise habituellement pour un traitement à long terme. Dans le cas du cancer, l'évolution du sodium sérique est un marqueur privilégié du succès ou de l'échec d'une éventuelle thérapie. Dans le cas de l'hyponatrémie liée à une déshydratation, l'utilisation de *salin physiologique* s'impose.

LES HYPERNATRÉMIES

Alors que la limite supérieure normale du sodium se situe autour de 150 mmol/L, on observe rarement une hypernatrémie symptomatique avec un sodium en deçà de 160 mmol/L. Cette condition est plus rare que l'hyponatrémie mais on l'observe avec une certaine fréquence chez les bébés et les vieillards. La présence d'une hypernatrémie entraîne nécessairement un déficit absolu ou relatif en eau par rapport au sodium.

APPROCHE CLINIQUE

Les signes et les symptômes liés à l'hypernatrémie dépendent du degré d'hypernatrémie et de la rapidité de son installation. Comme pour l'hyponatrémie, le tableau clinique est peu spécifique et le diagnostic repose avant tout sur la mesure des électrolytes, plus particulièrement dans les situations où l'hypernatrémie est une complication plausible. L'irritabilité, l'augmentation du tonus musculaire, l'exagération des réflexes, la fièvre et surtout des manifestations neurologiques (convulsions, mouvements choréiformes, hémiplégie, coma) constituent le tableau clinique qu'on observe généralement. Les séquelles neurologiques permanentes (hémiparésie, etc.) ne sont pas rares et le taux de mortalité est élevé (20 à 50 %) pour toutes les formes graves d'hypernatrémie.

TABLEAU 51 CLASSIFICATION DES HYPERNATRÉMIES

Sodium total normal	Sodium total augmenté	Sodium total diminué
Diabète insipide Hypernatrémie essentielle (hypodipsie)	Avortement avec NaCl Ingestion d'eau de mer Administration de bicarbonates (arrêt cardiaque) Solutés inappropriés	Gastroentérites Diurèse osmotique (hyperglycémie) Sudation excessive

Hypernatrémie associée à un sodium total augmenté

L'utilisation exagérée de bicarbonates dans l'acidose, l'utilisation de NaCl dans les avortements ou comme émétique, des erreurs dans la nutrition parentérale (plus particulièrement chez les enfants), l'ingestion d'eau de mer sont toutes des conditions qui occasionnent parfois une hypernatrémie avec excédent de sodium. L'hypervolémie induite peut se manifester par de l'oedème et une décompensation cardiaque.

Hypernatrémie associée à un sodium total diminué

La gastroentérite est la cause principale de ce désordre électrolytique chez le nourrisson. Chez l'adulte, la diurèse osmotique observée au cours d'une hyperglycémie majeure (glycémie au-delà de 30 mmol/L) peut provoquer un déficit en eau si l'ingestion d'eau n'a pas été possible (patient comateux) ou si des vomissements se produisent. L'hyperosmolarité que provoque la coexistence d'une hyperglycémie et d'une hypernatrémie peut être dramatique. Le taux de mortalité dans ces comas hyperosmolaires demeure très élevé (environ 50 %) en dépit d'un traitement approprié. La sudation excessive sans apport d'eau constitue une autre circonstance où l'on observe l'hypernatrémie. Tous les patients qui présentent une hypernatrémie avec une diminution du sodium total sont toujours gravement déshydratés.

Hypernatrémie associée à un sodium total normal

Les seules étiologies de cette forme d'hypernatrémie sont le diabète insipide (hypophysaire ou néphrogénique) et les très rares hypernatrémies essentielles où le centre de la soif ne réagit plus à un seuil osmotique habituel.

ÉVALUATION BIOLOGIQUE

Quand les examens biologiques confirment l'hypernatrémie, l'histoire et l'examen du patient demeurent les éléments essentiels qui permettent en général d'en arriver à un diagnostic étiologique précis. Des mesures du sodium urinaire, de la glycémie, de la glycosurie, du pH sanguin, de la créatinine complètent l'investigation. Un sodium urinaire au-delà de 50 mmol/L confirme le diagnostic d'hypernatrémie associée à un sodium total augmenté. Dans les autres conditions, le sodium urinaire est soit diminué (hypovolémie), soit normal (diabète insipide).

TRAITEMENT

Quelle que soit la cause de l'hypernatrémie, le traitement réside au départ dans l'administration de liquide hypotonique. L'eau pure *per os* est le traitement idéal des hypernatrémies avec sodium total normal. Si l'hypernatrémie est grave ou que le patient est incapable d'ingérer assez d'eau, les solutés glucosés constituent le meilleur choix.

Si *le sodium total est augmenté* et que le patient est oedémateux, on doit donner un diurétique en association avec la thérapie hypotonique. Lorsque *le sodium total est diminué* et le patient déshydraté, l'hydratation avec du salin hypotonique s'impose. Il peut être dangereux de corriger l'hypernatrémie trop rapidement et le débit des perfusions doit être ralenti lorsque le sodium est en deçà de 160 mEq/L. Une exception à cette règle est le coma hyperosmolaire dans lequel l'hydratation doit être intense (1 litre/heure).

DIABÈTE INSIPIDE

APPROCHE CLINIQUE

Le *diabète insipide* est un syndrome polyuropolydipsique dont la cause est une déficience complète ou partielle d'ADH ou une absence de la réponse rénale à cette hormone (tableau 52). La distinction entre ces deux types de diabète insipide s'établit au moyen de la mesure plasmatique de la vasopressine ou de la réponse à une injection d'ADH. Lorsque le diabète insipide est complet, la diurèse dépasse souvent 10 litres par jour et l'osmolarité urinaire se maintient habituellement en deçà de 100 mmol/kg. On doit distinguer le diabète insipide de la *potomanie*. La potomanie est une impulsion qui pousse certains patients à boire des quantités d'eau parfois phénoménales. Dans les formes mineures, le rein reprend facilement son pouvoir de concentration aussitôt que l'ingestion exagérée cesse. Les grands potomanes en viennent cependant à provoquer chez eux un véritable diabète insipide fonctionnel. Dans cette condition, la médulla du rein, «lavée» par la diurèse aqueuse prolongée, ne permet plus une réponse normale à l'action de l'ADH ou à une injection de vasopressine. Rarement la potomanie doit-elle être mise sur le compte d'une anomalie du centre de la soif.

Le diabète insipide sera la cause d'une hypernatrémie si le patient est incapable d'ingérer une quantité d'eau proportionnelle à la diurèse. Cette situation peut survenir lorsque son état de conscience est altéré, s'il vomit et, assez souvent, en période postopératoire mal surveillée. Dans des circonstances normales, le centre de la soif constitue une barrière protectrice contre l'hypernatrémie. L'hypernatrémie essentielle est heureusement rare. Certains patients ont une lésion (tumeur, etc.) qui touche simultanément la sécrétion d'ADH et le centre de la soif. On a décrit récemment une autre forme de diabète insipide qui survient durant la grossesse, résiste à la vasopressine mais répond au DDAVP. Ce diabète insipide est provoqué par une «vasopressinase» sécrétée par le placenta. Cette enzyme ne détruit pas l'arginine vasopressine (DDAVP).

L'histoire, l'examen physique et le contexte dans lequel se trouve le patient permettent parfois d'établir certaines des causes énumérées dans le tableau 52 (chirurgie, tumeur hypophysaire, histoire familiale, lithium, troubles électrolytiques). Mais, souvent, l'examen clinique et les analyses de laboratoire usuelles ne parviendront pas à établir l'étiologie du syndrome. Des troubles de la personnalité pourront orienter vers un diagnostic de potomanie avec cependant assez d'exceptions pour devoir rendre l'investigation nécessaire.

TABLEAU 52 ÉTIOLOGIES DU DIABÈTE INSIPIDE

Déficit en ADH	Néphrogénique
IDIOPATHIQUE Familial (autosomal dominant) Sporadique	IDIOPATHIQUE Familial (lié au X, récessif) Sporadique
SECONDAIRE Traumatismes crâniens Chirurgie Tumeurs (hypothal. et hypophys.) Métastases Craniopharyngiome Granulomes (sarcoïdose, histiocytose) Infections (méningite, encéphalite) Mal. vasculaire (Sheehan, vasculite, PAN, etc.) Maladie auto-immune Grossesse (vasopressinase)	SECONDAIRE Maladies rénales (reins polykystiques, pyélonéphrite, postobstruction) Troubles électrolytiques (hypokaliémie, hypercalcémie) Médicaments (lithium, déméclocycline, colchicine, barbituriques) Autres (sarcoïdose, myélome, anémie falciforme)
POLYDIPSIE PRIMAIRE Potomanie (psychogénique) Lésion du centre de la soif (idiopathique, sarcoïdose, vasculite)	

INVESTIGATION

Le diagnostic de diabète insipide est évoqué en présence d'une polyurie hypotonique. Le débit urinaire dépasse trois litres par jour et l'osmolarité urinaire se maintient en bas de 300 mmol/L. La valeur simple de la natrémie permet souvent de distinguer le diabète insipide (Na $\geq$ 145 mmol/L) de la potomanie (Na $\leq$ 140 mmol). Un test de déshydratation, la réponse à l'injection de vasopressine et la mesure de la vasopressine permettront de distinguer les diabètes insipides centraux et néphrogéniques, les diabètes insipides complets et partiels et, plus difficilement, certaines potomanies et les diabètes insipides partiels (figure 23).

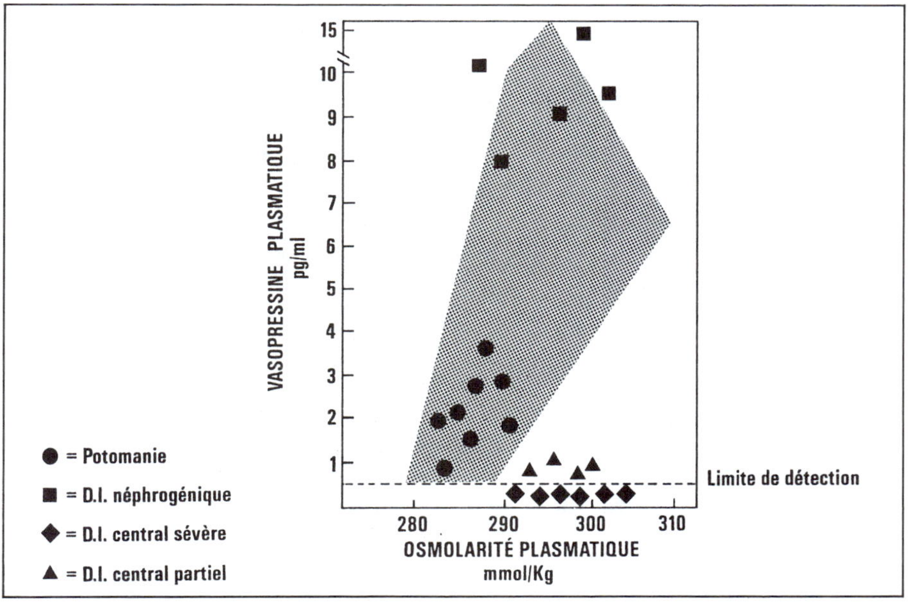

FIGURE 23 Relation entre l'ADH et l'osmolarité plasmatique dans le diabète insipide

Le test de déshydratation

On mesure d'abord l'osmolarité plasmatique, la natrémie et l'osmolarité urinaire. Si l'osmolarité plasmatique et la natrémie dépassent respectivement 295 mmol/kg et 145 mmol/L en présence d'une osmolarité urinaire basse, le diagnostic de potomanie peut être exclu et le test de déshydratation doit être annulé. Une injection de vasopressine (5 IU SC) ou de DDAVP (1 μg SC) permettra alors de distinguer le diabète insipide central (augmentation de plus de 100 % de l'osmolarité urinaire de 60 à 120 minutes après l'injection) du diabète insipide néphrogénique (augmentation de moins de 50 % de l'osmolarité urinaire). Lorsque l'osmolarité plasmatique est inférieure à 295 mmol/kg, on poursuit la déshydratation. On cesse le test lorsque l'osmolarité urinaire demeure identique à trois reprises (à 60 minutes d'intervalle) ou lorsque le patient a perdu plus de 5 % de son poids corporel. On procède alors à l'injection de vasopressine ou de DDAVP.

Si l'osmolarité plasmatique ne s'élève pas et que le poids ne s'abaisse pas en fonction de la polyurie, on doit soupçonner une ingestion d'eau en cachette. À ce moment là, une perfusion de salin hypertonique (salin 3 % à un rythme de 0,1 ml/kg/minute pendant une ou deux heures) peut s'avérer nécessaire. Si, au cours du test de déshydratation, l'osmolarité urinaire dépasse l'osmolarité plasmatique, le patient a soit une potomanie, soit un diabète insipide partiel (central ou néphrogénique). Dans ces conditions, la mesure de la vasopressine plasmatique en fonction de l'osmolarité plasmatique (figure 23) permettra de préciser le diagnostic. Les niveaux d'ADH sont effondrés dans le diabète insipide d'origine centrale, sont normaux dans la potomanie et sont élevés dans les diabètes insipides d'origine rénale.

La mesure de l'urée

En situation d'urgence, on peut être confronté à un patient inconscient, déshydraté et hypernatrémique (Na $\geq$ 155 mmol/L). Dans ces conditions, une mesure de l'urée (le plus souvent disponible dans les examens faits de routine) permettra au clinicien averti de départager les sujets présentant un diabète insipide central et les patients déshydratés par d'autres causes. En effet, l'ADH est nécessaire au niveau rénal pour la réabsorption (tubules proximaux) de l'urée. L'urée est donc élevée dans tous les cas ou, secondairement à la déshydratation, les niveaux d'ADH sont élevés et l'urée reste basse dans le diabète insipide central. L'histoire, le contexte dans lequel se trouve le patient (chirurgie crânienne par exemple), le débit et l'osmolarité urinaire viendront évidemment confirmer le diagnostic.

TRAITEMENT

Les patients avec un diabète insipide peuvent survivre sans médication grâce au mécanisme compensateur de la soif. Cependant, la polyurie devient alors un handicap sérieux. Elle rend le sommeil difficile et peut engendrer des distensions de la vessie et même une hydronéphrose. Le traitement de choix du diabète insipide central est le DDAVP (1 désamino D arginine vasopressine). Ce composé analogue synthétique possède l'avantage d'être dépourvu d'effet vasculaire et son action prolongée permet un contrôle adéquat de la diurèse avec une insufflation nasale (5 à 20 μg) toutes les 12 heures. Il est maintenant disponible sous forme de vaporisateur nasal. Par ailleurs, on peut traiter les déficiences partielles ou même graves en ADH par des médicaments qui augmentent la sécrétion d'ADH et potentialisent son action au niveau du rein. Le clofibrate, le chlorpropamide et le carbamazépine sont tous les trois efficaces, bien que des effets secondaires sérieux (hypoglycémie, décès) en limitent l'utilisation. Quant aux diabètes insipides néphrogéniques, la correction de l'hypokaliémie ou de l'hypercalcémie, l'utilisation de thiazides ou d'indométhacin (diabète néphrogénique congénital) et l'arrêt des médicaments inducteurs sont tous des moyens qui, selon l'étiologie, permettent une résolution ou une réduction de la diurèse excessive.

RÉFÉRENCES

Bichet D, Schrier RW. Water Metabolism in Edematous Disorders. Semin Nephrol 1984; 4: 325-333.

Cluitmans FH, Meinders AE. Management of Severe Hyponatremia: Rapid or Slow Correction? Am J Med 1990; 88: 161-166.

Comtois R, Bertrand S, Beauregard H, Vinay P. Low Serum Urea Level in Dehydrated Patients with Central Diabetes Insipidus. CMAJ 1988; 139: 965-969.

Gentric A, Baccino E, Mottier D, *et al.* Temporal Arteritis Revealed by a Syndrome of Inappropriate Secretion of Antidiuretic Hormone. Am J Med 1988; 85: 559-560.

Miller M, Dalakos T, Moses AM, *et al.* Recognition of Partial Defects in Antidiuretic Hormone Secretion. Ann Intern Med 1970; 73: 721.

Moses AM, Notman DD. Diabetes Insipidus and Syndrome of Inappropriate Antidiuretic Hormone Secretion (SIADH). Adv Intern Med 1982; 27: 73-100.

Oelkers W. Hyponatremia and Inappropriate Secretion of Vasopressin (Antidiuretic Hormone) in Patients with Hypopituitarism. N Engl J Med 1989; 321: 492-496.

Richardson DW, Robinson AG. Desmopressin. Ann Intern Med 1985; 103: 228.

Robertson GL. Syndrome of Inappropriate Antidiuresis. N Engl J Med 1989; 321: 538-539.

Robertson GL, Vokes TJ. Disorders of Antidiuretic Hormone. Endocrinol Metab Clin North Am 1988; 17: 281-299.

Schwartz WB, Bennett W, Curelop S, Bartter FC. A Syndrome of Renal Sodium Loss and Hyponatremia Probably Resulting from Inappropriate Secretion of Antidiuretic Hormone. Am J Med 1957; 23: 529-542.

10

LES HYPERCALCÉMIES, LES HYPOCALCÉMIES ET L'OSTÉOMALACIE

Jean-Hugues Brossard, M.D., Pierre D'Amour, M.D., Marielle Gascon-Barré, Ph.D., Raymond Lepage, Ph.D.

Les anomalies du métabolisme calcique sont généralement perçues comme des problèmes difficiles et rares. S'il est vrai qu'il est souvent difficile de suspecter un désordre du calcium par ses seules manifestations cliniques, un rapport d'analyse révélant une calcémie anormale n'a, par contre, rien d'exceptionnel. Pour pouvoir faire face à de telles situations, une connaissance minimale du métabolisme calcique normal est nécessaire. C'est ce que nous réviserons tout d'abord. Par la suite, nous reverrons les hypercalcémies et les hypocalcémies en nous attardant essentiellement sur la démarche clinique habituellement adoptée par le médecin confronté à de tels problèmes.

LE CONTRÔLE NORMAL DE LA CALCÉMIE

Parce qu'il joue un rôle primordial dans le maintien de nombreuses fonctions vitales de l'organisme (calcification osseuse, coagulation, dépolarisation cellulaire, sécrétion d'hormones ou de neurotransmetteurs, intégrité des membranes cellulaires, etc.), le calcium extracellulaire est étroitement contrôlé. Les limites normales du calcium sérique total varient de 2,13 à 2,58 mmol/L (8,5 à 10,3 mg/dl). La calcémie totale est constituée de trois fractions, le calcium lié aux protéines (40 %), le calcium associé à des anions (12 %) et le calcium libre ou ionisé (48 %). Seul le calcium ionisé est biologiquement actif et, s'il suit généralement le calcium total dans ses variations, ce n'est pas toujours le cas. Ainsi, une fluctuation du niveau des protéines circulantes, particulièrement de l'albumine, entraîne un changement dans la mesure de la calcémie totale dont il faut tenir compte. La calcémie doit alors être corrigée selon la formule suivante :

$$\underset{\text{(mmol/L)}}{\text{Ca total corrigé}} = \underset{\text{(mmol/L)}}{\text{Ca total mesuré}} - \frac{[\text{albumine (g/L)}-40]}{50}$$

Par ailleurs, il est possible d'obtenir le dosage du calcium ionisé, lequel n'est pas influencé par les niveaux de protéines mais dont la mesure est plus délicate. Ses limites normales vont de 1,17 à 1,29 mmol/L.

L'efficacité des processus homéostatiques maintenant les niveaux de calcium sérique est remarquable puisque la calcémie ne varie pas de plus de 5 % au cours de la journée. Pour réussir cet équilibre impressionnant, trois organes, l'intestin, l'os et le rein et deux hormones, parathormone et vitamine D, agissent de concert (figure 24). De plus, la liaison du calcium aux protéines et aux anions crée un réservoir de calcium permettant de limiter les variations de calcémie ionisée.

L'INTESTIN

Chez l'homme, le calcium est absorbé principalement par transport actif et, dans une moindre mesure, par diffusion passive tout au long de l'intestin. Le duodénum est plus efficace que le jéjunum et l'iléon pour absorber le calcium mais ces derniers, plus longs, en absorbent en fait plus des deux tiers. Le tube digestif absorbe environ 30 % du calcium qui lui est présenté chaque jour. Ce calcium provient, d'une part, de la diète, 12,5 à 25 mmol/jour (500 à 1000 mg) en Amérique du Nord et, d'autre part, des sécrétions du tube digestif, particulièrement pancréatiques, environ 4 mmol/jour (160 mg). Les sécrétions digestives expliquent la perte obligatoire de calcium dans les selles, ce qui entraîne une balance calcique négative lorsque le calcium alimentaire est insuffisant ou malabsorbé. En cas d'ingestion calcique nulle (diète absolue, perfusion de glucose, etc.), les pertes digestives obligatoires se situent autour de 3,5 mmol par jour.

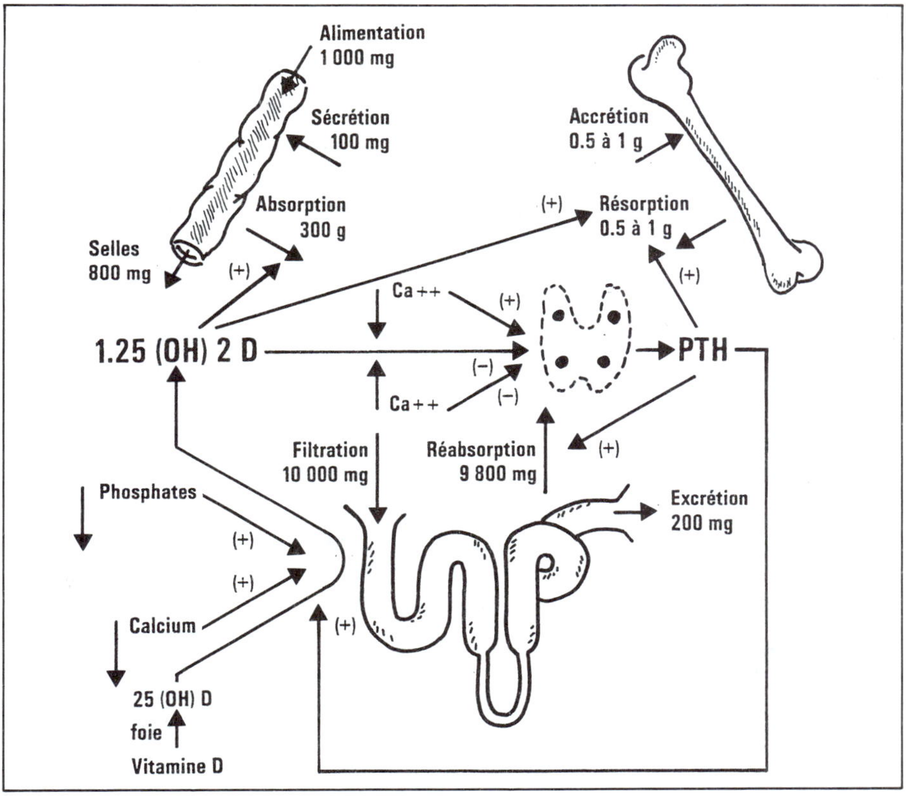

FIGURE 24 Contrôle normal de la calcémie

Le taux d'absorption peut augmenter à plus de 75 % lorsque l'apport diététique en calcium diminue à moins de 7,5 mmol/jour (300 mg). Cette adaptation est rapide et complète en 48 heures. Elle débute par une hausse de parathormone. L'augmentation de parathormone a toujours été attribuée à une baisse transitoire de la calcémie sans que la démonstration de ce phénomène soit toutefois très probante. La PTH stimule pour sa part l'hydroxylation rénale de la 25-hydroxyvitamine D (25(OH)D) en 1,25-dihydroxyvitamine D (1,25$(OH)_2$D), laquelle est le principal promoteur de l'absorption intestinale du calcium chez l'homme.

L'OS

L'os constitue un immense réservoir de calcium qui emmagasine près de 99 % du calcium corporel total alors que le calcium intracellulaire et le calcium extracellulaire ne comptent respectivement que pour 1 % et 0,1 % du calcium corporel total. Chez l'adulte, l'os demeure un organe dynamique qui se modifie constamment par un processus appelé remodelage. Ce remodelage débute par une phase de résorption osseuse au cours de laquelle les ostéoclastes détruisent de petites poches osseuses, appelées lacunes, libérant ainsi du calcium en circulation. Cette phase de résorption est stimulée par la PTH et la $1,25(OH)_2D$. Par la suite, ces lacunes sont comblées par un processus d'accrétion au cours duquel les ostéoblastes produisent une matrice protéinique (ostéoïde) qui se minéralise en utilisant le calcium et le phosphore extracellulaires. De 12,5 à 25 mmol (500 à 1000 mg) de calcium élémentaire sont libérés et déposés dans l'os chaque jour. L'équilibre entre l'activité ostéoclastique (résorption) et ostéoblastique (accrétion) assure à la fois le maintien de la masse osseuse et de la calcémie.

Lors d'une chute de la calcémie, l'augmentation de PTH entraîne une libération de calcium osseux en circulation. Deux mécanismes participent à cette relâche de calcium par l'os. D'une part, environ 1 % du calcium osseux est rapidement échangeable avec le milieu extracellulaire sans activation ostéoclastique; les ostéocytes stimulés par la PTH seraient responsables de ce processus appelé résorption ostéocytaire. D'autre part, la PTH accroît l'activité ostéoclastique qui contribue plus tardivement à la libération de calcium. En hypercalcémie, la grande disponibilité du calcium favorise son association avec le phosphore et son dépôt dans l'os. De plus, lorsque le produit calcium-phosphore (Ca total mmol/L $\times$ P mmol/L) est plus grand que 5,6, les risques de déposition de phosphate de calcium dans tous les tissus augmentent.

Grâce à cette facilité d'échanges avec le liquide extracellulaire, l'os joue un rôle très important dans le maintien de minute en minute de la calcémie, comblant les baisses transitoires de calcémie et épongeant les hausses occasionnelles.

LE REIN

Le rein filtre environ 10 000 mg de calcium par jour. Près de 80 à 90 % du calcium filtré est automatiquement réabsorbé dans le tubule proximal et l'anse de

Henlé parallèlement au sodium, ce qui explique l'importante réabsorption de calcium chez le sujet déshydraté. Seuls les 10 % de calcium arrivant au tubule distal sont soumis au contrôle de la parathormone qui en stimule la réabsorption. La quantité de calcium filtré est le principal déterminant de l'excrétion quotidienne de calcium par le rein, laquelle peut varier de moins de 2,5 mmol (100 mg) par jour en hypocalcémie à 15 mmol (600 mg) par jour en hypercalcémie. En étant la principale voie d'excrétion du calcium, le rein contribue donc de façon importante au maintien de l'équilibre calcique. Toutefois, il possède une capacité limitée de conserver le calcium en hypocalcémie et de l'excréter en hypercalcémie.

LA VITAMINE D

La vitamine D peut être produite dans la peau sous l'action des rayons solaires ultraviolets et de la chaleur. Elle est aussi fournie par l'alimentation. Les sources alimentaires naturelles riches en vitamine D sont rares (huile de foie de poisson) et, pour cette raison, en Amérique, on a enrichi les produits laitiers en vitamine D (~ 400 UI par L). La vitamine D absorbée par le tube digestif ou produite par la peau est une préhormone stéroïdienne inactive. Avant d'agir, elle doit être hydroxylée en position 25 au niveau du foie et en position 1 dans le tubule proximal rénal pour produire la $1,25(OH)_2D$, la forme active de la vitamine D. L'hydroxylation en position 25 n'est pas contrôlée et n'est limitée que par la quantité de vitamine D disponible. La mesure de la 25(OH)D sera donc un bon reflet de l'apport global de vitamine D. L'hydroxylation en position 1 par le rein est l'étape déterminante de la production de $1,25(OH)_2D$. Cette étape est stimulée par la PTH, l'hypocalcémie et la chute du phosphore plasmatique et elle est inhibée par une hausse de calcémie et de phosphorémie.

La $1,25(OH)_2D$ est une véritable hormone stéroïdienne qui agit par le biais d'un récepteur nucléaire de façon analogue à toutes les autres hormones stéroïdiennes et à celle de l'hormone thyroïdienne. Son action principale dans l'homéostasie calcique est d'augmenter l'absorption intestinale du calcium. Elle stimule aussi l'activité ostéoclastique et, de façon marginale, encourage la réabsorption rénale du calcium. La $1,25(OH)_2D$ est donc globalement une hormone hypercalcémiante. Toutefois, elle supprime aussi l'expression du gène de la parathormone dans les cellules parathyroïdiennes, ce qui limite la sécrétion de PTH par les parathyroïdes et lui permet ainsi de contrôler son principal sécrétagogue. Par ailleurs, la $1,25(OH)_2D$ possède, outre son rôle dans le métabolisme calcique, un pouvoir de différenciation et de maturation cellulaire et une action immunomodulatrice.

LA PARATHORMONE

La PTH est un peptide de 84 acides aminés qui joue un rôle primordial dans le contrôle physiologique de la calcémie. Une chute de la calcémie, même minime, stimule la sécrétion et la synthèse de la PTH par les glandes parathyroïdes, alors qu'une hausse de la calcémie la supprime de façon importante mais incomplète (*voir figure 26 du chapitre 13*). Tous les effets physiologiques de la PTH tendent à augmenter la calcémie. Elle agit directement sur l'os pour stimuler les résorptions ostéocytaire et ostéoclastique, et sur le tubule rénal distal pour accroître la réabsorption du calcium. De plus, la PTH, en stimulant la synthèse rénale de $1,25(OH)_2D$, stimule indirectement l'absorption intestinale du calcium. Même si la plupart des actions de la parathormone sont médiées par l'AMP cyclique qui agit comme second messager, la PTH augmente aussi le calcium intracellulaire qui peut également être un médiateur de son action.

LES AUTRES FACTEURS

D'autres facteurs participent, mais de manière moins importante, au contrôle de la calcémie :

1. *La calcitonine*, à doses pharmacologiques, est un puissant inhibiteur de la résorption osseuse. Toutefois, son effet est transitoire et son rôle dans le métabolisme phosphocalcique est toujours incertain parce que la thyroïdectomie totale (absence de calcitonine) et le cancer médullaire (excès de calcitonine) ne provoquent aucune anomalie de la calcémie.

2. *L'interleukine 1*, les prostaglandines de la série E, le *Transforming Growth Factor* α, la lymphotoxine, les divers *Colony Stimulating Factors* et le *Tumor Necrosis Factor* ont tous la capacité de stimuler l'activité ostéoclastique et d'accroître la libération osseuse de calcium. Leurs rôles physiologiques restent à définir.

3. *Les oestrogènes* inhibent la résorption osseuse par un mécanisme encore mal compris. Leur absence à la ménopause entraîne une légère augmentation de calcémie mais, surtout, une accélération de la perte de masse osseuse associée au vieillissement.

La calcémie se maintient donc, chez chacun de nous, à un niveau déterminé par l'influence conjuguée de chacun des participants du métabolisme calcique décrits plus haut. Toute modification touchant un de ces acteurs entraînera la création d'un nouvel équilibre. Ainsi, dans l'hyperparathyroïdie primaire, la parathormone étant présente en excès, la calcémie se stabilise à un niveau plus élevé. Par contre, dans l'hypoparathyroïdie, la parathormone est totalement absente et la calcémie totale se stabilise aux environs de 1,4 mmol/L.

LES HYPERCALCÉMIES

DÉFINITION

L'hypercalcémie se définit comme une calcémie totale corrigée supérieure à 2,58 mmol/L (10,3 mg/dl) ou une calcémie ionisée plus grande que 1,29 mmol/L.

ÉPIDÉMIOLOGIE

Le nombre de nouveaux cas d'hypercalcémie découverts annuellement (incidence) est d'environ 500 par million de population, soit 1 cas par 2000 individus. Par contre, le nombre total de personnes hypercalcémiques dans la population (prévalence) peut varier de 1 à 4 cas par 1000 individus.

MANIFESTATIONS CLINIQUES

L'importance des manifestations cliniques varie énormément d'un patient à l'autre. Elles sont plus marquées chez les patients dont l'hypercalcémie est plus grave et d'installation plus rapide. Par contre, la majorité des patients avec une hypercalcémie légère sont asymptomatiques, le diagnostic d'hypercalcémie étant le fruit d'une découverte fortuite lors d'un bilan biochimique de routine. L'utilisation croissante de multianalyses automatisées nous permet maintenant de reconnaître les patients hypercalcémiques à un stade plus précoce de leurs maladies. Cela fait que, présentement, une grande partie des patients hypercalcémiques sont asymptomatiques alors qu'il y a 15 ans, ces cas étaient rarement dépistés. En plus des symptômes reliés à la maladie de base, l'hypercalcémie en soi perturbe le fonctionnement des systèmes neuropsychologique, cardio-vasculaire, gastro-intestinal et rénal.

a) Manifestations neuropsychologiques : la fatigue et la léthargie sont très fréquentes. Elles sont souvent accompagnées de troubles du sommeil et de cauchemars, d'irritabilité et de dépression. Lorsque l'hypercalcémie est plus grave, la confusion et la désorientation, associées à de l'hypotonie et à une perte des réflexes ostéotendineux, s'installent et peuvent progresser jusqu'à la psychose, la stupeur ou le coma.

b) Manifestations cardio-vasculaires : l'hypercalcémie a un effet inotrope, en augmentant la contractilité myocardique, et chronotrope, en raccourcissant la systole. La conduction électrique est perturbée avec, à l'ECG, un raccourcissement de l'intervale QT et un applatissement de l'onde T. Sur un plan clinique, l'arythmie est rare. Dans les hypercalcémies aiguës importantes, on peut, à l'occasion, noter une bradycardie et des blocs du premier degré. La pression artérielle est souvent augmentée, vraisemblablement à cause de l'effet vasoconstricteur du calcium sur le muscle lisse vasculaire. Une atteinte rénale peut aussi contribuer à l'hypertension.

c) Manifestations gastro-intestinales : la constipation, l'anorexie et les vomissements sont les manifestations gastro-intestinales les plus fréquentes. Une association entre l'hypercalcémie et l'ulcère peptique a été décrite mais n'est pas certaine. Très rarement, l'hypercalcémie aiguë peut provoquer une pancréatite.

d) Manifestations rénales : l'hypercalcémie inhibe l'action de l'hormone antidiurétique sur les tubules collecteurs rénaux, ce qui empêche le rein de concentrer l'urine. Il s'ensuit une polyurie, une polydipsie et souvent une déshydratation qui va aggraver l'hypercalcémie en limitant la capacité rénale d'excrétion du calcium. De plus, en précipitant dans les voies urinaires ou dans le parenchyme rénal, les cristaux de phosphate de calcium peuvent donner naissance à une lithiase rénale ou produire une néphrocalcinose qui peut mener à l'insuffisance rénale.

APPROCHE INITIALE DE L'HYPERCALCÉMIE

L'approche initiale du patient hypercalcémique comporte deux volets. D'une part, il faut identifier la cause de l'hypercalcémie. D'autre part, il importe de diminuer les niveaux de calcémie en attendant de pouvoir apporter un traitement définitif à la maladie de base.

Identifier la cause

Les causes d'hypercalcémies sont nombreuses (tableau 53). Toutefois, l'hyperparathyroïdie primaire (HPP) et les cancers sont à l'origine de 80 à 90 % des cas d'hypercalcémie rencontrés tant en cabinet qu'à l'hôpital. L'HPP et les cancers causent respectivement 70 et 20 % des hypercalcémies chez les patients non hospitalisés et 30 et 50 % des hypercalcémies des patients hospitalisés. Les efforts diagnostiques doivent donc porter, avant tout, sur ces deux entités. Grâce au questionnaire, à l'examen physique et aux examens de laboratoire, il sera presque toujours possible de les distinguer.

TABLEAU 53 HYPERCALCÉMIE : CAUSES ET MÉCANISMES

CAUSES	MÉCANISMES
Hyperparathyroïdie primaire : 70 % en externe et 30 % à l'hôpital	Hypersécrétion de parathormone
Cancers : 20 % en externe 50 % à l'hôpital	1- Sécrétion de PTHrp 2- Facteurs ostéolytiques paracrines (TGF_{α}, TGF_{β}, TNF, IL1, lymphotoxine) 3- Production ectopique de $1,25(OH)_2$vitamine D
Autres causes : 10 à 20 % *Granulomatoses* : sarcoïdose, tuberculose, histoplasmose, candidiose et bérylliose	 Production non contrôlée de $1,25(OH)_2D$
Endocriniennes : - Hyperthyroïdie	↑ résorption osseuse par T_3
- Insuffisance surrénalienne	Déshydratation, ↑ résorption osseuse?
- Acromégalie	↑ synthèse rénale de $1,25(OH)_2D$
- Phéochromocytome	Associé à HPP (MEN) ou sécrétion de PTHrp
- Vipome	Mécanisme inconnu
Médicaments : - Vitamine D	Effets exagérés de la vitamine D
- Vitamine A	↑ résorption osseuse
- Thiazide	↑ réabsorption tubulaire de Ca
- Lithium	↑ du *set-point* de la sécrétion de PTH
- Lait et alcalins	↑ Ca diététique et ↓ excrétion rénale du Ca à cause de l'alcalose
- Tamoxifen et théophylline . . .	Mécanisme inconnu
Hypercalcémie familiale hypocalciurique	↓ excrétion rénale de Ca avec PTH élevée inappropriée
Immobilisation en association avec un remodelage osseux très actif : croissance, Paget, cancer ou HPP	↓ activité ostéoblastique avec persistance de la résorption osseuse
Insuffisance rénale : - Aiguë	Pendant la phase polyurique en association avec une rhabdomyolyse et de la déshydratation
- Chronique	Intoxication à la vitamine D ou à l'aluminium, hyperparathyroïdie tertiaire
Alimentation parentérale	↓ apport en calcium ou intoxication à l'aluminium
Syndrome d'immunodéficience acquise	PTHrp?
Insuffisance hépatique avancée	Mécanisme inconnu
Hypercalcémie idiopathique de l'enfance	La forme idiopathique (syndrome de Williams) est due à des anomalies de régulation de la vitamine D

Le questionnaire devra essayer de déterminer la durée de la maladie (début des symptômes, histoire passée de lithiases) qui est généralement courte dans le cancer et plus longue dans l'HPP. Une atteinte de l'état général et une perte de poids suggèrent davantage une cause néoplasique. Une histoire familiale de chirurgie cervicale, de lithiases rénales, d'ulcus peptique, de problème hypophysaire ou de phéochromocytome pourra faire songer à un syndrome familial de néoplasie endocrinienne multiple de type I ou IIa. Une hypercalcémie familiale asymptomatique est évocatrice de l'hypercalcémie familiale hypocalciurique. La revue des médicaments du patient, incluant vitamines, produits naturels et antiacides, est souvent utile. De même, la revue complète des problèmes de santé passés du patient (ancienne tuberculose ou cancer du sein traités et prétendus guéris par exemple) peut orienter le diagnostic. La nécessité d'un examen général est évidente pour rechercher les signes associés aux diverses maladies systémiques pouvant causer l'hypercalcémie. L'évaluation des signes vitaux et de l'état d'hydratation est primordiale pour pouvoir amorcer correctement le traitement initial de l'hypercalcémie. Occasionnellement, un nodule parathyroïdien pourra être palpé.

Les examens de laboratoire

Calcémie - Environ 75 % des patients avec HPP ont une calcémie totale inférieure à 3,0 mmol/L alors que 75 % des patients avec hypercalcémie du cancer ont une calcémie totale supérieure à 3,0 mmol/L.

Phosphore - La PTH et certaines substances d'origine tumorale ayant une activité PTH (*PTH-related peptide*) ont un effet phosphaturique. Pour cette raison, le phosphore plasmatique est souvent abaissé dans l'HPP et les cancers produisant le PTHrp. Un phosphore plasmatique élevé suggère une résorption osseuse accrue (métastases osseuses) ou une absorption intestinale augmentée ($\uparrow$ 1,25(OH)$_2$D).

Chlorémie - La PTH est bicarbonaturique; son excès produit fréquemment une légère acidose métabolique hyperchlorémique (Cl > 103 mmol/L). Cette hyperchlorémie est propre à L'HPP puisque le PTHrp produit rarement cet effet et que la suppression de la PTH dans les autres causes d'hypercalcémie entraîne plutôt une alcalose hypochlorémique.

Créatinine - L'insuffisance rénale accompagne fréquemment l'hypercalcémie par déshydratation ou par néphrocalcinose. Toutefois, en présence d'un tableau suggestif de cancer, l'insuffisance rénale doit faire penser au diagnostic de myélome multiple.

Calciurie - La plupart des patients hypercalcémiques ont une calciurie élevée sauf les patients souffrant d'hypercalcémie familiale hypocalciurique qui ont un ratio de la clairance du calcium sur la clairance de la créatinine plus petit que 0,011 (*voir chapitre sur les épreuves dynamiques*).

Phosphatase alcaline - Elle est un marqueur de l'activité ostéoblastique. Elle est augmentée chez les patients qui ont un remodelage osseux important, soit la majorité des patients hypercalcémiques avec cancer. Son élévation, plus rare dans l'HPP, traduit une atteinte osseuse, généralement visible sur les radiographies.

Mesure de l'AMP cyclique urinaire - La PTH et la PTHrp stimulent la production d'AMP cyclique par les cellules tubulaires rénales. Les niveaux d'AMPc urinaire sont donc augmentés en HPP et dans les cancers produisant de la PTHrp.

Dosages radio-immunologiques de la PTH - Ce test est certainement l'examen le plus utile pour distinguer l'HPP des autres causes d'hypercalcémie. Les niveaux de PTH étant élevés dans l'HPP et bas dans les autres causes d'hypercalcémie (figure 26, chapitre sur épreuves dynamiques). Il existe plusieurs types de dosages de PTH mesurant soit les fragments de la molécule soit l'hormone intacte. La mesure de l'hormone intacte est le dosage le plus efficace pour séparer les HPP des autres causes d'hypercalcémies.

Dosage de 25(OH)D et 1,25(OH)$_2$D - Ces dosages sont occasionnellement utiles lorsqu'une hypercalcémie vitamine D dépendante telle que la sarcoïdose ou l'intoxication à la vitamine D est suspectée.

Radiologie osseuse - Une radiographie des mains par technique de mammographie permet de démontrer, lorsqu'elle est présente, la résorption sous-périostée des phalanges typique de l'HPP. Cette radiographie peut être particulièrement utile lors de l'évaluation d'une hypercalcémie aiguë pour orienter rapidement le diagnostic.

Une série osseuse métastatique et/ou une scintigraphie osseuse seront nécessaires pour démontrer la présence de métastases ostéolytiques. La scintigraphie osseuse peut être normale dans le myélome multiple, même en présence de lésions ostéolytiques importantes, à cause de la faible activité ostéoblastique.

Correction initiale de l'hypercalcémie

Quelle que soit la cause de l'hypercalcémie, il est important d'abaisser rapidement la calcémie des patients symptomatiques afin de leur permettre de subir les examens qui mèneront au diagnostic définitif et d'améliorer suffisamment leur état général pour leur permettre de subir une chirurgie, une chimiothérapie ou une radiothérapie. L'objectif thérapeutique visé est, d'une part, le contrôle des symptômes et, d'autre part, celui de la calcémie en l'abaissant, si possible, en deçà de 3,0 mmol/L.

La grande majorité des patients hypercalcémiques ont une résorption osseuse augmentée et sont plus ou moins déshydratés. Bien que plusieurs modalités thérapeutiques s'offrent au clinicien, le traitement de l'hypercalcémie vise, d'une part, à réhydrater le patient pour lui permettre d'excréter plus de calcium et, d'autre part, à ralentir la résorption osseuse. Occasionnellement, la thérapie visera, en plus, à diminuer l'absorption intestinale du calcium.

1. Augmenter l'excrétion urinaire du calcium :

a) Réhydratation :

Méthode - En hypercalcémie grave, le déficit en liquide extracellulaire est de l'ordre de 5 à 10 litres. Un tel état de déshydratation diminue la filtration glomérulaire et augmente la réabsorption tubulaire du sodium, deux conditions qui diminuent l'excrétion urinaire du calcium. Il faut donc réhydrater complètement le patient en 48 heures environ en lui administrant du salin isotonique intraveineux. Par la suite, il est important de le maintenir bien hydraté.

Efficacité - Environ 70 % des patients abaissent leur calcémie avec la réhydratation seule. La réponse moyenne est de 0,4 mmol/L.

Complications - Surveiller l'apparition d'hypernatrémie. La présence d'insuffisance rénale ou d'insuffisance cardiaque augmente les risques de surcharge volémique. Lorsque l'hypercalcémie est aiguë, les volumes administrés pour réhydrater le malade sont importants (5 à 15 litres). Dans ces conditions, une surveillance de la tension veineuse centrale (TVC) ou de la pression de l'artère pulmonaire bloquée (Swan-Ganz) peut s'avérer fort utile.

Indications - Toutes les hypercalcémies qui nécessitent un traitement aigu.

b) Diurèse saline forcée :

Méthode - Pour augmenter encore plus l'excrétion urinaire du calcium, il est possible, après réhydratation, d'administrer pendant quelques jours de 6 à 15 litres par 24 heures de salin isotonique accompagnés d'un diurétique puissant à dose suffisante (furosémide 40-100 mg IV aux 3 à 8 heures) pour éliminer cet apport massif de soluté.

Efficacité - 75 à 80 % des patients répondent avec une baisse moyenne de calcémie de 0,6 mmol/L.

Complications - L'utilisation de diurétiques comporte le risque de trop accroître la diurèse et de déshydrater le patient. De plus, les diurétiques et la chasse saline augmentent l'excrétion urinaire de potassium, de magnésium et de phosphore, ce qui exige une surveillance accrue de ces ions et leur remplacement au besoin. En pratique, il sera toujours nécessaire d'ajouter 20 à 40 mEq/L de potassium dans les solutés administrés.

Indications - Peut être utilisée dans toutes les situations d'hypercalcémie sauf chez l'insuffisant rénal et cardiaque. Parce qu'il demande plus de surveillance, que d'autres thérapies sont aujourd'hui disponibles et qu'il est parfois difficile de bien rajuster la dose de diurétiques, ce traitement est de moins en moins utilisé.

2. Diminuer la résorption osseuse :

a) La calcitonine :

Alors que le rôle de la calcitonine dans le métabolisme calcique reste obscur, cette hormone, utilisée à doses pharmacologiques, est capable d'abaisser la calcémie des patients hypercalcémiques. Elle agit de deux manières : en augmentant l'excrétion urinaire de calcium et en diminuant la résorption osseuse.

Méthode - La calcitonine de saumon (Calcimar) s'administre par voie sous-cutanée ou intramusculaire à raison de 4 unités/kg aux 12 heures.

Efficacité - Son effet est rapide, débutant en deux heures et culminant à 48 heures. Une baisse calcémique moyenne de 0,4 mmol/L est observée chez 80 % des patients. De plus, la calcitonine possède un effet analgésique qui peut aider à soulager les douleurs osseuses lorsqu'il y en a.

Complications - Le principal problème lié à l'usage de la calcitonine est une baisse d'efficacité (phénomène d'échappement) avec récidive d'hypercalcémie survenant 4 à 7 jours après le début du traitement. Il est possible d'éviter en partie ce phénomène d'échappement en associant un glucorticoïde *per os* (Prednisone 0,5 mg/kg/jour) à la calcitonine. De plus, environ 10 % des patients éprouveront des nausées-vomissements, de la vasodilatation (*flushing*), une hypersensibilité cutanée ou une réaction allergique.

Indications - À cause de son action rapide, la calcitonine est surtout utile pour commencer un traitement en association avec un médicament d'action plus lente, tel que la mithramycine, les diphosphonates ou encore les stéroïdes dans certaines situations choisies (myélome, sarcoïdose et lymphome). La calcitonine peut être utilisée en insuffisance rénale.

b) La mithramycine (Mithracin) :

La mithramycine est un agent antinéoplasique dont les qualités hypocalcémiantes ont été découvertes par hasard. Elle inhibe la résorption osseuse en limitant la formation d'ostéoclastes.

Méthode - La mithramycine s'administre par voie IV à raison de 15 à 25 μg/kg en 4 heures. Il est possible de répéter la dose au besoin.

Efficacité - La mithramicine est très efficace : elle produit une baisse moyenne de calcémie de 0,7 mmol/L chez 80 % des patients. Son action est plus lente que celle de la calcitonine avec un début d'action à 12 heures et un pic d'action en 72 heures. La durée d'action d'une dose unique est imprévisible mais elle est généralement de l'ordre de 3 à 9 jours.

Complications - La mithramycine est passablement toxique, particulièrement en insuffisance rénale puisqu'elle est éliminée par le rein. Elle peut causer une atteinte hépatique et rénale, de même qu'une coagulopathie avec ou sans thrombocytopénie. Il faut donc surveiller ces paramètres.

Indications - Bien qu'efficace chez presque tous les patients hypercalcémiques, la mithramycine ne doit pas être utilisée chez les insuffisants rénaux. La plus grande disponibilité des diphosphonates, aussi efficaces et moins toxiques, a beaucoup limité l'utilisation de la mithramycine.

c) Les diphosphonates :

Cette classe d'agents comprend les plus puissants inhibiteurs de la résorption osseuse. Actuellement, seul l'étidronate disodique (Didronel) est approuvé pour le traitement de l'hypercalcémie. Toutefois, d'autres produits plus puissants, tel le pamidronate (APD), devraient apparaître sur le marché au cours des prochaines années.

Méthode - L'étidronate n'est efficace dans l'hypercalcémie qu'administré IV en 2 heures à raison de 7,5 mg/kg par jour pendant 3 à 7 jours. L'APD peut être donné IV, 30 à 90 mg en 4 heures en une dose. Ce traitement agit souvent pendant plusieurs jours. Il est possible de le répéter au besoin. L'APD peut aussi être administré *per os*, à raison de 1200 mg par jour, pendant 7 à 10 jours.

Efficacité - L'étidronate IV agit chez 75 % des patients en provoquant une baisse calcémique d'environ 0,6 mmol/L qui peut durer jusqu'à deux semaines. Le début d'action est lent avec un pic plusieurs jours après l'administration. L'APD, plus puissant, peut, après une seule dose IV, abaisser la calcémie de plus de 0,8 mmol/L chez 90 % des patients pendant des périodes de plusieurs semaines.

Complications - L'utilisation ponctuelle d'étidronate ou d'APD est associée à peu de toxicité. L'APD produit parfois une fièvre temporaire, une lymphopénie et, *per os*, des ulcères buccaux. L'utilisation chronique d'étidronate, mais non d'APD, à des doses supérieures à 5 mg/kg/jour, peut causer un trouble de minéralisation osseuse avec ostéomalacie.

Indications - Avec l'arrivée des molécules de deuxième génération, tel l'APD, les diphosphonates s'imposeront vraisemblablement comme le meilleur choix pour contrôler la résorption osseuse.

d) Autres thérapies :

1. Les glucocorticoïdes : fréquemment utilisés autrefois, ils ont un pouvoir hypocalcémiant relativement modeste et imprévisible. On leur connaît plusieurs modes d'action : cytotoxicité sur les lignées lymphocytaires et monocytaires, inhibition de la production et de l'action de la $1,25(OH)_2D$ et inhibition de l'absorption intestinale du calcium. Les glucocorticoïdes sont surtout utiles dans

les cancers hématologiques (myélome et lymphome), dans les maladies granulomateuses et les hypercalcémies médiées par la vitamine D. À moins qu'un de ces diagnostics ne soit clair dès le départ, il n'y a pas d'intérêt à utiliser en première ligne ces agents. Habituellement, l'essai de glucocorticoïdes se fait en donnant de la prednisone 0,5-1 mg/kg/jour, scindée en trois doses, pendant une période de 10 jours.

2. Les phosphates : l'administration IV de phosphates abaisse la calcémie de manière fort efficace. Toutefois, cette chute de calcémie est due à une précipitation progressive de phosphate de calcium dans l'os et les tissus mous à mesure qu'augmente le produit phosphore × calcium. Cette précipitation diffuse de phosphate de calcium peut causer des complications graves (insuffisance rénale, calcifications cérébrales ou cardiaques), ce qui fait des phosphates IV un traitement qui appartient désormais à l'histoire de la médecine.

Par contre, l'administration orale de phosphates (500 mg aux 6 heures) chez les patients ayant une phosphatémie basse et une créatinine normale peut, sans autres complications que la diarrhée et les vomissements occasionnels, abaisser la calcémie de 0,5 mmol/L. Cette approche peut être utile dans le traitement de l'HPP symptomatique chez un patient qui ne peut être opéré.

3. Le nitrate de gallium : cet agent anticancéreux, encore expérimental, inhibe la résorption osseuse. Parce qu'il occasionne beaucoup de toxicité rénale et qu'il est difficilement disponible, il ne présente aucun avantage sur les diphosphonates.

4. La dialyse : l'insuffisance rénale rend le traitement de l'hypercalcémie très difficile. Occasionnellement, la dialyse pourra être nécessaire surtout si l'insuffisance rénale paraît réversible et si la cause de l'hypercalcémie est traitable.

LES PRINCIPALES CAUSES D'HYPERCALCÉMIE ET LEURS TRAITEMENTS

L'hyperparathyroïdie primaire

Définition - L'hyperparathyroïdie primaire (HPP) est un état de sécrétion excessive et inappropriée de PTH entraînant une élévation de la calcémie.

Épidémiologie - L'utilisation routinière des multianalyseurs au cours des quinze dernières années a permis le dépistage de masse de l'hypercalcémie et la découverte inattendue d'une prévalence d'HPP de 1/1000. Le diagnostic est posé trois fois plus fréquemment chez la femme que chez l'homme et dans plus de 80 % des cas, après l'âge de 40 ans (50 % après 70 ans).

Causes - Quatre-vingt-cinq pour cent des patients ont un adénome parathyroïdien unique. Occasionnellement (2 %), plus d'un adénome sera retrouvé. Dix à quinze pour cent des patients présentent une hyperplasie des quatre glandes parathyroïdes. Cette hyperplasie survient dans 5 % des cas de façon isolée et, dans 10 % des cas, en association avec un syndrome de tumeurs endocriniennes multiples de type 1 (100 % des MEN I) ou 2a (10 % des MEN IIa). Le cancer parathyroïdien est très rare (moins de un pour cent).

Les cellules des adénomes, des carcinomes et des hyperplasies associées au MEN sont d'origine monoclonale (c'est-à-dire qu'elles proviennent d'une seule cellule qui s'est multipliée). Cela suggère fortement qu'une anomalie chromosomique acquise ou transmise est responsable de ces hyperparathyroïdies. Dans le MEN type I, l'anomalie chromosomique semble se situer sur le chromosome 11 alors que dans le MEN type II elle se trouverait sur le chromosome 10. De plus, dans le MEN type I, on a découvert qu'un facteur circulant, d'origine imprécise, stimule la multiplication des cellules parathyroïdiennes.

Manifestations cliniques - Les manifestations cliniques de l'HPP sont causées à la fois par l'hypercalcémie et par l'excès de PTH :

1. Environ 75 % des patients n'éprouvent que de vagues malaises ou sont carrément asymptomatiques. Ces patients se plaignent le plus souvent de fatigue et d'une tolérance à l'effort réduite. D'ailleurs, une atrophie musculaire spécifique à l'HPP, d'origine neuropathique et touchant surtout les fibres musculaires de type II, a été décrite.
2. Chez 20 à 30 % des patients, il est possible d'identifier des calculs rénaux à la pyélographie endoveineuse. Toutefois, seulement 10 % des patients présentent une colique néphritique. Plus rarement encore, on retrouvera de la néphrocalcinose. Par contre, les effets tubulaires rénaux de l'excès de PTH sont fréquemment notés : phosphaturie, acidose tubulaire rénale et amino-acidurie.

3. Moins de 25 % des patients souffrent d'une atteinte osseuse suffisante pour donner des symptômes. L'anomalie la plus souvent retrouvée est une ostéopénie visible radiologiquement chez 20 % des patients mais responsable de fractures chez seulement 5 % d'entre eux. L'atteinte osseuse classique de l'HPP, appelée ostéite fibreuse kystique (résorption sous-périostée et kyste osseux), n'est présente que chez 5 % des patients. L'HPP a aussi été associée à des arthrites microcristallines (goutte et pseudo-goutte) mais il s'agit d'un mode rare de présentation.
4. Occasionnellement, des patients peuvent se présenter avec une forme aiguë et grave d'hyperparathyroïdie. Dans ces rares cas, la calcémie, souvent très élevée, explique l'atteinte de l'état général. Ces patients ont habituellement une atteinte osseuse plus grave et souffrent fréquemment d'hypocalcémie prolongée après la résection de leur adénome parathyroïdien (*Hungry Bone Disease*). Dans les cas où l'hypercalcémie est importante, l'adénome parathyroïdien atteint parfois un volume qui nous permet de le déceler à la palpation de la loge thyroïdienne. Toutefois, un nodule palpé chez un patient hypercalcémique sera le plus souvent d'origine thyroïdienne.

Traitement spécifique - Le traitement habituel de l'HPP est l'exérèse chirugicale de la tumeur ou de 90 % du tissu parathyroïdien dans les cas d'hyperplasie. La chirurgie effectuée par un chirurgien *expérimenté* permet la guérison dans près de 95 % des cas, avec moins de un pour cent de complications (atteinte du nerf récurrent laryngé et hématome). L'échec chirurgical est généralement dû à l'une des trois situations suivantes : un adénome non retrouvé (non vu ou ectopique), des adénomes multiples ou une hyperplasie non reconnue. Pour prévenir ces échecs, il est fortement recommandé d'effectuer avant la chirurgie un test de localisation telle une scintigraphie parathyroïdienne, afin de reconnaître les adénomes ectopiques ou multiples. La scintigraphie parathyroïdienne utilise deux marqueurs, le thallium qui se fixe dans la thyroïde et les parathyroïdes, et le technétium ou l'I^{131} qui se fixe seulement dans la thyroïde. Après soustraction des deux images par ordinateur, on obtient une image des parathyroïdes qui permet de déceler, avant la chirurgie, un adénome parathyroïdien dans près de 80 % des cas. De plus, pour reconnaître l'hyperplasie, le chirurgien doit toujours, après l'identification de l'adénome, procéder à la biopsie d'une autre parathyroïde.

Toutefois, il faut se souvenir que 75 % des patients hyperparathyroïdiens sont, pour ainsi dire, asymptomatiques et que 50 % d'entre eux ont plus de 70 ans. À cause de cela, la pratique actuelle est de ne pas opérer tous les patients. Les indications chirurgicales sont les suivantes :

a) hypercalcémie grave : calcémie totale corrigée > 2,9 mmol/L

b) atteinte rénale : lithiase urinaire clinique ou radiologique
- ↓ clairance de la créatinine > 30 %
- calciurie > 10 mmol/jour

c) atteinte osseuse :
- ostéite fibreuse
- fracture pathologique (sans trauma)
- ↓ masse osseuse > 2 écarts types pour l'âge

d) le patient désire être opéré

e) suivi au long cours difficile

f) patient < 50 ans.

On peut se contenter de suivre les patients ayant plus de 50 ans qui sont totalement asymptomatiques et qui acceptent un suivi à long terme. Ces patients doivent subir régulièrement (6 mois - 1 an) un examen physique, un dosage de calcémie, une clairance de la créatinine, une calciurie de 24 heures, une mesure de la densité osseuse et une radiographie ou une échographie rénale. L'apparition d'une des indications chirugicales au cours du suivi est une raison suffisante pour faire opérer le patient. S'il n'y a pas de contre-indications, la patiente ménopausée hyperparathyroïdienne devrait recevoir une hormonothérapie de remplacement. Ce traitement permet, d'une part, de préserver la masse osseuse et, d'autre part, de produire une baisse de la calcémie. L'effet sur la calcémie exige toutefois l'emploi de doses d'oestrogènes conjugués (Prémarine) d'au moins 1,25 mg par jour.

Les hypercalcémies du cancer

Cinq pour cent des patients cancéreux hospitalisés sont hypercalcémiques. Ces patients comptent pour 50 % des cas d'hypercalcémie rencontrés en milieu hospitalier. Dans 75 % des cas, le cancer est disséminé et son diagnostic a précédé celui de l'hypercalcémie. Quatre-vingt pour cent des patients cancéreux hypercalcémiques décèdent dans l'année du diagnostic de leur hypercalcémie. Les principaux cancers causant de l'hypercalcémie sont l'epithelioma bronchique (36 %), le cancer du sein (26 %), le myélome (7 %), le lymphome (6 %), les épidermoïdes de la sphère ORL (6 %), les cancers gastro-intestinaux (6 %), le carcinome de la prostate (3 %), l'hypernéphrome (3 %) et les primaires inconnus (7 %).

La présence de cancer ne signifie pas toujours que l'hypercalcémie est d'origine néoplasique. En effet, 5 % des patients cancéreux hypercalcémiques ont en fait une HPP. Les processus à l'origine de l'hypercalcémie dans les cancers sont multiples.

Les hypercalcémies d'origine humorale - Certains patients cancéreux hypercalcémiques présentent un tableau paraclinique semblable à celui de l'hyperparathyroïdie primaire : hyperphosphaturie, hypophosphatémie, ↑ AMPc urinaire et ↑ réabsorption urinaire du calcium. Ce constat a permis d'affirmer, dès 1966, que certaines tumeurs (poumon, rein, ovaire, pancréas et tête et cou) sécrétaient une substance dite *PTH-like*. Ce n'est que récemment que ce polypeptide baptisé *PTH-related peptide* (PTHrp) a été identifié. Le PTHrp semble exister sous plusieurs formes (139,141 et 173 acides aminés). Sa découverte permet d'expliquer, en partie, les hypercalcémies tumorales en absence de métastase osseuse. Toutefois, plusieurs questions restent en suspens. Pourquoi toutes les tumeurs produisant de la PTHrp ne donnent-elles pas de l'hypercalcémie? Pourquoi l'hypercalcémie due à l'excès de PTHrp ne présente-t-elle généralement pas tous les effets de l'excès de PTH (acidose tubulaire, ↑ synthèse $1,25(OH)_2D$)? Il existe hors de tout doute d'autres substances, sécrétées par les tumeurs non métastatiques, capables d'augmenter la résorption osseuse ou la réabsorption tubulaire du calcium. Parmi ces diverses substances, le *Transforming Growth Factor* (TGF_α) est sécrété par des tumeurs produisant aussi de la PTHrp. $TGF\alpha$ et PTHrp agiraient en synergie pour produire l'hypercalcémie. Certains lymphomes et certaines tumeurs solides (rein) possèdent la capacité d'hydroxyler la 25(OH)D en $1,25(OH)_2D$. Ce mécanisme n'explique pas toutes les hypercalcémies dues aux lymphomes; il en serait même une cause rare.

L'hypercalcémie des tumeurs métastatiques - Très souvent, l'hypercalcémie des cancers survient tardivement dans l'évolution de la maladie, à un stade où de nombreuses métastases osseuses sont présentes. S'il ne fait aucun doute que les cellules tumorales sont capables de lyser l'os, ce processus joue probablement un rôle mineur dans la genèse de l'hypercalcémie. On assiste plutôt à une activation importante des ostéoclastes péritumoraux. Cette stimulation ostéoclastique est attribuée à diverses substances sécrétées par la tumeur (TGFα, TGFß et prostaglandines E) ou par les lymphocytes et macrophages environnants (lymphotoxine, *tumor necrosis factor* et interleukine 1). D'ailleurs, le myélome multiple, connu pour sécréter la lymphotoxine et l'interleukine 1, produit fréquemment d'importantes métastases ostéolytiques qui, associées à l'insuffisance rénale causée par l'excès de protéines myélomateuses, conduisent souvent à une hypercalcémie aiguë.

Les particularités du traitement - Une fois l'hypercalcémie controlée, le pronostic du patient dépend entièrement de l'existence ou non d'une thérapie pour la tumeur sous-jacente. En l'absence de thérapie, la survie médiane est de trente jours alors que les patients pouvant bénéficier d'une thérapie anticancéreuse ont une survie médiane de 135 jours. Chez le patient cancéreux hypercalcémique, il importe donc de s'interroger dès le départ sur l'existence d'une thérapie antitumorale efficace. En son absence, on peut se questionner sur les bénéfices engendrés par le traitement même de l'hypercalcémie. Par contre, lorsqu'une thérapie pour le cancer existe, il ne fait aucun doute que le traitement de l'hypercalcémie doit être vigoureux. Occasionnellement, il n'est pas possible de normaliser la calcémie et un traitement chronique de l'hypercalcémie est parfois nécessaire. Dans ces cas, l'utilisation de phosphore oral, d'un diphosphonate ou de calcitonine associée à un glucocorticoïde pour en prolonger l'effet, paraissent des choix adéquats.

Les autres causes d'hypercalcémie

Les granulomatoses : des états hypercalcémiques ont été décrits dans de nombreuses maladies granulomateuses : sarcoïdose, tuberculose, histoplasmose, bérylliose, coccidiomycose, candidiase, lèpre, granulome éosinophile et implants de silicone. Si l'hypercalcémie est une complication anecdotique dans la plupart de ces maladies, elle est toutefois plus fréquente dans la sarcoïdose lorsque l'atteinte systémique est extensive.

L'hypercalcémie est causée par une production excessive de $1,25(OH)_2D$ par les granulomes qui possèdent la machinerie enzymatique nécessaire à l'hydroxylation en position 1 de la 25(OH)D. L'hypercalcémie apparaît lorsque la stimulation de l'absorption intestinale du calcium par la $1,25(OH)_2D$ dépasse la capacité rénale d'excrétion du calcium. Ce mécanisme est bien démontré dans la sarcoïdose et il est suspecté dans les autres granulomatoses.

Le traitement de ces hypercalcémies passe avant tout par le traitement de la granulomatose elle-même. Dans les granulomatoses non infectieuses, l'emploi de glucocorticoïde (Prednisone 0,5 mg/kg/jour) diminue l'absorption intestinale du calcium, inhibe directement l'activité de la 1α-hydroxylase et réduit la masse de tissu granulomateux. La chloroquine (Aralen) et l'hydroxychloroquine (Plaquenil) ont aussi déjà été utilisées pour contrôler ces hypercalcémies.

Les endocrinopathies : l'hypercalcémie produite par les maladies endocriniennes non parathyroïdiennes est généralement légère. L'excès d'hormones thyroïdiennes dans l'hyperthyroïdie stimule la résorption osseuse, ce qui entraîne une hausse souvent importante de la calciurie et une élévation fréquente de la calcémie à la limite supérieure de la normale. L'augmentation chronique de la résorption osseuse dans une hyperthyroïdie prolongée peut causer une ostéopénie importante nettement plus lourde de conséquences que l'élévation modeste de la calcémie. Dans l'insuffisance surrénalienne aiguë, l'hypercalcémie est fréquente. Plusieurs mécanismes tels que la déshydratation, la diminution de l'excrétion urinaire du calcium et l'absence de l'effet antagoniste des glucocorticoïdes sur la vitamine D, ont été avancés pour en expliquer la physiopathologie. Le traitement de ces hypercalcémies est celui de la maladie de base.

Les médicaments : l'histoire de prise de médicaments est le principal argument pour suspecter une cause médicamenteuse à une hypercalcémie. Ces hypercalcémies se traitent par l'arrêt de l'agent offenseur. Dans le cas des intoxications à la vitamine D, sa longue demi-vie fait en sorte que l'hypercalcémie peut prendre plusieurs semaines avant de se normaliser. L'administration de glucocorticoïdes peut alors aider à contrôler une hypercalcémie aiguë en attendant que l'organisme achève de métaboliser les surplus de vitamine D. Occasionnellement, la prise de thiazides pourra provoquer l'hypercalcémie. Dans ces circonstances, ils convient de rechercher une autre cause à l'hypercalcémie, particulièrement une hyperparathyroïdie primaire, aggravée par la baisse d'excrétion urinaire du calcium provoquée par les thiazides.

L'hypercalcémie familiale hypocalciurique : l'hypercalcémie familiale hypocalciurique (HFH) est une condition bénigne dans laquelle l'augmentation de la calcémie est généralement asymptomatique. À cause de leurs niveaux de parathormone souvent légèrement augmentés, ces patients sont souvent soumis à une chirurgie parathyroïdienne. Cette procédure, inutile dans leur cas, n'améliore en rien leur état et constitue le plus grand danger les menaçant. L'HFH ne nécessite généralement pas de traitement. Parce qu'il faut identifier ces patients, il est donc indispensable de mesurer la calciurie de 24 heures chez tout sujet hypercalcémique.

L'immobilisation : elle provoque une importante mobilisation osseuse de calcium en stimulant l'activité ostéoclastique et en diminuant l'activité ostéoblastique. Il en résulte une perte nette de calcium osseux au profit du liquide extracellulaire. Lorsque l'activité ostéoclastique initiale est élevée (HPP, croissance, Paget, etc.), la libération osseuse de calcium peut être suffisamment grande pour produire une hypercalcémie significative. Le traitement consiste, si possible, à mobiliser le patient et à réduire l'activité ostéoclastique à l'aide de calcitonine ou de diphosphonate.

CONCLUSION

L'hypercalcémie est une anomalie fréquente qui peut être causée autant par des pathologies bénignes que malignes. Une bonne connaissance des causes d'hypercalcémie et de leurs présentations cliniques et biochimiques assure presque à coup sûr un diagnostic précis. Si la très grande majorité des patients souffrant d'hyperparathyroïdie primaire peuvent être guéris, il en va tout autrement des patients présentant une hypercalcémie néoplasique. L'arrivée récente de nouveaux outils thérapeutiques, tels que les diphosphonates a permis de faciliter le contrôle initial de l'hypercalcémie du cancer. Toutefois, la survie de ces patients, en absence de traitement efficace de leur tumeur, reste précaire.

LES HYPOCALCÉMIES

DÉFINITION

L'hypocalcémie se définit classiquement par un calcium total sérique inférieur à 2,13 mmol/L (8,5 mg/dl). Parce qu'il constitue la fraction active de la calcémie, parce qu'il concorde mieux avec la symptomatologie et surtout parce qu'il n'est pas affecté par les variations de protéines circulantes (principale cause de baisse du calcium total en clinique), un calcium ionisé inférieur à 1,17 mmol/L constitue probablement la meilleure définition de l'hypocalcémie. Par ailleurs, l'immense réservoir de calcium que constitue l'os est souvent capable de suppléer au manque d'apport ou aux pertes rénales et digestives exagérées. L'hypocalcémie vraie avec chute de calcium ionisé est un problème clinique beaucoup plus rare que l'hypercalcémie. Cela s'explique en partie par la plus grande capacité de l'organisme à contrer l'hypocalcémie que l'hypercalcémie. En effet, les principales hormones participant à l'homéostasie du calcium, PTH et $1{,}25(OH)_2D$, sont hypercalcémiantes.

MANIFESTATIONS CLINIQUES

Les manifestations cliniques varient selon la gravité et la chronicité de l'hypocalcémie.

L'hypocalcémie d'installation récente accroît l'excitabilité neuromusculaire, ce qui permet aux cellules nerveuses de se dépolariser plus facilement. Il en résulte des paresthésies (engourdissements de la bouche et des extrémités), des réflexes ostéotendineux vifs et des crampes musculaires. L'hypocalcémie grave peut provoquer des spasmes musculaires ou laryngés, une crise de tétanie et même des convulsions généralisées, surtout chez l'enfant. Avant d'en arriver là, certains signes peuvent nous indiquer la gravité de la situation :

a) Signe de Chvostek : la percussion du nerf facial juste en avant de l'oreille ou entre l'arcade zygomatique et le pli de la bouche provoque une contraction des muscles faciaux. Ce signe est présent chez 20 % de sujets normaux et n'est donc pas diagnostic d'hypocalcémie sauf si son absence antérieure était déjà connue. Toutefois, il est facile à effectuer et sa signification peut être confirmée par le signe de Trousseau.

b) Signe de Trousseau : l'inflation d'un sphygmomanomètre à 10 mm/Hg au-dessus de la tension artérielle systolique pendant trois minutes produit une contracture en flexion des doigts chez le sujet hypocalcémique. Ce signe ne se retrouve pas chez les individus normaux. La rapidité avec laquelle apparaît la contracture musculaire reflète généralement la gravité de l'hypocalcémie (ainsi un signe de Trousseau positif à 30 secondes traduit une hypocalcémie plus grave qu'un Trousseau positif à 3 minutes).

Bien qu'ils puissent être absents même chez des patients avec une hypocalcémie importante (particulièrement si elle est chronique), ces deux signes aident au diagnostic et permettent le suivi du traitement.

c) Modifications de l'ECG : l'hypocalcémie allonge les intervalles QT et ST et produit des blocs sino-auriculaires.

L'hypocalcémie chronique provoque beaucoup moins de manifestations neuromusculaires. Par contre, on retrouve parfois un oedème papillaire. La calcification de certains noyaux cérébraux est fréquente et peut, occasionnellement, produire un syndrome parkinsonnien ou choréique. Une peau sèche, des ongles fragiles et une alopécie sont des manifestations souvent négligées. Des cataractes sous-capsulaires surviennent chez 28 % des patients après quatre ans d'hypocalcémie. L'hypoplasie dentaire, par ailleurs, traduit une hypocalcémie ayant débuté dans l'enfance.

APPROCHE INITIALE DE L'HYPOCALCÉMIE

Identifier la cause : l'hypocalcémie peut survenir lorsqu'un des facteurs responsables de l'équilibre calcique (une déficience en PTH, une déficience en vitamine D, une augmentation de liaison du calcium ou une anomalie du remodelage osseux) est perturbé (tableau 54).

Questionnaire et examen physique - Ils jouent un rôle important dans l'identification des causes d'hypocalcémie. Une bonne connaissance du tableau 54 permettra d'orienter le questionnaire : la découverte fortuite d'une calcémie totale basse asymptomatique suggère une pseudo-hypocalcémie qui peut être éliminée en vérifiant le niveau de protéines plasmatiques ou la calcémie ionisée.

Le contexte de survenue de l'hypocalcémie est certainement l'outil diagnostique le plus utile :

1. Une chirurgie parathyroïdienne ou thyroïdienne récente ou la présence d'atteintes auto-immunes multiples suggère l'hypoparathyroïdie.

2. L'alcoolisme, la prise de diurétiques, l'administration d'aminoglycosides ou de cis-platine doivent éveiller la suspicion d'hypomagnésémie.

3. Une histoire de perte de poids importante, de stéatorrhée, d'hépatopathie, d'insuffisance rénale ou de prise d'anticonvulsivants oriente le diagnostic vers un trouble de la vitamine D.

4. L'installation rapide de symptômes d'hypocalcémie se voit lors d'une diminution brutale du calcium ionisé au profit du calcium lié. Une hyperventilation suffisante pour produire une alcalose respiratoire aiguë en est une cause fréquente. L'infusion récente de transfusions massives (citrate), une chimiothérapie, de même que la présence de rhabdomyolyse, doivent être considérées.
5. Occasionnellement, la guérison d'une maladie osseuse dans l'hyperparathyroïdie ou l'hyperthyroïdie (*Hungry Bone Disease*), la présence de métastases osseuses ostéoblastiques ou l'administration d'inhibiteurs de la résorption osseuse créent un déséquilibre du remodelage osseux favorisant la phase ostéoblastique susceptible de provoquer une hypocalcémie.

Les examens de laboratoire : si la cause d'une hypocalcémie est souvent identifiable par le contexte clinique, le laboratoire fournit aussi des renseignements précieux. En présence d'hypocalcémie, il faut vérifier s'il s'agit d'une véritable hypocalcémie en mesurant l'albumine ou le calcium ionisé, puis il faut exécuter les tests suivants : kaliémie, phosphatémie, magnésémie, créatinine sérique, phosphatase alcaline, PTH et, occasionnellement, dosage de 25(OH)D et 1,25$(OH)_2$D (tableau 55).

Le traitement initial de l'hypocalcémie aiguë : le traitement de l'hypocalcémie aiguë symptomatique nécessite l'administration IV de calcium. Le gluconate de calcium 10 % contient 9,3 mg de calcium élémentaire par ml. Irritant, ce produit doit toujours être dilué dans 50 à 100 ml de salin. Généralement, le traitement débute par l'infusion d'un bolus de calcium suivie d'une perfusion prolongée : 1) bolus : gluconate de calcium 10 % 10 à 20 ml dans 50 ml de NaCl 0,9 % en 15 minutes; 2) perfusion : 1 à 2 ml par kg de gluconate de calcium (10 %) dans 500 ml de NaCl 0,9 % en 8 heures.

LES DIVERSES CAUSES D'HYPOCALCÉMIE ET LEURS TRAITEMENTS

L'hypoparathyroïdie

S'il existe plusieurs causes d'hypoparathyroïdies (tableau 54), seule l'hypoparathyroïdie consécutive à une chirurgie thyroïdienne ou parathyroïdienne est fréquente. Elle survient dans environ un pour cent de ces chirurgies. La surveillance postopératoire de la calcémie s'impose après ces chirurgies, surtout si elles ont été difficiles ou extensives.

TABLEAU 54 HYPOCALCÉMIE : CAUSES ET MÉCANISMES

1- Pseudo-hypocalcémie
2- Absence de PTH ou de ses effets biologiques
A) ***Hypoparathyroïdie : déficit de sécrétion de PTH***
- Postchirurgicale : la plus fréquente
- Auto-immune : isolée ou déficience multiple
- Génétique : autosomal dominant, récessif ou lié au X
- Post-irradiation
- Anomalie d'embryogenèse
- Infiltrative : hémochromatose, cuivre, métastases
- Inhibition de la sécrétion
    - après exérèse d'adénome parathyroïdien
    - immaturité parathyroïdienne néonatale
    - hypomagnésémie et hypermagnésémie

B) ***Résistance à l'action périphérique de la PTH***
- Pseudo-hypoparathyroïdie
    - type I : déficit du complexe récepteur-AMPc
    - type II : résistance à l'action de l'AMPc
- Hypomagnésémie

3- Manque d'effet vitamine D
A) ***Déficience en vitamine D***
- Carence alimentaire
- Maldigestion ou malabsorption
- Manque d'exposition au soleil

B) ***Déficience en*** $25(OH)_2D$
- Hépatopathie majeure
- Syndrome néphrotique
- Anticonvulsivants (phénobarbital et phénytoin)

C) ***Défaut de production rénale de*** $1,25(OH)_2D$
- Hypoparathyroïdie
- Pseudo-hypoparathyroïdie
- Insuffisance rénale chronique
- Déficience en 1α-hydroxylase (rachitisme type I)
- Ostéomalacie tumorale

D) ***Résistance à l'action de la*** $1,25(OH)_2D$
- Résistance à la $1,25(OH)_2D$ (rachitisme type II)

4- Augmentation de liaison du calcium
A) ***Hyperphosphatémie***
- Lyse cellulaire : musculaire ou tumorale
- Administration de phosphate
- Insuffisance rénale

B) ***Citrate*** : Transfusions massives
C) ***Alcalose respiratoire***
D) ***Pancréatite*** : saponification du calcium

5- Déséquilibre du remodelage osseux
A) ***Augmentation de l'activité ostéoblastique***
- *Hungry Bone Disease* et métastases ostéoblastiques

B) ***Médicaments bloquant la résorption osseuse***
- Calcitonine, diphosphonate et mithramycine

Après l'exérèse d'un adénome parathyroïdien, on observe presque toujours une hypocalcémie temporaire due à la suppression transitoire de l'action des glandes parathyroïdiennes saines laissées en place. Cette hypocalcémie culmine 48 heures après la chirugie et nécessite rarement une thérapie. Elle se corrige en une semaine environ. Lorsqu'une hypocalcémie importante persiste après plusieurs jours, on peut évoquer une des deux conditions suivantes : soit une hypoparathyroïdie permanente qui sera souvent partielle, avec persistance d'une sécrétion limitée de parathormone, soit une utilisation de calcium accrue par l'os qui se reminéralise après une longue période d'hyperparathyroïdie (*Hungry Bone Disease*).

TABLEAU 55 ÉVALUATION BIOLOGIQUE DES HYPOCALCÉMIES

	Pseudo ↓Ca	Hypo-parat.	Pseudo-hypoparat.	↓ mg	Mal-absorption	Ins. rénale	Alcalose respiratoire	Trans-fusions	↑ ostéo-blastique
Ca_{tot}	↓	↓	↓	↓	↓	↓	N	N-↓	↓
Ca_{ion}	N	↓	↓	↓	↓	↓	↓	↓	↓
Alb.	↓	N	N	N-↓	↓	N-↓	N	N	N
PO_4	N	↑	↑	N-↑	↓	↑	N	N	N
K^+	N	N	N	↓	N-↓	N-↑	N	N-↑	N
Mg^{++}	N	N	N	↓-↓↓	N-↓	N-↑	N	N-↓	N
Créat.	N	N	N	N	N	↑↑	N	N	N
P.Alc.	N	N	N	N	N-↓	N-↑	N	N	↑
PTH	N	↓-↓↓	↑-↑↑	↓	↑	↑-↑↑	N	N-↑	N-↑
25 vit.D	N	N	N	N	↓	N	N	N	N
1,25vit.D	N	↓	↓	↓	N-↓	↓-↓↓	N	N	N

La deuxième cause d'hypoparathyroïdie est l'atteinte parathyroïdienne auto-immune. Elle peut survenir seule mais, généralement, elle apparaît en association avec une insuffisance surrénalienne primaire auto-immune. Ces patients souffrent souvent d'une candidiase mucocutanée chronique rebelle due à un déficit immunitaire concomitant.

Le diagnostic de l'hypoparathyroïdie repose sur la démonstration d'une parathormone basse inappropriée en présence d'hypocalcémie. Il est essentiel de s'assurer que les niveaux de magnésium sérique sont normaux.

Le traitement de l'hypoparathyroïdie est souvent difficile. Puisqu'il n'existe pas de préparation de parathormone utilisable en clinique, on utilise le calcium associé à des doses pharmacologiques de vitamine D ou à des doses physiologiques de $1{,}25(OH)_2D$. Ce traitement augmente la quantité de calcium absorbé par l'intestin mais n'augmente pas, contrairement à la parathrormone, la réabsorption tubulaire du calcium. Il en résulte fréquemment une hausse de la calciurie et un risque accru de néphrolithiase et de néphrocalcinose. Le but du traitement consiste donc à augmenter la calcémie le plus possible (limite inférieure de la normale) tout en gardant la calciurie inférieure à 0,1 mmol/kg/jour.

Le calcium : le calcium seul est généralement suffisant pour traiter les hypoparathyroïdies transitoires (post-résection d'adénome) ou partielles (persistance de sécrétion de parathormone). Le patient doit recevoir de 1 à 2,5 grammes de calcium élémentaire par jour. Il existe de nombreux sels de calcium dont le contenu en calcium élémentaire est variable : carbonate (40 %), lactate (13 %), gluconate (9 %) et glucoheptanate (8 %). À cause de sa plus haute teneur en calcium, le carbonate de calcium permet la prise de moins de comprimés par jour (500 mg de calcium élémentaire par comprimé), ce qui peut améliorer la fidélité au traitement. Le calcium doit être pris avec les repas.

La vitamine D : plusieurs préparations de vitamine D sont disponibles pour le traitement de l'hypoparathyroïdie. L'ergocalciférol et le calcitriol sont les deux préparations les plus utilisées.

1. L'ergocalciférol ou vitamine D_2 (Ostoforte) : l'ergocalciférol à dose pharmacologique agit après avoir subi l'hydroxylation hépatique en position 25. Sa demi-vie est longue et il faut compter de 4 à 8 semaines avant qu'il ne fasse effet. En cas d'intoxication, il faudra bien sûr attendre tout aussi longtemps avant de voir une amélioration. Toutefois, l'ergocalciférol est peu coûteux contrairement aux autres préparations de vitamine D. On débute le traitement avec 50 000 unités par jour puis on augmente mensuellement cette dose jusqu'à 200 000 unités par jour si nécessaire.

2. Le calcitriol ou $1{,}25(OH)_2D$ (Rocaltrol) : le calcitriol est la forme active de la vitamine D. Sa demi-vie est courte ($<$ 6 heures) et il agit en 1 à 3 jours. Le traitement débute à 0,25 μg/jour qu'on augmente au besoin de 0,25 μg à toutes les deux semaines jusqu'à une dose de 1 à 2 μg/jour en deux prises.

La pseudo-hypoparathyroïdie

La pseudo-hypoparathyroïdie (PHP) est une maladie rare causée par la résistance tissulaire à l'action de la parathormone. Ainsi, les patients qui en sont atteints sont hypocalcémiques et hyperphosphatémiques mais ont des niveaux sériques augmentés de parathormone. Il existe plusieurs formes de PHP :

- Type 1 : cette forme classique décrite par Albright en 1942 est probablement transmise de façon autosomale dominante. Elle est produite par un déficit en protéine Gsα responsable de la transduction du signal cellulaire de la PTH et de son couplage à l'adénylate cyclase. Ainsi, la PTH qui utilise l'AMPc comme second messager ne peut agir. Ce déficit en protéine Gsα s'étend parfois à plusieurs tissus (outre l'os et le rein), ce qui cause une résistance à plusieurs hormones AMPc dépendantes. Les patients avec PHP 1 ont généralement un phénotype particulier : faciès rond, petite taille, obésité, 4e os métacarpien court, calcifications des tissus mous et retard mental. Toutefois, certains patients avec PHP ont un phénotype normal. Il existe, de plus, des individus présentant un phénotype classique de PHP sans avoir de résistance à la parathormone; cet état est appelé pseudo-pseudo-hypoparathyroïdie.
- Type 2 : dans ce type de PHP, la production d'AMPc est normale, mais cette AMPc n'a pas d'effet métabolique.

Le diagnostic de PHP repose sur la démonstration d'une résistance rénale à l'administration exogène de parathormone (tableau 56). Certains milieux très spécialisés peuvent aussi mesurer les niveaux membranaires de protéines Gsα.

TABLEAU 56 HYPOPARATHYROÏDIE ET PSEUDO-HYPOPARATHYROÏDIE

		INFUSION DE PTH	
	PTH sérique	AMPc urinaire	Phosphaturie
Hypoparathyroïdie	↓↓	↑↑	↑↑
PHP type 1	↑↑	↓↓	↓↓
PHP type 2	↑↑	↑↑	↓↓

Le traitement de la pseudo-hypoparathyroïdie est essentiellement le même que celui de l'hypoparathyroïdie.

L'hypomagnésémie

L'hypomagnésémie est un problème médical courant pouvant survenir chez près de 10 % des patients hospitalisés. L'hypomagnésémie grave (< 0,5 mmol/L) inhibe la sécrétion de parathormone par les glandes parathyroïdes, produit une résistance osseuse et rénale à l'action de la parathormone et induit une chute de $1,25(OH)_2D$. Toutes ces actions concourent à l'installation de l'hypocalcémie. De plus, l'hypomagnésémie accroît la perte urinaire en potassium, ce qui provoque une hypokaliémie réfractaire. Ce déficit combiné en magnésium, calcium et potassium cause un tableau clinique de grande irrritabilité neuromusculaire associée à des arythmies ventriculaires aiguës.

L'hypomagnésémie est souvent multifactorielle : elle associe un manque d'apport à des pertes gastro-intestinales ou rénales exagérées. L'alcoolisme, le jeûne et l'alimentation parentérale prolongée sont des circonstances classiques de manque d'apport. La malabsorption, les diarrhées aiguës ou chroniques ou la présence d'une fistule biliaire peuvent causer d'importantes pertes digestives en magnésium. Les causes de pertes rénales en magnésium sont multiples : diurèse osmotique, hypophosphatémie, médicaments (furosémide, aminoglycosides, cisplatin, cyclosporin, amphotéricine B, digitale), pyélonéphrite chronique, nécrose tubulaire en phase polyurique, levée d'obstruction urinaire et acidose tubulaire. L'hypomagnésémie surviendra rarement lors d'une pancréatite par saponification du magnésium. La déposition osseuse accrue de magnésium dans le cadre d'un *Hungry Bone Disease* peut parfois mener à l'hypomagnésémie. Généralement, lors d'une déplétion significative en magnésium, le magnésium sérique est abaissé. Un magnésium urinaire de 24 heures bas (< 0,6 mmol/L) est cependant un meilleur marqueur du déficit en magnésium corporel.

Lorsque l'hypomagnésémie est légère, un supplément oral de 100 à 150 mg de magnésium élémentaire, trois à quatre fois par jour (par exemple glucoheptanate de magnésium 15 à 30 ml qid), suffit généralement. Pour les déplétions plus graves, l'administration parentérale de sulfate de magnésium 50 % (2 ml = 1 g $mgSO_4$ = 8,1 mEq de mg élément) est nécessaire. Le sulfate de magnésium peut être donné par voie IM à raison de 1 à 2 g aux 8 heures ou en infusion IV à raison de 3 à 6 g par 24 heures dilué dans du soluté glucosé. On poursuivra le traitement pendant au moins 5 jours ou jusqu'à correction de l'hypocalcémie et de l'hypokaliémie.

Les déficits en vitamine D

L'hypocalcémie due à une déficience ou à un trouble du métabolisme de la vitamine D s'inscrit dans le cadre plus vaste d'un problème de minéralisation osseuse, celui du rachitisme et de l'ostéomalacie. (*Voir ostéomalacie.*)

L'hyperphosphatémie

Une hyperphosphatémie suffisante pour induire de l'hypocalcémie peut survenir lors d'une *rhabdomyolyse* ou d'une *lyse tumorale* importante par la chimiothérapie. Plus rarement, l'*administration de phosphate IV* ou en lavement pourra produire le même effet. Dans tous ces cas, le meilleur traitement consiste en des suppléments en calcium, par voie IV ou *per os* selon le sérieux de la situation.

L'*insuffisance rénale* est certainement la cause la plus fréquente d'hyperphosphatémie menant à l'hypocalcémie. Toutefois, les patients urémiques ont deux raisons d'être hypocalcémiques. D'une part, l'hyperphosphatémie induite par la baisse de clairance des phosphates favorise la précipitation du calcium; d'autre part, la faible production rénale de $1,25(OH)_2D$ empêche l'absorption intestinale normale du calcium. L'hypocalcémie de l'insuffisance rénale induit une hausse compensatrice de parathormone et une résorption osseuse progressive qui est à l'origine de la forme la plus courante d'ostéodystrophie rénale, l'ostéite fibreuse.

Le traitement de l'hypocalcémie de l'insuffisance rénale passe tout d'abord par la réduction de la phosphatémie aux environs de 1,5 mmol/L. Pour ce faire, il faut généralement limiter l'apport alimentaire de phosphate et réduire l'absorption intestinale des phosphates en les liant dans le tube digestif. La liaison des phosphates peut se faire avec des antiacides contenant de l'aluminium ou avec du carbonate de calcium. Le carbonate de calcium présente l'avantage de diminuer les risques d'intoxication à l'aluminium et de fournir un apport alimentaire de calcium. Les doses de carbonate de calcium sont de 0,5 à 2 g pris avec chaque repas. Un ajout de calcitriol, soit par voie orale ou IV lors des dialyses, a plusieurs effets bénéfiques en insuffisance rénale. En plus d'augmenter l'absorption intestinale du calcium, le calcitriol inhibe de façon directe la production de parathormone par les glandes parathyroïdes, ce qui aide à prévenir ou à guérir l'ostéite fibreuse de l'ostéodystrophie rénale.

L'OSTÉOMALACIE

Avant l'ère récente de l'enrichisssement artificiel des produits laitiers en vitamine D, la déficience alimentaire en vitamine D était fréquente et constituait, de loin, la cause la plus importante de rachitisme et d'ostéomalacie. Pour cette raison, le rachitisme et l'ostéomalacie sont souvent encore exclusivement perçus comme les conséquences osseuses d'une déficience prolongée en vitamine D; cette perception toutefois ne traduit plus la réalité.

Le tableau 57 résume les principales causes d'ostéomalacie qui appartiennent à trois grandes catégories distinctes : 1) les troubles du métabolisme de la vitamine D entraînant ou non de l'hypocalcémie, 2) les anomalies rénales de réabsorption tubulaire des phosphates produisant une hypophosphatémie chronique et 3) les perturbations du processus de minéralisation sans hypocalcémie ou sans hypophosphatémie.

La formation de l'os normal débute, dans un premier temps, par la production par les ostéoblastes d'une matrice protéique nommée ostéoïde. Dans un deuxième temps, cet ostéoïde se minéralise pour former de l'os. Dans l'ostéomalacie et le rachitisme, la production d'ostéoïde est adéquate mais le processus de minéralisation est défectueux. On appelle ostéomalacie les défauts de minéralisation de la matrice osseuse survenant chez l'adulte. Lorsque les problèmes de minéralisation surviennent chez l'enfant en croissance, ils peuvent s'accompagner de retard de croissance et de déformations osseuses; c'est ce qu'on nomme rachitisme.

Pour que la minéralisation se fasse normalement, plusieurs conditions doivent être réunies :

1. **Les concentrations de calcium et de phosphore doivent être suffisamment élevées pour saturer le liquide osseux extracellulaire (produit calcium × phosphore > 2,4).**

Le principal mécanisme responsable de l'ostéomalacie dans les déficits en vitamine D est l'hypocalcémie. En absence de vitamine D, il est possible de complètement normaliser la minéralisation osseuse en maintenant normaux les niveaux sériques de calcium par infusion intraveineuse.

TABLEAU 57 LES CAUSES DE L'OSTÉOMALACIE

TROUBLES DU MÉTABOLISME DE LA VITAMINE D

A) ***Déficience en vitamine D***
- Carence alimentaire
- Maldigestion ou malabsorption
- Manque d'exposition au soleil

B) ***Déficience en*** $\boldsymbol{25(OH)_2D}$
- Hépatopathie majeure : surtout cirrhose biliaire
- Anticonvulsivants (phénobarbital et phénytoin)
- Syndrome néphrotique : perte rénale de *Vitamin D Binding Protein*

C) ***Défaut de production rénale de*** $\boldsymbol{1,25(OH)_2D}$
- Insuffisance rénale chronique
- Déficience en 1α-hydroxylase (rachitisme type I)
- Ostéomalacie tumorale

D) ***Résistance à l'action de la*** $\boldsymbol{1,25(OH)_2D}$
- Rachitisme type II
- Anticonvulsivants

DÉFICIENCE EN PHOSPHATES

A) ***Manque d'apport***
- Excès d'hydroxide d'aluminium (très rare)

B) ***Pertes rénales par défaut de réabsorption tubulaire***
- Rachitisme hypophosphatémique lié au X
- Ostéomalacie hypophosphatémique acquise
- Syndrome de Fanconi
- Acidose tubulaire rénale
- Ostéomalacie tumorale

ANOMALIES DU PROCESSUS DE MINÉRALISATION

A) ***Inhibiteurs de la minéralisation***
- Endogènes : insuffisance rénale
- Exogènes : fluor, étidronate et aluminium

B) ***Défaut enzymatique***
- Hypophosphatasie

C) ***Anomalie de la matrice osseuse***
- Fibrogenèse imparfaite de l'os

La deuxième cause de rachitisme et d'ostéomalacie la plus importante est l'hypophosphatémie. L'hypophosphatémie est généralement due à une phosphaturie exagérée par diminution de la capacité tubulaire de réabsorption du phosphore. Cette anomalie, souvent familiale et transmise de façon dominante liée au X, peut aussi survenir de manière sporadique ou dans le cadre d'une acidose tubulaire rénale ou d'un syndrome de Fanconi (glycosurie, phosphaturie et amino-acidurie). Quelques patients hypophosphatémiques par abus d'antiacides à base d'hydroxide d'aluminium ont été rapportés, mais cet état paraît très rare.

Occasionnellement, certains patients porteurs de tumeur d'origine mésenchymateuse présentent à la fois une inhibition de la réabsorption tubulaire du phosphore et de la production rénale de 1,25$(OH)_2$vitamine D. Ces patients sont hypophosphatémiques et ont des niveaux bas de 1,25$(OH)_2$vitamine D. Toutes ces anomalies concourrent à l'apparition d'une ostéomalacie paranéoplasique, aussi appelée ostéomalacie tumorale ou oncogénique.

2. **Les ostéoblastes doivent avoir une fonction normale**

Les déficits en vitamine D, en plus de perturber le produit calcium × phosphore, ont probablement un effet sur le fonctionnement des ostéoblastes, et participent ainsi à l'instauration de l'ostéomalacie. D'ailleurs, lors du traitement au calcitriol, cette anomalie du fonctionnement ostéoblastique se corrige plus rapidement que le produit calcium × phosphore et cela explique que la thérapie à la 1,25$(OH)_2$D permet que la guérison de l'ostéomalacie débute bien avant la correction complète de l'hypocalcémie. Le rôle exact de la phosphatase alcaline dans la minéralisation osseuse est imprécis. Toutefois, l'hypophosphatasie, un défaut autosomal récessif rare de la synthèse de la phosphatase alcaline, est associée à l'ostéomalacie.

3. **La concentration d'inhibiteurs de la minéralisation doit être raisonnable**

En insuffisance rénale, des inhibiteurs de la calcification s'accumulent, ce qui empêche la minéralisation normale de l'os. De plus, l'acidose chronique de l'insuffisance rénale inhibe aussi la minéralisation et favorise plutôt la dissolution de l'os et la libération de tampons anioniques. Certains médicaments tels que le fluor, l'étidronate et l'aluminium sont de puissants inhibiteurs de la minéralisation pouvant produire de l'ostéomalacie.

4. **La matrice osseuse doit permettre la minéralisation**

La fibrogenèse imparfaite de l'os est une cause rare d'ostéomalacie dans laquelle la matrice osseuse anormale se minéralise difficilement sans autre anomalie du métabolisme phosphocalcique.

PRÉSENTATION CLINIQUE DE L'OSTÉOMALACIE

Elle est souvent non spécifique. Beaucoup de patients ostéomalaciques sont asymptomatiques. Chez quelques-uns, ce sont les manifestations de l'hypocalcémie qui prédominent. Les symptômes les plus fréquents sont les douleurs osseuses diffuses et la faiblesse musculaire. La douleur, généralement constante et accentuée par la mise en charge, est habituellement symétrique et plus importante dans les os axiaux qu'appendiculaires. La faiblesse musculaire domine souvent le tableau clinique; elle est surtout proximale et attribuée soit au déficit en vitamine D soit à l'hypophosphatémie. Chez les patients gravement atteints, les douleurs et la faiblesse musculaire occasionnent parfois un trouble de la marche caractérisé par des petits pas écartés accompagnés de fortes oscillations du tronc (démarche en canard).

Des fractures atraumatiques peuvent survenir et leur distribution est plus variée que dans l'ostéoporose touchant les côtes, les vertèbres et les os longs.

LE TABLEAU RADIOLOGIQUE

La découverte radiologique la plus fréquente est une ostéopénie diffuse. Classiquement, des pseudo-fractures, consistant en des interruptions perpendiculaires souvent multiples des corticales osseuses, peuvent être retrouvées particulièrement au pubis, aux fémurs et aux omoplates. Ramollis, les corps vertébraux deviennent parfois biconcaves. À cause de l'hyperparthyroïdie secondaire, on peut retrouver de la résorption sous-périostée particulièrement dans les déficits en vitamine D.

Dans le rachitisme, la présence de multiples déformations acquises pendant la croissance est souvent frappante. Les déformations surviennent dans les os en croissance active touchant le crâne chez le nouveau-né, les bras et les côtes dans la première année de vie, puis les os longs des membres inférieurs et le bassin qui se déforment avec la marche.

LES EXAMENS DE LABORATOIRE

La calcémie : dans les déplétions en phosphates, la calcémie est normale. Dans les déficits graves en vitamine D, la calcémie peut être abaissée mais dans la plupart des cas plus bénins, elle se maintient à la normale au prix d'une hyperparathyroïdie secondaire.

La phosphatémie : elle est très basse dans les diverses formes d'ostéomalacie hypophosphatémique avec des valeurs moyennes oscillant autour de 0,6 mmol/L. Dans les déficits en vitamine D, la phosphatémie se maintient généralement dans les limites inférieures de la normale en relation avec l'hyperparathyroïdie secondaire. Certaines conditions peuvent associer hyperphosphatémie et ostéomalacie, la plus fréquente étant certes l'insuffisance rénale.

La phosphatase alcaline : elle est nettement augmentée dans la plupart des états ostéomalaciques sauf l'hypophosphatasie.

La calciurie : dans les déficits en vitamine D, accompagnés d'hyperparathyroïdie secondaire et de déplétion en calcium, la calciurie est typiquement très diminuée. Selon notre expérience, une calciurie effondrée est souvent le marqueur le plus précoce et le plus fiable permettant de déceler une malabsorption par ailleurs silencieuse (profil nutritionnel normal, absence de stéatorrhée). Par contre, dans les hypophosphatémies, la calciurie est variable : abaissée dans le rachitisme hypophosphatémique héréditaire, généralement normale dans les formes acquises et nettement élevée dans l'acidose tubulaire rénale ou la plupart des syndromes de Fanconi.

La phosphaturie : une diminution du taux de réabsorption tubulaire des phosphates ($TRP = 1 - Cl_{PO4}/Cl_{cr}$) sous 0,8 est caractéristique des ostéomalacies hypophosphatémiques. Toutefois, il faut se rappeler que la parathormone et les diurétiques, entre autres, diminuent le TRP. Ainsi, dans les causes d'ostéomalacie accompagnée d'hyperparathyroïdie secondaire, le TRP peut être diminué.

La parathormone : les patients ostéomalaciques par déficit en vitamine D présentent souvent une hyperparathyroïdie secondaire avec des niveaux élevés de parathormone sérique. Il est important de reconnaître cet état qui contribue à la maladie osseuse et de s'assurer qu'avec les traitements calcique et vitaminique, les niveaux sériques de la parathormone se normalisent.

La 25(OH)D : dans les carences alimentaires en vitamine D, les malabsorptions, les hépatopathies graves et les perturbations du métabolisme de la vitamine D engendrées par les anticonvulsivants, les niveaux sériques de 25(OH)D sont généralement abaissés. Dans toutes les autres causes d'ostéomalacie, ils sont normaux.

La 1,25(OH)$_2$D : la 1,25(OH)$_2$D sérique est abaissée dans pratiquement toutes les causes d'ostéomalacie sauf les états de résistance périphérique à la vitamine D et dans une condition rare, l'ostéomalacie hypophosphatémique hypercalciurique.

La biopsie osseuse : cet examen invasif permet de confirmer avec certitude un diagnostic présumé d'ostéomalacie. La biopsie permet de démontrer une augmentation des surfaces et des volumes d'ostéoïde par rapport à l'os minéralisé. De plus, il est possible d'apprécier la vitesse et le temps de minéralisation de l'os en procédant à un double marquage à la tétracycline. Parce qu'elle s'accole à l'os nouvellement formé, la tétracycline, fluorescente à la lumière polarisée, révèle le front de minéralisation. Lorsqu'elle est administrée à deux reprises à plusieurs semaines d'intervalle, la tétracycline colore deux fronts de minéralisation dont la distance permet d'apprécier l'intégrité du processus de minéralisation. La biopsie osseuse pratiquée après un double marquage à la tétracycline est disponible dans de rares milieux spécialisés. Cette technique nous a permis de diagnostiquer, dans le cadre d'une investigation d'ostéopénie, des états ostéomalaciques avec un bilan calcique entièrement normal.

LES DIVERSES CAUSES D'OSTÉOMALACIE ET LEURS TRAITEMENTS

Les déficits en vitamine D : parce que les individus risquant de souffrir d'un déficit en vitamine D sont souvent identifiables, la prévention joue un rôle important pour éviter l'apparition d'une maladie osseuse significative. Les personnes agées, particulièrement lorsqu'elles s'exposent peu au soleil, forment un des groupes les plus à risque; il est raisonnable de leur assurer, par l'alimentation ou des suppléments au besoin, un apport quotidien de 750 à 1000 UI de vitamine D.

Le traitement d'une ostéomalacie avérée doit atteindre quatre objectifs : 1) corriger l'hypocalcémie si elle est présente, 2) soulager les symptômes dus à l'ostéomalacie, 3) reminéraliser les os et corriger l'hyperparathyroïdie secondaire et 4) éviter d'induire une hypercalciurie susceptible d'entraîner des complications rénales. La guérison complète d'une ostéomalacie par déficit en vitamine D peut nécessiter un traitement d'un an ou deux et doit toujours se poursuivre par des mesures appropriées de prévention. Dans tous les cas, un apport calcique équivalent à un à deux grammes par jour de calcium élémentaire doit accompagner la réplétion en vitamine D. Le choix de la préparation de vitamine D à utiliser dépend essentiellement de deux conditions : la présence ou l'absence d'une 1α-hydroxylase efficace et la nécessité ou non d'obtenir des niveaux sériques pharmacologiques de $1,25(OH)_2D$. En absence d'activité 1α-hydroxylase endogène ou lorsque des niveaux supraphysiologiques de $1,25(OH)_2D$ sont indispensables, seul le calcitriol ($1,25(OH)_2D$) peut permettre la guérison de l'ostéomalacie. Dans les autres circonstances, l'emploi d'un précurseur tel que le calciférol (vitamine D_2) est adéquat (tableau 58).

TABLEAU 58 TRAITEMENT DE L'OSTÉOMALACIE

Carence alimentaire	Traitement : Calciférol 5000-10 000 UI/jour Prévention : Calciférol 400-1000 UI/jour
Malabsorption	Traitement : Calciférol 10 000-50 000 UI/jour Prévention : Calciférol 50 000 UI/sem.
Insuffisance hépatique	Traitement : Calciférol 10 000-50 000 UI/jour Prévention : Calciférol 10 000-50 000/sem
Anticonvulsivants	Traitement : Calciférol 5000-10 000 UI/jour Prévention : Calciférol 25 000 UI/sem
Déficience en 1α-hydroxylase	Calcitriol 0,25-1 μg par jour
Résistance à la $1,25(OH)_2D$	Calcitriol mégadoses 10-20 μg par jour

Déficience en phosphates : bien que leurs présentations cliniques puissent être différentes, les diverses causes d'ostéomalacie avec déficience en phosphates ont en commun une fuite rénale de phosphates importante et une faible production de $1,25(OH)_2D$. Le traitement de ces diverses conditions est souvent ardu. Le régime thérapeutique le plus efficace associe la prise de sels de phosphates (un à quatre grammes par jour) et la prise de calcitriol (0,5 à 2 μg par jour). La découverte chez l'adulte d'une hypophosphatémie avec trouble de réabsorption tubulaire des phosphates exige la recherche exhaustive d'une tumeur mésenchymateuse. Ces tumeurs sont souvent petites et difficiles à découvrir.

Anomalies du processus de minéralisation : il n'y a pas de traitement de l'hypophosphatasie et de la fibrogenèse imparfaite de l'os. L'ostéomalacie induite par la prise de fluor ou d'étidronate se traite par l'arrêt du produit toxique. Les troubles de minéralisation engendrés par l'étidronate peuvent être évités en gardant la dose administrée sous les 5 mg/kg/jour et en ne dépassant pas six mois d'administration continue par an.

L'intoxication à l'aluminium se rencontre essentiellement chez les patients dialysés qui consomment de grandes quantités de gels d'hydroxyde d'aluminium pour contrôler leur hyperphosphatémie. L'ostéomalacie aluminique se prévient en utilisant le carbonate de calcium plutôt que l'hydroxyde d'aluminium comme liant des phosphates et en s'assurant que l'eau des bains de dialyse est pauvre en aluminium. Une fois installé, l'excès d'aluminium peut être éliminé en administrant un agent chélateur, la desferrioxamine.

Plusieurs causes d'hypocalcémie sont irréversibles et nécessitent un traitement chronique. Le rajustement précis de la médication est souvent malaisé. Les conséquences à long terme du traitement inadéquat d'une hypoparathyroïdie ou d'un déficit en vitamine D sont graves et, en grande partie, évitables par un suivi rigoureux de ces patients. Les manifestations cliniques peu spécifiques de l'ostéomalacie en font un état difficile à reconnaître qui mérite d'être prévenu chez les sujets à risque.

RÉFÉRENCES

Bilezikian JP *et al.* Calcium and Bone Metabolism. *In:* Principles and Practice of Endocrinology and Metabolism. Lippincott. pp 398-569. 1990.

Bilezikian JP. Management of Acute Hypercalcemia. New Engl J Med 1992; 326: 1196-1203.

Boucher A, D'Amour P, Hamel L *et al.* Estrogen Replacement Decreases the Set-Point of Parathyroid Hormone Stimulation by Calcium in Normal Postmenopausal Women. J Clin Endocrinol Metab 1989; 68: 831-836.

Lepage R, Whittom S, Bertrand S, Bahsali G, D'Amour P Superiority of Dynamic Over Static Reference Intervals for Intact, Midmolecule, and C-Terminal Parathyrin Evaluating Calcemic Disorders. Clin Chem 1992; 38: 2129-2135.

Marcus D *et al.* Hypercalcemia. Endocrinol Metab Clin North America 1989; Vol. 18 No 3.

Mundy GR. Ectopic Production of Calciotropic Peptides. *In:* Endocrine Manifestations of Systemic Disease. Endocrinol Metab Clin North America 1991; Vol. 20 No 3. pp 473-487.

Mundy GR. Calcium Homeostasis: Hypercalcemia and Hypocalcemia. Martin Dunitz. 1989.

Potts JT *et al.* Diagnosis and Management of Asymptomatic Primary Hyperparathyroidism. *In:* Consensus Statement 1990; Vol. 8 No 7.

11

L'OSTÉOPOROSE

Louis-Georges Ste-Marie, M.D.

Les maladies osseuses métaboliques (ostéomalacie et ostéoporose) se manifestent par une atteinte étendue à tout le squelette. Cette notion sous-tend qu'un processus physiopathologique généralisé est sous-jacent et qu'on doit offrir un traitement systémique.

DÉFINITION

L'ostéoporose est caractérisée par une *diminution de la masse osseuse* qui compromet la fonction de soutien du squelette. Il en résulte des fractures qui peuvent survenir sans traumatisme ou après un traumatisme mineur. Dans l'ostéoporose, l'os est moins dense mais, à l'encontre de l'ostéomalacie, normalement minéralisé. On doit distinguer l'ostéoporose de l'ostéopénie, terme qui définit une raréfaction osseuse en absence de fracture.

ÉPIDÉMIOLOGIE

Aux États-Unis, on estime le coût de l'ostéoporose et des fractures ostéoporotiques à environ 9 milliards de dollars/année; appliqués au Québec, ces chiffres pourraient représenter 180 millions de dollars/année. On estime qu'une femme ménopausée sur trois, dans la population caucasienne, va subir une fracture ostéoporotique au cours de sa vie.

Les fractures du poignet ou d'une vertèbre sont les plus souvent rattachées à une ostéoporose postménopausique, dite de type I (*tableau 59*). Le risque à vie de subir une fracture du poignet a été estimé à 15 % pour une femme. Sa morbidité est peu élevée et l'hospitalisation n'est généralement pas nécessaire. La fracture ou tassement vertébral, plus morbide, touche annuellement 23 femmes de race blanche de plus de 45 ans sur 1000. Un tiers des femmes de plus de 65 ans aura un tassement vertébral. La fracture de la hanche se rencontre surtout dans l'ostéoporose sénile, dite de type II. Elle touche 2 femmes pour 1 homme et 8 personnes par 10 000 de population annuellement en Amérique du Nord. Les femmes, à cause de leur sexe et de leur plus grande longévité, ont un risque à vie de 15 % de fracture de hanche alors que ce risque n'est que de 5 % pour l'homme. Chaque fracture nécessite une hospitalisation d'une durée moyenne de trois semaines et est associée à une mortalité de 12 à 20 % dans l'année qui suit la fracture. De plus, jusqu'à 50 % des malades demeurent fonctionnellement handicapés après une telle fracture.

TABLEAU 59 OSTÉOPOROSES POSTMÉNOPAUSIQUE (TYPE I) ET SÉNILE (TYPE II) (modifié d'après Riggs et Melton, 1988)

Facteurs	*Type I*	*Type II*
Âge	55-75	70-85
Sexe (F:M)	6:1	2:1
Type d'os perdu	Trabéculaire > cortical	Trabéculaire=cortical
Type de fractures	Vertébrale Poignet	Hanche Vertébrale
Facteur étiologique principal	Défic. oestrogénique	Vieillissement
Importance du calcium dans la diète	+ / -	+++
Absorption calcique	↓	↓
Fonction parathyroïdienne	↓	↑
Anomalie métabolisme vit. D	secondaire	primaire

Bien que l'augmentation de l'incidence de l'ostéoporose soit liée, en partie, au vieillissement de la population, on a noté que l'incidence normalisée pour l'âge est également à la hausse; elle va jusqu'à doubler pour la fracture de hanche en Grande-Bretagne. Si l'on considère qu'au Québec, le nombre d'individus ayant 65 ans et plus va passer de 617 000 à 1 015 000 d'ici l'an 2000, ces statistiques sont préoccupantes.

MANIFESTATIONS CLINIQUES

C'est avant tout la douleur reliée à une fracture qui amène le patient à consulter. Au niveau vertébral, la douleur n'est pas toujours évidente et des fractures peuvent se produire sans symptomatologie aiguë. Lors de l'examen, on peut noter une diminution de taille et l'apparition d'une cyphose dorsale, aussi appelée «bosse de bison». L'espace ilio-costal situé entre la dernière côte flottante et le sommet de la crête iliaque peut être réduit (normalement, on peut y insérer deux à trois travers de doigts) à tel point que les côtes en viennent à s'appuyer sur les crêtes iliaques ou même s'introduisent dans le bassin. De ce fait, la hauteur de l'abdomen diminue et cause une protrusion vers l'avant des viscères, ce qui provoque une sensation de plénitude postprandiale.

PHYSIOPATHOLOGIE

ÉVOLUTION DE LA MASSE OSSEUSE AVEC L'ÂGE

Bien qu'il existe une hétérogénéité de l'ostéoporose quant à la présentation clinique, au degré de remaniement osseux et aux mécanismes pathogéniques, la physiopathologie s'inscrit dans un contexte général de l'évolution de la masse osseuse avec l'âge.

Après la période de croissance, au cours de laquelle environ 90 % de la masse osseuse est acquise, il existe une phase de consolidation qui permettra d'atteindre finalement une masse osseuse maximale vers l'âge de 35 ans. Quelques années plus tard débute la perte osseuse reliée à l'âge. C'est un phénomène universel survenant tant chez l'homme que chez la femme, peu importe la race, l'occupation, les habitudes alimentaires, le statut économique, le lieu géographique ou l'époque. Le phénomène a même été quantifié sur les squelettes d'une population aborigène ayant vécu dans le Kentucky de 2000 à 2500 ans

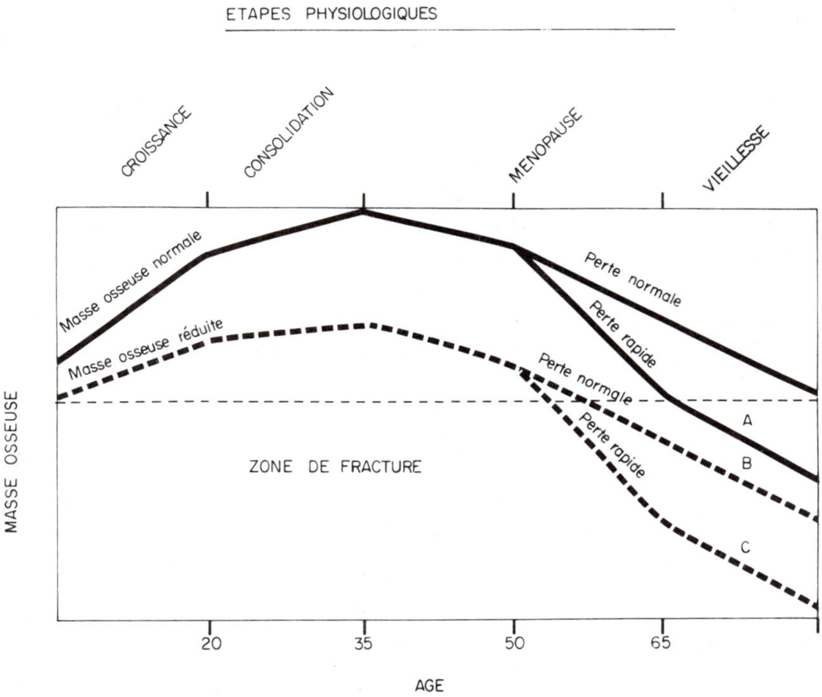

FIGURE 25 Évolution de la masse osseuse avec l'âge (d'après Ste-Marie, L.-G. et coll., Union Méd. Can., 1987; 116:144-154, avec permission)

avant le Christ et démontre qu'il est inscrit dans les gènes de l'espèce humaine depuis des millénaires. La masse osseuse après l'âge de 35 ans résulte de l'équation :

masse osseuse actuelle = masse osseuse maximale - perte osseuse subséquente

Plusieurs facteurs peuvent influencer l'un ou les deux termes de cette équation et participer ainsi au développement de l'ostéoporose.

REMODELAGE OSSEUX ADULTE NORMAL ET PATHOLOGIQUE

La perte osseuse, tant celle qui est physiologique que celle qui est pathologique, peut se comprendre en faisant appel au remodelage de l'os chez l'adulte. L'activité de la formation osseuse par les ostéoblastes et celle de résorption osseuse par les ostéoclastes sont étroitement couplées à la fois dans le temps et dans l'espace. La résorption ostéoclastique précède toujours l'apposition ostéoblastique. En réponse à une *activation* locale, il y a apparition des ostéoclastes qui résorbent une quantité donnée de tissu osseux. Peu après, au même site, les ostéoclastes se retirent et les ostéoblastes viennent former une quantité donnée de matrice osseuse qui comble la cavité de résorption d'une manière plus ou moins complète. Cette séquence :

activation → résorption → formation

se fait à l'intérieur d'unités de remodelage qui constituent les unités structurales de l'os. L'unité de remodelage est donc à l'os ce que le néphron est au rein.

Des études histomorphométriques ont démontré que dans l'os trabéculaire de l'adulte, la balance osseuse de l'unité de remodelage est négative, la quantité d'os formé étant toujours plus petite que la quantité d'os résorbé. Cette tendance s'accentue avec le vieillissement. L'addition dans le temps de la balance négative dans toutes les unités de remodelage provoque une ostéopénie physiologique qu'on peut comprendre en utilisant le modèle de «l'escalier» défini par P.J. Meunier. La balance négative de chacune des unités de remodelage est une marche vers le bas, et l'addition de toutes les «marches» dans le temps constitue l'escalier descendant dont la hauteur totale représente la perte osseuse globale.

Trois types de perturbations du remodelage osseux peuvent provoquer une accélération de la perte osseuse et faire descendre l'escalier plus bas.

1. On peut observer une augmentation du *nombre* de marches de hauteur normale : ceci correspond à une augmentation du nombre d'unités de remodelage et constitue une *ostéoporose à haut niveau de remodelage*. C'est la situation retrouvée dans l'hyperthyroïdie, l'hyperparathyroïdie primaire et dans environ 30 % des ostéoporoses primitives.
2. On peut aussi avoir une augmentation de la *hauteur* de chaque marche sans changement de leur nombre total : ceci se produit lorsque la balance négative dans chaque unité de remodelage devient encore plus déficitaire et constitue

une *ostéoporose avec dépression ostéoblastique*. Ce phénomène est observé à la suite de corticothérapie, dans l'hypogonadisme et, chez environ 20 % des cas d'ostéoporoses primitives.
3. Finalement, on peut observer une association des deux perturbations, *plus de marches qui sont plus hautes*. Le nombre et l'ampleur des déficits élémentaires sont alors tous deux accrus. Ce double mécanisme semble être présent lors de l'immobilisation prolongée et lors de la corticothérapie à hautes doses donnée de façon prolongée alors qu'elle s'associe à une hyperparathyroïdie secondaire.

Ces modifications du remodelage osseux peuvent expliquer comment certaines conditions peuvent contribuer à la raréfaction osseuse et même précipiter une ostéoporose *secondaire* (*tableau 60*). Dans le myélome multiple, une stimulation locale de l'activité ostéoclastique par une lymphokine sécrétée localement par les plasmocytes semble expliquer l'ostéoporose. Par ailleurs, l'hypogonadisme primaire freine le développement de la masse osseuse pendant la croissance. Une malabsorption ou une modification des mécanismes de bioactivation de la vitamine D (anticonvulsivants) pourront conduire à une ostéoporose par l'hyperparathyroïdie secondaire. Dans les ostéoporoses primitives (postménopausiques ou séniles), il est beaucoup plus difficile d'identifier un facteur causal unique et on en est réduit à analyser la pathogenèse dans un contexte plus global, où les différents facteurs influençant la masse osseuse maximale et la perte osseuse subséquente interagissent.

FACTEURS POUVANT INFLUENCER LA MASSE OSSEUSE

Facteurs génétiques

La masse osseuse maximale est déterminée en partie par l'hérédité, comme l'ont démontré des études faites chez les jumeaux monozygotes et hétérozygotes. De plus, une étude récente a démontré que les filles de mères ostéoporotiques avaient une masse osseuse réduite. Par ailleurs, le *sexe* (masse osseuse réduite chez la femme) et la *race* (les Noirs américains des deux sexes ont une masse osseuse maximale plus élevée et une plus faible incidence d'ostéoporose que les Blancs américains) sont d'autres facteurs génétiques importants.

TABLEAU 60 OSTÉOPOROSES SECONDAIRES

Endocrinopathies :
- hyperparathyroïdie primaire ou secondaire
- hyperthyroïdie (endogène ou exogène)
- syndrome de Cushing (endogène ou exogène)
- hypogonadisme (primaire, secondaire; endogénique ou iatrogénique)

Maladies de la moelle osseuse :
- myélome multiple
- cancer disséminé
- mastocytose systémique

Maladies digestives :
- malabsorption
- cirrhose
- gastrectomie

Immobilisation :
- actuelle ou antérieure
- apesanteur

Médicaments :
- glucocorticostéroïdes
- anticonvulsivants
- héparine
- agonistes/antagonistes de GnRH
- chimiothérapie
- cyclosporine A (possible)

Alcool (en excès)

Maladies génétiques :
- ostéogenèse imparfaite
- syndrome de Marfan
- syndrome d'Ehlers-Danlos

Facteurs diététiques

Calcium - La restriction de calcium dans la diète induit une ostéoporose chez l'animal. Toutefois, chez l'homme, le rôle de l'apport calcique de la diète demeure controversé. D'après les études épidémiologiques nord-américaines, la majorité des femmes de plus de 15 ans ont un apport calcique plus faible que les apports recommandés (800 mg/jour) pour les adultes. De plus, cet apport recommandé semble insuffisant pour maintenir une balance calcique nulle chez les femmes blanches préménopausées et postménopausées. Heaney et coll. ont évalué que pour maintenir une balance calcique nulle, les femmes préménopausées et celles sous oestrogénothérapie ont besoin d'environ 1 g de calcium/jour alors que les femmes postménopausées nécessitent environ 1,5 g de calcium/jour. Cependant, l'importance du supplément calcique dans le ralentissement de la perte osseuse postménopausique demeure discutée et varie probablement selon le type de tissu osseux considéré, c'est-à-dire l'os cortical par opposition à l'os trabéculaire.

Par ailleurs, l'apport de calcium dans la diète au moment de la croissance pourrait jouer un rôle déterminant sur la masse osseuse maximale atteinte et, de ce fait, sur le développement de l'ostéoporose. Ainsi, Matkovic et coll. ont étudié deux communautés yougoslaves qui différaient essentiellement par leur apport de calcium dans la diète (500 mg/jour par opposition à 1000 mg/jour). Ils ont observé que, dans la communauté à haut apport de calcium, la masse osseuse corticale des hommes et des femmes était plus élevée à tout âge, et que l'incidence de fracture de hanche après 60 ans était 50 % plus faible. De même, nous avons observé récemment, dans une population de femmes préménopausées québécoises, que le contenu minéral osseux du poignet et surtout de la colonne lombaire, était significativement plus faible chez les femmes ayant une histoire d'ingestion calcique de moins de 500 mg/jour par rapport à celles qui ont consommé au moins 1000 mg/jour au cours de leur vie.

Finalement, un faible apport de calcium chez les sujets âgés pourrait accentuer l'hyperparathyroïdie secondaire, que l'on croit en partie responsable de la pathogenèse de l'ostéoporose sénile (ou de type II).

Protéines - Les régimes à haute teneur en protéines peuvent induire une balance calcique négative par augmentation de la calciurie, probablement en interférant avec la réabsorption du calcium. Des études bien contrôlées n'ont cependant pas encore précisé de façon certaine le rôle joué par l'apport en protéines sur la masse osseuse.

Phosphore - Contrairement aux études faites chez l'animal, chez l'homme il n'y a pas de preuve d'effet nuisible d'un apport diététique élevé en phosphore.

Facteurs hormonaux

Les changements hormonaux reliés à la ménopause ont un rôle déterminant dans le développement éventuel d'une ostéoporose. L'incidence élevée d'ostéoporose chez les femmes ménopausées précocément en est un reflet. Et c'est le déficit oestrogénique et non le phénomène de vieillissement qui en est la cause prédominante. Dans l'os cortical du squelette appendiculaire, la perte osseuse qui est d'environ 0,3 à 0,5 %/an à partir de 40 ans, s'accélère à 2-3 %/an immédiatement après la ménopause pour revenir aux taux de base huit ou dix ans après. Dans l'os trabéculaire, la perte osseuse commence plus tôt (vers 30 ou 35 ans) et est plus importante : on l'évalue à 0,6-1,2 %/an. On attribue à la ménopause un surplus de perte osseuse d'environ 15 ou 20 % au niveau vertébral, alors qu'il est de 10 à 15 % au niveau appendiculaire.

Bien que le mécanisme d'action des oestrogènes sur l'os ne soit pas connu, des récepteurs aux oestrogènes ont été reconnus sur les ostéoblastes et il est possible que ces cellules sécrètent des facteurs paracrines capables d'influencer le remodelage osseux. De fait, le déficit oestrogénique semble rendre l'os plus sensible à la parathormone (PTH), ce qui augmente la fréquence d'activation des cycles de remodelage menant à un *turnover* osseux accéléré. Cela se reflète d'ailleurs par une augmentation au moment de la ménopause des paramètres biochimiques du remodelage osseux tels que calciurie, hydroxyproline urinaire et phosphatase alcaline sérique (qui demeurent, cependant, dans les limites de la normale). Selon l'hypothèse de Riggs et coll., cette augmentation de la résorption osseuse conduirait à une légère élévation de la calcémie, ce qui causerait une diminution de la sécrétion de la PTH. La chute de la PTH diminue la synthèse de la vitamine $1,25(OH)_2$vitamine D qui se traduit par une diminution de l'absorption intestinale du calcium. Les besoins diététiques de calcium pour maintenir une balance calcique nulle, passent alors de 1,0 à 1,5 g/jour. On croit que ce mécanisme d'augmentation du remaniement osseux avec malabsorption calcique secondaire sous-tend la pathogenèse de l'ostéoporose postménopausique ou de type I. Toutefois, cette hypothèse de pathogenèse est probablement incomplète car l'ostéoporose ne touche qu'un sous-groupe des femmes ménopausées. D'autres facteurs, tels que la masse osseuse maximale en préménopause et l'effet modulateur des oestrogènes sur la sécrétion de la PTH et la synthèse de la $1,25(OH)_2$vitamine D peuvent contribuer à expliquer la susceptibilité individuelle à souffrir de l'ostéoporose.

Pour expliquer la pathogenèse de l'ostéoporose sénile ou de type II, on évoque deux facteurs liés à l'âge : 1) la diminution de la fonction des ostéoblastes et 2) l'altération du métabolisme de la vitamine D. Une étude récente suggère qu'il y a une diminution de la synthèse de 1,25$(OH)_2$vitamine D au cours du vieillissement, diminution qui serait plus marquée chez les sujets âgés ayant eu une fracture de hanche.

Il semble que les femmes aient des taux circulants de calcitonine plus bas que les hommes, et que les femmes ostéoporotiques aient une réserve plus basse en calcitonine que les témoins non ostéoporotiques. Certains ont suggéré que les effets osseux bénéfiques de l'oestrogénothérapie en postménopause seraient médiés par l'augmentation de la réserve en calcitonine. Toutefois, une récente étude contrôlée n'a pu mettre en évidence de corrélation entre les taux de calcitonine ou la réserve en calcitonine et les changements de densité osseuse observés au cours d'oestrogénothérapie chez des femmes postménopausées.

Activité physique

L'activité physique pourrait aussi s'avérer un facteur non négligeable. L'immobilisation ou l'apesanteur entraîne une perte marquée de masse osseuse trabéculaire d'environ un pour cent par semaine alors que plusieurs études ont démontré que les athlètes ont une masse osseuse accrue dans les membres qui sont actifs dans l'exercice pratiqué (par exemple le bras dominant des joueurs de tennis). Il semble que le stress appliqué aux os lors de la mise en charge et de la contraction musculaire stimule la formation osseuse et inhibe la résorption osseuse. D'ailleurs, il existe une relation positive entre la masse osseuse et la masse musculaire et des études récentes suggèrent un effet bénéfique d'un programme d'exercices réguliers sur la masse osseuse des femmes ménopausées. Ainsi, l'activité physique pourrait avoir un rôle à jouer à la fois dans l'acquisition d'une masse osseuse maximale optimale et dans la réduction partielle de la perte osseuse subséquente.

Autres facteurs

Parmi les autres facteurs qui peuvent influencer la masse osseuse, on retient le poids, l'alcoolisme et le tabagisme.

Poids - Les femmes maigres sont à plus grand risque de fractures et tendent à avoir une masse osseuse plus faible que les femmes obèses. L'effet protecteur sur la masse osseuse que l'obésité semble procurer peut s'expliquer probablement par l'acquisition d'une masse osseuse maximale optimale due à la plus grande charge mise sur les os et par un niveau plus élevé d'oestrogènes après la ménopause en raison de la conversion périphérique de l'androstènedione en oestrone.

Alcoolisme - Il s'associe à une diminution de la masse osseuse surtout trabéculaire et constitue un facteur de risque important d'ostéoporose chez l'homme. Plusieurs explications peuvent être avancées : les déficiences nutritionnelles, une malabsorption (insuffisance pancréatique et hépatopathie), et des anomalies du métabolisme de la vitamine D et de la sécrétion de la PTH. Cependant, l'effet principal de l'alcool sur l'os réside dans sa toxicité pour les ostéoblastes.

Tabagisme - La relation établie entre l'ostéoporose et le tabagisme est complexe. L'usage du tabac est associé à un poids corporel réduit. De plus, les femmes qui fument ont tendance à avoir une ménopause plus tôt que les non-fumeuses et une étude récente a suggéré que les femmes fumeuses ménopausées ont un métabolisme hépatique augmenté des oestrogènes qui occasionne des niveaux sériques plus faibles. De même, il semble que l'usage du tabac soit associé à des niveaux de testostérone plus bas chez l'homme. Enfin, une acidose ou une légère hypoxémie en relation avec une maladie pulmonaire obstructive chronique peuvent contribuer à la genèse de l'ostéoporose.

FACTEURS EN CAUSE DANS LA PATHOGENÈSE D'UNE FRACTURE

Les différents facteurs que nous venons de revoir peuvent s'associer et provoquer une réduction de la masse osseuse de trois façons (figure 25) :

1. En menant à un développement insuffisant de la masse osseuse maximale face à des pertes subséquentes normales;
2. En provoquant une perte osseuse accélérée après avoir atteint une masse osseuse maximale normale;
3. En combinant ces deux phénomènes.

Lorsque la masse osseuse devient inférieure à une quantité critique, dite seuil fracturaire, les fractures peuvent survenir spontanément : la résistance mécanique d'un os est proportionnelle à sa masse. Toutefois, il existe un chevauchement entre la masse osseuse d'une population normale et celle d'une population avec fracture atraumatique. D'autres facteurs peuvent donc intervenir lors d'une fracture. De plus, la qualité du tissu osseux (sa micro-architecture, les propriétés des matériaux et la réparation des microfractures) peut jouer un rôle déterminant dans la résistance mécanique de l'os. Ainsi, la survenue de perforations au sein des trabécules peut affaiblir la structure osseuse sans avoir de retentissement important sur la masse.

Par ailleurs, lors d'une fracture, deux autres facteurs interviennent :

1. La force de l'impact;
2. La quantité d'énergie dissipée par la contraction musculaire et par l'absorption par les tissus mous.

Les sujets âgés sont moins musclés, plus maigres, ils sont plus susceptibles de faire des chutes et sont moins capables d'amoindrir le choc de l'impact.

INVESTIGATION

MESURE DE LA MASSE OSSEUSE

La radiographie permet le diagnostic de fracture mais demeure un moyen peu sensible de détecter une ostéopénie. En effet, une perte d'au moins 30 % de masse osseuse est nécessaire pour paraître au cliché simple. Des problèmes techniques peuvent par ailleurs mener à une fausse image d'ostéopénie. La mesure de la masse osseuse par détermination non invasive du contenu minéral osseux constitue donc une percée technique très importante pour l'évaluation des maladies osseuses métaboliques.

Depuis environ quinze ans, on a mis au point différentes techniques permettant de mesurer la masse osseuse avec précision. On peut déterminer la masse osseuse de l'avant-bras et du calcanéum par absorptiométrie photonique à simple énergie. Par absorptiométrie photonique à double énergie ou, plus récemment, par absorptiométrie radiologique à double énergie, on peut mesurer la masse osseuse de la colonne lombaire, de la hanche et du squelette entier. Cette dernière technique est particulièrement performante grâce à sa plus grande reproductibilité (de 1 à 2 %), sa vitesse d'exécution (5 minutes) et son faible taux d'exposition aux radiations (1 à 3 mrem). La mesure de densité osseuse trabéculaire vertébrale par tomodensitométrie axiale, quoique plus sensible, est moins reproductible, plus onéreuse et provoque une plus grande exposition aux radiations (100 à 300 mrem). La notion de seuil fracturaire est maintenant acceptée : quatre études récentes ont démontré de façon non équivoque la valeur de la mesure de la masse osseuse dans la prédiction de la survenue de fractures.

Bien que les données actuelles soient insuffisantes pour justifier un dépistage d'ostéoporose dans la population générale par la mesure de densité osseuse, un comité d'experts réuni par la National Osteoporosis Foundation des États-Unis a formulé les indications de mesure de densité osseuse (*tableau 61*) :

TABLEAU 61 MESURE DE LA MASSE OSSEUSE

A) ***Indications de mesure de masse osseuse***

1) Femmes oestrogénodéficientes et hésitantes face à l'hormonothérapie
2) Sujets avec ostéoporose radiologique / anomalies vertébrales
3) Sujets sous corticothérapie à long terme
4) Patients souffrant d'hyperparathyroïdie primaire «asymptomatique»

B) ***Indications potentielles de mesure de masse osseuse***

1) Dépistage de masse
2) Suivi de traitement d'ostéoporose
3) Évaluation des patients à haut risque
    - Anorexie nerveuse
    - Aménorrhée
    - Hyperparathyroïdie secondaire
    - Alcoolisme
    - Immobilisation
    - Remplacement thyroïdien

On doit toujours considérer la présence d'artéfacts qui peuvent modifier la mesure de la masse osseuse : ostéophytes, calcifications aortiques, tassements vertébraux et le mauvais positionnement (surtout pour la mesure de la masse osseuse de la hanche). De plus, un contrôle de qualité strict est essentiel.

BIOLOGIE

La mesure de la masse osseuse ne permet ni un diagnostic différentiel des ostéopathies fracturaires ni l'élucidation des mécanismes de la perte osseuse. Par ailleurs, avant d'attribuer un tassement vertébral atraumatique à une ostéoporose primitive, on doit éliminer les autres causes potentiellement curables de maladie vertébrale fracturaire : maladies énumérées dans le tableau 60, ostéomalacie et insuffisance rénale.

Il est cependant nécessaire de terminer l'investigation par un bilan biologique sommaire :

1. Formule sanguine complète et vitesse de sédimentation;
2. Calcium, phosphore, albumine et créatinine sériques;
3. Phosphatase alcaline;
4. Collecte urinaire de 24 heures pour calcium et créatinine;
5. TSH (dosage IRMA).

Ainsi, une évaluation clinique et biologique relativement simple permet d'éliminer la plupart des diagnostics d'ostéopathies secondaires. Cependant, l'ostéomalacie peut échapper à cette investigation biologique. Jusqu'à 5 % des maladies vertébrales fracturaires avec une biologie normale s'avèrent être une ostéomalacie à la biopsie osseuse. D'autres études ont suggéré un pourcentage encore plus grand d'ostéomalacie sous-jacente chez les patients avec une fracture de hanche. Dans ce contexte, une biopsie osseuse transiliaque peut s'avérer fort utile. Le spécimen traité sans décalcification est soumis à une analyse histomorphométrique pour quantifier les paramètres «statiques» de masse, de résorption et de formation osseuse. De plus, le double marquage à la tétracycline permet d'introduire le facteur temps et de mesurer un paramètre «dynamique» de la formation osseuse : la vitesse de minéralisation. Mesurer ce paramètre est essentiel pour établir ou exclure le diagnostic d'ostéomalacie. Donnant un accès direct à l'étude du tissu osseux, cette méthode d'investigation a permis de caractériser le remodelage osseux, de confirmer l'ostéopénie physiologique et d'étudier ses mécanismes sous-jacents, de définir une valeur de seuil fracturaire vertébral et, finalement, de reconnaître l'hétérogénéité des mécanismes histologiques tant de l'ostéoporose dite primitive que des ostéoporoses secondaires. La biopsie osseuse transiliaque non décalcifiée et son étude histomorphométrique servent dans l'ostéoporose à éliminer toute autre ostéopathie, spécialement l'ostéomalacie, à étudier la physiopathologie de la perte osseuse pouvant conduire à une thérapeutique mieux adaptée et, finalement, à élucider les mécanismes par lesquels un traitement agit. Cependant, son utilisation demeure plutôt restreinte aux centres spécialisés en raison de l'instrumentation et du savoir-faire qu'elle exige.

Jusqu'à récemment, les dosages sériques ou urinaires de paramètres biochimiques ne permettaient pas de distinguer les différents niveaux de remodelage des ostéoporoses. Deux nouveaux paramètres du métabolisme osseux sont prometteurs.

1. L'ostéocalcine, la protéine non collagénique la plus abondante de l'os, est sécrétée par les ostéoblastes. L'ostéocalcine sérique semble être un bon marqueur de la formation osseuse; elle est basse dans les ostéoporoses à dépression ostéoblastique et élevée dans les ostéoporoses à haut niveau de remodelage.
2. La pyridinoline et la déoxypyridinoline semblent être, quant à elles, des marqueurs spécifiques et sensibles de la résorption osseuse.

PROPHYLAXIE ET TRAITEMENT

La prophylaxie et le traitement de l'ostéoporose ne s'adressent pas aux mêmes individus et n'ont pas les mêmes objectifs.

La prévention est dirigée vers les sujets qui n'ont pas subi de fracture atraumatique et dont la masse osseuse est supérieure au seuil fracturaire. On vise alors à optimiser la masse osseuse maximale et, par la suite, à freiner la perte osseuse subséquente.

Le traitement de l'ostéoporose établie s'adresse aux individus ayant présenté une ou des fractures atraumatiques. Ici, l'objectif sera de faire augmenter la masse osseuse au-dessus du seuil fracturaire.

PROPHYLAXIE

Pour conserver une masse osseuse au-dessus du seuil fracturaire, la prévention est l'affaire de toute une vie, car on vise à obtenir une masse osseuse optimale et à ralentir la perte osseuse subséquente.

Chez les individus avant l'âge de 35 ans

Optimiser la masse osseuse maximale

Calcium - Il faut assurer un apport alimentaire suffisant en calcium et ce, dès le jeune âge (croissance : 1,0 g/jour, adulte : 800 mg/jour).

Exercice - L'exercice demeure un moyen physiologique d'assurer une masse osseuse maximale.

Il faut, par ailleurs, éviter les excès d'alcool et de tabac, et traiter l'hypogonadisme même fonctionnel tel que l'aménorrhée associée à l'anorexie nerveuse ou à l'excès d'exercice. Dans cette dernière situation, les effets néfastes de l'hypo-oestrogénisme l'emportent largement sur les effets bénéfiques de l'exercice.

Chez les femmes postménopausées

Ralentir la perte osseuse postménopausique

Oestrogénothérapie de remplacement - Des études rétrospectives ont prouvé que l'hormonothérapie réduit le risque de fractures ostéoporotiques d'environ 50 %. On a d'abord suggéré de traiter la femme dès le début de la ménopause et ce, pour une durée d'au moins cinq ou dix ans. On voit maintenant que le traitement demeure efficace même lorsqu'il est initié tardivement (jusqu'à l'âge de 70 ans). Cependant, à l'arrêt des oestrogènes, la perte osseuse reprend au rythme observé chez une femme non traitée. Donc, on considère que le remplacement oestrogénique devrait être poursuivi à vie, à moins de contre-indications. Le régime «standard» de remplacement oestrogénique consiste en l'administration orale d'oestrogènes conjugués (Prémarine) de façon cyclique. On recommande une dose de 0,625 mg/ jour du premier au vingt-cinquième jour du mois. Chez les femmes n'ayant pas subi d'hystérectomie, un progestatif est ajouté du jour 16 au jour 25 de façon à éliminer le risque de cancer endométrial induit par l'utilisation d'oestrogènes seuls. La majorité des femmes soumises à ce régime cyclique combiné auront des saignements de retrait, ce qui constitue un inconvénient et un facteur limitant dans l'application du traitement. Des régimes d'administration combinés d'oestrogènes et de progestatifs en continu ont été étudiés et semblent efficaces à la fois pour diminuer les saignements vaginaux et pour freiner la perte osseuse vertébrale. Par ailleurs, pour minimiser les effets secondaires attribuables à l'exposition du foie à de fortes concentrations d'oestrogènes, on a mis au point des systèmes d'administration transdermique (*patch*). Des études récentes, évaluant une *patch* libérant 50 μg/jour d'éthinyl estradiol, ont démontré son efficacité pour protéger la masse osseuse tant appendiculaire (avant-bras) qu'axiale (colonne lombaire).

L'effet positif des oestrogènes ne se limite cependant pas au maintien ou au léger gain de la masse osseuse. Agissant avant tout par inhibition de la résorption osseuse, ils réduisent les risques de perforation du treillis trabéculaire et permettent la préservation de l'intégrité de la structure osseuse qui compte comme facteur de résistance mécanique de l'os.

Calcium - Le rôle de l'apport calcique dans le ralentissement de la perte osseuse postménopausique demeure un sujet controversé. Des études récentes suggèrent qu'une thérapie calcique pourrait, en postménopause, freiner la perte osseuse de l'os cortical (avant-bras) mais non celle que l'on observe dans l'os trabéculaire (colonne lombaire). Au Canada, l'apport calcique recommandé est de 800 mg par jour chez l'adulte. En 1984, en se basant sur des études de balance calcique, le NIH Consensus Conference on Osteoporosis recommandait une prise quotidienne de 1000 mg chez la femme préménopausée ou sous remplacement oestrogénique, et de 1500 mg chez la femme postménopausée non traitée. Récemment, ces recommandations ont été largement critiquées, car la thérapie calcique seule demeure incertaine dans la prévention des fractures ostéoporotiques. Par ailleurs, il est important de savoir que 50 % des femmes nord-américaines de plus de 40 ans consomment moins de 500 mg de calcium par jour, de sorte qu'une augmentation de l'apport quotidien au niveau suggéré de 800 mg par jour semble déjà un but raisonnable pour aider à la prévention et au traitement de l'ostéoporose.

Chez les sujets âgés

Oestrogénothérapie de remplacement - Comme on l'a noté plus haut, on a démontré qu'une oestrogénothérapie débutée même tardivement pourrait avoir des effets bénéfiques sur la masse osseuse.

Calcium / vitamine D - Les sujets âgés devraient maintenir un apport calcique d'au moins 800 à 1000 mg/jour. Par ailleurs, les besoins quotidiens en vitamine D semblent augmenter avec l'âge, passant de 400 à 600-800 UI (10 à 15-20 μg). Ainsi, les personnes âgées, qui sont peu exposées au soleil et qui consomment peu de lait (vitamine D_2, 400 UI/L), peuvent bénéficier d'un ajout de vitamine D.

Certaines données basées sur des études transversales ont suggéré qu'une diète riche en calcium diminuerait l'incidence des fractures de la hanche. Plus récemment, une étude longitudinale a démontré qu'un supplément de calcium et de vitamine D donné à une population gériatrique diminue la survenue des fractures de hanche.

Si ces données sont confirmées, la thérapie à base de calcium et de vitamine D pourrait s'avérer un moyen de prévenir ce type de fracture. Mais, en raison de sa toxicité, la dose quotidienne de vitamine D ne devrait pas dépasser 600 à 800 UI/jour.

Exercice - En plus de son effet bénéfique potentiel sur la masse osseuse, l'exercice dans ce groupe d'âge pourrait avoir un rôle dans la prévention de la fracture de hanche et ce, même si l'exercice n'est pas fait avec mise en charge (exercice en piscine par exemple). L'exercice peut améliorer la souplesse et la coordination, ce qui diminue ainsi le risque de chutes et augmente la capacité de se protéger en cas de chute. De plus, l'exercice augmente la masse musculaire qui peut servir alors de «coussin» et absorber en partie l'énergie de l'impact lors d'une chute.

Prévention des chutes - En ce qui concerne la prévention de la fracture de la hanche, la prévention des chutes chez le vieillard est un facteur primordial. Il est donc important de questionner le patient âgé quant à son environnement et à ses habitudes afin de rendre son environnement plus sécuritaire et de lui faire adopter des habitudes qui lui permettront d'éviter les chutes. De plus, il est aussi important de se garder de prescrire toute médication pouvant altérer la vigilance des patients (anxiolytiques, neuroleptiques, etc.) ou pouvant causer une hypotension orthostatique.

TRAITEMENT

Avant de considérer l'approche curative de l'ostéoporose, nous devons souligner que les mesures générales de traitement visant à soulager la douleur vertébrale aiguë ou chronique demeurent de prime importance dans les soins au patient ostéoporotique. Par conséquent, analgésiques, relaxants musculaires, repos au lit, chaleur et massages suivis d'exercices de posture et de démarche, de physiothérapie, avec utilisation d'orthèse dans certains cas, doivent être considérés de façon à permettre une reprise des activités normales le plus vite possible. Actuellement, seuls les suppléments en calcium et en vitamine D et l'oestrogénothérapie sont approuvés par Santé et Bien-être Canada comme traitement de l'ostéoporose au Canada. Depuis quelques années, d'autres agents ont été suggérés. Bien que l'on vise, dans la thérapie de l'ostéoporose, à faire augmenter la masse osseuse au-dessus du seuil fracturaire, il est *essentiel* de se rappeler, lorsqu'on évalue ces divers traitements, que le *seul critère d'efficacité* est la *diminution de l'incidence de fractures* et non la simple démonstration d'une augmentation de la masse osseuse.

Inhibition de la résorption

Les agents qui agissent par action antirésorptive n'entraînent habituellement qu'un faible gain de masse osseuse. Cela se comprend en raison de leurs effets sur la séquence du remodelage osseux : ***activation → résorption → formation.***

Ainsi, au début de l'inhibition de la résorption, il va y avoir une balance osseuse positive en raison du découplage temporaire ***résorption → formation.*** Toutefois, étant donné la persistance de l'inhibition de la résorption, la formation va finalement chuter et la balance osseuse va redevenir nulle (ou négative). Donc, le gain de masse osseuse va atteindre rapidement un plateau après la première année de traitement, et sera assez minime, habituellement de 2 à 4 %, ce qui est nettement insuffisant pour faire augmenter la masse osseuse au-dessus du seuil fracturaire. Toutefois, il est possible que le gain de masse osseuse soit plus important lors d'emploi de ces agents dans les ostéoporoses à haut niveau de remodelage. De plus, un autre effet bénéfique potentiel de la thérapie antirésorptive est le ralentissement des perforations des travées osseuses et donc du maintien de la micro-architecture du treillis trabéculaire. Ce phénomène peut altérer, de façon significative, la résistance mécanique de l'os sans avoir de répercussion importante sur sa masse.

Les suppléments de calcium et de vitamine D - Ils sont *essentiels mais non suffisants.* Il faut donc assurer un apport journalier total de calcium de 1,0 à 1,5 g et un apport de vitamine D de 400 à 800 UI.

Hormonothérapie - Si les oestrogènes s'imposent comme un traitement de choix dans la prophylaxie de l'ostéoporose, de façon surprenante, leur utilisation dans le traitement de l'ostéoporose postménopausique établie demeure peu documentée. Récemment, une étude chez des patientes ostéoporotiques a démontré une augmentation significative de la densité osseuse vertébrale chez les patientes hormonotraitées. Une autre étude, après un an de suivi, a rapporté un taux réduit de fractures chez un groupe de femmes traitées avec de hautes doses d'oestrogènes. Ces résultats demeurent préliminaires.

Calcitonine - La calcitonine est une hormone polypeptidique inhibant l'activité ostéoclastique. Bien qu'il ait été suggéré qu'un déficit en calcitonine soit un facteur jouant dans la pathogenèse de l'ostéoporose postménopausique, ce sujet demeure encore très controversé. Aux États-Unis, la calcitonine est utilisée depuis quinze ans dans le traitement de la maladie de Paget et de l'hypercalcémie. Depuis 1984, son utilisation dans le traitement de l'ostéoporose postménopausique est approuvée par la U.S.A. Food and Drug Administration. Ce médicament est habituellement bien toléré, les effets secondaires les plus fréquents étant habituellement légers et transitoires, nécessitant rarement son arrêt. En conséquence, les inconvénients principaux associés à la calcitonine sont, du moins jusqu'à récemment, son coût et la nécessité d'une administration parentérale. Des préparations pour administration intranasale ont été mises au point dans les dernières années et sont actuellement utilisées en Europe. À ce jour, plusieurs études ont démontré l'effet bénéfique de la calcitonine sur la masse osseuse, pouvant la stabiliser ou même l'augmenter de façon modérée, mais aucune n'a eu l'ampleur ou la durée suffisante pour *prouver un effet sur l'incidence de fractures*. Dans une étude récente, Civitelli et coll. ont démontré que l'augmentation de la masse osseuse vertébrale observée chez un groupe de femmes ostéoporotiques traitées pendant un an à la calcitonine (synthétique de saumon, 50 UI S.C. q̄ 2 jours) était due surtout à une augmentation marquée de la masse osseuse (+ 22 %) survenant dans le sous-groupe de sujets présentant une ostéoporose à haut niveau de remodelage.

La calcitonine pourrait être, par conséquent, une alternative raisonnable aux oestrogènes (quand ils sont contre-indiqués) dans la prévention et le traitement de l'ostéoporose particulièrement à haut niveau de remodelage. Par ailleurs, la calcitonine a aussi des vertus analgésiques qui, dans certains cas, peuvent être utiles.

Bisphosphonates - Les bisphosphonates, analogues du pyrophosphate, ont la propriété d'inhiber la résorption osseuse. L'étidronate, un bisphosphonate de première génération, est utilisé depuis plus de vingt ans dans le traitement de la maladie de Paget. Dans l'ostéoporose, son administration en traitement continu, en traitement cyclique intermittent ou en combinaison avec d'autres agents (*coherence therapy* ou «ADFR» [vide infra]) a déjà fait l'objet de quelques études cliniques. Une administration continue à dose élevée peut se compliquer de troubles de minéralisation et d'ostéomalacie. Cependant, deux études à double-insu randomisées, avec contrôle-placebo, parues en 1990, ont démontré l'efficacité de l'étidronate *dans la prévention de la perte osseuse et les fractures vertébrales dans l'ostéoporose postménopausique*, lorsqu'administré à petites doses de façon cyclique pendant deux ou trois ans (~ 400 mg/jour, du premier au quatorzième jour q̄ 90 jours). Aucun effet secondaire majeur n'a été noté et aucun trouble de minéralisation n'a été observé sur les biopsies osseuses des patientes traitées. Malheureusement, le nombre de fractures non vertébrales n'était pas suffisant pour évaluer l'effet de l'étidronate sur le taux de fractures appendiculaires. L'étidronate pourrait être une alternative aux oestrogènes dans la prévention de la perte osseuse chez la patiente ostéoporotique. Cependant, gardons en mémoire que les bisphosphonates ont une très longue demi-vie squelettique et que des études à plus long terme seront nécessaires pour conclure que l'étidronate n'a aucun effet néfaste sur l'activité des cellules osseuses ou sur la résistance mécanique de l'os. Enfin, d'autres études devront comparer l'étidronate aux autres agents antirésorbeurs et également l'évaluer en combinaison avec d'autres médications telles que les oestrogènes.

Calcitriol - Des rapports préliminaires ayant suggéré une production faible de calcitriol comme facteur étiologique de l'ostéoporose, d'autres études ont tenté d'évaluer son effet dans le traitement de l'ostéoporose établie. Dans un sous-groupe de sujets ostéoporotiques avec malabsorption calcique démontrée, de petites doses de calcitriol ont stabilisé ou légèrement augmenté la masse osseuse. Une étude récente tend même à démontrer un effet bénéfique sur l'incidence de fractures après trois ans de traitement.

Malheureusement, à des doses de plus de 0,5 μg/jour, l'hypercalciurie est fréquente et l'hypercalcémie n'est pas rare. L'utilisation du calcitriol demeure un sujet controversé. Son coût est un facteur limitant son utilisation.

Stimulation de la formation

Pour augmenter de façon significative la masse osseuse, il faut donc induire un découplage ***résorption → formation*** en favorisant la formation.

Fluor - L'utilisation du fluor dans le traitement de l'ostéoporose demeure controversée et des études récentes ont de nouveau relancé le débat entourant ses indications. Le fluor augmente la population ostéoblastique et stimule la formation osseuse. Cependant, il peut mener à des troubles de minéralisation s'il est donné à doses élevées ou si la prise quotidienne de calcium est insuffisante. On a démontré une augmentation de la masse osseuse vertébrale de 5 à 10 % par an. Il y aurait 20 % de «non-répondeurs» et aucun critère ne nous permet de les identifier de façon fiable en début de traitement. Quant à l'avant-bras et à la hanche, les changements sont plutôt légers et on a même suggéré une incidence accrue des fractures de la hanche. Les données actuelles ne permettent donc pas de recommander l'utilisation du fluor pour traiter l'ostéoporose de type II. Les effets secondaires sont fréquents et semblent en partie liés à la dose. Des effets secondaires gastro-intestinaux se rencontrent chez 10-40 % des patients mais on peut s'attendre à une réduction significative de leur incidence avec des préparations à enrobage entérique ou à libération lente. De dix à 50 % des patients accusent des douleurs transitoires aux membres inférieurs, principalement à la cheville et au pied, douleurs qui disparaissent quelques semaines après l'arrêt de la médication. Par ailleurs, il y a toujours désaccord sur l'incidence des fractures de stress (de 2 à 17 % selon les études) chez ces patients et de leur lien avec la prise de fluor.

Bien que le fluor provoque une augmentation importante de la densité vertébrale osseuse, une réduction de taux de fractures vertébrales est plus difficile à mettre en évidence. Ainsi, Mamelle et coll. ont publié une étude prospective contrôlée qui a démontré une réduction significative du taux de fracture vertébrale durant la deuxième année de traitement. Par ailleurs, Riggs et coll. ont conduit une étude prospective, placebo, contrôlée à double-insu sans observer de diminution significative des fractures vertébrales et ce, malgré l'augmentation de la masse osseuse vertébrale. On note, toutefois, que la dose et la durée d'administration du fluor étaient bien différentes dans les deux études, Mamelle et coll. utilisant 50 mg/jour de FNa pendant deux ans alors que Riggs et coll. ont donné 75 mg/jour de FNa durant quatre ans. La «fenêtre thérapeutique» du fluor étant relativement étroite, il est possible que le protocole de traitement utilisé par Riggs et coll. ait entraîné un contenu osseux élevé en fluor et des effets néfastes sur la qualité de l'os. D'autres études mettent à l'épreuve des doses plus faibles, d'autres types de préparations ou encore une administration intermittente doivent être poursuivies.

Le fluor demeure l'un des seuls agents capables d'induire la formation osseuse et il semble raisonnable de penser qu'il puisse, associé à un supplément calcique, être bénéfique à certains patients, en particulier à ceux qui sont atteints d'une ostéoporose à faible niveau de remodelage.

PTH - Alors que de hautes doses de PTH augmentent la résorption osseuse, de petites doses peuvent avoir un effet anabolisant sur l'os. L'administration de PTH humaine synthétique (fragment 1-34) à des patients ostéoporotiques augmenterait leur masse osseuse trabéculaire de façon significative, mais il n'existe pas de données quant à son effet sur l'incidence de fractures.

Autres formes de thérapie

Stéroïdes anabolisants - Dans l'ostéoporose établie, les études préliminaires ont suggéré des effets bénéfiques des stéroïdes anabolisants sur la masse osseuse mais aucune donnée n'est connue sur les taux de fractures. En raison de ses effets masculinisants et d'un rôle probable dans l'accélération de l'athéromatose à long terme, on ne devrait pas prescrire de stéroïdes anabolisants à une jeune femme en période périménopausique. Par contre, cette médication pourrait se révéler utile chez la femme âgée de constitution frêle, où les effets positifs sur la masse osseuse et la masse musculaire combinée à une sensation générale de bien-être seraient bénéfiques.

***Coherence therapy* ou protocole ADFR** - En 1979, Frost élabore un protocole thérapeutique cyclique visant à augmenter la masse osseuse vertébrale qu'il dénomme ADFR (*activate-depress-free-repeat*). Le but premier est d'activer de façon synchrone une population «cohérente» de sites de remodelage au moyen d'un agent stimulateur (PTH ou phosphate), puis de déprimer l'activité ostéoclastique avec l'aide d'un agent antirésorbeur (calcitonine ou étidronate) pendant une courte période pour laisser ensuite la formation osseuse procéder librement sans médication pour une plus longue période de temps. Le cycle est ensuite répété. Malgré des résultats initiaux encourageants obtenus durant les études préliminaires, différents régimes ADFR testés dans des protocoles plus récents, ont donné des résultats variables. De plus, une étude récente a démontré que l'utilisation de phosphate comme agent activateur au début d'un cycle de traitement n'améliorait en rien les résultats obtenus avec étidronate seul malgré le fait qu'une augmentation des niveaux de PTH était bel et bien notée durant l'administration de phosphate. De plus, comme l'étidronate a une longue demi-vie squelettique, son effet se prolonge au-delà de la période d'administration. Peut-on, par conséquent, parler vraiment de régime cyclique ou d'ADFR? Plus de données seront nécessaires pour définir l'utilité des régimes d'ADFR dans le traitement de l'ostéoporose. Bien qu'un peu complexe, ce type de traitement pourrait trouver son indication dans l'ostéoporose à bas niveau de remodelage.

En conclusion, dans les dernières années, la prévention et le traitement de l'ostéoporose ont été l'objet d'un nombre impressionnant d'études cliniques et d'articles. Pour certains médicaments dont l'efficacité est déjà connue, on a mis au point de nouveaux modes d'administration pouvant faciliter l'application du traitement à de grandes populations. De nouveaux agents ont été testés dont certains semblent avoir un avenir prometteur. Le but ultime demeure toujours la prévention des fractures de sorte qu'en plus d'évaluer les effets d'un traitement sur la masse osseuse, il faut en apprécier les conséquences potentielles sur la structure et la qualité de l'os.

RÉFÉRENCES

Chapuy MC *et al*. Vitamin D_3 and Calcium to Prevent Hip Fractures in Elderly Women. New Engl J Med 1992; 327: 1637-1642.

Civitelli R, Gonnelli S, Zacchei F, Bigazzi S, Vattimo A, Avioli LV, Gennari C. Bone Turnover in Postmenopausal Osteoporosis - Effect of Calcitonin Treatment. J Clin Invest, 1988;82:1268-1274.

Ettinger B, Genant HK, Cann CE. Long-Term Estrogen Replacement Therapy Prevents Bone Loss and Fractures. Ann Intern Med, 1985;102:319-324.

Frost HM. Coherence Treatment of Osteoporoses. Orthop Clin North Am., 1981;12:649-669

Heaney RP, Gallagher JC, Johnston CC Jr, Neer R, Parfitt AM, Whedon GI. Calcium Nutrition and Bone Health in the Elderly. Am J Clin Nutr, 1982;36:986-1103.

Heaney RP, Baylink DJ, Johnston CC Jr, Melton LJ III, Meunier PJ, Murray TM, Nagant de Deuxchaisnes C. Fluorid Therapy for the Vertebral Crush Fracture Syndrome: A Status Report. Ann Intern Med, 1989;111:678-680.

Jensen J, Christiansen C, Rodbio P. Cigarette Smoking, Serum Estrogens and Bone Loss During Hormone-Replacement Therapy Early After Menopause. N Engl J Med, 1986;313:973-975.

Johnston CC Jr, Melton LJ III, Lindsay R, Eddy DM. Clinical Indications for Bone Mass Measurements. A Report from the Scientific Advisory Board of the National Osteoporosis Foundation. J Bone Mineral Res, 1989;4(supp. 2):1-28.

Lindsay R, Tohme JF. Estrogen Treatment of Patients with Established Postmenopausal Osteoporosis. Obstet Gynecol, 1990;76:290-295.

Lufkin EG, Wahner HW, O'Fallon W, Hodgson SF, Kotowicz MA, Lane AW, Judd HL, Caplan RH, Riggs LB. Treatment of postmenopausal osteoporosis with transdermal estrogen. Ann Intern Med, 1992;117:1-9.

Mamelle N, Dusan R, Martin JL, Prost A, Meunier PJ, Guillaume M, Gaucher A, Zeigler G, Netter P. Risk-Benefit Ratio of Sodium Fluoride Treatment in Primary Vertebral Osteoporosis. Lancet, 1988;ii:361-365.

Matkovic V, Kostial K, Simonovic I, Buzina R, Brodarec A, Nordin BEC. Bone Status and Fracture Rates in Two Regions of Yougoslavia. Am J Clin Nutr, 1979;32:540-549.

Mazess RB, Whedon GD. Immobilization and Bone. Calcif Tissue Int, 1983;35:265-267.

Meunier PJ. Bone Biopsy in Diagnosis of Metabolic Bone Disease. Dans: Hormonal Control of Calcium Metabolism. Proceedings of the Seventh International Conference on Calcium Regulating Hormones, Cohn, D.V., Talmage, R.V., Matthews, J.L., Excerpta Medica, Amsterdam, 1980;109-117.

Meunier PJ. Mécanismes histologiques des ostéoporoses - Déductions thérapeutiques. Rev Franc Endocrinol Clin Nutrit Metab, 1982;23:454-463.

Meunier PJ, Chapuy MC, Arlot ME, Delmas PD, Duboeuf F, Brun J, Crouzet B, Arnaud S. Effects of a Calcium and Vitamin D_3 Supplement on Non-Vertebral Fracture Rate, Femoral Bone Density and Parathyroid Function in Elderly Women, a Prospective Placebo-Controlled Study. J Bone Mineral Res, 1991;6(S1):S135.

Murray TM, Singer FR eds.: Proceedings of the International Workshop on Fluoride and Bone. J Bone Mineral Res, 1990;5(supp. 1):S1-S239.

Parfitt AM, Gallagher JC, Heaney RP, Johnston CC Jr, Neer R, Whedon GD. Vitamin D and Bone Health in the Elderly. Am J Clin Nutr, 1982;36:1014-1031.

Picard D, Ste-Marie LG, Coutu D, Carrier L, Chartrand R, Lepage R, Fugère P, D'Amour P. Premenopausal Bone Mineral Content Relates to Height, Weight and Calcium Intake During Early Adulthood. Bone Mineral, 1988;4:299-309.

Pun KK, Chan LWL. Analgesic Effect on Intranasal Salmon Calcitonin in the Treatment of Osteoporotic Vertebral Fractures. Clin Ther, 1989;11:205-209.

Quigley TME, Martin PL, Burnier AM, Brooks P. Estrogen Therapy Arrests Bone Loss in Elderly Women. Am J Obstet Gynecol, 1987;156:1516-1523.

Reeve J, Meunier PJ, Parson JA, Bernat M, Bijvoet OLM, Courpron P, Edouard C, Klenerman L, Neer RM, Renier JC, Slovik D, Vismans FJFE, Potts JT Jr. Anabolic Effect of Human Parathyroid Hormone Fragment on

Trabecular Bone in Involutional Osteoporosis: a Multicenter Trial. Br Med J, 1980;280:1340-1344.

Riggs BL, Melton LJ III. Involutional Osteoporosis. N Engl J Med, 1986;314:1676-1686.

Riggs BL, Melton LJ III, eds. Osteoporosis, Etiology, Diagnosis and Management. Raven Press, New York, 1988, p. 1-500.

Riggs BL. Clinical Uptade on Calcitriol. Metabolism, 1990;39(supp. 1):1-53.

Riggs BL, Hodgson SF, O'Fallon WM, Chao EYS, Wahner HW, Muhs JM, Cide SH, Melton LJ III. Effects of Fluoride Treatment on the Fracture Rate in Postmenopausal Women with Osteoporosis. N Engl J Med, 1990;322:802-809.

Seeman E, Hooper J, Bach L, Cooper M, Parkinson E, McKay J, Jerums G. Reduced Bone Mass in Daughters of Women with Osteoporosis. N Engl J Med, 1989;320:554-558.

Storm T, Thamsborg G, Steiniche T, Genant HK, Sorenson OH. Effect of Intermittent Cyclical Etidronate Therapy on Bone Mass and Fracture Rate in Women with Postmenopausal Osteoporosis. N Engl J Med, 1990;322:1265-1271.

Watts NB, Harris ST, Genant HK, Wasnich RD, Miller PD, Jackson RD, Licata AA, Ross P, Woodson GC, Yanover MJ, Mysiv WJ, Kohse L, Rao MB, Steiger P, Richmond B, Chestnut CH III. Intermittent Cyclical Etidronate Treatment of Postmenopausal Osteoporosis. N Engl J Med, 1990;323:73-79.

12

SYNDROMES ENDOCRINIENS PARANÉOPLASIQUES ET CANCERS HORMONODÉPENDANTS

André Lacroix, M.D.

I. SYNDROMES ENDOCRINIENS PARANÉOPLASIQUES

INTRODUCTION

Les néoplasies produisent fréquemment des syndromes cliniques paranéoplasiques qui, par définition, ne sont pas simplement causés par la perturbation physiologique de l'organe où siège la tumeur primaire ou ses métastases. Plusieurs catégories de syndromes paranéoplasiques existent : ce sont la fièvre, la perte de poids, lès manifestations neurologiques (type myasthénie, atteinte cérébelleuse et neuropathies périphériques), des lésions cutanées (*acanthosis nigricans*, ichtyose, etc.), des syndromes immuns ou d'hypercoagulabilité. La physiopathologie de ces syndromes n'est pas encore complètement élucidée mais certains facteurs humoraux, dont l'interleukine I et la cachectine (ou *tumor necrosis factor*), semblent intervenir dans la fièvre et la perte de poids associées à certaines néoplasies. Au cours des trente dernières années, de nombreux syndromes paranéoplasiques secondaires à la production d'hormones bioactives par des tumeurs ont été décrits : nous les reverrons brièvement dans ce chapitre.

DÉFINITION

Ces syndromes cliniques endocriniens résultent de la synthèse d'hormones ou de facteurs de croissance biologiquement actifs par des tumeurs. La sécrétion est dite ectopique puisque la cellule d'origine de la tumeur primaire n'est pas le site usuel principal de la synthèse de l'hormone. La preuve d'une sécrétion ectopique hormonale nécessite la présence d'une ou de plusieurs des démonstrations suivantes :

1. La coexistence d'un syndrome clinique endocrinien et d'une néoplasie alors que la fonction de la glande endocrine normale est intacte.
2. La présence de niveaux élevés de l'hormone ou de ses effets biochimiques en présence d'une tumeur.
3. La rémission du syndrome endocrinien clinique et biochimique après traitement de la tumeur.
4. La réapparition du syndrome endocrinien avec la récidive tumorale.
5. Un gradient artérioveineux de l'hormone dans la circulation tumorale.
6. L'extraction et la caractérisation de l'hormone dans la tumeur.
7. La démonstration de sécrétion de l'hormone par les cellules tumorales en culture cellulaire.
8. L'identification d'ARN messager de l'hormone dans la tumeur par hybridation avec une sonde appropriée.
9. La production du syndrome clinique en transplantant des cellules tumorales dans un modèle animal.

MÉCANISMES DE LA SÉCRÉTION HORMONALE ECTOPIQUE

Bien que chaque cellule contienne une copie complète du génome, un nombre limité de gènes est exprimé de façon spécifique dans un tissu donné. On ne comprend pas encore complètement les mécanismes qui contrôlent l'expression spécifique d'un gène dans un tissu, et il n'est pas étonnant que l'on ne connaisse pas encore les anomalies moléculaires responsables de l'expression ectopique d'hormones par des tumeurs. La plupart des hormones polypeptidiques sont synthétisées sous la forme de préprohormones qui exigent la présence d'enzymes de maturation pour permettre l'entreposage et la libération d'hormones bioactives en circulation. Les nouvelles techniques de biologie moléculaire ont permis de démontrer la présence d'ARN messager non mature ou de petites quantités d'hormones dans plusieurs tissus normaux autres que la glande endocrine responsable de la majeure partie de la production de l'hormone. Ces approches ont aussi permis de démontrer qu'un important pourcentage de tumeurs expriment des gènes polypeptidiques mais que leur maturation pouvait être bloquée à différentes étapes de telle façon que peu ou pas d'hormones bioactives ne se retrouvent en circulation. Il faut donc que la cellule transformée exprime le gène d'une hormone peptidique et possède, en plus, toutes les enzymes nécessaires à la maturation (enzymes de clivage, de glycosylation, granules de sécrétion, etc.) du précurseur. Il n'est donc pas étonnant de retrouver chez ces patients des formes immatures des polypeptides en circulation. Les tumeurs qui produisent des sécrétions hormonales ectopiques tirent souvent leur origine de cellules possédant des caractéristiques de cellules neuro-endocriniennes et regroupées sous le vocable APUD (*amine precursor uptake and decarboxylation*). Ces cellules sont capables de synthétiser des peptides et de métaboliser des amines et possèdent des caractéristiques ultrastructurales et enzymatiques communes. Ces cellules sont retrouvées dans l'hypophyse antérieure, les cellules entérochromaffines du tractus digestif, les îlots de Langerhans, les cellules C de la thyroïde, les mélanocytes de la peau et les cellules neurosécrétoires de type Kulchitsky des bronches. Ces cellules possèdent déjà les enzymes nécessaires à la synthèse et la maturation de peptides; les tumeurs naissant de ces cellules tels les carcinoïdes, les cancers du poumon à petites cellules, les tumeurs des îlots pancréatiques, les cancers médullaires de la thyroïde, les phéochromocytomes et les thymomes interviennent souvent dans la genèse de syndromes endocriniens paranéoplasiques.

Les syndromes cliniques peuvent être amplifiés du fait que la tumeur sécrète habituellement l'hormone de façon autonome et n'est pas sensible à la rétroaction négative par son produit biologique. C'est le cas d'un cancer du poumon à petites cellules sécrétant de l'ACTH; l'hypercorticisme qui en résulte inhibe la production de l'ACTH hypophysaire, mais pas de l'ACTH tumoral. Les mécanismes de l'absence de rétroaction négative sont encore inconnus mais pourraient inclure des anomalies des éléments de régulation en amont du gène peptidique dans la tumeur.

CLASSIFICATION DES SÉCRÉTIONS ECTOPIQUES HORMONALES

On a divisé les tumeurs responsables des sécrétions hormonales ectopiques en deux grands groupes (tableau 62). Dans le groupe I, les tumeurs issues de cellules APUD peuvent sécréter une ou plusieurs des hormones du groupe I mais habituellement pas les hormones du groupe II. Les tumeurs du groupe II ne sont pas originaires de cellules APUD ou neuro-ectodermiques, elles incluent plutôt des hépatomes, des hypernéphromes, des tumeurs surrénaliennes, des tumeurs gonadiques non germinales, des tumeurs mésenchymateuses, des cancers épidermoïdes du poumon. Ces tumeurs produisent des molécules telle la *PTH-like*, l'érythropoïétine, des gonadotropines, l'hormone placentaire lactogène, la prolactine, la GH, les somatomédines (IGF-I, IGF-II), la rénine et la TSH.

TABLEAU 62 CLASSIFICATION DES SÉCRÉTIONS ECTOPIQUES HORMONALES

I. TUMEURS ISSUES DE CELLULES APUD		
HORMONE	*TUMEUR TYPE*	*SYNDROME CLINIQUE*
ACTH, LPH, ß-MSH endorphine, enképhalines	Poumon (*oat-cell*) Thymome Îlots pancréas Carcinoïde bronchique	Syndrome de Cushing Hyperpigmentation
Vasopressine	Poumon (*oat-cell*) Pancréas	Hyponatrémie (SIADH)
Calcitonine	Poumon (*oat-cell*) Sein, pancréas	Aucun
VIP (*Vasoactive Intestinal Polypeptide*)	Îlots pancréas Poumon Phéochromocytome Ganglioneuroblastome	Diarrhée Hypokaliémie
Sérotonine (amines)	Îlots pancréas Poumon (*oat-cell*) Médullaire, thyroïde	*Flushing* Diarrhée
CRF	Carcinoïde bronchique Médullaire, thyroïde Prostate	Syndrome de Cushing
GHRH	Carcinoïde bronches Carcinoïde pancréas	Acromégalie
Gastrine	Îlots pancréas Duodénum Ovaires	Ulcères gastroduodénaux (Syndrome de Zollinger-Ellison)
Glucagon	Poumon indifférencié	Aucun Diabète

TABLEAU 62 CLASSIFICATION DES SÉCRÉTIONS ECTOPIQUES HORMONALES (suite)

II. TUMEURS NON APUD		
HORMONE	*TUMEUR TYPE*	*SYNDROME CLINIQUE*
PTH-like	Poumon épidermoïde Épidermoïde tête et cou Peau Hypernéphrome	Hypercalcémie
TGF-α, IL-1 TNF, lymphotoxine Prostaglandines E_2	Sein Myélome multiple Lymphome Hypernéphrome	Hypercalcémie
HCG	Choriocarcinome Poumon adénocarcinome Hépatome	Gynécomastie Puberté précoce
IGF-1	Mésenchymateuses Hépatome Corticosurrénale	Hypoglycémie
Érythropoïétine	Hypernéphrome Hémangioblastome Phéochromocytome Hépatome	Polycythémie
TSH	Choriocarcinome Poumon épidermoïde	Hyperthyroïdie
GH	Poumon Estomac Îlots pancréas	Ostéo-arthropathie Acromégalie
HPL (*Human Plancental Lactogen*)	Poumon Sein	Gynécomastie Aucun
Prolactine (rare)	Poumon indifférencié Rein	Galactorrhée

SÉCRÉTION ECTOPIQUE D'ACTH ET DE CRF

Tumeurs responsables

La sécrétion ectopique d'ACTH a été le premier syndrome endocrinien paranéoplasique reconnu en 1962; la présence d'ACTH dans les tissus tumoraux de patients atteints du syndrome de Cushing et la régression du syndrome après la résection des tumeurs ont permis d'en caractériser la physiopathologie.

Les tumeurs les plus fréquemment responsables de la sécrétion ectopique d'ACTH sont : le cancer du poumon à petites cellules (60 %), les thymomes (15 %), les tumeurs des îlots de Langerhans (10 %), et le carcinoïde bronchique (4 %). Plusieurs autres tumeurs peuvent sécréter de l'ACTH; mentionnons le cancer médullaire de la thyroïde, les phéochromocytomes et les autres tumeurs d'origine neurale. En fait, on a démontré qu'un pourcentage élevé de patients atteints de cancer du poumon possédaient en circulation des niveaux élevés de molécules ressemblant radio-immunologiquement à l'ACTH; les caractérisations biochimiques ont révélé qu'il s'agissait de précurseurs d'ACTH ne possédant pas d'activité biologique et ne produisant pas de syndrome clinique. Chez seulement un petit nombre de patients, la maturation de la prohormone est suffisante pour produire des fragments biologiquement actifs dont l'ACTH 1-39 entraînant une stimulation de la production de cortisol et un syndrome de Cushing.

On a d'abord soupçonné la sécrétion ectopique de CRF dans des tumeurs d'îlots pancréatiques et de cancer du poumon à petites cellules, ce qui fut confirmé plus récemment dans quelques cas de carcinoïde bronchique, de cancer médullaire de la thyroïde et de cancer de la prostate.

Caractéristiques cliniques et biochimiques

La sécrétion ectopique d'ACTH, associée à des cancers à haute malignité tel le cancer du poumon à petites cellules produit un syndrome clinique et biochimique fort différent de la maladie de Cushing due à un adénome hypophysaire corticotrope.

L'expression anormale du gène du précurseur de l'ACTH, soit le POMC (proopiomélanocortine) dans ces tumeurs, n'est pas inhibée par le cortisol circulant. Il s'ensuit que les niveaux d'ACTH sont plus élevés que dans la maladie de Cushing et que les niveaux de cortisol sont très élevés. Cet hypercorticisme grave d'apparition rapide entraîne un catabolisme important avec myopathie, faiblesse musculaire proximale, un effet minéralocorticoïde marqué avec kaliurèse, rétention sodée, HTA, oedèmes et hypokaliémie. L'augmentation de l'ACTH et des autres peptides mélanotropiques produit de l'hyperpigmentation. Le cancer agressif s'accompagne d'une perte de poids qui contraste avec le gain de poids usuellement associé à l'hypercorticisme de la maladie de Cushing ou des adénomes surrénaliens. Le syndrome d'ACTH ectopique est plus fréquent chez les hommes que chez les femmes en raison de la fréquence plus élevée de ces cancers chez l'homme. Le diabète, l'hirsutisme, les altérations émotionnelles sont fréquemment retrouvés. Le tableau clinique est souvent influencé par les manifestations cliniques de la tumeur.

Un autre groupe de patients atteints de tumeurs bénignes ou à plus faible malignité telles que le carcinoïde bronchique ou des thymomes peuvent présenter des manifestations cliniques tout à fait semblables à celles des patients atteints d'adénomes corticotropes hypophysaires. Les niveaux d'ACTH et de cortisol sont habituellement modérément élevés chez ces patients. Ce tableau clinique se retrouve chez les patients sécrétant du CRF ectopique. En effet, dans cette situation, le CRF stimule la production d'ACTH d'origine hypophysaire, laquelle est inhibée en partie par la rétroaction négative de l'hypercorticisme.

Évaluation biochimique et dynamique

Le bilan biochimique révélera donc une élévation d'ACTH plus marquée par dosage radio-immunologique conventionnel, lequel mesure l'ACTH mature 1-39 et ses formes à plus haut poids moléculaire, que par essai de type IRMA qui mesure uniquement l'ACTH 1-39. Une hypercortisolémie importante avec absence de rythme diurne et une hypercortisolurie libre très élevée sont habituellement découvertes. La sécrétion d'ACTH peut être épisodique et varier d'une journée à l'autre, et peut parfois être cyclique avec une alternance d'eucorticisme et d'hypercorticisme. L'hypokaliémie aiguë accompagnée d'alcalose métabolique et l'hyperglycémie sont fréquentes. Une élévation des androgènes surrénaliens produira l'inhibition de l'axe hypophysogonadique avec diminution de production d'oestrogènes ovariens ou de testostérone testiculaire. En face d'une sécrétion ectopique d'ACTH, l'ACTH hypophysaire sera supprimée par l'hypercorticisme, ce qui se reflétera dans l'absence de réponse à l'administration de CRF, de métopyrone ou d'hypoglycémie à l'insuline. La sécrétion d'ACTH ectopique étant autonome et l'ACTH hypophysaire étant supprimée, il n'y a pas d'inhibition possible de l'ACTH ou du cortisol par l'administration, même à hautes doses, de dexaméthasone. Les surrénales sont hyperplasiées et répondent de façon vive à l'administration d'ACTH exogène.

Par contre, dans la sécrétion ectopique de CRF, la stimulation de sécrétion d'ACTH hypophysaire sera augmentée par l'injection de CRF et de métopyrone; de plus, l'hypercorticisme sera inhibé par l'administration de hautes doses de dexaméthasone.

Les tableaux biochimiques et cliniques peuvent être modifiés en présence d'un syndrome mixte (par exemple la coexistence d'une sécrétion ectopique d'ACTH et d'un syndrome carcinoïde dans une tumeur pancréatique ou d'une sécrétion de catécholamines et d'ACTH par un phéochromocytome).

Traitement

L'objectif primaire consiste à éliminer la source d'ACTH par la résection tumorale chirurgicale si possible; en face d'une maladie systémique tel le cancer du poumon à petites cellules, on combinera chimiothérapie antinéoplasique et radiothérapie. Une réponse significative s'accompagnera d'une réduction des niveaux d'ACTH et d'hypercorticisme. Les manifestations graves d'hypercorticisme nécessitent un traitement vigoureux, que ce soit en préparation pour une chirurgie de résection tumorale ou dans le but d'un traitement palliatif. L'hypokaliémie aiguë nécessite un traitement combinant la restriction d'apport sodique, l'administration de suppléments de potassium par voie entérale ou intraveineuse, souvent en combinaison avec des inhibiteurs de l'effet rénal des minéralocorticoïdes telle la spironolactone; au besoin des antihypertenseurs autres que diurétiques seront utilisés. Plusieurs agents pharmacologiques sont maintenant disponibles et permettent d'inhiber différentes enzymes responsables de la synthèse du cortisol. Une combinaison de kétoconazole, de métopyrone et d'aminogluthétimide est souvent nécessaire pour inhiber la production de cortisol; l'o'p'-DDD possède aussi une activité semblable mais son effet cytolytique sur la surrénale requiert plusieurs semaines de traitement. Si on ne peut réséquer la tumeur primitive et que la condition générale et l'espérance de vie du patient le justifient, une surrénalectomie chirurgicale pourra lui procurer un bénéfice significatif. L'hyperglycémie exigera souvent une insulinothérapie ou des hypoglycémiants oraux jusqu'à ce qu'on contrôle adéquatement l'hypercorticisme.

HYPERCALCÉMIES ET CANCERS

L'hypercalcémie secondaire à la présence d'un cancer constitue le syndrome paranéoplasique endocrinien le plus fréquent (*chapitre 10*).

SÉCRÉTION ECTOPIQUE DE VASOPRESSINE : SIADH

Tumeurs responsables

Le cancer à petites cellules du poumon est la tumeur la plus fréquemment responsable de ce syndrome. Les autres tumeurs sont celles du poumon (adénocarcinomes et cellules larges) et des adénocarcinomes du duodénum et du pancréas. D'autres tumeurs de l'uretère, de la vessie, de la prostate, thymomes, mésothéliomes et carcinoïdes ont aussi été rapportées dans la littérature.

Caractéristiques cliniques et biochimiques

Le syndrome résulte de la sécrétion persistante de vasopressine et de la rétention d'eau libre malgré l'hyponatrémie dilutionnelle et l'hypo-osmolarité qui en résultent. La diminution d'excrétion d'eau libre produit une urine dont l'osmolarité est supérieure à celle du plasma. Cette sécrétion est dite inappropriée lorsqu'il n'existe aucun facteur pouvant stimuler la production de vasopressine hypothalamique tel que l'hypocorticisme, l'insuffisance cardiaque, la cirrhose, l'hypovolémie et l'hypotension. La sécrétion de vasopressine par la tumeur peut être tout à fait autonome et épisodique, ou partiellement régulée par l'osmolarité mais à un seuil inapproprié. Les symptômes causés par l'hyponatrémie (la léthargie, l'apathie, l'anorexie, la confusion, les crampes musculaires, la désorientation, les convulsions et le coma) viennent s'ajouter aux symptômes causés par la tumeur d'origine.

On a clairement établi la production de vasopressine par les tumeurs. Cependant, d'autres facteurs peuvent amplifier le syndrome : la stimulation de barorécepteurs thoraciques par une tumeur pulmonaire engendrant une production de vasopressine hypothalamique, des métastases hypothalamiques induisant la production de vasopressine, et l'administration de médicaments capables de stimuler la vasopressine (chlopropamide, tolbutamide, vincristine, morphine, etc.).

Thérapie

Le traitement de l'hyponatrémie est détaillé au chapitre 9. Il est bien évident qu'à long terme la persistance ou la guérison du SIADH dépend de la réponse de la tumeur responsable aux mesures thérapeutiques utilisées.

SÉCRÉTION ECTOPIQUE DE GONADOTROPINES

Tumeurs responsables

L'HCG ou hormone chorionique gonadotropique est la gonadotropine la plus fréquemment sécrétée par des tumeurs. La sécrétion de FSH ou de LH n'a été que rarement rapportée dans la littérature. Bien que le placenta soit le site principal de production de l'HCG, de nombreux tissus normaux en produisent en petite quantité et des tumeurs trophoblastiques (le choriocarcinome, les môles hydatiformes et les tumeurs testiculaires) en produisent en grande quantité. La sécrétion ectopique a été démontrée dans environ 18 % des tumeurs digestives, 21 % des cancers du sein, 10 % des cancers du poumon et aussi dans les tumeurs gynécologiques, les hépatomes et les mélanomes, en fait dans 11 % des tumeurs non trophoblastiques.

Syndromes cliniques

Chez la majorité des patients, la sécrétion d'HCG n'aura pas de répercussions cliniques; chez le garçon prépubère, la stimulation des cellules de Leydig peut produire une stimulation de la testostérone et une puberté précoce. Chez l'adulte mâle, une gynécomastie peut se présenter. La sécrétion d'HCG, de façon continue, peut entraîner une désensibilisation du récepteur à LH sur les cellules de Leydig (après une stimulation initiale) et inhiber la production de testostérone. Les tumeurs qui ont la capacité de synthétiser de l'HCG peuvent aussi posséder une activité d'aromatase; elles peuvent donc convertir les androgènes surrénaliens en oestrogènes, qui seront responsables de l'apparition de la gynécomastie. Chez la femme, la sécrétion d'HCG tumorale peut entraîner des ménométrorragies.

Thérapie

Les niveaux d'HCG peuvent servir de marqueur de l'efficacité du traitement de la tumeur primaire. La gynécomastie pourra être traitée chirurgicalement ou avec des anti-oestrogènes.

HYPOGLYCÉMIES PARANÉOPLASIQUES

Tumeurs responsables

Des tumeurs mésenchymateuses de l'abdomen ou du thorax (fibrosarcomes, mésothéliomes, neurofibromes, neurofibrosarcomes, rhabdomyosarcomes et léiomyosarcomes parfois très volumineux et de malignité variable) constituent environ 45 % des tumeurs. Les autres tumeurs incluent des hépatomes (20 %), des cancers corticosurrénaliens (10 %), des tumeurs pancréatiques, biliaires et digestives (10 %) et d'autres tumeurs plus rares (15 %).

Physiopathologie

On n'a pas encore démontré clairement qu'il y a une sécrétion ectopique d'insuline. Cependant, on a retrouvé de l'IGF-I (ou somatomédine C) dans plusieurs tissus normaux dont les fibroblastes et dans des tumeurs. L'IGF-I, dont la structure est similaire à celle de la proinsuline, peut se lier au récepteur de l'insuline et ainsi reproduire ses effets sur le métabolisme du glucose. L'IGF-II est aussi similaire à la proinsuline mais est moins dépendant de l'hormone de croissance pour sa synthèse; l'IGF-II peut aussi se lier au récepteur de l'insuline. L'élévation des niveaux d'IGF-I ou d'IGF-II chez des patients porteurs de tumeurs créant une hypoglycémie a été rapportée dans la littérature. Certaines tumeurs volumineuses peuvent consommer de 50 à 200 grammes de glucose par jour. Étant donné l'atteinte de l'état général, l'anorexie, l'atteinte hépatique possible, ces facteurs combinés pourraient être responsables de l'hypoglycémie. D'autres hypothèses, comme la production de facteurs inhibant la glycogénolyse ou la néoglucogenèse, ont été avancées mais n'ont pas encore été clairement démontrées.

Manifestations cliniques

Le syndrome sera caractérisé par des hypoglycémies de jeûne avec manifestations *neuroglycopéniques* (confusion, diplopie, pertes de conscience, convulsions) ou *adrénergiques* (transpiration, palpitations et faiblesse). Le syndrome est plus fréquent entre 50 et 70 ans bien qu'on ait rapporté des cas chez l'enfant. Les manifestations cliniques sont souvent dominées par de volumineuses tumeurs.

Thérapie

L'exérèse tumorale guérit l'hypoglycémie. L'administration de larges quantités de glucose, de glucagon, de diazoxide, ou de glucocorticoïdes a été utilisée pour contrôler l'hypoglycémie. Le développement d'antagonistes de l'IGF-I est actuellement en cours.

AUTRES PRODUCTIONS HORMONALES ECTOPIQUES MOINS FRÉQUENTES

Des cas d'acromégalie secondaire à la sécrétion de GHRH (*Growth Hormone Releasing Hormone*) par des carcinoïdes bronchiques ou pancréatiques ont été rapportés; ceci provoque une hyperplasie des cellules somatotropes hypophysaires et l'augmentation de la GH et de l'IGF-I circulants. La sécrétion ectopique de GH par des cancers du poumon est rare. Les syndromes d'ostéo-arthropathies associés aux cancers du poumon pourraient être secondaires à la production de molécules de type GH ou de facteurs de croissance.

La calcitonine est produite par un grand nombre de tumeurs autres que le cancer médullaire de la thyroïde : poumon (38 %), côlon (24 %), sein (38 %), pancréas (42 %), estomac (30 %). Cette production n'est associée à aucun syndrome clinique mais on peut utiliser la mesure de la calcitonine pour suivre l'évolution de la tumeur en réponse au traitement. De la même façon, l'hormone placentaire lactogène (HPL) est élevée dans plusieurs types de tumeurs, souvent conjointement avec l'HCG, et peut servir de marqueur tumoral.

On a rarement observé de sécrétion de prolactine avec galactorrhée dans les tumeurs pulmonaires et rénales. L'hyperthyroïdie peut être associée à des tumeurs trophoblastiques. Il semble que les hautes concentrations d'HCG (une glycoprotéine apparentée à la TSH) puissent stimuler le récepteur de la TSH. La sécrétion de VIP (*Vasoactive Intestinal Polypeptide*) par des tumeurs, des îlots de Langerhans, des neuroblastomes, des ganglioneuromes, des phéochromocytomes, des cancers médullaires de la thyroïde ou des cancers du poumon peut produire le syndrome de diarrhée avec hypokaliémie et hypochlohydrie (vipome ou syndrome de Verner-Morrison).

SÉCRÉTION ECTOPIQUE DE FACTEURS DE CROISSANCE

On observe parfois une sécrétion d'érythropoïétine (érythrocytémie) en association avec des tumeurs rénales, des hépatomes, des hémangioblastomes cérébelleux, des fibromes utérins, des cancers de la surrénale, des tumeurs ovariennes, etc. Les CSF (*colony stimulating factors*), facteurs de croissance hématopoïétiques, peuvent produire de la granulocytose ou de la monocytose. Plusieurs autres facteurs de croissance, tels que TGF-α (hypercalcémie) et TGF-ß (glioblastome cérébral causant une immunosuppression), ont été identifiés récemment. D'autres facteurs découverts ultérieurement pourront sûrement éclaircir des syndromes paranéoplasiques encore inexpliqués.

II. CANCERS HORMONODÉPENDANTS

INTRODUCTION

En 1896, Beatson observa qu'une ovariectomie bilatérale provoque la rémission d'un cancer du sein métastatique avancé; en 1939, Huggins observa qu'une orchiectomie bilatérale provoque la régression d'un cancer métastatique de la prostate. Ces travaux ont donné naissance au traitement hormonal des cancers dont la croissance est dépendante du milieu hormonal ambiant. Les cancers du sein, de l'endomètre et de la prostate sont des cancers classiquement hormonodépendants; d'autres cancers sont aussi hormonodépendants à des degrés moindres, tels ceux de l'ovaire, de la thyroïde (folliculaire), l'hypernéphrome, les lymphomes, les leucémies et le cancer du larynx. Le processus de carcinogenèse est fort complexe et requiert une longue période de temps (plusieurs années) entre l'étape initiale des mutations génétiques (initiation) et l'apparition d'une première cellule transformée (promotion), puis d'une tumeur cliniquement décelable (progression). Il n'est pas bien démontré que des hormones sont responsables directement de l'initiation de cancers hormonodépendants; cependant, il est bien établi qu'elles jouent un rôle permissif sur l'initiation par des carcinogènes ainsi qu'un rôle de promoteurs pendant la carcinogenèse. De plus, leur activité au cours de la progression tumorale a été bien démontrée.

La transformation cancéreuse d'une cellule résulte en une diminution variable de la différenciation de cette cellule. Une tumeur relativement bien différenciée conservera plusieurs des caractéristiques de la cellule dont elle est issue (hormonodépendante) alors qu'une cellule très indifférenciée perdra souvent sa sensibilité au contrôle de sa croissance par le milieu ambiant. Bien que les tumeurs naissent généralement d'une seule cellule transformée (origine monoclonale), les cellules filles subissent, pendant leur longue période de dédoublement, des mutations qui sont responsables de l'hétérogénéité des tumeurs cliniquement décelables. Cette hétérogénéité est responsable, en bonne partie, de la nature partielle et transitoire de la régression tumorale suite à l'hormonothérapie.

CANCER DU SEIN

HORMONES ET DÉVELOPPEMENT DE LA GLANDE MAMMAIRE NORMALE

La glande mammaire connaît une activité sécrétoire transitoire à la naissance sous l'effet de l'hyperprolactinémie foetale et maternelle (hormone placentaire lactogène) et du retrait des oestrogènes et de la progestérone d'origine placentaire. Une longue phase de régression et d'inactivité persiste jusqu'à la période pubertaire de production ovarienne d'estradiol. La croissance et le développement des canalicules mammaires résultent de la stimulation par l'estradiol sous l'effet permissif de la prolactine, de l'insuline, des glucocorticoïdes et des hormones thyroïdiennes. Le développement lobulo-alvéolaire des boutons terminaux (*terminal end buds*) résulte de l'action concertée de la progestérone et de la prolactine pendant la phase lutéale du cycle menstruel. Le développement complet de la différenciation de la glande mammaire ne se produit que pendant la grossesse sous l'effet concerté des niveaux élevés d'oestrogènes, de progestérone et de prolactine; la lactation survient lors de la diminution des oestrogènes et de la progestérone sous l'effet concerté de l'hyperprolactinémie et de l'oxytocine stimulés par la succion du mamelon. L'on doit retenir que les cellules des canalicules mammaires possèdent une capacité de prolifération cellulaire sous l'effet principal des oestrogènes; les cellules différenciées en structures lobulo-alvéolaires possèdent peu d'activité proliférative mais plutôt une activité sécrétoire. Les cancers du sein viennent principalement de l'épithélium canaliculaire.

ÉPIDÉMIOLOGIE DU CANCER DU SEIN : FACTEURS HORMONAUX

Le cancer du sein constitue la cause principale de mortalité par cancer chez la femme. Environ une femme sur dix en souffrira et près de 40 % de celles qui en sont atteintes en décéderont. Plusieurs facteurs de risque ont été identifiés : le sexe, l'âge, la taille, le poids, l'histoire menstruelle, la parité, l'alimentation et l'histoire familiale. Les femmes qui ont une ménarche avant l'âge de 12 ans ont un risque relatif deux fois plus élevé que celles qui ont eu leur ménarche après l'âge de 13 ans. À l'inverse, une ménopause après l'âge de 55 ans comporte un risque relatif double de celui d'une ménopause avant l'âge de 45 ans. Ceci suggère qu'une fenêtre d'exposition plus longue aux oestrogènes augmente le risque de cancer du sein. La parité influence le risque : une nullipare multiplie son risque environ trois fois comparativement aux femmes qui ont eu des grossesses. Une grossesse à terme avant l'âge de 18 ans diminue le risque d'environ 50 % comparativement à une grossesse après 25 ans; par contre, une grossesse après 34 ans comporte une augmentation de 40 % du risque comparativement à une nullipare. Il apparaît donc que l'atteinte d'un développement plus complet et de la différenciation lobulo-alvéolaire du sein pendant une grossesse à terme entraîne un effet protecteur. Le risque augmente aussi proportionnellement avec la taille et le poids; ces facteurs interviennent dans l'âge de l'apparition précoce de la ménarche. De plus, l'obésité est associée à une production augmentée d'oestrogènes produits dans la graisse par l'aromatisation des androgènes d'origine surrénalienne. Les facteurs alimentaires qui augmentent les risques incluent les lipides, l'apport énergétique élevé et l'alcool.

Une histoire familiale de cancer d'un sein après la ménopause chez une parente de première génération augmente le risque relatif de deux ou trois fois; un cancer du sein bilatéral chez une parente préménopausée multiplie le risque par neuf environ.

Les études sur l'effet de l'exposition à des contraceptifs oraux ou à des oestrogènes après la ménopause sont controversées. Plusieurs études n'ont découvert aucun effet significatif. D'autres études ont fait ressortir certains sous-groupes dont le risque serait augmenté par les contraceptifs oraux : nullipares, dysplasie mammaire, l'âge avancé (entre 45 et 50 ans) lors de la prise d'anovulants. En postménopause, une légère augmentation du risque pourrait résulter d'une longue utilisation d'oestrogènes à doses élevées et surtout de préparations contenant de l'estradiol plutôt que des oestrogènes conjugués.

SÉLECTION DES PATIENTES POUR HORMONOTHÉRAPIE : LES RÉCEPTEURS HORMONAUX

Afin d'exercer leurs effets biologiques, les oestrogènes pénètrent de façon passive la cellule cible et se lient à un récepteur spécifique situé dans le noyau. Le récepteur des oestrogènes (595 A.A. P.M. 66182) est codé par un gène situé sur le chromosome 6 et il possède une homologie dans sa partie centrale (site de liaison au DNA) avec les gènes des récepteurs de la T_3 (oncogène cellulaire c-ERB-A), des glucocorticoïdes, de la progestérone, des androgènes, de la vitamine D (1,25(OH)D) et de l'acide rétinoïque (vitamine A acide).

Le récepteur activé par la liaison de l'estradiol se lie au DNA des promoteurs de gènes dont l'expression est modulée par les oestrogènes. Ceci induit la transcription de mRNA spécifique et la synthèse de nouvelles protéines.

L'expression du gène du récepteur de la progestérone dépend des oestrogènes. La présence du récepteur de la progestérone dans une cellule mammaire témoigne du fait que cette cellule a été stimulée par les oestrogènes.

Dans environ 60 à 70 % des cancers primaires du sein, on découvre des quantités significatives de récepteurs d'oestrogènes. Le pourcentage est plus élevé chez les femmes postménopausées plutôt que préménopausées. On ne retrouve pour ainsi dire pas de récepteurs de progestérone (PgR) dans des tumeurs qui n'ont pas de récepteurs d'oestrogènes (ER-) alors qu'on peut les retrouver dans 50 à 80 % des tumeurs ER+, en général proportionnellement à la quantité de récepteurs d'oestrogènes.

La population des cellules qui composent la tumeur est toujours hétérogène dans sa différenciation. Le pourcentage de cellules qui expriment les récepteurs d'oestrogènes et de progestérone est variable. Il existe toujours deux populations de cellules : les cellules hormonodépendantes et les cellules hormono-indépendantes. La présence de récepteurs d'oestrogènes et de progestérone est indicative d'une tumeur mieux différenciée et constitue un meilleur facteur pronostique. Il existe une bonne corrélation entre la quantité de récepteurs d'oestrogènes et de progestérone et la probabilité de réponse à l'hormonothérapie dans le cancer du sein métastatique. Environ 30 % seulement des patientes répondaient à l'hormonothérapie avant l'utilisation des méthodes d'identification des récepteurs ER et PgR. De 60 à 80 % des patientes avec ER+ et PgR+ répondent objectivement à l'hormonothérapie tandis que les réponses sont rares chez les patientes avec ER- et PgR-. Il est important de préciser que le contrôle de la qualité du dosage des récepteurs d'oestrogènes et de progestérone dans la tumeur primaire ou dans les métastases est fort important; des erreurs méthodologiques peuvent expliquer un certain pourcentage de discordance entre les résultats et la réponse observée. En plus de l'utilisation des récepteurs hormonaux, un certain nombre d'éléments cliniques permettent de prédire quelles patientes bénéficieront le plus d'une hormonothérapie. Ce seront celles qui auront bénéficié d'une longue période entre la résection de la tumeur primitive et l'apparition de métastases; des métastases cutanées ou osseuses seront plus susceptibles de répondre à l'hormonothérapie que des métastases viscérales. L'hormonothérapie est plus efficace chez les femmes plusieurs années après la ménopause plutôt que chez les femmes en périménopause.

Des données récentes indiquent que la croissance du cancer du sein est aussi reliée en partie à la production de facteurs de croissance. Des récepteurs pour le facteur de croissance de l'épiderme (EGF : *Epidermal Growth Factor*) peuvent être présents dans les cancers du sein de façon inversement proportionnelle aux récepteurs d'oestrogènes et de progestérone. La présence de récepteurs à EGF est associée à un mauvais pronostic de progression du cancer du sein. De plus, lorsque les récepteurs de l'EGF sont négatifs, le pronostic demeure favorable, même en l'absence des récepteurs d'oestrogènes et de progestérone.

HORMONOTHÉRAPIE DU CANCER DU SEIN MÉTASTATIQUE

Hormonothérapie conventionnelle

À ses débuts, l'hormonothérapie a surtout consisté en des approches chirurgicales séquentielles d'ovariectomie (préménopause) suivie de surrénalectomie et d'hypophysectomie afin de diminuer les niveaux circulants d'oestrogènes, de ses précurseurs ou d'autres hormones, telle la GH, capables de favoriser la croissance tumorale. De façon paradoxale, des doses élevées d'oestrogènes se sont montrées efficaces pour entraîner des régressions tumorales; les mécanismes demeurent inconnus, mais il est possible que des doses élevées inhibent l'activation des récepteurs d'oestrogènes. Les effets secondaires importants liés à l'utilisation de hautes doses d'oestrogènes tels que la nausée, la rétention hydrosodée avec insuffisance cardiaque, l'hyperplasie endométriale et l'induction possible d'hypercalcémie ont conduit à l'abandon de cette approche thérapeutique.

Chez la femme préménopausée, l'ovariectomie demeure le traitement initial le plus fréquemment utilisé. Chez la femme postménopausée, l'utilisation d'anti-oestrogènes est devenue le traitement initial de choix. Le tamoxifène a été le premier anti-oestrogènes utilisé sur une grande échelle depuis les vingt dernières années et il s'est avéré aussi efficace que les autres hormonothérapies utilisées précédemment. Sa facilité d'emploi, soit un comprimé de 10 mg PO bid, et le peu d'effets secondaires, comparativement aux thérapies chirurgicales ou additives d'oestrogènes ou de chimiothérapie, expliquent ce choix. Les effets secondaires du tamoxifène peuvent inclure de la nausée, des bouffées de chaleur et, plus rarement, de l'allergie cutanée, des saignements utérins et des étourdissements. Son efficacité est surtout due à sa capacité de compétitionner avec l'estradiol pour se lier aux récepteurs d'oestrogènes qui sont partiellement inactivés. Cependant, le tamoxifène n'est pas un anti-oestrogènes pur puisqu'il possède certaines activités oestrogéniques faibles. Il apparaît donc que le développement de nouveaux anti-oestrogènes purs, plus puissants, pourraient améliorer la réponse thérapeutique.

Chez les patientes dont une première hormonothérapie a entraîné une bonne régression tumorale, une deuxième hormonothérapie peut être utilisée au moment d'une récidive de progression tumorale. Lorsque la réponse à une castration en préménopause est bonne, l'addition d'anti-oestrogènes en deuxième ligne sera utilisée. Chez les femmes postménopausées, une réponse initiale au tamoxifène permet de prédire une réponse favorable à une surrénalectomie médicale avec de l'aminoglutéthimide ou l'addition de progestatifs. L'aminoglutéthimide est un inhibiteur de la stéroïdogenèse qui inhibe la 20-22 desmolase (*cholesterol side chain cleavage*), et la 11-ß-hydroxylase, ce qui provoque une diminution de la production de cortisol et d'aldostérone. Son activité principale réside dans l'inhibition de l'aromatase responsable de la production d'oestrogènes à partir des androgènes surrénaliens, qui sont la principale source d'oestrogènes chez la femme postménopausée. On a démontré que son efficacité est identique à celle d'une surrénalectomie chirurgicale. L'inhibition de la stéroïdogenèse par l'aminoglutéthimide à raison de 250 mg PO qid nécessite l'utilisation concomitante d'hydrocortisone à raison de 20 mg PO matin et soir. L'aminoglutéthimide provoque initialement, dans environ 30 % des cas, de la léthargie, un rash cutané, de l'ataxie, des étourdissements ou de la fièvre. La persistance de ces symptômes exige l'abandon du traitement chez environ 5 % des patientes. Les agents progestatifs tels que le mégestrol (40 mg PO qid) ou l'acétate de médroxyprogestérone (100 mg PO qid) sont aussi très efficaces, particulièrement dans les métastases aux tissus mous et sont habituellement bien tolérés; à plus hautes doses, ils peuvent provoquer des effets secondaires à leur activité glucocorticoïde : stimulation d'appétit, gain de poids, hypertension, oedèmes et hyperglycémie. Le mécanisme d'action des progestatifs est encore mal connu mais il entraîne l'inactivation des récepteurs d'oestrogènes.

Nouvelles approches

L'ovariectomie chirurgicale peut maintenant être remplacée par l'utilisation d'agonistes du LH-RH administrés par voie sous-cutanée quotidienne ou sous forme dépôt de façon mensuelle. Ces agonistes à longue action entraînent, après une stimulation initiale, une désensibilisation des récepteurs au LH-RH sur les cellules gonadotropes hypophysaires, une diminution de la production de FSH et de LH et une abolition de la production gonadique de stéroïdes. L'efficacité de l'hypophysectomie suggérait que des facteurs hypophysaires puissent jouer un rôle dans le maintien de la croissance tumorale. Chez l'humain, la prolactine ne semble pas jouer un rôle important dans la croissance tumorale; par contre, on a démontré très récemment que l'IGF-I (somatomédine C) est un facteur de croissance significatif dans le cancer du sein *in vitro*. Des études utilisant des analogues de la somatostatine pour inhiber la GH et l'IGF-I sont présentement en cours. De nouveaux anti-oestrogènes, plus sélectifs et plus puissants, sont aussi à l'étude. De nouveaux inhibiteurs de la stéroïdogenèse et de l'aromatase, dans le but de diminuer de façon plus complète la production d'oestrogènes, sont aussi à l'étude.

EFFICACITÉ DE L'HORMONOTHÉRAPIE

L'hormonothérapie entraînera une réponse objective de régression partielle ou complète chez environ 60 à 80 % des femmes chez qui l'hormonodépendance était prédite par la détection de récepteurs d'oestrogènes et de progestérone. La durée de la réponse objective peut varier de 6 à 30 mois, avec des réponses encore plus longues occasionnellement. La survie de ces patientes peut être prolongée de 6 à 24 mois. De plus, l'hormonothérapie est souvent très bien tolérée par les patientes. Le traitement est toujours palliatif et la tumeur récidive. L'hétérogénéité tumorale est évoquée pour expliquer ce phénomème; malgré une destruction des cellules hormonodépendantes par l'hormonothérapie, il existe toujours une population de cellules hormono-indépendantes qui progressera et qui provoquera finalement le décès de la patiente. Il est probable que les traitements d'hormonothérapie actuels, sûrement incomplets, contribuent au caractère partiel des réponses. On constatera peut-être une amélioration du pourcentage de régressions et de durée de la survie avec la découverte de meilleurs agents.

La chimiothérapie est souvent un premier choix chez les patientes dont la tumeur n'est pas hormonodépendante ou, encore, chez celles dont l'agressivité tumorale en justifie l'utilisation. La plupart des études n'ont pas démontré d'avantages à combiner l'hormonothérapie et la chimiothérapie.

HORMONOTHÉRAPIE ADJUVANTE DU CANCER DU SEIN PRIMAIRE

On doit considérer le cancer du sein comme une maladie systémique. Des micrométastases peuvent se disséminer très tôt pendant la progression tumorale, même en l'absence de preuves cliniques au moment du diagnostic et de la chirurgie initiale; une maladie métastatique peut survenir jusqu'à dix ans après la résection tumorale initiale. Des études ont démontré que la prise de tamoxifène prolongeait la période sans récidive chez les femmes postménopausées. La survie n'était que très peu modifiée. L'addition de tamoxifène à la chimiothérapie adjuvante améliore la période sans récidive et la survie chez les patientes de plus de 50 ans qui ont des récepteurs d'oestrogènes positifs.

Cependant, chez les femmes de moins de 50 ans, le tamoxifène paraissait diminuer l'effet protecteur de la chimiothérapie adjuvante. Il sera intéressant d'évaluer des anti-oestrogènes plus purs en regard du traitement adjuvant du cancer du sein.

MÉCANISMES DE LA CROISSANCE DU CANCER DU SEIN PAR LES HORMONES

Les oestrogènes stimulent l'activité de nombreuses enzymes intervenant dans la synthèse des purines et pyrimidines et dans la réplication de l'ADN. Des études *in vitro* sur des lignées humaines de cancer du sein en culture ont démontré que les oestrogènes stimulent la croissance du cancer du sein. La croissance est aussi stimulée par l'insuline, l'IGF-I, la T_3, l'EGF et ses analogues (TGF-α) : la croissance, par contre, est inhibée par les anti-oestrogènes, les glucocorticoïdes, les rétinoïdes et le *transforming growth factor ß* (TGF-ß). Il a été démontré que les cellules tumorales et leur stroma produisent des facteurs de croissance et que des récepteurs pour ces facteurs de croissance existent à la surface cellulaire. Les cellules tumorales peuvent donc exercer un autocontrôle sur leur croissance (régulation autocrine) ou sur les cellules voisines (régulation paracrine). La production des facteurs de croissance stimulants (TGF-α et IGF-I) est augmentée par les oestrogènes, l'insuline et la T_3, et inhibée par les glucocorticoïdes et les anti-oestrogènes. La production de facteurs inhibiteurs (TGF-ß) est augmentée par les anti-oestrogènes et les glucocorticoïdes, et inhibée par les oestrogènes et l'insuline. Ces résultats doivent être vérifiés *in vivo*; les hormones pourraient exercer leurs effets de régulation de la croissance tumorale, en partie du moins, par le contrôle de la production de facteurs de croissance autocrines.

On devra, dans l'avenir, élucider de nombreux autres effets et interactions entre les cellules tumorales, le système immunitaire, le stroma et les capillaires tumoraux.

CANCER DE LA PROSTATE

RÉGULATION HORMONALE DE LA CROISSANCE DE LA PROSTATE NORMALE

Le développement de la prostate requiert la présence d'androgènes. La testostérone doit être métabolisée en DHT (dihydrotestostérone) sous l'effet de l'enzyme 5-α-réductase présente dans la prostate. La croissance se stabilise à l'âge adulte malgré la persistance de niveaux élevés de DHT, ce qui témoigne de mécanismes de contrôle encore inconnus. La castration provoque la régression de la glande adulte; cette régression atteint surtout la partie distale des canaux alors que la partie proximale paraît être moins hormonodépendante. Des récepteurs pour les androgènes sont présents non seulement dans les cellules épithéliales, mais aussi dans le stroma. Les androgènes semblent agir directement sur le stroma d'abord, lequel stimulerait la croissance des cellules épithéliales par la production de facteurs paracrines non encore caractérisés. Des récepteurs pour les oestrogènes et la progestérone sont aussi présents dans la prostate, mais leur rôle est moins bien caractérisé.

ÉPIDÉMIOLOGIE DU CANCER DE LA PROSTATE

Le cancer de la prostate est le deuxième cancer masculin au Canada quant à son taux d'incidence (54/100 000), et le troisième quant à son taux de mortalité (15/100 000). Environ 8 % des hommes souffriront d'un cancer de la prostate cliniquement décelable pendant leur vie; cependant, à 80 ans, 70 % des hommes ont un cancer de la prostate microscopique. Les cancers latents ont la même fréquence dans les différents groupes ethniques, mais les cancers cliniquement décelables sont plus fréquents chez les Noirs américains que chez les Caucasiens ou les Asiatiques. On a relié ces différences aux niveaux plus élevés de testostérone et à la consommation plus élevée de lipides chez la population noire américaine comparativement aux autres groupes. Les androgènes et les lipides pourraient agir comme agents promoteurs capables de réveiller ces tumeurs latentes. Une incidence familiale a aussi été retrouvée. En effet, la présence d'un cancer de la prostate chez un parent de premier et de deuxième degré multiplie le risque relatif par 8.

HORMONOTHÉRAPIE DU CANCER DE LA PROSTATE

La croissance du cancer de la prostate est favorisée par les androgènes. La source principale (95 %) de la testostérone plasmatique provient de la stimulation hypothalamohypophysaire des cellules de Leydig du testicule par la cascade LH-RH, LH et testostérone. Dans le tissu prostatique, c'est la DHT qui est l'androgène biologiquement actif; la castration diminue de 95 % les niveaux circulants de testostérone mais ne diminue que de 60 % les niveaux prostatiques de DHT. L'autre source principale de DHT provient de la conversion de la DHEA et de l'androsténedione d'origine surrénalienne en DHT dans la prostate. La détermination des récepteurs d'androgènes apparaît d'une moins grande utilité dans le cancer de la prostate que celle des récepteurs d'oestrogènes et de progestérone dans le cancer du sein. D'une part, la chimiothérapie étant peu efficace dans ce cancer, presque tous les patients avec maladie métastatique se verront offrir une hormonothérapie. D'autre part, des problèmes techniques de contamination du spécimen tumoral, par la prostate normale, laquelle contient beaucoup de récepteurs d'androgènes, viennent compliquer l'interprétation des résultats.

Les études initiales ont démontré que l'orchiectomie bilatérale provoquait une régression objective chez 50 à 80 % des patients; la durée moyenne de réponse est d'environ quinze mois et peut durer plus de cinq années ultérieurement. La castration chirurgicale fut remplacée par l'administration de hautes doses d'oestrogènes, lesquels inhibent les gonadotropines et diminuent les niveaux de testostérone plasmatique à des niveaux semblables à ceux que provoque la castration; de plus, les oestrogènes augmentent la synthèse de la protéine de transport, la SHBG, diminuent la testostérone libre et inhibent la 5-α-réductase, faisant ainsi diminuer la DHT tissulaire. Les effets secondaires de gynécomastie, de rétention hydrosodée et d'augmentation de la mortalité thrombo-embolique et cardio-vasculaire en diminuent l'utilité.

Plus récemment, la castration médicale à l'aide de composés analogues de la LH-RH à longue action s'est montrée efficace pour réduire les niveaux de testostérone à des niveaux équivalents à ceux qu'entraîne la castration chirurgicale. Ces composés analogues produisent d'abord une stimulation de la libération de LH et de FSH et l'augmentation de la testostérone. Puis, la désensibilisation des récepteurs au LH-RH survient et entraîne une inhibition de la production de FSH, de LH et de la testostérone. Une période d'accélération tumorale peut se produire pendant la phase initiale de stimulation. La LH-RH à longue action doit être administrée, mais des préparations à libération progressive sont maintenant disponibles et requièrent une injection par mois. Cette approche présente l'avantage de remplacer la castration chirurgicale qui peut être psychologiquement difficile pour le patient. Le coût relativement élevé de la médication comparativement à la castration chirurgicale doit être considéré, et la décision prise conjointement avec le patient.

Une autre alternative consiste à utiliser des anti-androgènes. Des anti-androgènes purs, tel le flutamide (Euflex), compétitionnent avec la DHT sur le récepteur des androgènes et bloquent son action biologique. Lorsqu'ils sont utilisés seuls, ils entraînent une diminution du *feedback* négatif des androgènes sur les cellules gonadotropes avec augmentation de la LH et la testostérone. Il est possible que l'augmentation de la testostérone diminue l'efficacité de l'anti-androgènes. La DHT peut rivaliser avec le flutamide pour se lier au récepteur et dépasser le blocage du récepteur. Une thérapie combinée à une inhibition des gonadotropines est donc nécessaire. L'acétate de cyprotérone (Androcur) possède une activité anti-androgénique sur le récepteur des androgènes (inhibiteur compétitif); par contre, il possède aussi une activité progestative qui inhibe la LH et empêche l'augmentation de la LH associée aux anti-androgènes purs. Les progestatifs inhibent les gonadotropines, ce qui cause une diminution de la testostérone; de plus, les progestatifs diminuent l'activité de la 5-α-réductase et la liaison du DHT à son récepteur. L'acétate de mégestrol (Megace) est un progestatif utilisé en association avec de petites doses d'oestrogènes tel le diéthylstilbestrol 0,1 mg.

BLOCAGE ANDROGÉNIQUE COMPLET

L'équipe du docteur Labrie, du CHUL, a suggéré de combiner l'utilisation d'anti-androgènes purs, comme le flutamide, à la castration médicale à l'aide de LH-RH à longue action dans le traitement du cancer de la prostate métastatique. L'anti-androgènes procurerait une protection contre l'augmentation transitoire de la testostérone pendant le traitement initial avec l'agoniste du LH-RH; de plus, il inhiberait l'activité résiduelle des sources d'androgènes d'origine surrénalienne. Les résultats préliminaires d'études sans groupe contrôle montrent un pourcentage de rémission beaucoup plus élevé avec une longue durée de réponse. Cependant, les résultats d'études internationales contrôlées ont été plus controversés. En effet, l'une de ces études démontre un avantage de réponse et de survie modeste à l'addition du flutamide à la castration médicale. D'autres études n'ont pas montré de bénéfice à l'addition d'anti-androgènes à une castration chirurgicale ou médicale, sauf pour bloquer la phase d'aggravation initiale avec le LH-RH à longue action. De plus, un coût relativement élevé est associé aux anti-androgènes.

CANCER DE L'ENDOMÈTRE

Le taux d'incidence du cancer de l'endomètre est de 25/100 000 et le taux de mortalité est de 4/100 000. L'endomètre est le tissu cible par excellence des oestrogènes et de la progestérone. Les oestrogènes induisent une prolifération des cellules épithéliales ainsi que du stroma, ce qui produit un allongement des cryptes glandulaires. Les oestrogènes augmentent le contenu des récepteurs de progestérone jusqu'à un niveau maximum lors du pic préovulatoire d'oestrogènes. Pendant la phase lutéale, la progestérone inhibe les mitoses dans l'endomètre et provoque la différenciation de l'endomètre en glande sécrétoire; la progestérone inhibe l'effet prolifératif des oestrogènes en partie en diminuant les récepteurs d'oestrogènes.

Le cancer de l'endomètre nécessite l'action permissive des oestrogènes pour se développer. Le risque est augmenté par une exposition prolongée, ininterrompue à des oestrogènes en postménopause. Une incidence plus élevée est aussi associée à une histoire de cycles anovulatoires (par exemple ovaires polykystiques). Chez les femmes postménopausées, l'obésité multiplie le risque par cinq environ, probablement en augmentant la conversion d'androsténedione surrénalien en oestrone dans la graisse.

L'administration de progestatifs à des patientes atteintes de cancer de l'endomètre métastatique provoque une diminution de l'activité mitotique dans la tumeur et une différenciation de la tumeur, de même qu'une régression tumorale chez environ 30 ou 50 % des patientes.

La présence de récepteurs de progestérone dépend du degré de différenciation de la tumeur et permet de prédire le succès de la réponse aux agents progestatifs. La survie peut alors augmenter de 9 à 27 mois. L'utilisation des anti-oestrogènes dans les tumeurs ER+ et PgR+ produit des réponses objectives tout comme les progestatifs.

AUTRES CANCERS

Les glucocorticoïdes modulent la croissance normale des cellules lymphoïdes par plusieurs mécanismes, incluant l'inhibition de facteurs de croissance telle l'interleukine II. Les glucocorticoïdes possèdent une activité cytolytique sur plusieurs types de cellules lymphoïdes transformées et constituent une composante importante des polychimiothérapies utilisées dans le traitement de ces néoplasies. Un nouveau champ d'intérêt et de thérapie possible s'ouvre avec la découverte et la caractérisation des facteurs de croissance hématopoïétiques. Des agents progestatifs sont utilisés dans le traitement de l'hypernéphrome métastatique. Des récepteurs d'oestrogène et de progestérone peuvent être retrouvés dans ces tumeurs. Le pourcentage de régression est faible, soit de 10 à 15 %. Une sélection des patients en fonction des récepteurs pourrait mieux orienter la thérapie. La croissance des cellules folliculaires thyroïdiennes est stimulée par la TSH. La régression du cancer folliculaire métastatique, suite à la suppression de la TSH par la thyroxine, suggère une dépendance partielle à la TSH des cellules tumorales. On retrouve des récepteurs d'oestrogène ou d'androgène dans d'autres tumeurs prenant origine de tissus cibles tels que le larynx (androgènes), le vagin (oestrogènes), l'ovaire, le côlon. Le rôle de l'hormonothérapie ainsi que son utilité clinique dans le traitement de ces tumeurs n'ont pas encore été démontrés expérimentalement.

RÉFÉRENCES

Syndromes endocriniens paranéoplasiques

Insogna KL. Hormonal Hypercalcemia of Malignancy. The Role of Parathyroid Hormone-Related Protein. Endocrinol Metab Clin North America 1989;18:779-794.

Mundy GR. Hypercalcemic Factors Other Than Parathyroid Hormone-Related Protein. Endocrinol Metab Clin North America 1989;18:795-806.

Nelson DH. Cushing's Syndrome. Dans : Endocrinology, L.J. De Groot, Ed., W.B. Saunders, Philadelphia 1989; vol. II, 1660-1675.

Sherwood LM. Paraneoplastic Endocrine Disorders. Ectopic Hormone Syndromes. Dans : Endocrinology, L.J. De Groot, Ed., W.B. Saunders, Philadelphia 1989; vol. III, 2550-2599.

Cancers hormonodépendants

Gittes RF. Carcinoma of the Prostate. N Engl J Med 1991;324:236-245.

Lippman ME. Endocrine Management of Malignant Disease. Dans : Endocrinology, L.J. De Groot, Ed., W.B. Saunders, Philadelphia 1989; vol. III, 2706-2725.

Manni A. Endocrine Therapy of Breast and Prostate Cancer. Endocrinol Metab Clin North America 1989;18:569-592.

13

MESURES BASALES ET ÉPREUVES DYNAMIQUES EN ENDOCRINOLOGIE

**Jean-Hugues Brossard, M.D., Ronald Matte, M.D.,
Raphaël Bélanger, M.D.**

Il existe de nombreux dosages et plusieurs épreuves dynamiques en endocrinologie. Pour chacun des grands axes endocriniens, nous avons sélectionné les examens les plus aptes à mettre en évidence la diminution ou l'exagération de leur fonctionnement. Pour apprécier la valeur d'un test, nous utilisons fréquemment les concepts de sensibilité, spécificité, de taux de faux-positifs et de taux de faux-négatifs :

1. La sensibilité décrit la capacité d'un test à reconnaître correctement les patients ayant la maladie. La sensibilité représente le pourcentage de tests positifs dans une population connue malade.

2. La spécificité décrit la capacité d'un test à reconnaître correctement les patients n'ayant pas la maladie. La spécificité représente le pourcentage de tests négatifs dans une population connue saine.

3. Le taux de faux-positifs est le pourcentage de patients ayant un test positif sans avoir la maladie. Plus le taux de faux-positifs est élevé, moins la spécificité du test est grande.

4. Le taux de faux-négatifs est le pourcentage de patients malades qui ont un test négatif. Plus le taux de faux-négatifs est élevé, moins la sensibilité du test est grande. Un bon test est donc à la fois sensible et spécifique; il peut distinguer les patients malades des sujets sains.

GLANDES SURRÉNALES

L'AXE HYPOTHALAMO-HYPOPHYSO-GLUCOCORTICOÏDE

Évaluation de l'insuffisance surrénalienne

Test de stimulation court à l'ACTH - L'ACTH est un stimulant puissant de la production de cortisol. L'administration exogène d'un analogue de l'ACTH, le cosyntropin (Cortrosyn), augmente les niveaux plasmatiques de cortisol en 30 ou 60 minutes si les surrénales sont intactes et stimulées par des quantités minimales d'ACTH endogène.

Méthode : administrer 250 μg IV de cosyntropin (Cortrosyn) en bolus. Dosage du cortisol à 0, 30 et 60 minutes.

Interprétation : une valeur de cortisol plasmatique d'au moins 0,56 μmol/L (20 μg/dl) à un des trois temps est considérée comme normale.

Un pic de cortisol inférieur à 0,56 μmol/L traduit la présence d'insuffisance surrénalienne primaire ou secondaire. Une réponse normale exclut l'insuffisance surrénalienne primaire et elle assure la présence d'une quantité minimale d'ACTH endogène en circulation. Toutefois, elle ne confirme pas la capacité de l'axe hypothalamo-hypophyso-surrénalien de répondre normalement au stress.

Test à la métyrapone court - La métyrapone inhibe la dernière étape de la synthèse du cortisol en empêchant la 11-ß-hydroxylation du 11-déoxycortisol en cortisol. La prise de métyrapone provoque donc la chute du cortisol plasmatique et l'augmentation secondaire des niveaux d'ACTH. Cette hausse d'ACTH stimule la stéroïdogenèse et se traduit par une augmentation du 11-déoxycortisol, aussi appelé composé S.

Méthode : administrer (avec une collation) 30 mg/kg de métyrapone PO à 23 h 00. Doser le cortisol et le 11-déoxycortisol (composé S) à 8 h 00 et le lendemain matin de la prise de métyrapone.

Interprétation : une valeur de 11-déoxycortisol > 200 nmol/L (7 μg/dl) avec un cortisol < 0,28 μmol/L (10 μg/dl) représente une réponse normale. Une valeur inférieure à 200 nmol/L de 11-déoxycortisol indique la présence d'une insuffisance surrénalienne primaire ou secondaire. Elle ne permet pas de distinguer l'une de l'autre. Une valeur de cortisol supérieure à 0,28 μmol/L indique une inhibition insuffisante de la 11-ß-hydroxylase et ne permet pas de conclure à la validité du test. Cela se produit chez 4 % de la population normale et chez les patients prenant du phénytoin ou des barbituriques.

Problèmes : la métyrapone peut provoquer des malaises gastro-intestinaux et des étourdissements. Une insuffisance surrénalienne aiguë peut survenir chez les patients dont la réserve surrénalienne est limitée.

Hypoglycémie à l'insuline - L'hypoglycémie provoque un stress qui stimule l'activité adrénergique hypophysaire et la relâche d'ACTH. Cet examen est le plus fiable et le plus précis pour évaluer l'intégrité de l'axe hypothalamo-hypophyso-surrénalien.

Méthode : l'examen se fait le matin après une nuit de jeûne. Après installation d'une voie intraveineuse, administrer 0,1 à 0,15 unité/kg d'insuline régulière humaine. Doser le cortisol plasmatique et la glycémie à 0, 30, 60 et 90 minutes. Contrôler la glycémie capillaire pendant le test pour vérifier s'il y a baisse adéquate de la glycémie. Une présence médicale constante est nécessaire. Des solutions glucosées et de la dexaméthasone pour administration IV doivent être disponibles. L'administration de glucosé IV est indiquée en cas de symptômes neuroglucopéniques graves (c'est-à-dire confusion ou désorientation).

Interprétation : il faut obtenir une hypoglycémie adéquate : < 2,2 mmol/L (40 mg/dl) ou une baisse de la glycémie de 50 % de la valeur basale. La sécrétion maximale de cortisol survient de 30 à 60 minutes après l'hypoglycémie. Un pic de cortisol > 0,56 μmol/L (20 μg/dl) ou une augmentation d'au moins 0,28 μmol/L (10 μg/dl) au-dessus du niveau de base représente une réponse normale. Une réponse inférieure à ces niveaux est le signe d'une insuffisance surrénalienne primaire ou secondaire.

Problèmes : l'examen est contre-indiqué chez les patients âgés, chez ceux qui souffrent d'une maladie cardio-vasculaire ou cérébro-vasculaire significative, chez les épileptiques et chez les patients porteurs d'une hépatopathie grave.

Test de stimulation prolongé à l'ACTH - Lorsque la réponse du cortisol au test court n'est pas normale, il est parfois difficile de conclure à l'existence d'une insuffisance surrénalienne primaire. On peut tout aussi bien, dans le cadre d'un hypopituitarisme, être confronté à des surrénales hypoplasiques. Une stimulation prolongée à l'ACTH est alors indiquée.

Méthode : installer une perfusion de 500 cc de NaCl 0,9 % contenant 250 μg de cosyntropin à faire passer en 8 heures (60 cc/heure). Mesurer le cortisol plasmatique à la 1re, 4e et 8e heures de la perfusion.

Interprétation : une valeur de cortisol plasmatique d'au moins 0,56 μmol/L, à la 8e heure, est considérée comme la réponse minimale acceptable. Il est parfois nécessaire de répéter ce test pendant 4 ou 5 jours avant de pouvoir conclure à la présence ou à l'absence d'une insuffisance surrénalienne primaire.

Évaluation de l'hypercorticisme

Cortisolurie libre de 24 heures - Suite à l'augmentation de la production du cortisol endogène, il y a une augmentation proportionnellement plus importante de la quantité de cortisol libre circulant à cause de la saturation rapide des protéines plasmatiques liant le cortisol. Ce cortisol libre est filtré au glomérule et peut être dosé dans l'urine.

Méthode : recueillir les urines de 24 heures et doser le cortisol libre (généralement par RIA).

Interprétation : une cortisolurie normale se situe en bas de 280 nmol/24 heures (< 100 μg/ 24 heures). C'est le meilleur test pour le diagnostic de l'hypercorticisme non iatrogénique. Il y a moins de un pour cent de chevauchement entre normaux et patients hypercorticiques.

Problèmes : l'insuffisance rénale peut donner des valeurs basses. La grossesse, l'exercice, le stress, la dépression, l'anorexie nerveuse, l'alcoolisme et la prise de diurétiques peuvent donner des valeurs élevées.

Suppression à faible dose de dexaméthasone - La prise exogène de glucocorticoïdes supprime la sécrétion de CRH par l'hypothalamus et d'ACTH par l'hypophyse, ce qui entraîne une chute de la production endogène de cortisol lorsque les mécanismes normaux de rétroaction sont intacts. Dans toutes les causes d'hypercorticisme endogène, ces mécanismes sont perturbés d'une manière ou d'une autre.

Méthodes et Interprétation :

Test court : Donner 1 mg PO de dexaméthasone à 23 h 00 et doser le cortisol plasmatique à 8 h 00 le lendemain. Un cortisol plasmatique < 0,14 µmol/L (5 µg/dl) représente une réponse normale. Les faux-négatifs sont rares (< 2 %). Toutefois, les faux-positifs sont fréquents, jusqu'à 30 % en milieu hospitalier. Un résultat positif exige la mesure de la cortisolurie de 24 heures. De plus, il faut pratiquer la forme longue du test de suppression à la dexaméthasone.

Test long : Donner à 8 h 00 et pour une période de 48 heures, 0,5 mg PO de dexaméthasone aux six heures. Mesurer la cortisolurie libre de 24 heures et le cortisol plasmatique à 8 h 00 la veille et chaque jour du test.

Une cortisolurie libre de 24 heures < 56 nmol (20 µg) ou un cortisol plasmatique < 0,14 µmol/L (5 µg/dL) démontre une suppression normale de l'axe et l'absence d'hypercorticisme. Les faux-négatifs sont très rares. On obtient moins de faux-positifs qu'avec le test court, c'est-à-dire 3 % d'une population contrôle.

Problèmes : de nombreuses causes expliquent le taux de faux-positifs dans les deux formes du test : stress, grossesse, dénutrition, diabète sucré type I, insuffisance rénale, malabsorption, dépression, anorexie nerveuse, alcoolisme, oestrogènes à hautes doses, phénytoin et phénobarbital (↑ du catabolisme hépatique de la dexaméthasone).

Détermination des causes d'hypercorticisme

Suppression à haute dose de dexaméthasone - Ce test permet de distinguer la maladie de Cushing (adénome hypophysaire corticotrope) des autres causes d'hypercorticisme. Il repose sur la suppressibilité de l'axe hypothalamo-hypophyso-surrénalien par des hautes doses de glucocorticoïdes dans la maladie de Cushing. Dans les autres causes d'hypercorticisme, la sécrétion du cortisol n'est pas suppressible car elle ne dépend pas de l'hypophyse.

Méthodes :

Test court : Donner 8 mg PO de dexaméthasone à 23 h 00. Doser le cortisol plasmatique à 8 h 00 le jour et le lendemain de la prise de la dexaméthasone.

Test long : Donner 2 mg PO de dexaméthasone aux six heures à débuter à 8 h 00 pendant 48 heures. Mesurer la cortisolurie libre de 24 heures la veille et chaque jour du test.

Interprétation : une suppression de 50 % ou plus du cortisol plasmatique ou de la cortisolurie est le signe d'une maladie de Cushing. Toutefois, 8 % des maladies de Cushing ne sont pas supprimées au test court et environ 15 % au test long (faux-négatifs).

Environ 10 % des tumeurs avec production ectopique d'ACTH sont supprimées par la dexaméthasone haute dose (faux-positifs). Parmi ces tumeurs, les carcinoïdes sont supprimés dans près de 40 % des cas.

Stimulation au CRH (*Corticotropin Releasing Hormone*) - Ce test n'est pas encore disponible commercialement, mais il devrait le devenir dans les prochaines années.

Le CRH stimule la sécrétion d'ACTH chez les sujets normaux et chez les patients porteurs d'un adénome hypophysaire corticotrope. Chez ces derniers, on observe en fait une réponse exagérée de l'ACTH et du cortisol. Au contraire, les patients porteurs d'un syndrome de Cushing non iatrogénique d'une autre étiologie ne présentent pas d'augmentation de l'ACTH ou du cortisol lors de la stimulation.

Méthode : administrer 1 μg/kg de CRH ovin IV. Mesurer l'ACTH ou le cortisol plasmatique à 0, 30 et 60 minutes.

Interprétation : chez le patient hypercorticique, une augmentation de l'ACTH $>$ 50 % ou une augmentation du cortisol $>$ 20 % de la valeur basale indique la présence d'un adénome corticotrope. Une réponse inférieure suggère une autre cause d'hypercorticisme. Avec ces critères, ce test distingue une maladie de Cushing d'un syndrome de Cushing avec une sensibilité et une spécificité de plus de 90 %.

Stimulation à la métyrapone - Les patients avec adénome corticotrope augmentent leur sécrétion d'ACTH et de 11-déoxycortisol lorsque la synthèse du cortisol est inhibée par l'administration de métyrapone. Cela ne se produit pas dans les autres causes du syndrome de Cushing.

Méthode: c'est la même que pour l'évaluation de l'insuffisance surrénalienne.

Interprétation : chez le patient hypercorticique, une réponse normale (11-déoxycortisol > 200 nmol/L) indique la présence d'un adénome hypophysaire.

Évaluation de la déficience partielle et tardive en 21-hydroxylase

Stimulation à l'ACTH - Dans les problèmes d'hirsutisme et d'aménorrhée, la déficience partielle en 21-hydroxylase est une cause de plus en plus reconnue. Comme le déficit enzymatique est léger, les niveaux de base du cortisol et de ses précurseurs sont souvent normaux. Mais après stimulation à l'ACTH, on assiste à une augmentation importante de la 17-hydroxyprogestérone (17-OH-P).

Méthode : administrer 250 μg IV de cosyntropin (Cortrosyn). Mesurer la 17-OH-P à 0, 30 et 60 minutes.

Interprétation : une valeur de 17-OH-P > 12 nmol/L (400 ng/dl) après stimulation à l'ACTH traduit une déficience partielle très légère en 21-hydroxylase (forme hétérozygote). Les patientes avec une déficience partielle tardive du type homozygote ont habituellement une symptomatologie plus évocatrice, des niveaux de 17-OH-P de base > 12 nmol/L et des niveaux stimulés > 120 nmol/L.

L'AXE RÉNINE-ANGIOTENSINE-ALDOSTÉRONE

Diagnostic de l'hyperaldostéronisme primaire

La kaliémie - L'excès d'aldostérone induit une kaliurèse persistante lorsque l'apport sodé est suffisant. Cette kaliurèse provoque une hypokaliémie qui se retrouve de façon spontanée chez plus de 90 % des patients avec hyperaldostéronisme et peut être produite chez les autres avec un apport de 8 à 12 grammes de NaCl par jour (120 à 200 mEq Na^+). Cinquante pour cent des hypertendus avec une hypokaliémie spontanée souffrent d'hyperaldostéronisme primaire (sensibilité 53 %, spécificité 93 %).

Méthode : dosage basal de la kaliémie sous une diète sodée d'au moins 8 g de NaCl par jour. Pour en valider l'interprétation, la prise de spironolactone doit avoir cessé depuis au moins six semaines, celle des diurétiques et des inhibiteurs de l'enzyme de conversion depuis quatre semaines, celle des ß-bloqueurs depuis une semaine.

Interprétation : une kaliémie < 3,5 mEq/L mesurée dans des conditions appropriées est compatible avec une hypothèse diagnostique d'hyperaldostéronisme primaire. Ce diagnostic devra être confirmé ou infirmé à l'aide de tests plus spécifiques.

Épreuves de suppression de l'aldostérone - La valeur basale de l'aldostérone dans l'hyperaldostéronisme primaire est souvent dans les limites normales. Toutefois, l'aldostérone est non suppressible par une charge sodée ou par un apport exogène de minéralocorticoïdes.

Méthodes : il existe plusieurs épreuves de suppression de l'aldostérone exploitant les mêmes principes. Elles exigent toutes une correction de l'hypokaliémie > 3 mEq/L et un apport sodé d'au moins 100 mEq/jour (6 g NaCl/jour) au cours des trois jours précédents. Voici deux épreuves de suppression simples à réaliser :

1. Infuser 2 litres de NaCl 0,9 % en 4 heures chez le patient couché. Dosage de l'aldostérone plasmatique à 0, 2 et 4 heures. Surveillance de la tension artérielle et des signes d'insuffisance cardiaque. Avoir une ampoule de furosémide 40 mg au chevet à administrer au besoin et après le dernier prélèvement.

2. Administrer 0,2 mg PO de fludrocortisone (Florinef) aux 12 heures pendant trois jours. Mesurer l'aldostérone plasmatique (chez le patient couché depuis au moins une heure) avant la première dose et 12 heures après la dernière dose de fludrocortisone.

Interprétation : une réponse normale à ces deux épreuves est une aldostérone plasmatique < 0,24 à 0,27 nmol/L (8,5 à 10 ng/dl) au terme de la suppression. Une valeur plus élevée suggère un hyperaldostéronisme primaire. Pour l'épreuve d'infusion de NaCl 0,9 %, la sensibilité est de 88 % et la spécificité de 94 %.

Épreuves de stimulation de l'activité rénine plasmatique - Dans l'hyperaldostéronisme primaire, l'activité rénine plasmatique (ARP) est généralement supprimée mais occasionnellement, bien que basse, elle peut se situer dans les limites normales. Pour améliorer la valeur de ce test, des épreuves de stimulation permettent de mieux distinguer les hyperaldostéronismes primaires des hypertensions à rénine basse. Les hyperaldostéronismes secondaires ont une ARP élevée.

Méthodes : pour stimuler l'ARP, il faut provoquer une déplétion sodée. Deux méthodes sont généralement utilisées :

1. Placer le patient sous une diète contenant 10 mmol/jour de Na^+ (600 mg NaCl/jour) pendant trois jours. Mesurer l'ARP et l'aldostérone après 4 heures d'orthostatisme.

2. Administrer 40 mg IV ou 80 mg PO de furosémide. Mesurer l'ARP et l'aldostérone plasmatique 4 heures plus tard après 2 heures d'orthostatisme. Cette méthode nécessite moins de fidélité au traitement de la part du patient.

Interprétation : la réponse normale est une ARP > 0,47 à 1,4 ng/L/sec (1,7 à 5 ng/ml/h) avec une aldostérone > 0,73 nmol/L (26,5 ng/dl). Une ARP stimulée basse (< 0,47 ng/L/sec) suggère l'hyperaldostéronisme primaire avec une sensibilité de 82 % et une spécificité de 69 %.

L'association d'une ARP stimulée basse (< 0,47 ng/L/sec) et d'une aldostérone stimulée haute (> 0,73 nmol/L) suggère l'hyperaldostéronisme primaire avec une sensibilité de 61 % et une spécificité de 94 %.

Une ARP stimulée basse associée à une aldostérone plasmatique non suppressible (> 0,24 nmol/L) au NaCl 0,9 % suggère l'hyperaldostéronisme primaire avec une sensibilité de 73 % et une spécificité de 99 %.

Épreuves de stimulation au captopril - Chez les sujets normaux, la suppression de l'angiotensine II par le captopril entraîne l'augmentation de l'ARP et la chute de l'aldostérone plasmatique. Chez les patients avec hyperaldostéronisme, l'ARP reste basse et l'aldostérone plasmatique demeure élevée.

Méthode : administrer 25 mg de captopril PO à un patient en position assise. Mesurer l'aldostérone et l'ARP avant et 2 heures après la prise de captopril.

Interprétation : le ratio aldostérone (ng/dl)/ARP(ng/ml/h) est < 50 chez les normaux et > 50 chez les patients souffrant d'hyperaldostéronisme primaire. En unités internationales, le ratio aldostérone (nmol/L) sur ARP (ng/L/sec) doit être < 5. La sensibilité et la spécificité du test sont d'environ 90 %.

Diagnostic différentiel des hyperaldostéronismes primaires

Test de posture - L'aldostérone et la 18-hydroxycorticostérone plasmatiques augmentent à l'orthostatisme entre 8 h 00 et 12 h 00 chez les sujets normaux à cause d'une stimulation engendrée par la hausse de rénine, elle-même causée par l'orthostatisme. L'hyperplasie bilatérale idiopathique est une forme d'hyperaldostéronisme primaire très sensible aux changements de rénine qui, même faibles, produisent une hausse de l'aldostérone et de la 18-OH-corticostérone à l'orthostatisme. Au contraire, dans l'aldostéronome, la rénine est profondément supprimée et les variations de l'aldostérone et de la 18-OH-corticostérone dépendent de l'ACTH qui baisse entre 8 h 00 et 12 h 00, ce qui entraîne leur chute.

Méthode : sous une diète contenant au moins 120 mEq/jour de Na^+ (8 g de NaCl) depuis trois jours et après correction de l'hypokaliémie, mesurer, avec un cathéter installé la veille, l'aldostérone et la 18-OH-corticostérone à 8 h 00 avant le lever. Répéter ces dosages à 12 h 00 après 4 heures d'orthostatisme.

Interprétation : dans l'hyperplasie bilatérale idiopathique, les niveaux d'aldostérone et de 18-OH-corticostérone augmentent, généralement au-delà de 33 % par rapport aux niveaux de base. Dans l'aldostéronome, ces valeurs restent stables ou diminuent.

Une valeur à 8 h 00 de la 18-OH-corticostérone > 2790 pmol/L (100 ng/dl) suggère l'aldostéronome alors qu'une valeur plus basse indique l'hyperplasie bilatérale. Ces tests ont une sensibilité et une spécificité d'environ 80 %.

Diagnostic de l'hypo-aldostéronisme

Épreuves de stimulation - ***Méthode :*** ces épreuves sont identiques à celles exposées ci-dessus, dans le paragraphe sur les épreuves de stimulation de l'activité rénine plasmatique : stimuler l'axe rénine-angiotensine-aldostérone par une déplétion sodée (diététique ou induite par le furosémide) et par l'orthostatisme.

Interprétation : une aldostérone plasmatique < 0,33 nmol/L (12 ng/dl) est le signe de l'hypo-aldostéronisme. L'activité rénine plasmatique est < 0,8 ng/L/sec (3 ng/L/h) dans l'hyporéninémie. L'ARP est > 2,3 ng/L/sec (8,5 ng/L/h) dans l'incompétence surrénalienne corticale.

Épreuve à l'ACTH - Ce test étudie la capacité de la glomérosa surrénalienne de répondre à l'un des principaux sécrétagogues de l'aldostérone, l'ACTH.

Méthode : après une déplétion sodée diététique de trois jours, à raison de 10 mEq/jour de Na^+ (600 mg/jour), ou 2 heures après l'administration de furosémide 40 mg IV, débuter une infusion de cosyntropin (Cortrosyn) 250 μg dans 200 ml de glucosé 0,5 % à passer en 8 heures (25 ml/heure). Doser l'ARP avant l'infusion de cosyntropin alors que le patient déambule depuis 2 heures et l'aldostérone plasmatique avant et puis à la 4e et 8e heures de l'infusion.

Interprétation : une aldostérone < 0,2 nmol/L (15 ng/dl) suggère l'hypo-aldostéronisme. Une ARP basse traduit l'hyporéninémie et une ARP élevée suggère une insuffisance corticale.

LA MÉDULLOSURRÉNALE

Diagnostic du phéochromocytome

Dosage urinaire des catécholamines et de leurs métabolites - La majorité des phéochromocytomes produisent des quantités de catécholamines et de métabolites dépassant nettement les valeurs retrouvées chez les autres hypertendus. Les phéochromocytomes varient dans leur capacité à dégrader les catécholamines en leurs métabolites. Pour cette raison, certains produisent plus de catécholamines libres tandis que d'autres se caractériseront par des niveaux élevés de métabolites urinaires.

Méthode : plusieurs substances peuvent être dosées dans les urines pour refléter la production quotidienne de catécholamines : épinéphrine et norépinéphrine libres, métanéphrines et normétanéphrines et, finalement, l'acide 3-méthoxy-4-hydroxy-mandélique (VMA). Pour tous ces dosages, on doit procéder à une collecte des urines de 24 heures dans un milieu acidifié.

Interprétation : la mesure des métanéphrines et normétanéphrines est le meilleur test urinaire pour le diagnostic d'un phéochromocytome. Une valeur

> 9,2 μmol/jour (1,8 mg/jour) offre une sensibilité entre 67 et 91 % et une spécificité entre 80 et 100 %. Le dosage des catécholamines libres urinaires donne des résultats légèrement inférieurs. La normale est une excrétion de 24 heures < 740 nmol/jour (125 μg/jour); une valeur > 1400 nmol/jour (240 μg/jour) est suggestive d'un phéochromocytome. Le dosage du VMA urinaire offre la moins grande sensibilité, 28 à 56 %; une valeur > 55 nmol/jour (11 mg/jour) est suggestive d'un phéochromocytome.

Problèmes : tous ces dosages doivent être faits, si possible, en absence de médicament. Leur intérêt augmente aussi lorsque le patient est hypertendu les jours de collecte des urines. Un dosage normal chez un patient non hypertendu au moment du test n'exclut pas le phéochromocytome.

Plusieurs médicaments modifient les résultats de ces dosages :

1. Catécholamines libres :

Augmentation : amphétamines, catécholamines, retrait de clonidine, éthanol, méthyldopa, lévo-dopa, prochlorpérazine, quinidine, théophylline et tétracycline.

Diminution : clonidine, métyrosine, réserpine et guanéthidine.

2. Métanéphrines :

Augmentation : amphétamines, catécholamines, retrait de clonidine, éthanol, inhibiteurs de la MAO, chlorpromazine et labétalol.

Diminution : métyrosine, réserpine, guanéthidine, clonidine, clofibrate, acide nalidixique et les produits de contraste radiologique.

3. VMA :

Augmentation : amphétamines, catécholamines, retrait de clonidine, acide nalidixique, chlorpromazine et le méthocarbamol (Robaxin).

Diminution : métyrosine, réserpine, guanéthidine, inhibiteurs de la MAO, clofibrate, disulfiram, éthanol, clonidine et les produits de contraste radiologique.

Les catécholamines plasmatiques - Bien que ne traduisant en rien la production quotidienne de catécholamines, la mesure ponctuelle de l'épinéphrine et de la norépinéphrine plasmatiques permet de distinguer les patients porteurs d'un phéochromocytome des autres hypertendus.

Méthode : les prélèvements sont faits à jeun, 20 minutes après l'installation d'un cathéter de prélèvement, alors que le patient est au repos. Les tubes doivent être anticoagulés. Les prélèvements doivent être conservés à 4 °C et centrifugés dans l'heure qui suit. Par la suite, ils peuvent être conservés à -70 °C jusqu'à l'analyse.

Interprétation : une épinéphrine + norépinéphrine > 11,8 μmol/L (2000 pg/ml) permet, hors de tout doute, un diagnostic de phéochromocytome. Si une valeur de 5,6 μmol/L (950 pg/ml) est utilisée comme limite supérieure de la normale, le phéochromocytome sera détecté avec une sensibilité de 88 à 100 % et une spécificité de 93 à 100 %.

Problèmes : les résultats sont plus significatifs si le patient est hypertendu au moment du prélèvement. Le patient ne doit pas consommer de produits caféinés, ni fumer dans les trois heures qui précèdent le test. L'absence de médication rend l'interprétation plus facile, car les substances qui modifient les niveaux des catécholamines plasmatiques sont nombreuses :

1. Augmentation marquée : minoxidil, hydralazine et le retrait subit de clonidine.
2. Augmentation : phénoxybenzamine, phentolamine, prazosin, antidépresseurs tricycliques, métoclopramide, labétalol, amphétamines, éphédrine, méthylxanthines, nifédipine et naloxone.
3. Diminution : clonidine, méthyldopa, guanéthidine, réserpine, bromocriptine, halopéridol, chlorpromazine, cimétidine et thyroxine.

Suppression à la clonidine - Les hypertendus essentiels ont parfois une production accrue de catécholamines que l'on peut supprimer par l'administration de clonidine. Au contraire, les hauts niveaux de catécholamines chez les patients porteurs de phéochromocytomes ne sont pas supprimés. Ce test est surtout utile chez les patients ayant des valeurs de catécholamines plasmatiques élevées mais inférieures à 2000 pg/ml.

Méthode : après arrêt de tous les médicaments interférant avec les catécholamines plasmatiques pendant au moins 48 heures, installer un cathéter à prélèvement chez le patient à jeun.

Après 30 minutes de repos, prendre la TA et le pouls et mesurer les catécholamines plasmatiques.

Administrer 0,3 mg/70 kg de clonidine PO. Prendre la TA et le pouls aux 30 minutes. Mesurer alors les catécholamines plasmatiques 2 et 3 heures après la prise de clonidine.

Interprétation : une réponse normale nécessite la diminution des catécholamines plasmatiques totales à moins de 500 pg/ml avec une baisse d'au moins 40 % de la valeur basale. La chute de tension artérielle provoquée par la clonidine survient tant chez le patient porteur d'un phéochromocytome que chez l'hypertendu essentiel. Il ne faut donc pas se fier à la chute de la tension artérielle pour conclure à la présence ou à l'absence d'un phéochromocytome.

Problèmes : après l'examen, le patient peut présenter de l'hypotension orthostatique et de la somnolence.

GLANDE THYROÏDE

ÉVALUATION DE L'AXE HYPOTHALAMO-HYPOPHYSO-THYROÏDIEN

Test au TRH

Le *thyrotropin releasing hormone* (TRH) stimule la relâche de la TSH. L'amplitude du pic de TSH obtenu après stimulation au TRH varie en fonction de l'hypothyroïdie ou l'hyperthyroïdie et en fonction de la réserve hypothalamo-hypophysaire.

Les principales indications du test au TRH sont :

1. Exclusion de l'hyperthyroïdie légère;
2. Évaluation de la réserve hypophysaire en TSH;
3. Confirmation de l'hypothyroïdie primaire subclinique;
4. Distinction entre hypothyroïdie secondaire (hypophysaire) et tertiaire (hypothalamique).

Méthode : administrer 200 μg IV de TRH en une minute. Doser la TSH à 0, 30 et 60 minutes. Ce test est généralement très bien toléré mais quelques symptômes légers et transitoires sont fréquents : nausée, céphalée, dysgueusie et envie d'uriner.

Interprétation : une hausse de la TSH de 3 à 25 μU/ml (moyenne 15 μU/ml) à 30 ou 60 minutes constitue une réponse normale.

1. Une réponse d'amplitude exagérée (> 25 μU/ml) traduit la présence d'une hypothyroïdie. Dans ces cas, la TSH de départ est généralement élevée ou à la limite supérieure de la normale. Les niveaux périphériques de T_4 peuvent être normaux si l'hypothyroïdie est encore compensée.

2. Une réponse faible (< 3 μU/ml) peut avoir plusieurs causes :

   - L'hyperthyroïdie primaire : généralement les niveaux de T_4 et/ou de T_3 sont élevés et la TSH de départ est supprimée; si c'est le cas, cela présage un TRH plat dans 100 % des cas;
   - Un nodule autonome ou *un goitre multinodulaire* avec hyperthyroïdie subclinique;
   - La prise exogène de T_4 ou de T_3;
   - Une hypothyroïdie hypothalamo-hypophysaire : classiquement, lorsque le déficit est hypothalamique, on observe une réponse faible et tardive (60 minutes) en TSH alors que lorsque le déficit est hypophysaire, il n'y a pas de réponse; toutefois, la distinction entre ces deux entités n'est pas toujours aussi claire;
   - Une fonction hypothalamique perturbée : syndrome de Cushing, acromégalie, dépression et maladie systémique;
   - Des médicaments : corticostéroïdes, agonistes dopaminergiques et les ß-bloqueurs.

Test de suppression au Cytomel

Dans le goitre multinodulaire, les nodules thyroïdiens ont tendance à acquérir avec les années la capacité de sécréter de la T_4 et de la T_3 sans stimulation par la TSH. La glande devient autonome. Cette sécrétion autonome peut être d'ordre physiologique ou nettement exagérée. Dans ce dernier cas, le patient est hyperthyroïdien et le diagnostic d'autonomie de la glande est facile à faire. Par contre, lorsque la sécrétion autonome est d'ordre physiologique (bilan thyroïdien normal et test au TRH normal), la démonstration de l'autonomie de la glande repose sur la capacité de supprimer la sécrétion thyroïdienne de thyroxine (T_4) par la prise exogène de triiodothyronine (LT_3, Cytomel).

Méthode : administrer 25 μg 2 fois par jour de LT_3 (Cytomel) pendant trois semaines. Mesurer la T_4 plasmatique totale au début et à la fin des trois semaines de la prise de Cytomel. Mesurer la T_3 plasmatique totale au début et à la fin du test pour vérifier la fidélité du patient au traitement.

Interprétation : chez le sujet normal, la T_4 plasmatique totale chute d'au moins 50 % après trois semaines de prise de Cytomel. Une chute inférieure à 50 % de la T_4 totale traduit une autonomie partielle ou complète de la glande.

Diagnostic du cancer médullaire

Stimulation de la calcitonine - Les valeurs de base de la calcitonine des patients avec cancer médullaire à ses débuts chevauchent beaucoup celles des sujets normaux (30 %). La stimulation des cellules C par le calcium et/ou la pentagastrine permet de distinguer les deux groupes. Ce test est particulièrement utile dans les formes familiales de cancer médullaire où le dépistage doit débuter dans l'enfance.

Méthode :

1. Calcium élémentaire 2 mg/kg IV (1,1 ml de gluconate de calcium/ 5 kg) en une minute. Mesurer la calcitonine à 0, 2, 5 et 10 minutes.
2. Pentagastrine 0,5 μg/kg IV en 5 secondes. Doser la calcitonine à 0, 2 et 5 minutes.
3. Les deux protocoles peuvent être effectués simultanément, ce qui améliore la sensibilité du test.

Interprétation : les valeurs maximales normales varient selon l'anticorps utilisé pour le dosage de la calcitonine. Les valeurs normales se situent en bas de 100 pg/ml.

Problèmes : la pentagastrine produit une impression déplaisante de chaleur et de serrement de la gorge.

LES GONADES

CHEZ L'HOMME

Diagnostic de l'hypogonadisme

Nous ne discuterons, dans cette rubrique, que des tests faisant intervenir de manière directe une des composantes de l'axe GnRH-gonadotropines-testostérone.

Les évaluations non endocriniennes tel le spermogramme ne seront pas discutées (*voir chapitre 8*).

La testostérone totale - Le diagnostic d'hypogonadisme repose sur la démonstration d'une production insuffisante de testostérone ou d'une spermatogenèse déficiente. L'hypogonadisme peut être primaire (anomalie des testicules) ou secondaire (déficience en gonadotropines). La démonstration d'une testostérone basse est en général associée à des signes et symptômes cliniques d'hypogonadisme.

Méthode : la sécrétion de testostérone subit un rythme circadien avec des niveaux plasmatiques environ 30 % plus élevés le matin que le soir. Pour cette raison, il est préférable de doser la testostérone le matin.

Interprétation : les valeurs normales chez l'homme sont de 10,4 à 34,7 nmol/L (3 à 10 ng/ml).

Les gonadotropines - En présence d'une atteinte testiculaire primaire, avec un axe hypothalamo-hypophysaire intact, la *Luteinizing Hormone* (LH) s'élève à mesure que la testostérone s'abaisse et la *Follicle-Stimulating Hormone* (FSH) augmente avec la destruction de l'épithélium germinal, la baisse de la testostérone et la diminution de l'inhibine. Au contraire, lors d'une atteinte hypothalamo-hypophysaire, les niveaux de LH et de FSH seront bas ou normaux malgré une testostérone plasmatique nettement abaissée.

Méthode : la sécrétion de LH est pulsatile, avec des variations importantes entre les pics. La sécrétion de FSH est aussi pulsatile, mais l'amplitude des variations est beaucoup moins grande. Malgré ces variations circadiennes, le résultat d'une simple analyse est généralement fiable.

Interprétation : les valeurs normales de LH et de FSH chez l'homme varient d'un laboratoire à l'autre, mais elles se situent généralement entre 2 et 20 UI/L.

Une LH et une FSH élevées traduisent une atteinte testiculaire primaire. Une FSH élevée avec une LH normale révèlent une atteinte de l'épithélium germinal sans perturbation majeure des cellules de Leydig produisant la testostérone.

Stimulation au GnRH - Le GnRH stimule la sécrétion de LH et de FSH lorsque les cellules gonadotropes hypophysaires sont en nombre suffisant et qu'elles sont maintenues fonctionnelles par une stimulation chronique du GnRH endogène. Ainsi, une stimulation ponctuelle au GnRH exogène d'un patient avec atteinte hypothalamique ou avec atteinte hypophysaire gonadotrope donnera des niveaux infranormaux de LH et de FSH. Toutefois, chez un patient avec une atteinte hypothalamique, une stimulation répétée au GnRH (tous les jours pendant cinq jours), pourra provoquer une réponse normale de la LH et de la FSH.

Méthode : administrer GnRH 100 μg IV en bolus. Mesurer la LH et la FSH à -15, 0, 15, 30 et 60 minutes.

Interprétation : la réponse normale minimale est une LH qui double et une FSH qui augmente de 50 %. Une réponse inférieure suggère une atteinte hypothalamique ou hypophysaire de nature fonctionnelle ou organique.

CHEZ LA FEMME

Évaluation de la sécrétion oestrogénique

Dosage d'estradiol plasmatique - Un dosage de l'estradiol plasmatique donne un reflet ponctuel de la production oestrogénique. Il est utile surtout pour apprécier l'état oestrogénique de la femme aménorrhéique et pour évaluer, à la ménopause, la nécessité et la justesse d'une thérapie de remplacement. Ce dosage est aussi utile pour le diagnostic des pubertés précoces.

Méthode et Interprétation : l'estradiol est mesuré par RIA. Les valeurs normales fluctuent en fonction des phases du cycle menstruel et de l'âge :

Prépubère :	< 75 pmol/L (20 pg/ml)
Folliculaire précoce :	110-370 pmol/L (30-100 pg/ml)
Préovulatoire :	740-1480 pmol/L (200-400 pg/ml)
Lutéale :	185-555 pmol/L (50-150 pg/ml)
Postménopause :	< 75 pmol/L (20 pg/ml)

Test de retrait à la médroxyprogestérone (Provera) - En présence d'une imprégnation oestrogénique suffisante, l'endomètre prolifère. L'administration de progestatifs, pendant une courte période, et leur arrêt produira un saignement de retrait dans les jours suivant l'arrêt chez les patientes ayant une imprégnation oestrogénique minimale. Ce test permet d'apprécier les niveaux d'oestrogène par une de leurs fonctions physiologiques et de constater la compétence de la filière utéro-vaginale.

Méthode et Interprétation : administrer la médroxyprogestérone (Provera) 10 mg PO die pendant 5 jours. Un saignement survient normalement dans les 10 jours suivant l'arrêt du Provera. L'absence de saignement signifie le plus souvent un déficit oestrogénique important qui devra être comblé. Cependant, on devra, au préalable, s'assurer de l'intégrité de la muqueuse utérine et du col.

Administrer alors de la Premarine 2,5 mg PO die pendant 21 jours et Provera 10 mg PO pendant les 10 derniers jours de la prise de Premarine. Un saignement de retrait surviendra dans les 10 jours de l'arrêt dans les états d'hypo-oestrogénisme, mais ne surviendra pas lors d'atteinte utérine (synéchies ou sténose du col par exemple).

Évaluation de l'axe hypothalamo-hypophyso-ovarien

Les gonadotropines - La principale utilité du dosage des gonadotropines est de permettre, chez la femme aménorrhéique, la distinction entre l'insuffisance ovarienne primaire et les autres causes d'aménorrhée. En cas d'insuffisance ovarienne, les niveaux de FSH et de LH sont augmentés. De façon plus accessoire, le dosage de la LH et de la FSH peut contribuer au diagnostic du syndrome des ovaires polykystiques ou à la rare découverte d'un adénome hypophysaire sécrétant des gonadotropines.

Méthode et Interprétation : les valeurs de LH et de FSH fluctuent avec le cycle menstruel, l'état des ovaires et la fonction hypophysaire :

TABLEAU 63 VALEURS DE LH ET DE FSH CHEZ LA FEMME

	LH	FSH
Femme adulte normale	5 à 30 UI/L avec pic ovulatoire de 3 à 4 ×	5 à 20 UI/L avec pic ovulatoire de 2 ×
Dysgénésie gonadique et postménopause	40 à 140 UI/L	40 à 200 UI/L
Ovaires polykystiques	Souvent augmentée	Normale ou diminuée Ratio LH/FSH > 3
Prépuberté et hypogonadisme secondaire	Diminuée	Diminuée

Stimulation au GnRH - Chez les patientes aménorrhéiques ayant des niveaux bas de FSH et de LH, la stimulation au GnRH peut permettre la distinction entre une aménorrhée hypothalamique et une atteinte gonadotrope. Dans le premier cas, la réponse de la LH et de la FSH au GnRH sera généralement normale; dans le second, elle sera diminuée. Le test au GnRH est aussi utile pour apprécier la fonction gonadotrope résiduelle après chirurgie hypophysaire.

Méthode et Interprétation : la méthode est la même que chez l'homme. Les critères d'une réponse normale sont aussi les mêmes.

L'HYPOPHYSE ANTÉRIEURE

ÉVALUATION DE L'HYPERPROLACTINÉMIE

Prolactine basale

Si une prolactinémie basse fournit peu de renseignements sur l'intégrité de l'axe hypothalamo-lactotrophe, une prolactinémie élevée est nettement anormale et on doit en rechercher la cause.

Méthode et Interprétation : la prolactinémie est un dosage RIA. Les valeurs normales sont inférieures à 890 pmol/L (20 μg/L).

ÉVALUATION DE LA RÉSERVE EN PROLACTINE

Stimulation au TRH

Le TRH stimule la sécrétion de prolactine par les lactotrophes. Ce test est surtout utile pour évaluer la fonction lactotrophe lorsqu'on soupçonne la présence d'un d'hypopituitarisme.

Méthode : administrer TRH 200 μg IV. Dosage de prolactine à 0, 15 et 30 minutes.

Interprétation : la réponse normale consiste en une augmentation de la prolactine après TRH de 3 à 5 fois la valeur basale chez l'homme, et de 5 à 8 fois chez la femme. La hausse minimale acceptable lors d'une stimulation au TRH est une augmentation de 3 fois la valeur basale. L'hypogonadisme, l'hyperthyroïdie et la prise d'agonistes dopaminergiques (bromocriptine par exemple) peuvent diminuer la réponse de prolactine après stimulation au TRH.

DIAGNOSTIC DE L'ACROMÉGALIE

L'hyperglycémie provoquée de 3 heures

Chez le sujet normal, la sécrétion d'hormone de croissance (GH) est pulsatile, atteignant 40 à 60 μg/L lors des pics, pour redescendre à moins de 5 μg/L par la suite. Dans l'acromégalie, les valeurs de GH retrouvées sont souvent de l'ordre de celles des pics de sécrétion chez le sujet normal. Pour cette raison, une valeur isolée élevée d'hormone de croissance ne permet pas de prouver le diagnostic d'acromégalie. Par contre, lors d'une charge en glucose, le sujet normal supprime sa sécrétion d'hormone de croissance, ce que ne fait pas l'acromégale. Ce test permet de prouver de façon simple le diagnostic d'acromégalie.

Méthode : administrer 100 g de glucose PO. Dosage de GH à 0, 30, 60, 120 et 180 minutes.

Interprétation : chez la grande majorité des sujets normaux, la GH est supprimée à moins de 2 μg/L dans les 120 minutes de l'ingestion de glucose. Une GH plus grande que 5 μg/L est suggestive d'acromégalie. Les états de stress peuvent donner de faux-positifs. Chez certains acromégales, les taux de l'hormone de croissance ne sont pas supprimés à moins de 5 μg/L. Un dosage de la somatomédine, toujours utile, est alors nécessaire.

ÉVALUATION DE LA RÉSERVE SOMATOTROPE

Plusieurs tests de stimulation permettent d'apprécier l'intégrité de l'axe hypothalamo-hypophyso-somatotrope. Chez l'enfant, ces tests sont utilisés pour éliminer un déficit en hormone de croissance lors de l'investigation des cas de petite taille ou de retard de croissance. Chez l'adulte, l'évaluation de la réserve somatotrope vient compléter l'investigation d'un hypopituitarisme suspecté.

Les tests les plus couramment utilisés sont l'hypoglycémie à l'insuline, la stimulation à l'arginine, le test au ℓ-dopa et propranolol, le test à la clonidine et le cycle nocturne.

L'hypoglycémie à l'insuline

L'hypoglycémie stimule la sécrétion de GH chez le sujet normal. C'est le test le plus utilisé chez l'adulte.

Méthode : la méthode est la même que pour l'évaluation de la réserve surrénalienne. Toutefois, il faut doser la GH à 0, 30, 60 et 90 minutes.

Interprétation : un pic à 10 μg/L survient après 60 ou 90 minutes chez 80 % des sujets normaux. Jusqu'à 20 % des normaux ont un pic inférieur, mais en général il est supérieur à 5 μg/L. L'obésité, la dépression, l'hypercorticisme et l'hypothyroïdie ou l'hyperthyroïdie peuvent diminuer la réponse malgré une fonction somatotrope normale. La glycémie doit chuter de 50 % ou plus.

ÉVALUATION COMPLÈTE DE LA RÉSERVE HYPOPHYSAIRE

Le triple test

Nous avons vu plus tôt qu'il existe des épreuves de stimulation pour chacune des hormones antéhypophysaires. Il est possible de combiner ces épreuves pour évaluer, en une seule séance, l'ensemble de la fonction hypophysaire.

Méthode : il s'agit d'associer une hypoglycémie à l'insuline qui stimule l'ACTH et la GH, un test au TRH qui stimule la TSH et la prolactine et un test au GnRH qui stimule la FSH et la LH. Administrer IV au temps 0 : insuline régulière humaine 0,1 à 0,15 unité/kg + TRH 200 μg + GnRH 100 μg.

TABLEAU 64 LE TRIPLE TEST

DOSAGES	TEMPS (minutes)				
	0	15	30	60	90
PROLACTINE	X	X	X		
TSH	X		X		
FSH ET LH	X	X	X	X	
GH	X		X	X	X
CORTISOL	X		X	X	X
GLYCÉMIE	X		X	X	X

Interprétation : les critères de réponse normale sont les mêmes que pour chacun des tests faits isolément.

LE PANCRÉAS

DIAGNOSTIC DU DIABÈTE

L'hyperglycémie provoquée de 2 heures

Cet examen a déjà fait l'objet d'une discussion extensive dans le chapitre portant sur le diabète. Les indications, la procédure et l'interprétation y sont exposées.

ÉVALUATION DE LA RÉSERVE INSULINIQUE

Stimulation au glucagon avec mesure du peptide-C

Afin de décider d'une stratégie thérapeutique ou pour des fins diagnostiques, il peut être utile d'apprécier la capacité résiduelle d'un diabétique à sécréter l'insuline. Cela peut se faire grâce à une stimulation des cellules ß avec du glucagon. La sécrétion d'insuline est évaluée par la mesure du peptide-C qui est sécrété de façon équimolaire à l'insuline, c'est-à-dire que pour chaque molécule d'insuline sécrétée, une molécule de peptide-C est produite. Cela permet de connaître la production endogène d'insuline même chez les patients prenant de l'insuline exogène.

Méthode : chez le patient à jeun depuis minuit, administrer, le matin avant la prise d'hypoglycémiants oraux ou d'insuline, 1 mg IV de glucagon en une minute. Doser le peptide-C et la glycémie à 0, 6 et 10 minutes. Le patient peut ensuite recevoir sa médication habituelle et manger.

Interprétation : chez le sujet normal, le peptide-C à jeun se situe entre 0,14 à 0,84 pmol/ml (0,5 à 3 ng/ml) et double après stimulation au glucagon.

ÉVALUATION DU CONTRÔLE GLYCÉMIQUE

L'hémoglobine glycosylée

La membrane du globule rouge est librement perméable au glucose, lequel peut se fixer à l'hémoglobine de manière irréversible pour former l'hémoglobine glycosylée. La quantité d'hémoglobine qui se glycosyle est proportionnelle au niveau du glucose moyen ambiant, donc à la glycémie moyenne. L'hémoglobine glycosylée est un reflet de la glycémie moyenne des quatre à huit semaines précédant l'analyse.

Méthode et Interprétation : il existe plusieurs méthodes de dosage de l'hémoglobine glycosylée. Habituellement, les valeurs normales se situent entre 3 % (0,03) et 6 % (0,06). Chaque augmentation de un pour cent de l'hémoglobine glycosylée traduit une hausse d'environ 1,8 mmol/L de glycémie moyenne. Les patients porteurs d'une hémoglobinopathie (HbS ou C) ont des valeurs basses d'hémoglobine glycosylée. Les patients avec une polycytémie ont des valeurs élevées.

Fructosamine

De même que pour l'hémoglobine, d'autres protéines glycosylées peuvent être dosées de façon non spécifique en mesurant leur groupement kétoamine qu'elles ont acquis en se glycosylant. Cette analyse s'appelle la fructosamine. L'albumine constitue 90 % des protéines glycosylées mesurées par ce test. La demi-vie de l'albumine est de vingt jours alors que celle de l'hémoglobine est de 120 jours. Pour cette raison, la fructosamine reflète les glycémies moyennes des deux semaines précédant le prélèvement alors que l'hémoglobine glycosylée traduit celles des huit semaines précédentes.

Méthode et Interprétation : la valeur normale de la fructosamine varie selon les laboratoires. Chez le diabétique, même très hyperglycémique, la fructosamine dépasse rarement une fois et demie à deux fois la normale. La mesure de la fructosamine est surtout utile si l'on veut vérifier l'effet à court terme d'un traitement intensif du diabète, par exemple au cours de la grossesse. La fructosamine n'est pas influencée par les anomalies de l'hémoglobine, mais elle est très sensible aux variations des niveaux des protéines plasmatiques.

ÉVALUATION DE L'HYPOGLYCÉMIE

Glycémie capillaire sur papier buvard

Ce test, que l'on peut maintenant pratiquer au Québec, permet d'analyser, sans biais, la glycémie capillaire au moment des symptômes chez les patients présentant une histoire suggestive d'hypoglycémie. Il permet de faire la corrélation entre des épisodes symptomatiques et les glycémies correspondantes.

Méthode : sur un papier buvard spécialement conçu à cet effet, le patient dépose une goutte de sang au moment d'un épisode symptomatique qu'il décrit dans un espace prévu à cet usage. Chaque papier buvard permet l'analyse de huit glycémies qui correspondent à autant d'épisodes symptomatiques. Après avoir rempli les huit espaces ou après un mois de tests, le patient expédie le papier buvard au laboratoire où la glycémie est mesurée à partir du sang séché.

Interprétation : la présence de symptômes suggestifs d'hypoglycémie associés à une glycémie capillaire sur papier buvard < 2,8 mmol/L (50 mg/dl) est anormale et demande un complément d'investigation.

L'hyperglycémie provoquée de 5 heures

Ce test, très utilisé pour diagnostiquer l'hypoglycémie chez les patients présentant des symptômes compatibles avec une hypoglycémie postprandiale, ne permet pas, dans les faits, de différencier les sujets normaux des hypoglycémiques réels (*voir chapitre 3*).

Épreuve de jeûne

Ce test est le meilleur outil pour diagnostiquer les insulinomes. Chez le sujet normal, le jeûne provoque une certaine baisse de la glycémie avec suppression des niveaux plasmatiques d'insuline. Chez le patient hypoglycémique, cette baisse de la glycémie sera plus prononcée. Elle sera accompagnée de niveaux inappropriés d'insuline plasmatique dans l'insulinome et lors de la prise d'insuline ou de sulfonylurés. Les niveaux d'insuline seront supprimés dans les autres causes d'hypoglycémie de jeûne.

Méthode : commencer le jeûne après le repas du soir en ne permettant que l'hydratation avec des liquides non sucrés. Doser la glycémie, l'insulinémie, le peptide-C et la glycémie capillaire toutes les six heures. En cas de symptômes, refaire toutes ces mesures.

Si les symptômes sont très importants ou si la glycémie est < 1,9 mmol/L chez la femme ou < 2,2 mmol/L chez l'homme, cesser le jeûne et doser le cortisol et l'hormone de croissance immédiatement, puis 30, 60 et 90 minutes plus tard.

En l'absence de symptômes, poursuivre le jeûne 72 heures avec les mêmes prélèvements toutes les six heures. Si aucun événement hypoglycémique n'est survenu à la 70e heure, soumettre le patient à un exercice (jogging sur place pendant 15 ou 20 minutes). Mesurer l'acétonurie régulièrement pour démontrer l'état de jeûne.

Interprétation : chez les sujets normaux, il est fréquent que les femmes baissent leurs glycémies jusqu'à 2,2 mmol/L et les hommes jusqu'à 2,8 mmol/L après plus de 24 heures de jeûne. Des valeurs inférieures sont inhabituelles. Dans les premières 24 heures du jeûne, des valeurs de glycémies inférieures à 3,3 mmol/L sont très inhabituelles.

Plus important que la valeur absolue de la glycémie, les sujets normaux suppriment leur insulinémie lors du jeûne. Cela s'évalue par deux calculs :

1. Le ratio insulinémie/glycémie : $\frac{\text{Insuline (pmol/L)}}{\text{Glucose (mmol/L)}} < 39$

2. Le ratio insulinémie/glycémie modifié : $\frac{\text{Insuline (pmol/L)}}{\text{Glucose (mmol/L) - 1,67}} < 65$

Une élévation persistante et progressive de ces ratios au cours d'un jeûne suggère une hyperinsulinémie inappropriée et pathologique.

LES PARATHYROÏDES

ÉVALUATION DE L'HYPOCALCÉMIE ET DE L'HYPERCALCÉMIE

Dosage de la parathormone (PTH)

Une fois constatée l'hypocalcémie ou l'hypercalcémie, la recherche étiologique est facilitée par la mesure de la PTH qui joue un rôle primordial dans l'homéostase de la calcémie.

Méthodes : la PTH est dosée par RIA ou IRMA. Selon l'anticorps utilisé pour le dosage, la portion de la PTH mesurée varie et les valeurs de référence diffèrent. Toutefois, pour l'usage clinique, les différents dosages de PTH permettent d'obtenir les mêmes renseignements utiles au diagnostic.

Interprétation : les valeurs de la PTH s'interprètent en relation avec la calcémie. Nous vous présentons un graphique d'interprétation de la PTH intacte dosée par IRMA; ce graphique explique les renseignements qu'apporte un tel examen (*figure 26*).

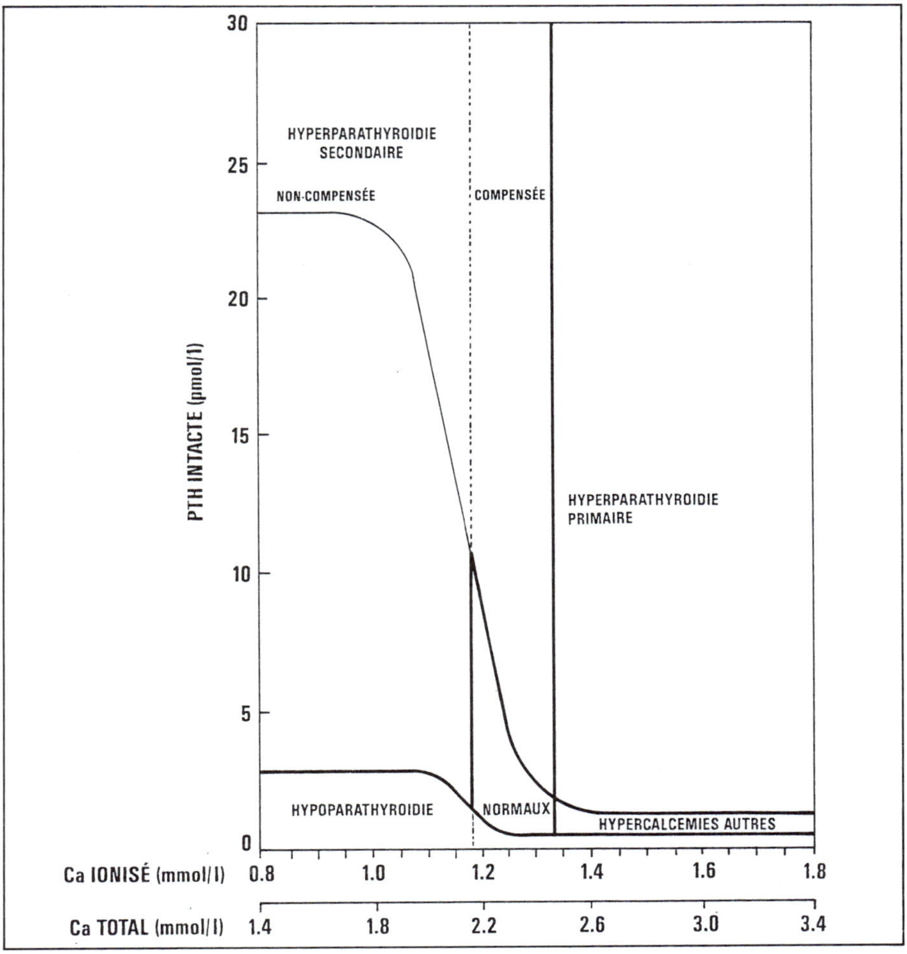

FIGURE 26 Relations entre les niveaux de calcémie et les niveaux de parathormone

Cette figure illustre les variations de la PTH chez un groupe de sujets normaux soumis à une hypocalcémie, puis à une hypercalcémie. Ces courbes dynamiques de variation PTH-calcémie permettent de distinguer cinq situations : 1) des valeurs normales délimitées par une boîte au centre du graphique, 2) les *hypercalcémies avec PTH > 1,5 dans une hyperparathyroïdie primaire, 3) les hypercalcémies avec PTH < 1,5 dans des hypercalcémies non parathyroïdiennes, 4) les hypocalcémies avec PTH < 2,5 suggérant l'hypoparathyroïdie et, enfin, 5) des valeurs de PTH relativement élevées et une calcémie normale ou basse suggérant une hyperparathyroïdie secondaire compensée ou non.*

Albuminémie

Le calcium est lié à 49 % aux protéines plasmatiques (albumine 80 % et gammaglobulines 20 %). Une variation des niveaux de ces protéines peut modifier la calcémie totale mesurée. Une correction est nécessaire pour pallier à ce problème :

$$\text{Ca total corrigé} = \text{Ca tot (mmol/L)} - \frac{[\text{albumine (g/L)} - 40]}{50}$$

Créatinine plasmatique

L'insuffisance rénale est une cause importante d'hyperparathyroïdie secondaire.

Phosphatémie

Cette information aide au diagnostic différentiel de l'hypercalcémie et de l'hypocalcémie. Au niveau du rein, la PTH est phosphaturique. Ainsi, une hypercalcémie médiée par la PTH ou une activité *PTH-like* s'accompagnera souvent d'une phosphatémie basse. Par ailleurs, une hypercalcémie avec PTH basse présentera une phosphatémie normale ou élevée. Dans l'hypocalcémie, une phosphatémie élevée suggère la déficience en PTH (hypoparathyroïdie) ou la résistance à la PTH (pseudo-hypoparathyroïdie).

Chlorémie

La PTH induit, au niveau rénal, une légère acidose tubulaire avec bicarbonaturie. En hyperparathyroïdie, cela peut provoquer une acidose métabolique hyperchlorémique avec une chlorémie souvent plus grande que 105 mEq/L. La présence d'une chlorémie élevée en présence d'hypercalcémie suggère donc l'hyperparathyroïdie primaire.

Calciurie de 24 heures

Cette mesure varie beaucoup avec l'apport calcique de la diète, la consommation sodée et la prise de diurétiques. La limite supérieure de la normale est une calciurie de 0,1 mmol/kg/jour (4 mg/kg/jour). Dans les diverses causes d'hypercalcémie, la calciurie est généralement élevée, sauf dans une entité appelée hypercalcémie hypocalciurique familiale (FHH) où la réabsorption rénale du calcium est très importante. Cela s'évalue en calculant le ratio de la clairance du calcium sur la clairance de la créatinine qui, dans la FHH, est < 0,01 :

$$\frac{\text{Ca urinaire (mmol/L)} \times \text{Créatinine sérique (mmol/L)}}{\text{Ca sérique (mmol/L)} \times \text{Créatinine urinaire (mmol/L)}} = \begin{array}{c}0{,}02 \text{ à } 0{,}15\\ \text{normalement}\end{array}$$

Magnésémie

Ce dosage est surtout utile dans l'évaluation de l'hypocalcémie. L'hypomagnésémie provoque une baisse de sécrétion de la PTH et une résistance osseuse à l'effet de la PTH, ce qui entraîne une hypocalcémie ressemblant à l'hypoparathyroïdie. Les valeurs normales de mg sont de 0,6 à 1,0 mmol/L (1,4 à 2,5 mg/dl).

Phosphatase alcaline

En présence d'une fonction hépatique normale, une élévation de la phosphatase alcaline traduit généralement une atteinte osseuse. Cette information est utile pour apprécier la gravité de certaines maladies osseuses métaboliques (l'hyperparathyroïdie primaire avec ostéite fibreuse par exemple), ou pour corroborer certains diagnostics (ostéomalacie par exemple).

Dosage de la 25(OH)vitamine D et de la 1,25$(OH)_2$vitamine D

Ces mesures sont utiles dans l'évaluation des hypercalcémies non médiées par une activité PTH, en particulier dans l'intoxication à la vitamine D ou dans l'hydroxylation ectopique de la 25(OH)vitamine D en 1,25$(OH)_2$vitamine D (lymphome ou sarcoïdose). Dans l'hypocalcémie, ces dosages sont nécessaires pour maintenir un diagnostic d'ostéomalacie ou de rachitisme.

RÉFÉRENCES

Becker KL. Principles and Practice of Endocrinology and Metabolism. Lippincott 1990; 1723-1775.

Boutin JM, Matte R, D'Amour P, Gilbert F, Bélanger R, Havrankova J, Chartrand R. Changes in Circulating T_4 During Administration of Exogenous T_3: A New Thyroid Suppression Test. 7th Int Cong Endocrinol, Int Cong Series 652, Quebec, 1984.

Moore WT, Castman RC. Diagnostic Endocrinology. BC Decker 1990;395.

Young WF Jr, Klec GG. Diagnostic Evaluation of Endocrine Disorders I. Endocrinol Metab Clin North America 1988; 17:2.

Young WF Jr, Klec GG. Diagnostic Evaluation of Endocrine Disorders II. Endocrinol Metab Clin North America 1988; 17:3.

INDEX DES MATIÈRES

LISTE DES PRODUITS CITÉS ET LEUR ÉQUIVALENT EN FRANCE*

NOM GÉNÉRIQUE	NOM COMMERCIAL	LABORATOIRES
AAS	Aspirine	Nombreux produits Différents laboratoires
Acétate de mégestrol(1)	Megace	Bristol
Acide nicotinique	Nicobion	Astra France
Alpha-méthydopa	Aldomet	MSD
Analogue LHRH	Lucrin	Abbott France
Bromocriptine	Parlodel	Sandoz
Calcitonine	Calcitar	Rorer Pharma
Calcitriol	Rocaltrol	Roche
Calcium carbonate	Calcidia	Lefrancq
Calcium gluconate	Calcium-Sandoz	Sandoz
Captopril	Lopril	Squibb
Carbamazépine	Tégrétol	Geigy
Chlorpropamide	Diabinèse	Pfizer
Cholestyramine	Questran	Allard
Cimétidine	Tagamet	SK & F
Cisapride	Prepulsid	Janssen
Clofibrate	Lipavlon	I.C.I. Pharma
Clomiphène	Clomid	Merrell Dow
Colestipol(1)	Colestid	Upjohn
Cortisone	Cortisone	Roussel
Cosyntrophine	Synacthène	Ciba
Cyprotérone acétate	Androcur	Schering
Deltacortisone, voir Prednisone		
Demeclocycline(1)	Déclomycine	Lederlé

* Cette liste a été établie par le Docteur Véronique Pras, Centre régional de pharmacovigilance, Hôpital Saint-Antoine, 184 rue du Faubourg-Saint-Antoine, 75571 Paris Cedex 12

Desmopressine	Minirin	Ferring
Dexaméthasone	Decadron	MSD
Diazoxide	Hyperstat	Schering-Plough
Diltiazem	Tildiem	Synthelabo-France
Disopyramide	Isorythm Rythmodan	Merck-Clevenot Roussel
Dompéridone	Motilium	Janssen
Enalapril	Renitec	MSD
Estradiol	Estraderm TTS	Ciba
Etidronate	Didronel	Nativelle
Fenfluramine	Pondéral	Servier
Fenofibrate	Lipanthyl	Fournier S.A.
Fludrocortisone(2)	Florinef	Squibb
Fluor	Fluor Monal	Monal
Flutamide	Eulexine	Schering-Plough
Gemfibrozil	Lipur	Substantia
Gliclazide	Diamicron	Servier
Glucagon	Glucagon Novo	Novo Nordisk
Glyburide	Euglucan Daonil Hemi-Daonil	Pierre Fabre Hoechst Hoechst
Guanéthidine	Ismeline	Ciba
Hydrochlorothiazide	Esidrex	Ciba
Hydrocortisone (comprimés et forme injectable)	Hydrocortisone Roussel	Roussel
Indapamide	Fludex	Servier
Insuline NPH (Humaine)	Insulatard Humaine Umuline (NPH)	Nordisk Lilly
Insuline (Humaine)	Vélosuline Humaine Umuline rapide	Novo Nordisk Lilly

Insuline lente (Humaine)	Umuline zinc Ultratard HM ge	Lilly Novo Nordisk
Insuline lente (Animale)	Lente MC	Novo Nordisk
Insuline Ultralente (Animale)	Ultralente MC	Novo Nordisk
Insuline	Mixtard 30/70	Novo Nordisk
Iodure de potassium(3)	Lugol	Atlas
Kétoconazole	Nizoral	Janssen
L-thyroxine	Levothyrox L-thyroxine Roche	Merck-Clevenot Roche
LHRH	Stimul-LH Lutrelef	Roussel Ferring
Lithium	Teralithe	Theraplix
Lovastatine(1)	Mevacor	Merck (MSD)
Magnésium (glucohep-tonate)(4)	Magnesium-Rougier	Rougier
Médroxyprogestérone	Depo-Provera Depo-Prodasone	Upjohn Upjohn
	Farlutal	Farmitalia Carlo-Erba
	Prodasone	Upjohn
Metformine	Glucophage	Aron-Medicia
Methimazole(5)	Tapazole	Lilly
Metoclopramide	Primpéran Prokinyl-LP Anausin	Delagrange Techni-Pharma Sarget
Metyrapone(6)	Métopirone	Ciba
Mithramycine	Mithracine	Pfizer
Nifédipine	Adalate	Bayer Pharma
Oestrogènes conjugués	Prémarin	Wyeth France
OP'DDD(6)	Mitotane	Bristol
Pamidronate (APD)	Aredia	Ciba-Geigy
Pentamidine	Pentacarinat	Rhône-Poulenc

Pravastatine	Elisor Vasten	Squibb Specia
Prazosine	Minipress	Pfizer
Prednisone	Cortancyl	Roussel
Probucol	Lurselle	Merrell Dow
Propranolol	Avlocardyl Beprane	I.C.I. Pharma Biothérapie
Propylthiouracil[6]	Propylthyracil	Frosst
Reserpine	Serpasil	Ciba
Ritodrine	Pré-Par	Duphar
Simvastatine	Zocor	MSD
Somatostatine	Modustatine	Clin Midy
Spironolactone	Aldactone	Searle
Tamoxifène	Tamofène	Rhône-Poulenc
Testostérone	Androtardyl Pantestone	Schering Organon
Tolbutamide	Dolipol	Hoechst
TRH	Stimu-TSH	Roussel
Triiodothyronine	Cynomel	Merrell
Verapamil	Isoptine	Knoll
Vincristine	Oncovin	Lilly
Vitamine D[7]	Ostéoforte	Frosst
Vitamine D_2	Stérogyl	Roussel

(1) La molécule n'existe pas en France. Le produit commercial indiqué est celui utilisé au Canada.
(2) Le produit commercial indiqué est celui utilisé au Canada. En France un produit équivalent, le 9 alpha-fluorocortisone, est fabriqué par la Pharmacie centrale des Hôpitaux où on peut se le procurer.
(3) Le Lugol n'existe pas en France. Il existe en préparation: il s'agit d'une association d'iode métalloïde et d'iodure de potassium qui doit être prescrite par le médecin.
(4) Existe en France sous d'autres formes de sels. Le produit commercial indiqué est celui utilisé au Canada.
(5) Le produit commercialisé indiqué est celui utilisé au Canada. Le méthimazole est, à peu de chose près, l'équivalent du carbimazole (Neo-Mercazole®, Nicholas SA).
(6) Le produit commercial indiqué est celui utilisé au Canada. Ce médicament existe en France et est fabriqué à la Pharmacie centrale des Hôpitaux où on peut se le procurer.
(7) N'existe pas sous sa forme simple en France. Le produit commercial indiqué est celui utilisé au Canada.

Achevé d'imprimer
en janvier 1993 sur les presses
des Ateliers Graphiques Marc Veilleux Inc.
Cap-Saint-Ignace, Qué.